Schriftenreihe Sozialwissenschaftliche Sexualforschung 3

Sexualwissenschaft und Sexualpolitik

Spannungsverhältnisse in Europa, Amerika und Asien

herausgegeben von
Rolf Gindorf und Erwin J. Haeberle

Mit einem Grußwort von
Rita Süßmuth

mit Beiträgen von
Allan Berube, Ernest Borneman, John P. De Cecco, Liu Dalin, Bernhard Egger, Karla Etschenberg, Rolf Gindorf, Erwin Günther, Erwin J. Haeberle, Manfred Herzer, Josef Hynie, Norbert Kluge, Oswalt Kolle, Man Lun Ng, Nossrat Peseschkian, Fang Fu Ruan, Gunter Runkel, Richard Wagner, Otto Winkelmann

Walter de Gruyter
Berlin · New York 1992

Die Schriftenreihe Sozialwissenschaftliche Sexualforschung wird herausgegeben von Rolf Gindorf und Erwin J. Haeberle für die

Deutsche Gesellschaft für Sozialwissenschaftliche Sexualforschung (DGSS)
Gerresheimer Straße 20, D-4000 Düsseldorf 1
Telefon: 02 11-35 45 91, Telefax: 02 11-36 07 77

Das Buch enthält 19 Abbildungen und 23 Tabellen.

Die Deutsche Bibliothek – Cip-Einheitsaufnahme

Sexualwissenschaft und Sexualpolitik : Spannungsverhältnisse in Europa, USA und Asien / hrsg. von Rolf Gindorf und Erwin J. Haeberle. Mit einem Grußwort von Rita Süßmuth. Mit Beitr. von Allan Berube ... – Berlin ; New York : de Gruyter, 1992
(Schriftenreihe sozialwissenschaftliche Sexualforschung ; 3)
ISBN 3-11-012246-4
NE: Gindorf, Rolf [Hrsg.]; Berube, Allan; GT

Satz und Druck: Arthur Collignon GmbH, Berlin. – Bindung: Lüderitz & Bauer, Berlin. – Umschlagentwurf: Rudolf Hübler, Berlin.

Grußwort

Zur IX. Fachtagung Sozialwissenschaftliche Sexualforschung: „Sexualwissenschaft und Sexualpolitik" der Deutschen Gesellschaft für Sozialwissenschaftliche Sexualforschung (DGSS) vom 24.–26. 6. 1988 in Düsseldorf

Ihre diesjährige Fachtagung beschäftigt sich schwerpunktmäßig mit dem Thema AIDS. Kaum eine Krankheit hat in diesem Jahrhundert nachhaltiger die Diskussion über Sexualität geprägt als AIDS. Vorbeugende Verhaltensänderungen, die Schutz vor einer HIV-Infektion bieten können, stehen dabei zumeist im Vordergrund.

AIDS gibt jedoch auch Anlaß, über das Erleben und den Stellenwert von Sexualität in grundsätzlicher Hinsicht nachzudenken: Liebe, Zärtlichkeit und Moral sind untrennbar mit Sexualität verbunden und dennoch sowohl für die betreffenden Menschen als auch für die Wissenschaft kaum faßbar und durchdringbar. Dieser erweiterten Perspektive sozialwissenschaftlicher Sexualforschung hat sich die DGSS in ihren Publikationen und Veranstaltungen bereits geöffnet.

Ich würde mich freuen, wenn uns die Fülle sozialwissenschaftlicher Forschungsansätze dem Ziel näher bringen würde, die Ausbreitung der Krankheit AIDS einzudämmen und Sexualität in ihren vielfältigen Ausdrucksformen anzunehmen.

In diesem Sinne wünsche ich der IX. Fachtagung der DGSS viel Erfolg.

Prof. Dr. Rita Süssmuth
Bundesministerin für Jugend, Familie,
Frauen und Gesundheit

Vorwort der Herausgeber

Die *Deutsche Gesellschaft für Sozialwissenschaftliche Sexualforschung (DGSS)* wurde vor einundzwanzig Jahren gegründet. Sie ist damit die zweitälteste deutschsprachige sexualwissenschaftliche Fachgesellschaft. Ihr sozialwissenschaftlicher Forschungsschwerpunkt unterscheidet sich sowohl von rein medizinischen als auch von rein psychoanalytischen Ansätzen. Die DGSS gehört den sexualwissenschaftlichen Dachverbänden ‚World Association of Sexology (WAS)' und ‚European Federation of Sexology (EFS)' an, veranstaltet internationale Kongresse und publiziert ihre Forschungsergebnisse in der ‚Schriftenreihe Sozialwissenschaftliche Sexualforschung'.

Der vorliegende dritte Band dieser Schriftenreihe zum Leitthema „Sexualwissenschaft und Sexualpolitik" basiert zum großen Teil auf Vorträgen bei der IX. Fachtagung unserer Gesellschaft im Juni 1988 in Düsseldorf. Dabei wurde nicht nur von unseren Mitgliedern, sondern auch von den anderen Teilnehmern sehr dankbar vermerkt, daß die damalige Bundesministerin für Jugend, Familie, Frauen und Gesundheit, Prof. Dr. *Rita Süßmuth*, die Schirm‚herr'schaft übernommen und ein Grußwort übermittelt hatte.

In der Tat fand unsere Tagung unter vielen Kollegen ein so positives Echo, daß wir bald darauf Angebote zu weiteren Beiträgen erhielten. Um sie noch berücksichtigen zu können, nahmen wir die unvermeidliche Verspätung beim Druck in Kauf. Doch gerade diese Verzögerung eröffnete dann unerwartet die Möglichkeit, den Band noch einmal um wesentliche Aspekte zu erweitern und ihm – durch mehrere Originalbeiträge aus der Tschechoslowakei, den Vereinigten Staaten von Amerika und vor allem aus Asien – eine internationale Perspektive zu geben.

Im Mai 1989 ergab sich ein erster persönlicher und fruchtbarer Kontakt zum neugegründeten Sexualsoziologischen Forschungszentrum in Schanghai, dessen Leiter Prof. *Liu Dalin* nun auch Mitglied des Kuratoriums unserer Gesellschaft ist. Der Kontakt wurde weiter vertieft durch die Teilnahme an der ersten allasiatischen Konferenz über Sexualität, die im Mai 1990 in Hongkong stattfand und zur Gründung einer „Asian Federation for Sexology" führte. In beiden Fällen war der Organisator Dr. *Man Lun Ng*, der inzwischen ebenfalls in unser Kuratorium berufen wurde und hier mit einem Originalaufsatz vertreten ist. Schließlich nahm Prof. *Liu Dalin* auch noch an unserer X. Fachtagung im Juli 1990 in Berlin teil, so daß es gerechtfertigt schien, die bis dahin angebotenen chinesischen Manuskripte zum Thema mitaufzunehmen.

So hoffen wir, daß die vorliegende Publikation nun die sehr erhebliche Verspätung um so eher rechtfertigt. Die in Deutschland bisher einmalige Gelegenheit, Arbeiten unserer sexologischen Kollegen aus mehreren Ländern Europas, Amerikas und Asiens im Rahmen des großen thematischen Zusammenhangs von ‚Sexualwissenschaft und Sexualpolitik' vorzustellen, glaubten wir nicht versäumen zu dürfen. Dieser Zusammenhang ist, teils massiv und direkt, teils subtil und unterschwellig, in allen Beiträgen spürbar.

Ein sehr direkter Zusammenhang sei an einem aktuellen Beispiel aufgezeigt. Von Anfang an war es eines der sexualpolitischen Ziele der DGSS, die rechtliche, gesellschaftliche und individuelle Diskriminierung von Menschen mit homo-emotionaler Sexualstruktur zu bekämpfen. Dazu haben wir auch direkt in die politische Diskussion hineingewirkt; einer der Herausgeber – *Rolf Gindorf* – ist beispielsweise seit über einem Vierteljahrhundert in der FDP engagiert. Daher freut es uns besonders, daß auf Drängen dieser Partei in den Koalitionsvereinbarungen zwischen CDU, CSU und FDP vom Dezember 1990 erstmals in der deutschen Geschichte die Streichung des § 175 StGB und damit das Ende der schändlichen strafrechtlichen Sonderbehandlung verbindlich festgelegt wurde – ein überfälliger, wenn auch sicherlich noch nicht ausreichender Schritt.

Im übrigen reflektiert der Band die im Jahre 1988 besonders intensive Auseinandersetzung mit den Problemen AIDS und Homosexualität. Im Rückblick erscheinen die dazu gelieferten Beiträge immer noch aktuell, obwohl inzwischen auch andere sexualpolitische Themen wie etwa Bisexualität oder die Selbstbestimmung der Frau – gerade auch in ihrem Reproduktionsverhalten – an Bedeutung gewonnen haben. Zum Problem bisexuellen Verhaltens haben wir deshalb inzwischen eine eigene Fachtagung mit wiederum internationaler Beteiligung abgehalten, deren Ergebnisse im nächsten Band der vorliegenden Reihe erscheinen sollen. Was dagegen die sexuelle, soziale und politische Rolle der Frau betrifft, so begegnen wir nach wie vor sehr großen Schwierigkeiten, geeignete Referentinnen zu gewinnen. Wir werden aber in unseren Bemühungen nicht nachlassen, den Kontakt zur Frauenforschung und anderen Gebieten zu suchen, auf denen sexologisch interessierte Wissenschaftlerinnen tätig sind, um endlich einmal in der Lage zu sein, eine von Frauen dominierte Fachtagung zu sexologischen Frauenfragen abhalten zu können.

Der vorliegende dritte Band unserer Schriftenreihe geht, wie gesagt, in vielen seiner Texte über die Tagung von Düsseldorf hinaus und stellt so eigentlich einen neuen Versuch dar. Wir hoffen aber, mit ihm verschiedene lohnende Zugangswege zu dem komplexen und problematischen Verhältnis von Sexualwissenschaft und Sexualpolitik gewiesen zu haben.

Ein Buch wie das vorliegende hat viele Väter und Mütter. Besonderer Dank gebührt unserem Präsidiumskollegen *Wolfgang Christiaens*, der unverzichtbare

Hilfe beim Zustandekommen dieses Buchs geleistet hat: von der Organisation der Tagung bis zur Erstellung der Namen- und Sachregister, bei der er von *Sascha Augustin* unterstützt wurde. Die Übersetzungen aus dem Englischen bzw. Amerikanischen besorgte Dr. *Sabrina Hausdörfer*, der herzlich gedankt sei.

Düsseldorf und Berlin, im Frühjahr 1992 *Rolf Gindorf, Erwin J. Haeberle*

Inhalt

Teil I

Sexualwissenschaft und Sexualpolitik: Einige grundsätzliche Überlegungen

Sexualwissenschaft und Sexualpolitik

Erwin J. Haeberle

Zeitschrift für Sexualwissenschaft und Sexualpolitik – so hieß das erste Periodikum unseres Faches in den zwanziger Jahren unter seinem Herausgeber *Max Marcuse*. In ihrer Urform von 1908, herausgegeben von *Magnus Hirschfeld*, hatte die Zeitschrift zwar das Wort ‚Sexualpolitik' noch nicht im Titel geführt, sie hatte aber bereits den entscheidenden Anstoß gegeben: *Hirschfeld* selbst hatte in einem programmatischen Artikel die Sexualpolitik als eines von 14 Teilgebieten der Sexualwissenschaft benannt. Kurz, für unsere sexologischen Pioniere bestand nie ein Zweifel, daß ihre Tätigkeit eine politische Seite hatte und sie sprachen dies auch von Anfang an offen aus.

Es lohnt sich vielleicht, *Hirschfelds* heute schwer zugängliche Skizze vollständig zu zitieren:

> „Die Aufgabe der Sexualpolitik ist es, den Geschlechtstrieb dem Staat und der Gesellschaft *nutzbar* zu machen, weniger im Sinne des *Matthias Corvinus*, welcher den in gewisser Beziehung ja auch sexualpolitischen Vers verfaßte:
>
> Bella gerant alii, tu, felix Austria nube,
> Nam quae Mars aliis, dat tibi regna Venus.
>
> als in der Schaffung einer *Sexualordnung* überhaupt. Der moderne Staat hat dieser Aufgabe nur in einer Hinsicht entsprochen, indem er in der ehelichen Verbindung ein kulturell höchst bedeutsames Fundament sanktionierte. Im übrigen aber hat er sich mehr auf eine negative Tätigkeit beschränkt und durch diese möglichst alles hintan zu halten sich bemüht, was außerhalb dieser Sexualordnung fällt. Wohl oder übel aber hat er sich mit der Zeit zu Konzessionen bereit finden müssen, wie die Bestimmungen über die Ehescheidung, die Ehen zur linken Hand, Verfolgung des Ehebruchs nur auf Antrag und manches andere zeigen. Er hat sich eben der Wucht der Verhältnisse beugen müssen, die deutlich genug lehren, daß es trotz aller Bemühungen niemals und nirgends gelungen ist, die Ehe als die alleinige Stätte sexueller Beziehungen zur Durchführung zu bringen.
>
> Es gab Staaten, die in höherem Maße, wie wir, es verstanden, die sexuellen Realitäten zu fruktifizieren, sie zu veredeln und in den Dienst des Ganzen zu stellen. Verfolgt man aber historisch die sehr allmähliche Änderung der Anschauungen auf den verschiedenen Gebieten sexuellen Lebens, so darf man alles in allem wohl hoffen, daß die meisten Kulturstaaten nach und nach wieder dahin gelangen werden, *neben der möglichsten Förderung glücklicher Ehen* – hier steht die Wirtschaftspolitik in den engsten Beziehungen zu der Sexualpolitik (z. B. Ermöglichung frühzeitigerer Eheschließungen) – auch anderen als ehelichen Beziehungen eine gewisse Daseinsberechtigung zu vergönnen.

Kontrastiert das Staatsgesetz zu sehr mit dem Naturgesetz, so ergeben sich auf die Dauer unhaltbare Zustände, deren Beseitigung allerdings kaum je eintritt, ohne daß vorher viele Unglückliche den menschlichen Irrtümern geopfert wurden" [1].

Dieser gestelzte, gewollt harmlos betuliche und aus heutiger Hörweite fast komisch klingende Text hält dennoch das entscheidende Kriterium für die Bewertung aller Sexualpolitik fest: Wie viele Menschen werden durch sie glücklich oder unglücklich gemacht? Daran schließen sich, wie von selbst, die weiteren Fragen an: Ist das Glück der einen nur durch das Unglück der anderen zu erkaufen? Wird es auch im sexualwissenschaftlichen Idealstaat sexuelles Unglück geben? Die letztere Frage hätte *Hirschfeld* sicherlich bejaht, aber die Tatsache, daß er die Sexualpolitik zum Gegenstand seiner Wissenschaft machen wollte, spricht für seine Zuversicht, das Unglück mit rationalen Mitteln aufs Minimum beschränken zu können.

Im wirklichen Leben wurde und wird allerdings Sexualpolitik fast immer und überall ohne nennenswerten rationalen Einfluß gemacht. Im Gegenteil, ihre Basis ist oft so unwissenschaftlich wie möglich; besteht sie doch meist aus einer schwer zu entzerrenden Kombination von religiösen Dogmen, magischen und anderen abergläubischen Ideen, populären Vorurteilen, ökonomischen Erwägungen und nackten Machtinteressen. Ja, man könnte fast sagen, daß von allen politischen Unternehmungen die Sexualpolitik *quasi per definitionem* die irrationalste ist.

Wenn *Hirschfeld* dennoch hoffte, sein eigener Staat, das wilhelminische Kaiserreich, werde unter der „Wucht der Verhältnisse" am Ende „die sexuellen Realitäten fruktifizieren", d. h. anerkennen und zum Wohle aller fruchtbar machen, so hatte er dazu einen sehr aktuellen Anlaß. Wie er an anderer Stelle in der gleichen Zeitschrift berichtete, war er als Sachverständiger am Anfang der sogenannten *Harden-Moltke-Eulenburg*-Prozesse aufgetreten, die damals die Grundfesten der Nation zu erschüttern schienen. Es ging dabei um die angebliche Homosexualität in hohen und höchsten Regierungs- und Hofkreisen, um eine vermeintliche „Kamarilla" von „unmännlichen" Schöngeistern, die Kaiser *Wilhelm II* eine „schwächliche" Außenpolitik eingeredet haben sollten. Vor allem galten die Angriffe dem Fürsten *Philipp zu Eulenburg und Hertefeld*, einem sehr engen Freund des Kaisers. Man produzierte schließlich einige altgewordene bayerische Fischer und Jagdgehilfen, die nach eigener Aussage vor vielen Jahren in ihrer Jugend mit dem Fürsten homosexuell verkehrt hatten. Dieser bestritt jedoch alles und entzog sich seiner Verurteilung wegen Meineids, indem er einen physischen Zusammenbruch erlitt und verhandlungsunfähig wurde. Wenn also die Skandalprozeßreihe am Ende eigentlich ohne greifbares Ergebnis blieb, so fügte sie doch dem Reich auch international erheblichen Schaden zu.

Die „*Eulenburg-Affäre*" ist mit ihrer Demaskierung der Feigheit und Heuchelei herrschender Kreise, mit ihrer hysterischen Presse und verhetzten Leserschaft durchaus der *„Dreyfus-Affäre“* vergleichbar, die in Frankreich eine ähnlich verheerende Rolle spielte. War dort der Antisemitismus die treibende Kraft gewesen, so war es hier die Homophobie, ein atavistisches „gesundes Volksempfinden“, das keine Abweichung von der propagierten sexuellen Norm duldete. Diesen „Schwulenhaß“ hatte schon einige Jahre vorher der „Kanonenkönig“ *Friedrich Krupp* zu spüren bekommen, als im sozialdemokratischen *Vorwärts* „Enthüllungen“ über seine homosexuellen Eskapaden auf Capri erschienen. *Krupps* anschließender Selbstmord hatte aber das Klima nur scheinbar beruhigt. Jetzt trat wieder eine dramatische Verschlechterung ein, und so wurden auch *Hirschfelds* eigene Versuche zunichte, den berüchtigten Homosexuellenparagraphen 175 vom Gesetzgeber streichen zu lassen.

Zwar hätte man in Deutschland die Skandalkampagne auch ohne diesen Paragraphen begonnen, denn die dort herrschende sexuelle Intoleranz ließ sich – anders als etwa in Frankreich – auf jeden Fall politisch ausschlachten, aber viele weniger prominente Männer wären zumindest in ihrem Alltagsleben verschont geblieben. Stattdessen vermehrte hier das Gesetz sinnloserweise die Summe des sexuellen Unglücks und züchtete ein ausgedehntes Erpresserwesen, das alle Klassen, besonders aber reiche und hochgestellte Persönlichkeiten bedrohte. Kurz, indem der Staat in gewollter Blindheit die sexuellen Realitäten verkannte, schuf er sich unnötige soziale und politische Probleme, die ihn gelegentlich sogar in ernsthafte Krisen stürzten.

Diese flüchtigen historischen Reminiszenzen produzieren heute vielleicht bei vielen ein ungeduldiges Kopfnicken oder gar ein Gähnen wegen ihrer offensichtlichen Banalität. Wer sich aber überzeugen will, wie böse diese Banalität weiterhin ist, braucht nur in die Zeitung zu sehen. Dort stehen fast jeden Tag neue Sensationsberichte über die weltweite Ausbreitung von AIDS und über drastische Bekämpfungsmaßnahmen. Ich greife einige Meldungen vom Tage wahllos heraus:

> „Washington, 29. April 1988
>
> Der US-Senat billigte ein Gesetzespaket von 665 Millionen Dollar für AIDS-Aufklärung und Behandlung, ... es wurde aber von dem konservativen Senator *Jesse Helms* so ergänzt, daß keine Bundesmittel für Aufklärungsmaterial ausgegeben werden dürfen, die „direkt oder indirekt homosexuelle Handlungen fördern oder ermuntern“. Diese Ergänzung wurde mit überwältigender Mehrheit von 71 zu 18 Stimmen beschlossen. *Helms* machte sich den Ekel über eben die lebhafte Darstellung der Homosexualität zunutze, die von vielen AIDS-Experten für notwendig erachtet wird, um den ‚Schwulen‘ klare Informationen zur Verhütung zu vermitteln. Der republikanische Senator zeigte Kollegen ein ‚schwules‘ Video zur AIDS-Aufklärung in seinem Büro. ‚Den Senatoren, die das Video sahen, wurde übel‘, sagte *Helms*“ [2].

Hier sehen wir moderne, reale Sexualpolitik in Aktion: Der Gesetzgeber bewilligt Millionen für Aufklärung, stellt aber gleichzeitig sicher, daß sie unwirksam bleibt. Warum? Weil gewissen Politikern beim Anblick wirksamer Materialien angeblich „übel wird". Diese Empfindlichkeit zeigt sich auch auf Landesebene, und so darf inzwischen etwa das bestbewährte Aufklärungsmaterial der *San Francisco AIDS Foundation* nicht mehr innerhalb Kaliforniens versandt werden. Unter diesen Umständen wird die Bewilligung von Aufklärungsgeldern zum zynischen Alibi für fehlenden Mut, das Problem ehrlich anzupacken. Um seiner Vorurteile willen ist man durchaus bereit, die Vorbeugung scheitern und Menschen sterben zu sehen.

Im zitierten Fall wurde allerdings der Schaden bald durch ein anderes legislatives Manöver eines anderen Senators begrenzt. Es gelang dem liberalen Senator Kennedy, eine weitere, umfassendere Ergänzung durchzupeitschen, die nun besagt, daß „genaue Informationen über die Minderung des Infektionsrisikos nicht beschränkt werden dürfen" [3].

Noch aufschlußreicher ist eine andere Zeitungsmeldung aus der gleichen Woche:

> „Concord, New Hampshire, 22. April 1988
>
> Ein mit Bundesmitteln finanziertes Handbuch, das einen Leitfaden für die Sexualerziehung Jugendlicher enthält, hat in diesem konservativen Staat einen politischen Feuersturm ausgelöst, weil es Homosexualität als normal beschreibt.
>
> Das Handbuch wurde von Behördenvertretern auf allen Ebenen, auch von Gouverneur *John H. Sununu*, kritisiert. Die Bundesregierung hat Schritte eingeleitet, die Verteilung zu unterbinden.
>
> Das Handbuch, das auch andere Themen wie Schwangerschaft, Vergewaltigung, Empfängnisverhütung und sexuellen Mißbrauch diskutiert, wurde für die Beratungsklinik im Regierungsbezirk Stafford erstellt. Der Klinikdirektor verteidigte das Buch mit den Worten: ‚Es erkennt an, daß es homosexuelle Jugendliche gibt und daß sie oft zur Zielscheibe von Haß, Vorurteilen und Gewalt werden. Dies sind die Reaktionen, die man als Homophobie bezeichnet. Das Buch versucht, das Thema Homophobie anzusprechen. Unsere Position befindet sich im Einklang mit jeder anerkannten medizinischen, psychologischen, pädagogischen und juristischen Vereinigung des Landes. Wir sagen, das Problem heißt Homophobie.'
>
> Die gewählten Behördenvertreter des Regierungsbezirks Stafford beschlossen, die Finanzierung der Klinik einzustellen, gaben aber später nach und boten das Geld unter der Bedingung wieder an, daß die Verteilung des Buches aufhört. Einer der Politiker sagte: ‚Ich bin nicht gegen Sexualerziehung, aber wenn Lehrer den Kindern erzählen, Lesben und Homosexuelle sind normal und gesund, das ist nicht O.K.' " [4].

Hier sind wir nun sehr nah am Quell der großen Sexualpolitik: Lokalpolitiker setzen die Vorurteile ihrer Wähler mit allen Mitteln durch, und die Wissenschaft wird kurzerhand zum Schweigen gebracht. Wenn das Beratungsmaterial die Homosexualität nicht ausdrücklich stigmatisiert, dann wird eben die ganze Klinik geschlossen, und es gibt auch keine sonstige Beratung mehr. Die ursprünglichen Geldgeber des Buches auf Bundesebene beeilen sich mit ihrer Kehrtwendung und sorgen dafür, daß ihre Investition von Steuergeldern so schnell wie möglich als verloren abgeschrieben wird. Ironischerweise geschieht dies alles in einer sozialpolitisch sehr gefährlichen Situation: Einerseits nehmen Gewalttaten gegen Homosexuelle überall in den USA zu, andererseits aber macht AIDS deren freiwillige Kooperation mit den Gesundheitsämtern immer dringlicher nötig.

Wohlgemerkt, es handelte sich bei dem beanstandeten Buch nicht um irgend etwas sexuell Explizites oder Detailliertes, bei dem Senatoren in Washington „übel wird", sondern nur um den allgemeingehaltenen Versuch, die heute akzeptierte wissenschaftliche Lehrmeinung über Homosexualität an sich zu verbreiten. Aber schon das erwies sich als unmöglich.

Wie sich inzwischen herausstellt, ist dies merkwürdige Beispiel von lokaler Sexualpolitik nicht auf die USA beschränkt. Vielmehr gibt es jetzt einen sehr ähnlichen Versuch in Großbritannien, wo Behörden auf lokaler Ebene durch ein neues Gesetz gezwungen werden sollen, „kein Material mehr zu publizieren, das Homosexualität propagiert", und wo „Schulen nicht lehren sollen, Homosexualität sei akzeptabel als eine angebliche Familienbeziehung" [5]. Diese letztere Forderung scheint etwas unklar. Gemeint ist aber wohl, daß homosexuelle Paare mit eigenen oder adoptierten Kindern irgendwie geächtet werden sollen. Daß die Paarbindung selbst verhindert werden soll, scheint kaum glaubhaft, da sonst die Regierung ja implizit den häufigen Partnerwechsel befördern würde und somit den Kampf gegen AIDS sofort aufgeben müßte.

Was sich das britische Parlament bei diesem Gesetz denkt, ist kaum zu erahnen. Wahrscheinlich will man hier einfach einem puritanischen Ressentiment Luft machen oder irgend ein vermeintliches „moralisches Zeichen" setzen. Auf jeden Fall handelt es sich – wie auch in den amerikanischen Beispielen – um eine Art Trotzreaktion, einen Protest gegen die sexuellen Realitäten, die man einfach nicht zur Kenntnis nehmen will und die auch für jeden anderen unsichtbar gemacht werden sollen.

Es ist vielleicht kein Zufall, daß diese Verleugnungsstrategien gerade jetzt versucht werden, da man sich der tödlichen Bedrohung durch AIDS gegenüber sieht. Es ist, als seien manche Gesellschaften so erschrocken, daß sie sich in ihrer Panik noch schnell zusätzliche Probleme schaffen, um zunächst einmal vom Hauptproblem abzulenken. Daß aber auch dieses selbst durch solche Kopflosigkeit noch verschlimmert wird, sieht höchstens der Wissenschaftler, den man als lästig beiseite schiebt.

Der selbstzerstörerische Zug abendländischer Sexualpolitik ist schon oft bemerkt worden, auch im Zusammenhang mit anderen sexologischen Themen wie Pornographie, Prostitution, Empfängnisverhütung oder Schwangerschaftsabbruch; die Homosexualität bleibt aber ein *quasi* ‚klassischer' Testfall für die Rationalität sexualgesetzlicher Regelungen, und heute, inmitten einer weltweit drohenden AIDS-Katastrophe, wird er zum Testfall für unseren kollektiven Überlebenswillen. Da bisher in den westlichen Industrienationen die meisten HIV-Infizierten und AIDS-Kranken homosexuelle und bisexuelle Männer sind, ist es für jeden ernsthaften Vorbeugungsversuch unverzichtbar, wenigstens deren Lebensrealitäten wahrzunehmen. Wer diese Wahrnehmung willentlich behindert, befördert damit gleichzeitig die Ausbreitung der Epidemie. Wenn also amerikanische und britische Gesetzgeber durch gezielte Stigmatisierung homosexuelles Verhalten in den Untergrund drängen und gleichzeitig verbieten, daß es durch adäquate Aufklärung „ansteckungssicher" gestaltet wird, so fügen sie damit der Gesamtgesellschaft – am Ende also auch sich selbst – großen Schaden zu.

Der höchste amerikanische Gerichtshof etwa hatte kürzlich die Gelegenheit, Antihomosexuellengesetze für verfassungswidrig zu erklären. Er tat es nicht, sondern bestätigte das Recht einzelner Bundesstaaten, solche Gesetze zu erlassen, die denn auch in 22 dieser Staaten noch in Kraft sind. Jeder homosexuelle HIV-Infizierte, der dort seine Sexualpartner nennt, bezichtigt damit sich und diese eines Verbrechens, auf das die Zuchthausstrafe steht. Offensichtlich kann dies die Betreffenden kaum dazu ermuntern, den Behörden behilflich zu sein. Die Gesundheitsämter wiederum werden gezwungen, ihren Klienten Vertraulichkeit und Schutz vor dem Staatsanwalt zuzusichern. Im Endeffekt wird aber selbst dieser das Gesetz so weit wie möglich ignorieren, um die Vorbeugung nicht zu gefährden. So erscheint auch dieses Stück Sexualpolitik bestenfalls als schizophren. Die Durchschnittsbevölkerung aber, die einerseits gar keine systematische „Schwulenverfolgung" will, ist andererseits damit zufrieden, ihre Moralvorstellungen für alle verbindlich kodifiziert zu haben. Was bleibt, ist eine selbstgerechte, sinnlose Geste – Ausdruck widerstreitender Impulse und ungelöster ideologischer Konflikte. Aber auch dieser Geste werden, in *Hirschfelds* Worten, „viele Unglückliche geopfert".

Hirschfeld und seine Kollegen glaubten, wie gesagt, durch ihre Forschungen mäßigend auf die zumeist sinnlos destruktive Sexualpolitik ihrer Zeit einwirken zu können. Nicht umsonst hatten fast alle eine umfassende Sexualreform auf ihr Banner geschrieben. *Hirschfelds* eigener Wahlspruch nannte deutlich ihr gemeinsames Ziel: "*Per scientiam ad justitiam*" – durch Wissenschaft zur Gerechtigkeit!

Ihre Zuversicht wurde durch die enormen Schwierigkeiten kaum erschüttert, die sich ihnen entgegen stellten. Auch hier spielte Großbritannien wieder eine unrühmliche Rolle. Der größte englische Sexualforscher, *Havelock Ellis*, mußte seine Bücher in Deutschland und in den USA erscheinen lassen. In seinem Heimatland blieben sie während seines ganzen, sehr langen Lebens verboten. *Hirschfelds* erste statistische Erhebung homosexuellen Verhaltens wurde nach ersten Resultaten ebenfalls mit juristischen Mitteln unterbunden. Sein Aufklärungsfilm über die Homosexualität „*Anders als die Andern*“ (1919) fiel nach wenigen Aufführungen der Zensur zum Opfer. *Wilhelm Reich* wurde wegen seiner Sexualaufklärungskurse aus der kommunistischen Partei ausgeschlossen. Allen Konservativen war er aber erst recht ein Dorn im Auge. Schließlich flüchtete er, wie viele andere Sexologen, vor der Naziherrschaft ins Exil.

Der Triumph dieser Barbarei in Deutschland und ihr späterer Sieg über weite Teile Europas brachte natürlich den bisher größten Rückschlag für die Sexologie. Jeder hier weiß davon, und so erspare ich mir die Einzelheiten. Aber erst nach seinem Untergang zeigte sich, wie gründlich der Nazismus gerade diese Wissenschaft zerstört hatte. Sie lag noch jahrzehntelang darnieder und wurde schließlich nur an wenigen Orten in rudimentärer Form wiederbelebt. In ihren Geburtsort Berlin ist sie bis heute nicht zurückgekehrt.

Darin liegt ein wichtiger Hinweis, daß es nicht allein *Hitler* und seine Anhänger gewesen sein können, die für den desolaten Zustand heutiger Sexualforschung verantwortlich sind. In der Tat werden weitere Gründe bei einem erneuten Blick auf die Vereinigten Staaten erkennbar. Die amerikanische Sexualforschung hatte schon zu Anfang unseres Jahrhunderts mit isolierten und seinerzeit unpublizierten Versuchen begonnen. Das öffentliche, aber auch das akademische Klima waren größeren Unternehmungen dieser Art nicht eben günstig. Stattdessen wurde die Szene von verschiedenen Propagandisten beherrscht, deren sexualfeindliche, pseudowissenschaftliche Traktate teilweise auch, wie im Falle von *Kellogg* (cornflakes) und *Graham* (crackers), direkt oder indirekt dem Verkauf von keuschheitserhaltender „Gesundheitsnahrung“ dienten [6].

Seit etwa 1914 bestand allerdings die Chance, ernsthafte Forschungen zu betreiben, da die Familie *Rockefeller* an der Sexualwissenschaft interessiert war und versuchte, sie finanziell zu fördern. Diese Unterstützung wurde in den zwanziger Jahren noch deutlicher angeboten und führte dann zur Schaffung eines besonderen sexologischen Komitees im „Nationalen Forschungsrat“. Das Komitee erwies sich jedoch bald eher als Bremse denn als Beschleuniger der gewünschten Forschung. Die hochangesehenen wissenschaftlichen Mitglieder, die das Geld verteilen sollten, stellten sicher, daß es für „respektable“ biologische Untersuchungen zweckentfremdet wurde. Eine Erforschung der menschlichen Sexualität fand also überhaupt nicht statt; sie wurde von den dafür angeworbenen traditionellen Akademikern absichtlich verhindert.

Vor allem waren sie gegen jede Art sozialwissenschaftlicher Sexualforschung, die ihnen als besonders verdächtig galt. Sie vermieden auch jeden Kontakt mit den damals führenden deutschen Sexologen, sprachen sich gegen eine eigene sexualwissenschaftliche Zeitschrift aus und legten noch nicht einmal eine Spezialbibliothek oder Sammlung an. Als *Hirschfeld* 1930/31 durch die USA reiste, vermieden diese Honoratioren jeden Kontakt mit ihm und taten auch ein paar

Jahre später nichts, um den von den Nazis exilierten Sexualwissenschaftlern unter die Arme zu greifen. Hier zeigte sich die ganze Konventionalität und Unfähigkeit der etablierten Wissenschaft gegenüber „außerhalb" entstandenen, wirklich neuen Ideen. Am Geld lag es nicht – die *Rockefellers* standen sozusagen mit gezückter Börse bereit. Sie konnten sich aber nicht direkt einmischen, da sie bei dem kontroversen Thema auf die Reputation der „Experten" angewiesen waren. Diesen aber fehlte sowohl die Phantasie wie der Wagemut, Neuland zu betreten [7].

Mit der Zeit wurde die Zweckentfremdung der Mittel allerdings so peinlich, daß man sich aus Furcht, alles zu verlieren, doch noch nach wenigstens einem echten sexualwissenschaftlichen Projekt umsah. Man fand es in der Arbeit des Biologen *Alfred C. Kinsey*, der als heterosexueller Familienvater an einer ländlichen Universität relativ harmlos schien. Man versöhnte sich selbst mit der Tatsache, daß Kinseys Forschungen eigentlich soziologischer Natur waren und ließ ihm nach und nach eine ausreichende finanzielle Hilfe zukommen. *Kinseys* ungeheurer Erfolg und sein Weltruhm wurden aber zum zweischneidigen Schwert, das endlich die profitable Verbindung zu den *Rockefellers* zertrennte. Die „*Kinsey*-Reports" erregten den heftigen Unwillen konservativer politischer und religiöser Kreise vor allem deshalb, weil sie ein vorher unvermutetes Ausmaß von homosexuellem Verhalten dokumentierten. Daher wurde die *Rockefeller*-Stiftung, die dafür bezahlt hatte, zusammen mit ähnlichen Stiftungen zum Objekt einer feindseligen Kongreßuntersuchung. Infolge dieses massiven politischen Drucks wurden *Kinsey* weitere Forschungsgelder verweigert [8].

Kinsey selbst erholte sich von diesem Schlag nicht mehr. Er versuchte, den Verlust durch verstärkte eigene Anstrengungen auszugleichen, erlag dann aber wenig später völlig überarbeitet einem Herzversagen. Sein Institut bestand weiter und wurde in der Folgezeit sogar teilweise aus Bundesmitteln unterstützt, aber zu seiner ursprünglichen großen Linie fand es nicht mehr zurück. Allerdings führte es noch einmal demonstrativ mehrjährige Forschungen über homosexuelles Verhalten durch [9].

Gerade solche Forschungen wurden in den fünfziger und auch sechziger Jahren von Politikern immer noch nicht gerne gesehen. Der Historiker *Vern Bullough* zum Beispiel, der damals sehr schüchtern dieses Gebiet mit eigenen Studien betrat, fand viele Jahre später heraus, daß er damit zum Gegenstand polizeilicher Überwachung geworden war. Das FBI legte eine Akte über ihn an und setzte ihn auf die Liste von gefährlichen „Subversiven", die im Falle nationalen Notstands interniert werden konnten. Auch amerikanische Auslandsvertretungen waren aufgefordert, ihn samt Frau und Kindern bei Reisen zu beobachten [10].

Selbstverständlich wurden auch alle homosexuellen Aktivisten und Organisationen überwacht, und es wurde ein neues Gesetz verabschiedet, das Homosexuellen die Einwanderung, ja sogar das Betreten des Landes verbot. (Das Gesetz ist noch in Kraft.) Die homophobische Hysterie wurde vor allem von dem Kommunistenjäger Senator *McCarthy* geschürt, der Homosexualität mit Kommunismus und Verrat gleichsetzte. Ironischerweise war sein Hauptgehilfe, der Rechtsanwalt *Roy Cohn*, selber homosexuell und führte ein recht hemmungsloses Intimleben mit männlichen Prostituierten. Dies wurde aber erst allgemein bekannt, als er 1987 an AIDS starb [11].

In dem damaligen repressiven Klima war es nicht leicht, überhaupt eine seriöse Sexualforschung, besonders aber Homosexualforschung durchzuführen. Vor allem Universitätsverwaltungen und wissenschaftliche Gremien waren genügend eingeschüchtert, um beim wissenschaftlichen Nachwuchs alle sexologischen Interessen zu entmutigen. War es vor *McCarthy* hauptsächlich akademische Engstirnigkeit gewesen, die ein Aufblühen der Sexualwissenschaft in den USA verhindert hatte, so war es jetzt die wohlbegründete Angst um die eigene Karriere. Dennoch nahm das Forschungsgebiet in den sechziger Jahren einen deutlichen, wenn auch unsystematischen und unregelmäßigen Aufschwung. Die Gründung der *Society for the Scientific Study of Sex*, das Erscheinen ihrer Zeitschrift „*The Journal of Sex Research*", die Gründung einer *Internationalen Akademie für Sexualforschung* mit einer eigenen Zeitschrift „*Archives of Sexual Behavior*", die Wiederaufnahme sexologischer Weltkongresse seit 1974 und endlich die Etablierung einer eigenen sexologischen Hochschule, des *Institute for Advanced Study of Human Sexuality* in Kalifornien – all dies ließ die Hoffnung aufkeimen, daß die Sexualwissenschaft aus ihrem akademischen Ghetto ausbrechen würde. Ja, es erwies sich sogar als möglich, ein eigenes *Journal of Homosexuality* zu gründen, das als eine der erfolgreichsten wissenschaftlichen Zeitschriften bis heute floriert. Ihr Herausgeber *John De Cecco* ist als Referent bei unserem jetzigen Kongreß anwesend.

Natürlich trug zum Erfolg dieser Zeitschrift auch ein gewandeltes soziales Klima bei, das sich dem Wachstum einer politisch wachen „Schwulenbewegung" verdankte. Gerade im Anerkennungskampf dieser Bewegung, im Konflikt von „Schwulenpolitik" und traditioneller Politik, liegt sehr viel Anschauungsmaterial über den Verlauf demokratischer politischer Prozesse. Ich will hier aber nicht weiter darauf eingehen, sondern nun bewußt abbrechen, weil wir morgen und übermorgen von unseren Referenten sehr viel darüber hören werden. Hier möchte ich zur Eröffnung der Diskussion nur eine Anmerkung machen:

Trotz der eingangs zitierten historischen und aktuellen Beispiele ist es vielleicht doch die AIDS-Epidemie, die am Ende der Bevölkerung die Augen für die allgemeinen sexuellen Realitäten öffnet. Es besteht nun die Chance, daß nicht nur in puncto Homosexualität, sondern auch auf vielen anderen, bisher tabuisierten Gebieten eine rationalere Sexualpolitik möglich wird. Mehr als eine Chance ist es aber nicht. Wir als Sexualwissenschaftler sind auf jeden Fall aufgefordert, die jetzige Gelegenheit zu nutzen. Wir wissen natürlich inzwischen besser als unsere Vorgänger, daß wir unsere Ziele nicht zu hoch stecken und auch der Überzeugungskraft unserer Argumente nicht allzu blind vertrauen dürfen.

Hirschfeld und seine Mitstreiter hatten etwa in den zwanziger und frühen dreißiger Jahren ihre Hoffnung auf eine Weltliga für Sexualreform gesetzt, die durch internationale Kongresse (Kopenhagen 1928, London 1929, Wien 1930, Brünn 1932) verschiedene sexualpolitische Ziele befördern wollte. Sie scheiterte schließlich nicht nur wegen des erstarkenden Nationalsozialismus und dessen zeitweiligen Sieges in Europa, sondern auch an eigenen ideologischen Richtungskämpfen. Die Mehrheit der Mitglieder (so auch *Hirschfeld* selber) glaubte an eine allmähliche Reform durchaus im Rahmen der „bürgerlichen Gesellschaft", während eine klassenkämpferische Minderheit, besonders um *Wilhelm Reich*, ohne revolutionäre soziale Veränderungen keine Chance für ein wirkliches sexuelles Glück der Massen sah. Schon zu *Hirschfelds* Lebzeiten traten diese Gegensätze offen zutage, nach seinem Tod aber drohte die Spaltung, zu der es nur deshalb nicht mehr kam, weil beim Nahen des Zweiten Weltkrieges jede Art Sexualreform in Europa unmöglich wurde. Die Liga löste sich deshalb auf [12].

Seither hat die historische Entwicklung *Hirschfelds* ‚reformistischem' Kurs recht gegeben und *Reichs* Vorstellungen als Illusionen enthüllt. In den „bürgerlichen Gesellschaften" des Westens hat die Sexualreform zwar langsame und immer noch unzureichende, aber doch deutliche Fortschritte gemacht. In den „revolutionären" Staaten Osteuropas, in Kuba und der Volksrepublik China dagegen hat die sexuelle Repression gegenüber früher deutlich zugenommen. (Die Sowjetunion war deshalb schon vor dem Krieg von *Reich* selbst angegriffen worden.)

Es bleibt abzuwarten, ob die augenblicklichen Liberalisierungsprozesse unter den Schlagworten „Glasnost" und „Perestroika" dazu führen, daß auch die sogenannten sozialistischen Länder den Anschluß an die bürgerlichen Freiheiten des Westens finden. Dieser hat sich jedenfalls auch auf sexuellem Gebiet als progressiver erwiesen.

Weltweit betrachtet, ist die Situation allerdings weniger erfreulich. Es ist kein Zufall, daß die vielgerühmte Erklärung der Menschenrechte durch die Vereinten Nationen nichts über sexuelle Rechte enthält, also nichts über das Recht auf sexuelles Wissen, freie Wahl des Sexualpartners und der Art des sexuellen Verhaltens, das Recht auf Empfängnisverhütung, auf sexuell explizite Texte,

Bilder oder Filme – kurz auf sexuelle Selbstbestimmung, solange sie nicht die Rechte anderer beeinträchtigt. Es kann auch kein Zweifel darüber bestehen, daß eine entsprechende Ergänzung der Menschenrechtserklärung in der heutigen UNO-Vollversammlung keine Mehrheit fände. Wenn man aber bedenkt, wie fundamental ungerechte sexuelle Beschränkungen jede einzelne Frau und jeden Mann berühren, so erkennt man, wieweit die Sexualpolitik vieler Länder noch hinter ihren sonstigen offiziellen Freiheitsbeteuerungen zurückbleibt [13]. In diesem Sinne bleibt „die sexuelle Frage" eine eminent politische Frage. Wieweit aber die Sexualwissenschaft hier zur Lösung beitragen kann, ist mehr als unsicher.

Die eingangs erwähnten Beispiele aus Europa und den USA zeigen das politische Muster, nach dem Sexualwissenschaft direkt und indirekt marginalisiert wird. Gegenüber dem etablierten Wissenschaftsbetrieb finden sich die Sexologen also immer noch in der gleichen Lage wie die von ihnen protegierten sexuellen Minderheiten gegenüber der akzeptierten (wenn auch weithin fiktiven) sexuellen Norm. Dies hat auch ganz praktisch die Folge, daß bei Sexologen, ebenso wie bei den Minderheiten, Zank und Streit um finanzielle Zuwendungen, öffentliche Aufmerksamkeit und „ideologische Korrektheit" an der Tagesordnung sind. Mit diesem von der Öffentlichkeit als abstoßend registrierten Bild bestärken sie dann aber nur wieder deren vorgefaßte Meinung und liefern so noch einen weiteren Grund für die eigene Marginalisierung. Dieser Teufelskreis ist für die meisten ebenso schwer zu durchschauen wie zu durchbrechen. Ein erster Schritt zur Selbstbefreiung wäre die Einsicht der Sexualwissenschaftler, daß sie eben sehr viel stärker vom „bestehenden Schlechten" abhängig sind, als sie oft wahrhaben wollen. Die daraus erwachsende Demut könnte sie dann zu einer mehr praktisch orientierten Tätigkeit, ja, zu einem direkt hilfreichen, wenn auch kritischen Pragmatismus führen. Dies wäre dann so etwas wie Sexualwissenschaft als Sexualpolitik „im kleinen".

Andererseits sollten die Sexualwissenschaftler so weit wie möglich „ihr eigenes Haus in Ordnung bringen". Es hat wenig Sinn, von „der Gesellschaft" eine vernünftige Sexualpolitik zu fordern, wenn man selber noch nicht einmal eine sinnvolle sexologische Fachpolitik vorweisen kann. Stattdessen sollten sich alle Sexualwissenschaftler bemühen, trotz aller Gegensätze, zivilisiert und offen miteinander umzugehen und Differenzen rational und ohne Ranküne auszutragen. Unsere eigene Gesellschaft (DGSS) hat dies immer versucht und wird diesem Programm auch weiterhin treu bleiben. Selbst die großen Weltkongresse für Sexologie, die seit 1974 in meist zweijährigem Abstand um den Globus wandern, zeigen ja sehr deutlich, daß, global gesehen, die Sexualwissenschaftler immer noch „ein verlorenes Häuflein" sind [14]. Wenn es bei *Schiller* in einem politischen Kontext einmal heißt: „Vereint sind auch die Schwachen mächtig", so trifft dies doch auf uns alle immer noch nicht zu. Von Macht kann für absehbare Zeit für uns keine Rede sein. Was uns bleibt, ist die Hoffnung, für eine sachliche Kritik der sich überall real vollziehenden Sexualpolitik eines Tages die nötige Zeit, Energie und materielle Ausstattung zu finden.

Anmerkungen

[1] *Hirschfeld, M.*: Einteilung der Sexualwissenschaft. In: Zeitschrift für Sexualwissenschaft 1 (1908), S. 579–580. Die anderen, ebenso kurz skizzierten Fachbereiche waren: Sexualanatomie, Sexuelle Chemie (Hormonforschung), Sexuelle Physiologie, Sexual-Psychologie, Sexuelle Evolution (Entwicklungslehre), Vergleichende Sexualbiologie (Tier–Mensch), Sexuelle Hygiene, Sexuelle Prophylaxe, Sexuelle Gesetzgebung, Sexualethik, Sexuelle Ethnologie, Sexuelle Varietäten und Sexuelle Pathologie.

[2] San Francisco Chronicle.

[3] San Francisco Examiner, 30. April 1988.

[4] The New York Times, 26. April 1988.

[5] Zitiert nach einem hektographierten Hilferuf englischer ‚Schwulenorganisationen', der an viele amerikanische Sexologen und andere Wissenschaftler sowie homosexuelle Aktivisten verschickt wurde.

[6] *Money, J.*: Food, Fitness and Vital Fluids: Sexual Pleasures from Graham Crackers to Kellogg's Cornflakes. In: *R. T. Segraves, E. J. Haeberle*, (eds.): Emerging Dimensions of Sexology – Selected Papers from the Sixth World Congress, New York 1984, S. 39–46.

[7] *Bullough, V. L.*: The Rockefellers and Sex Research. In: The Journal of Sex Research, Vol. 21, No. 2, Mai 1985, S. 113–125.

[8] *Pomeroy, W. B.*: Dr. Kinsey and the Institute for Sex Research, New York 1972.

[9] *Williams, C. J., Weinberg, M. S.*: Homosexuals and the Military: A Study of Less Than Honorable Discharge, New York 1971.
Weinberg, M. S., Bell, A.: Homosexuality: An Annotated Bibliography, New York 1972.
Weinberg, M. S., Williams, C. J.: Male Homosexuals: Their Problems and Adaptions, New York 1974.
Weinberg, M. S. (ed.): Sex Research: Studies form the Kinsey Institute, New York 1976.
Bell, A., Weinberg, M. S.: Homosexualities: A Study of Diversity Among Men and Women, New York 1978.
Bell, A., Weinberg, M. S., Hammersmith, S. K.: Sexual Preference: Its Development in Men and Women (Vol. I); Sexual Preference: Statistical Appendix (Vol. II), Bloomington, IN 1981.

[10] *Bullough, V.*: Problems of Research on a Delicate Topic: A Personal View. In: The Journal of Sex Research, Vol. 21, No. 4, Nov. 1985, S. 375–386.

[11] *von Hoffmann, N.*: Citizen Cohn, New York 1988.

[12] Nach Abschluß des vorliegenden Manuskripts erschien ein informativer Aufsatz eines dänischen Sexologen zu diesem Thema in deutscher Sprache: *Preben Hertoft*: Norman Haire, Jonathan Hoegh von Leunbach und das Ende der Weltliga für Sexualreform. In: Zeitschrift für Sexualforschung I, Nr. 3, 1988, S. 242–262.

[13] *Haeberle, Erwin J.*: Human Rights and Sexual Rights – The Legacy of René Guyon. In: Medicine and Law, No. 3, 1983, S. 159–172.

[14] Diese Weltkongresse werden heute im Zweijahresrhythmus von einer World Association for Sexology organisiert. Sie begannen in Paris 1974 und setzten sich fort in Montréal 1976, Rom 1978, Mexico City 1979, Jerusalem 1981, Washington, D.C. 1983, Neu-Delhi 1985, Heidelberg 1987 und Caracas 1989. Die nächsten Weltkongresse sind für 1991 in Amsterdam, 1993 in Rio de Janeiro und 1995 in Tokio geplant.

Sexualwissenschaft als Beruf

Rolf Gindorf

„Fachliche Kompetenz in Sachen Sexualität wurde und wird von mancherlei Professionen reklamiert: von Biologen und Medizinern, Psychologen und Soziologen, Juristen und Theologen. Systematische Sexualforschung nach Methoden der moderner Wissenschaft ist noch recht jungen Datums. Geleistet wird sie von Vertretern unterschiedlicher Disziplinen, auf unterschiedliche Weise, mit unterschiedlichen Erkenntnisinteressen, mit unterschiedlichen Fragestellungen und mit unterschiedlichen theoretischen Bezugsrahmen. Der mächtige Strom der menschlichen Sexualität – bei den subhumanen Spezies tun wir uns da wesentlich leichter – hat offenbar so viele theoretische wie empirische Quellflüsse, speist sich aus so vielen Interessen, Perspektiven, Affekten, Mythologien und Ideologien, daß es das neuzeitliche Pflänzchen „Sexualwissenschaft" bislang nicht geschafft hat, sich zu einer anerkannten, inhaltlich bestimmten, klar abgegrenzten Fachdisziplin sui generis zu amalgamieren. Kooperation jenseits spezifischer Disziplinen und Wissenschaftsideologien ist selten; viel häufiger ist das Bemühen, den beunruhigenden Blick über den Rand des eigenen Ackers zu vermeiden. Man könnte nachgerade von einer (vor allem deutschen) sexualwissenschaftlichen Tradition sprechen: die Souveränität so manchen Forschers äußert sich bevorzugt darin, die Kollegen mit abweichenden Positionen, Methoden oder Ergebnissen nicht einmal zu ignorieren ..."

Niemand wird es gemerkt haben, aber mit genau diesen Worten habe ich schon einmal an dieser Stelle einen Vortrag begonnen. Damals, im Sommer 1984, sprach ich auf der VII. DGSS-Fachtagung Sozialwissenschaftliche Sexualforschung über „Sexualität als sozialer Tatbestand" [1]. Die Einleitung von damals paßt durchaus auch an den Anfang meines heutigen Vortrags über „Sexualwissenschaft als Beruf".

Den Soziologen unter uns wird es nicht entgangen sein: War es damals *Emile Durkheim*, so ist es diesmal *Max Weber*, der mich zur Formulierung meines Themas angeregt hat – durch einen Vortrag, den er vor rund 70 Jahren gehalten hat, im Revolutionsjahr 1919: „Wissenschaft als Beruf" [2]. Dieser erscheint mir in vieler Hinsicht hochaktuell, auch unter dem Aspekt des Leitthemas unseres Kongresses – dem Spannungsverhältnis zwischen Wissenschaft und Politik [3]. Und weil ich einen Vergleich für reizvoll halte, werde ich im folgenden *Max Weber* als Wissenschafts- und Professions-Soziologen gelegentlich zu Worte kommen lassen. Allerdings werde ich Ihnen in der Kürze der Zeit wohl nur eine sehr unvollkommene und ziemlich willkürlich ausgewählte Darstellung des Gesamtkomplexes geben können.

Sieben Fragen möchte ich erörtern; Fragen, die sowohl praktische als auch theoretische Aspekte behandeln, und ich gehe dabei gewissermaßen von den „äußeren" Bedingungen eines Sexualwissenschaftlers zu den „inneren":

1. Wer ist „Sexualwissenschaftler" beziehungsweise „Sexualwissenschaftlerin" [4]? Und damit gleichzeitig: Was ist „Sexualwissenschaft"?
2. Gibt es „Sexualwissenschaft" als regulären Studiengang? Oder zumindest als Hochschul-Hauptfach?
3. Welche professionellen und anderen Voraussetzungen sind für den Beruf „Sexualwissenschaftler" wichtig?
4. Welche Möglichkeiten sexualwissenschaftlicher Karrieren gibt es?
5. Welche professionellen Organisationen und Publikationen gibt es für Sexualwissenschaftler?
6. Was ist „Wissenschaft"? Und was bedeutet die Antwort für den Sexualwissenschaftler?
7. Welche Schlußfolgerungen ziehe ich als Sexualwissenschaftler daraus für die Fragen nach Freiheit und Verantwortung in der Sexualität, besonders angesichts der sexual- und gesundheitspolitischen Implikationen der AIDS-Krise?

Bei diesen Fragen habe ich zunächst die Situation in Deutschland im Auge – heute eher eine sexualwissenschaftliche Diaspora im Vergleich etwa zu den Vereinigten Staaten. Aber ich werde gelegentlich einen Blick über die Grenzen hinaus werfen.

Sexualwissenschaftler und Sexualwissenschaft

„Sexualwissenschaftler" ist keine rechtlich geschützte Bezeichnung – ebensowenig wie beispielsweise „Mediziner", „Soziologe" oder „Psychologe". Es kann sich also im Prinzip jeder so nennen. Aber folgende definitorische Eingrenzung erscheint mir sinnvoll:

> Ein „Sexualwissenschaftler" ist ein Mensch, der sich
> – von Berufs wegen
> – ausschließlich oder überwiegend
> – wissenschaftlich
> mit der Sexualität des Menschen befaßt.
>
> Sein Arbeitsgebiet, die „Sexualwissenschaft", ist der Zweig der Wissenschaft, der sich systematisch, d. h. in bestimmten logischen und methodischen Verfahren, Fragen und Antwortversuchen zur menschlichen Sexualität widmet [5].

Damit wird zunächst eines klar: *Sexualwissenschaft* ist ein umfassender Begriff und nicht etwa gleichzusetzen mit *Sexualmedizin*. Die ist eine wissenschaftlich hoch entwickelte praktische Kunstlehre, die sich vorzugsweise mit der gestörten Sexualität, also mit Krankheit, befaßt. Aber selbstverständlich ist auch eine wissenschaftlich betriebene Sexualmedizin eine der wichtigen Bindestrich-Sexologien – wie etwa die Sexual-Soziologie, die Sexual-Psychologie, die Sexual-Anthropologie, die Sexual-Pädagogik, die Sexual-Beratung und -therapie und andere Gebiete. Sie alle zusammen bilden das Korpus der Sexualwissenschaft.

Nun muß man wirklich nicht besonders kritisch sein, um diese Antworten als noch nicht sehr befriedigend zu empfinden. Zumindest der Begriff „Wissenschaft" verlangt nach weiterer Klärung. Denn der Sexualwissenschaftler – wie jeder andere Wissenschaftler – wird in seiner Arbeit entscheidend durch seine Auffassung vom Gegenstand seines Berufs und der Art seines Handwerkzeugs bestimmt. Wir werden also früher oder später die bereits angekündigte entscheidende Frage stellen müssen: Was ist „Wissenschaft"? Und was bedeutet die Antwort auf diese Frage konkret für den Sexualwissenschaftler? – Doch zuvor möchte ich einige leichtere Fragen zu beantworten versuchen.

Sexualwissenschaft an Hochschulen

Es gibt in Deutschland und im deutschsprachigen Ausland nirgendwo einen Hochschul-Studiengang „Sexualwissenschaft" mit anerkanntem Abschluß (wie etwa „Diplom-Sexualwissenschaftler"), und es gibt hier auch keine Möglichkeit der fachspezifischen Promotion etwa zum „Doktor der Sexualwissenschaft".

Daraus muß man folgern, daß sich keiner der bei uns tätigen, nur in Deutschland ausgebildeten „Sexualwissenschaftler" auf einen fachspezifischen formalen Hochschulabschluß stützen kann. Denn den gibt es nicht. Sexualwissenschaftler sind sie also nicht aufgrund spezifischer akademischer Abschlüsse, sondern entweder aufgrund ihrer tatsächlichen wissenschaftlichen Arbeit (oft genug nur neben ihrem „offiziellen" Fach geleistet) – oder auch nur aufgrund von Zuschreibung und Selbstzuschreibung.

Werfen wir einen kurzen Blick über die Grenzen. Die älteste sexualwissenschaftliche Universitätsabteilung der Welt (eher reproduktionsorientiert) finden wir in Prag (CSFR); in Belgien (Leuven) gibt es ein sexualwissenschaftliches Institut (an einer katholischen Universität!), und in den Niederlanden (Utrecht und Amsterdam) wurden (homo-)sexualwissenschaftliche Nebenfach-Studiengänge eingerichtet [6]. Aber vor allem in den Vereinigten Staaten ist die Ausbildungssituation entscheidend anders als in Deutschland. An mehreren Universitäten gibt es, teils sehr renommierte, sexualwissenschaftliche und sexualtherapeutische Studiengänge. Und es gibt dort sogar eine staatlich anerkannte Hochschule, die ausschließlich Sexualwissenschaft in Forschung und Lehre betreibt, auf dieser Grundlage akademische Grade verleiht und Promotionsrecht hat [7]. Zum Lehrkörper gehören nicht nur so renommierte Sexologen wie *John Money* und *Wardell Pomeroy* (schon 1948 Mitautor des Kinsey-

Reports), sondern auch *Phyllis Lyon* und *Mary Calderone*. Überhaupt lehren und studieren dort mehr Frauen als an anderen Instituten. In San Francisco ist auch das Verhältnis zu allen sexuellen Minderheiten enger und konstruktiver, als dies hier in Europa der Fall ist. Eine weitere Besonderheit dieser amerikanischen Sexologen-Hochschule ist, daß dort *alle*, wirklich alle Lehrveranstaltungen – auch die mit prominenten Gastdozenten –, von Anfang an, also seit 1976, auf Videokasetten aufgezeichnet wurden. Damit ist dieses Institut die am besten dokumentierte akademische Einrichtung der Welt, deren Studenten auf Knopfdruck Vorlesungen und Seminare aus zwölf Jahren zur Verfügung stehen. Und anders als bei den deutschen Instituten in Hamburg, Kiel und Frankfurt ist man in San Francisco auch bewußt unabhängig, in keinem Klinikum angesiedelt und keiner medizinischen Fakultät angegliedert [8]. Zwei ihrer Professoren, die dort Sexualwissenschaft in Forschung und Lehre vertreten, sprechen heute auf diesem Kongreß – *Erwin Haeberle* und *John de Cecco* [9].

Zurück zur Lage der Sexualwissenschaft an deutschen Hochschulen. Wie gesagt, nirgendwo an einer deutschen Universität gibt es „Sexualwissenschaft" als Hauptfach mit entsprechender Abschlußmöglichkeit. Aber immerhin als Nebenfach existiert sie zumindest an drei Hochschulen der Bundesrepublik: unter dem Namen „Sexualwissenschaft" (wenn auch praktisch vor allem mit sexual-medizinischer Fundierung) existiert ein Nebenfach an den Universitäten Frankfurt und Hamburg, wo es kleine sexualwissenschaftliche Abteilungen gibt. Und es gibt eine „Sexualmedizinische Forschungs- und Beratungsstelle" an der Universität Kiel [10].

An diesen drei sexologischen Universitäts-Instituten sind vier Professoren tätig, die alle in den fünf politischen Reform-Jahren zwischen 1973 und 1978 berufen wurden:

Volkmar Sigusch (Dr. med.), seit dem 12. 3. 1973 Professor für Sexualwissenschaft in Frankfurt;
Reinhard Wille (Dr. med, Dr. jur.), seit dem 6. 4. 1973 Professor für Sexualmedizin in Kiel;
Eberhard Schorsch (Dr. med.), seit dem 22. 10. 1974 Professor für Sexualwissenschaft in Hamburg (nach seinem Tod am 11. 11. 1991 ist der Lehrstuhl bei Drucklegung noch vakant);
Gunter Schmidt (Dr. phil.), seit dem 21. 3. 1978 Professor für Sexualpsychologie und Soziologie in Hamburg.

Eine Reihe weiterer, sexualwissenschaftlich an Hochschulen tätiger Forscher firmiert offiziell nicht als Sexualwissenschaftler, sondern als ‚normale' Mediziner, Soziologen, Psychologen, Pädagogen, Sozialpädagogen oder Vertreter sonstiger Fächer. Sie müssen sozusagen unter falscher Flagge segeln.

Dies ist nicht unbedingt ein würdevoller Zustand. Über die Gründe, warum es so wenig Stellen für Sexualwissenschaftler gibt – also für eine Disziplin, von deren Gegenstand jeder Mensch direkt und unmittelbar betroffen ist –, läßt sich trefflich spekulieren. Nach meinem Eindruck besteht vor allem bei Medizinern und bei Politikern ein beachtliches Potential an Mißtrauen gegenüber der Sexualwissenschaft. Und möglicherweise haben einige Sexualwissenschaftler kräftig dazu beigetragen.

Wir haben eine Beschreibung der Umstände, unter denen es in einer „raren Konstellation" gelang, zu Ende des Wintersemesters 1972/73 die erste deutsche Professur für Sexualwissenschaft zu installieren (‚natürlich' im Fachbereich Humanmedizin angesiedelt – offenbar denkt man in Deutschland bei Sexualität zuförderst an Krankheit bzw. an eine Gesundheitsstörung). Der erfolgreiche Bewerber war der *Giese*-Schüler und Psychiater *Volkmar Sigusch*, der kurz zuvor den Mut besessen hatte, wie er schreibt, „den Hamburger Fachbereich Medizin mit dem sonderbaren Ansinnen zu konfrontieren: Habilitation für Sexualwissenschaft" [11]. Zum Hintergrund der Einrichtung dieser Professur schreibt *Sigusch*:

> „Der Kultusminister (*Ludwig von Friedeburg*) war, was selten ist, gebildet und informiert, hatte seine Dissertation in den von *Hans Bürger-Prinz* und *Hans Giese* begründeten und zum damaligen Zeitpunkt von *Gunter Schmidt* und mir redigierten ‚Beiträgen zur Sexualforschung' veröffentlicht und zuvor (und jetzt wieder) das berühmte Horkheimer-Adorno-Institut für Sozialforschung in Frankfurt am Main geleitet; der Dekan des Fachbereichs Humanmedizin hatte Verständnis für die Anliegen der revoltierenden Studenten der 60er Jahre; der Prodekan schließlich, ein Neurologe, der die Gründung vorantreiben sollte, hatte früher in Hamburg mit *Hans Giese* zusammengearbeitet. Kurzum: in Hessen war nicht nur dank der Studentenbewegung das politische Klima bereitet, sondern es waren auch Personen so vorurteilslos und mutig, in die Lehre und Praxis der Universität etwas einzuführen, was es bis dahin nur halboffiziell, d. h. *an* der Universität, in Hamburg mit *Giese* gegeben hatte. Zu *Gieses* Lebzeiten verfügte das ‚Institut für Sexualforschung an der Universität Hamburg' über keine einzige Planstelle. Seine Assistenten, *Gunter Schmidt, Eberhard Schorsch* und ich, die mit ihm behandelten, begutachteten und forschten, hielten sich entweder als psychiatrischer Stationsarzt oder als vom Chef der Psychiatrischen Universitätsklinik ‚Ausgeliehener' oder aber mit spärlich tröpfelnden Forschungsmitteln über Wasser" [12].

So unbestritten diese Etablierung auch als ein Erfolg für unsere Disziplin zu werten ist, es bleibt ein unguter Nachgeschmack: Sexualwissenschaft als konspiratives Ergebnis eines Old-Boy-Netzes einer ganz speziellen Schule? Manche spätere Entwicklung mag sich daraus erklären.

Berufsvoraussetzungen für den Sexualwissenschaftler

Ausbildung

Max Weber hatte die normale Karriere eines berufsmäßigen Wissenschaftlers noch mit der Habilitation und dem (damals unbesoldeten) Dienst als Privatdozent an der Universität beginnen lassen. Dabei dachte er naturgemäß an etablierte Fächer. Da die Sexualwissenschaft hierzulande nicht dazu zählt, ja der Sexualwissenschaftler, wie wir gesehen haben, nicht einmal einen spezifischen Hochschulabschluß erwerben kann, muß er zunächst andere, unspezifische Studiengänge durchlaufen: etwa Soziologie, Psychologie, Biologie, Ethnologie, Philosophie – oder Medizin, was aufgrund der vorrangig medizinischen Fundierung unserer sexologischen Hochschulinstitute am aussichtsreichsten ist. Und danach?

Der angehende Sexualwissenschaftler könnte dann zu einem sexologischen Aufbaustudium vielleicht in die Niederlande gehen, nachdem er zuvor niederländisch gelernt hat. Nur: verwertbare sexologische Abschlußdiplome bekäme er auch da nicht, wenn auch wertvolle Kenntnisse. In Belgien könnte er, an der Katholischen Universität Leuven (Löwen), immerhin in „Familien- und sexologischen Wissenschaften" promovieren. Die umfassendste sexualwissenschaftliche Ausbildung mit fachspezifischer Promotionsmöglichkeit bekäme er, wie gesagt, in den Vereinigten Staaten. Davon hat bekanntlich *Erwin J. Haeberle* Gebrauch gemacht, der rund 20 Jahre dort gearbeitet hat und wohl der einzige deutsche Sexualwissenschaftler ist, der vom Kinsey-Mitarbeiter *W. Pomeroy* in den Methoden der Sexualanamnese und der empirischen Sexualforschung ausgebildet wurde.

Der angehende deutsche Sexualwissenschaftler muß seine Ausbildung also vor allem selbst in die Hand nehmen; die deutsche Universität läßt ihn hier weitgehend im Stich. Das ist bedauerlich bis hin zum Skandal. Aber andererseits: gerade hierin liegt auch eine innovative Chance für „Außenseiter".

Establishment und Außenseiter

Im Jahre 1979 machte der Sexualwissenschaftler *Helmut Kentler*, selbst als Professor für Sozialpädagogik verkleidet, dazu in einem Fachgutachten über einen Sexologen außerhalb des akademischen Establishments eine grundsätzliche Bemerkung:

> „Nachdem die ‚Sexualwissenschaft' auch heute noch in der Bundesrepublik nicht als eigenständige Disziplin im Wissenschaftsbereich etabliert ist (...), überrascht es die Fachleute nicht, daß wesentliche Beiträge und Impulse von Außenseitern geleistet wurden und werden" [13].

Für solche Außenseiter-Sexologen zwei berühmte Beispiele aus den Vereinigten Staaten: *Alfred C. Kinsey* war ein Insektenforscher, der nach eigenem Bekunden von menschlicher Sexualität nicht die geringste fachliche Ahnung hatte, als er mit den später berühmt gewordenen Forschungen begann. Und auch *Virginia E. Johnson* besaß keine akademische sexualwissenschaftliche Ausbildung, was sie nicht daran gehindert hat, mit *William H. Masters* die umfangreichsten Forschungen zur sexuellen Reaktion durchzuführen. Diese beiden – und manche anderen – wurden zu anerkannten Sexualwissenschaftlern ohne jede sexologische Formalausbildung. Aber immerhin: es waren bzw. sind Menschen, die wissenschaftliches Arbeiten gelernt hatten – entweder im Rahmen eines regulären Hochschul-Studiums oder im Selbststudium, verbunden mit praktischer Arbeit und Erfolgskontrolle.

Außenseiter und Quereinsteiger können also wissenschaftliche Hochleistungen erbringen. Und selbst über bloße Dilettanten hatte schon *Max Weber* gewußt:

> „Der Einfall eines Dilettanten kann wissenschaftlich genau die gleiche oder größere Tragweite haben wie der des Fachmanns. Viele unserer allerbesten Problemstellungen und Erkenntnisse verdanken wir gerade Dilettanten. Der Dilettant unterscheidet sich vom Fachmann (...) nur dadurch, daß ihm die feste Sicherheit der Arbeitsmethode fehlt, und daß er daher den Einfall meist nicht in seiner Tragweite nachzukontrollieren und abzuschätzen oder durchzuführen in der Lage ist" [14].

Ob Neuerer, Außenseiter, Querdenker oder Dilettanten: das universitäre Establishment schätzt sie alle nicht, und es will sie in aller Regel draußen halten [15]. (Bemerkenswerterweise beteiligen sich in Deutschland besonders diejenigen an dieser Ab- und Ausgrenzung, die selbst erst gerade die ersten Sprossen auf der Erfolgsleiter universitärer Etablierung erklommen haben.)

Für die Funktion des Sexualwissenschaftlers, Sexualberaters oder Sexualtherapeuten existieren, wie gesagt, im deutschsprachigen Raum zur Zeit noch keine allgemein anerkannten, universitär vermittelten und in staatlichen Ordnungen festgelegten Berufsbilder. Nur gelegentlich werden, von den genannten Hochschul-Instituten wie auch von Verbänden und privaten Stellen, Aus- und Fortbildungsmöglichkeiten angeboten, allerdings meist psychoanalytisch orientiert und in der Regel nur für Ärzte. Aber wenn immer sich aus einem gesellschaftlichen Bedürfnis ein Bedarf an speziellen Funktionen, Rollen und Kompetenzen entwickelt, ohne daß schon allgemein anerkannte formalisierte Qualifikationen verfügbar sind, pflegt sich eine Gruppe von Personen auf die Wahrnehmung solcher Aufgaben und Bedürfnisse einzurichten und zu spezialisieren. Es kommt zu einer Professionalisierung: einem Prozeß, in dessen Verlauf bestimmte Fähigkeiten und Fertigkeiten erworben, ausprobiert, diskursiv ausgetauscht, modifiziert und schließlich institutionalisiert werden.

Beispiel: „Gay Counseling“ als professionalisierte Homosexualitäts-Beratung

Lassen Sie mich dies an einem Beispiel aus einem sexologischen Teilgebiet, das mir besonders vertraut ist, ausführlicher erläutern. Seit Gründung des DGSS-Instituts im Jahre 1978 als wissenschaftlich fundierter Sexualberatungsstelle mit dem Arbeitsschwerpunkt „Homosexualitäts-Beratung“ haben wir uns Gedanken zu Spezialisierung, Professionalisierung, Qualifikationen und Standards gemacht [16].

Ausgehend von unseren Erfahrungen mit „Gay Counseling“-Einrichtungen in den Vereinigten Staaten haben wir besondere Beratungsstile und -verfahren für bi- und homosexuelle Menschen entwickelt und in kontrollierter Praxis an unserem Institut erweitert [17]. Unsere Mitarbeiter kommen aus den Ausbildungsfeldern Sexualwissenschaft, Psychologie (Schwerpunkt: Entwicklungs-, Erziehungs- und Sozialpsychologie), Soziologie und Medizin. Sie stehen in einem laufenden theorie- und praxisbezogenen Erfahrungsaustausch und unterziehen sich einer besonderen Supervision.

Dazu haben wir aus der Praxis acht Anforderungen an die fachliche und persönliche Qualifikation eines professionellen Sexualberaters in unserer Einrichtung entwickelt:

1. fachliches Wissen um die Dimensionen der menschlichen Sexualität (nicht nur Homosexualität!);
2. gründliche Kenntnisse von Theorie und Praxis der Beratungspsychologie mit Supervision;
3. ausreichende Vertrautheit mit der eigenen (Homo-)Sexualität, die in die Gesamtpersönlichkeit integriert sein muß;
4. mehrjährige Erfahrungen im eigenen Bewältigen von Ängsten und Vorurteilen („Konflikt- und Stigma-Management“);
5. Kontrollfähigkeit hinsichtlich der Projektion eigener Bedürfnisse in die Beratungssituation (Klienten verlieben sich nicht selten in ihren Berater);
6. grundsätzliche Offenheit gegenüber Modellen und Lebensstilen, die von den eigenen Gewohnheiten abweichen;
7. mehrjährige Erfahrungen in selbst gelebten Partnerschaftsbeziehungen;
8. Eisbrecher-Eigenschaften: Empathie, Kontaktfreude, Wärme und die Fähigkeit, auf den Klienten zuzugehen.

Soweit dies Beispiel. Es sollte deutlich machen: die Sexualwissenschaft ist – wie jede noch nicht fest etablierte Wissenschaft – ein fruchtbares Feld für innovative Außenseiter, zumal wenn sie mit wissenschaftlicher Denk- und Arbeitsweise vertraut sind. Zwar mögen die beamteten Fachleute die ungeliebten Außenseiter ohne vertrauten Stallgeruch totschweigen oder, je nach Temperament, auch „Scharlatan!“ schreien, aber das sollten sie tunlichst erst nach gründlicher Prüfung tun: und zwar der tatsächlich geleisteten Arbeit und nicht bloß der formalen Zugehörigkeit – oder Nicht-Zugehörigkeit – zu einer bestimmten akademischen Stall-Gemeinschaft. Denn sonst entlarven sie sich selbst als unseriös.

Zur Persönlichkeit des Sexualwissenschaftlers

Zuerst muß der Sexualwissenschaftler hierzulande Mut haben: Mut, sich eines noch immer tabuierten Gegenstands anzunehmen und dabei mißtrauischen Fragen und hochgezogenen Augenbrauen zu begegnen. Ist sowas überhaupt seriös? Ist der nicht doch nur ein professionell verkleideter Erotomane? Oder schlimmer noch: verkappt schwul? Nicht jeder kann oder will mit solchen Fragen leben.

Sodann muß der Sexualwissenschaftler, wie jeder andere Wissenschaftler, vor allem eines aushalten können: daß er nicht letzte Wahrheiten verkündet, daß er sich morgen revidieren können muß, daß er mit anderen um immer nur vorläufige Erkenntnisse konkurriert, und daß der Kollege darum nie sein Feind sein kann. *Max Weber* sagte dazu:

> „Jeder von uns dagegen in der Wissenschaft weiß, daß das, was er gearbeitet hat, in 10, 20, 50 Jahren veraltet ist. Das ist das Schicksal, ja: das ist der Sinn der Arbeit der Wissenschaft, dem sie, in ganz spezifischem Sinn gegenüber allen anderen Kulturelementen, für die es sonst noch gilt, unterworfen und hingegeben ist: jede wissenschaftliche ‚Erfüllung' bedeutet neue ‚Fragen' und will ‚überboten' werden und veralten. Damit hat sich jeder abzufinden, der der Wissenschaft dienen will. (...) Wissenschaftlich (...) überholt zu werden, ist (...) nicht nur unser aller Schicksal, sondern unser aller Zweck. Wir können nicht arbeiten, ohne zu hoffen, daß andere weiter kommen werden als wir" [18].

Eben dies ist aber in der Tat für viele nur schwer zu erfüllen. Vor dieser unerbittlichen, gnadenlosen Strenge flüchtet dann mancher in die Gegen-Wissenschaft, in die „moderne intellektualistische Romantik des Irrationalen", wie es bei *Weber* heißt [19]. Und zur Persönlichkeit des Wissenschaftlers sagt er weiter:

> „Auf dem Gebiet der Wissenschaft aber ist derjenige ganz gewiß keine ‚Persönlichkeit', der als Impresario der Sache, der er sich hingeben sollte, mit auf die Bühne tritt, sich durch ‚Erleben' legitimieren möchte und fragt: Wie beweise ich, daß ich etwas anderes bin als nur ein ‚Fachmann', wie mache ich es, daß ich, in der Form oder der Sache, etwas sage, das so noch keiner gesagt hat wie ich ...".

Weber nennt dies

> „eine heute massenhaft auftretende Erscheinung, die überall kleinlich wirkt, und die denjenigen herabsetzt, der so fragt, statt daß ihn die innere Hingabe an die Aufgabe und nur an sie auf die Höhe und zu der Würde der Sache emporhöbe, der er zu dienen vorgibt" [20].

Ich habe es schon gesagt: in der Hierarchie der Wissenschaften an der deutschen Universität nimmt die Sexualwissenschaft, freundlich formuliert, keine sehr hohe Stufe ein. Das spricht zunächst gegen die deutsche Universität und verlangt nach der Solidarität der Sexologen, gleich welcher Art und Ausrichtung. Aber auch der Sexualwissenschaftler selbst darf sein Fach nicht lächerlich machen – etwa durch Feindseligkeit gegenüber Kollegen, durch Wahrnehmungsverweigerung oder durch übergroße persönliche Eitelkeit.

Möglichkeiten sexualwissenschaftlicher Karrieren

Über die Universitäts-Karriere und insbesondere für das Zusammentreffen der unterschiedlichen Fähigkeiten zu Forschung und Lehre in einem Menschen sagte *Max Weber*, dies sei „absoluter Zufall". „Das akademische Leben ist also ein wildes Hasard", meinte er, und man müsse als verantwortungsbewußter Lehrer jeden angehenden Wissenschaftler

> „auf das Gewissen fragen: Glauben Sie, daß Sie es aushalten, daß Jahr um Jahr Mittelmäßigkeit nach Mittelmäßigkeit über Sie hinaussteigt, ohne innerlich zu verbittern und zu verderben" [21]?

Das gilt wohl im weiter bürokratisierten Hochschulbetrieb von heute nicht weniger. Aber dem Sexualwissenschaftler ist die deutsche Universität als Arbeitsplatz ja ohnehin praktisch versperrt: Sexualwissenschaft ist als Fach fast nicht vertreten; die wenigen überhaupt vorhandenen Institute beklagen allesamt einen Mangel an Planstellen; und wenn sie jemanden einstellen könnten, dann dürfte es nur jemand ihrer speziellen wissenschaftstheoretischen bzw. politischen Couleur sein. Drei der vier vorhin genannten Sexologie-Professoren sind ehemalige Schüler von *Hans Giese*, und mit ihnen hat die sogenannte „Kritische Sexualwissenschaft" – abgeleitet aus der „Kritischen Theorie" – bei uns eine für die sexologische Welt einmalige Monopolstellung. Man bespricht sich gegenseitig, man zitiert sich gegenseitig, man will unter sich bleiben und versucht den Eindruck zu erwecken, man *sei* „die" Sexualwissenschaft. Solange keine weiteren sexualwissenschaftlichen Lehrstühle eingerichtet werden – eine alte Forderung der DGSS –, solange sind wohl in dieser Hinsicht keine großen Verbesserungen zu erwarten.

Wenn nicht an der Universität, wo sonst kann der Sexualwissenschaftler heute arbeiten? Staatliche oder private Forschungsstellen oder sonstige wissenschaftliche Institutionen sowie verschiedene Verbände – von den Gewerkschaften bis zu den Wohlfahrtsverbänden – wären denkbare Arbeitgeber. Die Durchsicht eines „Verbände-Handbuchs" könnte inspirieren. Man muß sich nur im Klaren darüber sein, daß man hier zumeist den künftigen Arbeitgeber erst von der Notwendigkeit überzeugen muß, sich auf das Abenteuer eines sexualwissenschaftlichen Mitarbeiters einzulassen. Am ehesten gelingt dies wahrscheinlich, wenn man nach einer entsprechenden Zusatzausbildung als sexualwissenschaftlich fundierter Sexualberater arbeiten kann. Daran besteht ein gewisser Bedarf bei den verschiedenen Beratungsstellen der unterschiedlichen Träger [22]. Eine bedenkenswerte Alternative wäre der Weg in die Selbständigkeit eines niedergelassenen Sexualtherapeuten oder -beraters, den man sich aber gut überlegen sollte: Ist man psychisch stark genug? Und findet man in überschaubarer Zeit genug Klienten, um von den Honorareinkünften leben zu können?

Professionelle Organisationen und Publikationen

Angesichts der äußerst begrenzten bzw. kaum vorhandenen Arbeitsmöglichkeiten an unseren Hochschulen gewinnen die professionellen bzw. berufsständischen Organisationen eine besondere Bedeutung für den Sexualwissenschaftler in Deutschland. Ich verzichte auf eine ausführliche Darstellung und beschränke mich auf eine Auflistung in der Reihenfolge ihres jeweiligen Gründungsjahrs, jeweils nur mit einer Kurzcharakteristik.

In der *Deutschen Gesellschaft für Sexualforschung* [23] haben sich vor allem Kollegen mit einem psychoanalytischen Ansatz zusammengefunden, oft mit gesellschaftspolitischer Anbindung an die „Kritische Theorie" der sogenannten „Frankfurter Schule" und daher zuweilen (wenn auch nicht immer treffend) als „Freudo-Marxisten" bespöttelt [24]. Kooperationen mit der internationalen Sexualwissenschaft steht sie aus wissenschaftstheoretisch-politischen Gründen eher kritisch gegenüber.

Die *Deutsche Gesellschaft für Sozialwissenschaftliche Sexualforschung* [25] weist einen sozial- und kulturwissenschaftlichen Arbeitsschwerpunkt auf; ihre Forschungslogik bezieht sich auf den „Kritischen Rationalismus". Sie versteht sich ausgesprochen internationalistisch, widmet sich auch interkultureller Sexualforschung und veranstaltet international beschickte Kongresse.

Die *Gesellschaft für Praktische Sexualmedizin* [26] wurde nach sexual- und gesellschaftspolitischen Konflikten als Abspaltung von der *Deutschen Gesellschaft für Sexualforschung* gegründet und gab sich einen klar medizinischen Arbeitsschwerpunkt. Ihre Mitglieder organisieren traditionell die „Heidelberger Fortbildungstage für Sexualmedizin"; die GPS hat auch, unterstützt von anderen deutschen Fachgesellschaften, den Weltkongreß für Sexualforschung 1987 nach Heidelberg geholt.

Zur Grob-Orientierung: Mit den sozialwissenschaftlich orientierten Sexologen der DGSS verbinden sich die Städtenamen Düsseldorf–Berlin, mit den praktischen Sexualmedizinern der GPS die Städte Kiel–Heidelberg, und mit der der traditionell psychoanalytisch-politisch ausgerichteten DGfS die Namen Frankfurt–Hamburg.

Daneben gibt es noch Organisationen mit speziellen sexologischen Aufgabenstellungen. Hier sind namentlich zu erwähnen die *Deutsche Gesellschaft für Geschlechtser-*

ziehung, die *Pro Familia Deutsche Gesellschaft für Sexualberatung und Familienplanung* und das *DGSS-Institut* [27].

Zu diesen drei etablierten sexualwissenschaftlichen Fachgesellschaften kommen seit neuestem auf dem Gebiet der ehemaligen DDR zwei weitere Organisationen hinzu, über deren Struktur und Arbeitsmöglichkeiten noch nichts gesagt werden kann:

Die *Gesellschaft für Sexualwissenschaft*, seit der Vereinigung ohne den Zusatz „der DDR" [28], will entgegen ursprünglichen Neigungen nun doch nicht mit der *Deutschen Gesellschaft für Sexualforschung* fusionieren, sondern eigenständig weiterarbeiten.

Die *Magnus-Hirschfeld-Gesellschaft für Sexualwissenschaft* [29] wollte an die Initiativen und Kämpfe der fortschrittlichen Wissenschaftler, Künstler und Politiker anknüpfen und fühlte sich so der Traditionspflege der Sexualwissenschaften verpflichtet.

Während nun die Sozialwissenschaftler der DGSS und die praktischen Mediziner der GPS gut miteinander und mit verwandten Organisationen – etwa der der Sexualpädagogen – kooperieren, ist die Zusammenarbeit mit der Frankfurt-Hamburger DGfS schwierig. Unter Berufung auf „die" (so gar nicht vorhandene) deutsche sexualwissenschaftliche und -politische Vorkriegstradition erhebt sie eine Art sexologischen Alleinvertretungsanspruch und grenzt sich so von den anderen ab. Sie war z. B. weder auf der Weltkonferenz der Sexualwissenschaft 1987 in Heidelberg vertreten noch auf der gesamtdeutschen „III. Internationalen Berliner Konferenz für Sexualwissenschaft" 1990 [30].

Anläßlich dieses Kongresses verabredeten die fünf veranstaltenden deutschen sexualwissenschaftlichen Gesellschaften die Bildung einer „Arbeitsgemeinschaft der Sexologischen Gesellschaft Deutschlands", die allen sexualwissenschaftlichen Fachgesellschaften offenstehen soll. Auf europäischer Ebene war es 1988 zur Gründung einer „European Federation of Sexology" (EFS) [31] gekommen; der Dachverband umfaßt Ende 1991 rund 65 sexologische Institutionen. Dem Vorläufigen Wissenschaftlichen Komitee gehören *Maj-Brit Bergstrom-Walan* (Stockholm), *Pilar Cristobal* (Madrid), *Jelto J. Drenth* (Groningen), *Wolf Eicher* (Mannheim), *Romano Forleo* (Rom), *Erwin J. Haeberle* (Berlin), *Piet Nijs* (Leuven), *Willy Pasini* (Genf), *Jan Raboch* (Prag), *Gilbert Tordjman* (Paris) und *Gorm Wagner* (Kopenhagen) an. Weltweit haben sich sexualwissenschaftliche Fachgesellschaften in der „World Association of Sexology" (WAS) zusammengeschlossen [32]. Die WAS organisiert vor allem die sexologischen Weltkongresse: 1991 den 10. in den Niederlanden (Amsterdam), 1993 den 11. in Brasilien (Rio de Janeiro).

Nach dieser knappen Übersicht über die deutsche (und internationale) Szene organisierter Sexualwissenschaft nur noch einige kurze Hinweise auf die fachspezifischen Publikationsmöglichkeiten in Deutschland. Jede der drei Fachgesellschaften (auf dem Gebiet der alten Bundesrepublik) gibt eine wissenschaftliche Buchreihe heraus, die von prominenten Fachvertretern betreut wird [33]. Außerdem erscheinen in loser Folge Mitteilungsblätter für die Mitglieder der einzelnen Gesellschaften, die teilweise auch wissenschaftliche Beiträge, Hinweise auf Veröffentlichungen und Tagungen, Rezensionen u. ä. bringen. Seit März 1988 schließlich erscheint in Deutschland wieder eine Vierteljahres-„Zeitschrift für Sexualforschung" [34]. Sie veröffentlicht wissenschaftliche Beiträge aus allen Bereichen der Sexualwissenschaft, wobei laut ausdrücklicher Verlagsankündigung die verschiedenen theoretischen und methodologischen Richtungen zu Wort kommen sollen. – Für den sexualmedizinisch interessierten Arzt erscheint seit 1971 monatlich die Zeitschrift „Sexualmedizin" [35].

Wissenschaft und Sexualwissenschaft

Nach den Regeln der Logik hat alles, was für „Wissenschaft" allgemein gilt, denknotwendig auch für „Sexualwissenschaft" Geltung.

Eine allgemeine Definition von „Wissenschaft" ist ein schwieriges Unterfangen. Am allgemeinsten hat es einmal ein britischer Wissenschaftssoziologe ausgedrückt: Wissenschaft sei „eine Stimmung, in der wir unsere Welt betrachten" [36]. Dies erklärt, warum auch unter Sexualwissenschaftlern ganz unterschiedliche Wissenschaftskonzepte kursieren, auf deren jeweiliger Grundlage sie dann zu ganz verschiedenen Deutungen derselben Phänomene gelangen. Der überkommene deutsche Wissenschaftsbegriff deckt ja auch ganz unterschiedliche Inhalte.

Zum Vergleich: Die deutsche „Wissenschaft" ist etwa im Anglo-Amerikanischen sprachlich wie konzeptionell aufgeteilt in

- „science" auf der einen Seite: das sind die *Naturwissenschaften und die deren methodologischen Standards angenäherten Sozialwissenschaften*, die „social sciences", und auf der anderen Seite
- „philosophy", „humanities", „liberal arts" als die klassischen hermeneutischen „*Geisteswissenschaften*".

„Wissenschaft" als „science" ist nun nicht Wissen schlechthin als feste, letzte Wahrheit, sondern vielmehr vor allem eine bestimmte Produktionsweise von Wissen. Damit wird der Begriff zunehmend „dynamisiert", d. h. auf Forschung bzw. auf einen Prozeß ausgerichtet und nicht auf einen mehr oder weniger statischen Bestand an Lehrsätzen. Nach dem in der heutigen Wissenschaftstheorie und der Forschungslogik der Natur- und Sozialwissenschaften vorherrschenden Modell des „Kritischen Rationalismus" [37] sind wissenschaftlich zulässig nur solche Sätze, die grundsätzlich falsifizierbar sind, also widerlegt werden können. Sie haben stets nur vorläufige Geltung, und diese Geltung wächst mit der Anzahl der erfolgreich bestandenen Falsifikationsversuche. Diese Wissenschaft ist also ihres metaphysischen Gehalts entkleidet und bevorzugt an Empirie orientiert, an Überprüfung am Erfolg. *Karl Popper* [38] hat dies am deutlichsten formuliert:

> „Worauf es ankommt ist die Einsicht, daß wir es in der Wissenschaft immer zu tun haben mit Erklärungen, Vorhersagen und Überprüfungen, und daß die Methode der Hypothesenüberprüfung stets dieselbe ist. (...) Von der zu prüfenden Hypothese – etwa ein allgemeines Gesetz – in Verbindung mit einigen anderen Aussagen, die hier nicht als problematisch angesehen werden – etwa einige Ausgangsbedingungen, leiten wir eine Prognose ab. Dann konfrontieren wir diese Prognose, wo immer möglich, mit den Resultaten experimenteller oder anderer Beobachtungen. Übereinstimmung gilt als Unterstützung der Hypothese, wenn auch nicht als endgültiger Beweis; eindeutiger Widerspruch gilt als Zurückweisung oder Falsifizierung."

Dabei kann *Keynes*' Satz zur Ökonomie als paradigmatisch für diese Art moderner Wissenschaft insgesamt gelten:

> „Sie ist mehr eine Methode als eine Doktrin, eine geistige Apparatur, eine Denktechnik, die ihrem Besitzer dabei hilft, richtige Schlüsse zu ziehen" [39].

Ziel einer so verstandenen Wissenschaft ist die Produktion von grundsätzlich falsifizierbaren Generalisierungen aufgrund bestimmter logischer und methodischer Verfahren. Demgemäß ist die Forschung entmythologisiert, entcharismatisiert und ihres metaphysischen Pathos entkleidet. Genau dies hatte auch schon *Max Weber* im Sinn gehabt, als er vor 70 Jahren sagte:

> „Die zunehmende Intellektualisierung und Rationalisierung bedeutet also (...) das Wissen davon und den Glauben daran: daß man, wenn man nur wollte, (alles) jederzeit erfahren könnte, daß es also prinzipiell keine gehcimnisvollen unberechenbaren Mächte gebe, die da hineinspielen, daß man vielmehr alle Dinge – im Prinzip – durch Berechnen beherrschen könne. Das aber bedeutet: die Entzauberung der Welt" [40]. Wissenschaft ist der „in der okzidentalen Kultur durch Jahrtausende fortgesetzte Entzauberungsprozeß" [41].

Und zum Beruf des Wissenschaftlers sagt er weiter:

> „Daß Wissenschaft heute ein fachlich betriebener ‚Beruf' ist im Dienst der (...) Erkenntnis tatsächlicher Zusammenhänge, und nicht eine Heilsgüter und Offenbarungen spendende Gnadengabe von Sehern, Propheten oder ein Bestandteil des Nachdenkens von Weisen und Philosophen über den Sinn der Welt –, das freilich ist eine unentrinnbare Gegebenheit unserer historischen Situation, aus der wir, wenn wir uns selbst treu bleiben wollen, nicht entrinnen können" [42].

Um Mißverständnisse zu vermeiden: Natürlich gibt es keine „voraussetzungslose" Wissenschaft. Vorausgesetzt bei jeder Ausübung von Wissenschaft ist nach *Weber* zunächst „immer die Geltung der Regeln der Logik und Methodik: dieser allgemeinen Grundlagen unserer Orientierung in der Welt" [43]. Dann fährt er fort:

„Vorausgesetzt ist aber ferner: daß das, was bei wissenschaftlicher Arbeit herauskommt, wichtig im Sinne von ‚wissenswert' sei. Und da stecken nun offenbar alle unsere Probleme darin. Denn diese Voraussetzung ist nicht wieder ihrerseits mit den Mitteln der Wissenschaft beweisbar. Sie läßt sich nur auf ihren letzten Sinn *deuten*, den man ablehnen oder annehmen muß, je nach der eigenen Stellungnahme zum Leben" [44].

Und damit ist die Tür wiederum weit geöffnet für unterschiedliche Sinndeutungen und Stellungnahmen von Wissenschaftlern zum gleichen Thema.

Ein wichtiges Merkmal des Wissenschaftsverständnisses ist das Verhältnis von Wissenschaft und Politik, also vom „Erkennen" zum „Gestalten" unserer Welt. *Erwin Haeberle* hat dazu mit Blick auf Sexualwissenschaft und Sexualpolitik im vorigen Beitrag Näheres ausgeführt. *Max Weber* war da sehr altmodisch: „Politik gehört nicht in den Hörsaal" – weder von seiten der Studenten noch von seiten der Dozenten:

„Wenn man in einer Volksversammlung über Demokratie spricht, so macht man aus seiner persönlichen Stellungnahme kein Hehl: gerade das: deutlich erkennbar Partei zu nehmen, ist da die verdammte Pflicht und Schuldigkeit. Die Worte, die man braucht, sind dann nicht Mittel wissenschaftlicher Analyse, sondern politischen Werbens um die Stellungnahme der anderen. Sie sind nicht Pflugscharen zur Lokkerung des Erdreiches des kontemplativen Denkens, sondern Schwerter gegen die Gegner: Kampfmittel. In einer Vorlesung oder im Hörsaal dagegen wäre es Frevel, das Wort in dieser Art zu gebrauchen. Da wird man (...) analysieren (...) und versuchen, so weit zu gelangen, daß der Hörer in der Lage ist, den Punkt zu finden, von dem aus er von *seinen* letzten Idealen aus Stellung dazu nehmen kann. Aber der echte Lehrer wird sich sehr hüten, vom Katheder herunter ihm irgendeine Stellungnahme, sei es ausdrücklich, sei es durch Suggestion – denn das ist die illoyalste Art, wenn man ‚die Tatsachen sprechen läßt' – aufzudrängen." Und: „der Prophet und der Demagoge (gehören) nicht auf den Katheder eines Hörsaals." Denn wenn immer der Wissenschaftler mit seinem eigenen Werturteil komme, höre das volle Verstehen der Tatsachen auf [45].

Weber forderte also die radikale politische Askese des Wissenschaftlers als Wissenschaftler. Aber seither sind wir mißtrauischer gegenüber einer Askese geworden, die praktisch dem Verbergen von Weltanschauungen und Werturteilen gleichkäme. Kann nicht gerade darin, also im formalen Unpolitisch-Sein, schon eine unausgesprochene Beeinflussung zugunsten des Bestehenden liegen? Sei der Wissenschaftler nun Lehrer oder nur Forscher: sollte er gesellschaftliche Voraussetzungen und mögliche Folgen seiner beruflichen Arbeit nicht vielmehr bedenken und auch laut ansprechen?

Mir scheint, das von *Weber* mit Recht geforderte politische Indoktrinations-Verbot ist wirksamer durchzuführen, wenn der Wissenschaftler grundsätzlich seine Prämissen, Werte und Ziele beim Namen nennt und auch auf konkurrierende Modelle hinweist. Dies allerdings – die Offenbarung der eigenen Position sowie der möglichst erschöpfende und möglichst unpolemische Hinweis auf die wissenschaftliche und wissenschaftspolitische Konkurrenz – erschiene mir im Interesse intellektueller Redlichkeit und wissenschaftlicher Glaubwürdigkeit dann tatsächlich unverzichtbar.

Soweit der eine Wissenschaftsbegriff. Die Sexualwissenschaftler und Sexualwissenschaftlerinnen, die ihn teilen, verstehen und betreiben ihren Beruf bei aller Unterschiedlichkeit der einzelnen Ansätze, Perspektiven und Interessen mit einem ganz bestimmten Grund-Verständnis und in einer ganz bestimmten Wissenschaftstradition. Ihre Forschungslogik wird im wesentlichen durch die genannten Konventionen bestimmt, mögen sie in ihren Aussagen auch zu ganz unterschiedlichen Ergebnissen kommen. Darüber können sie dann aber miteinander reden – und vielleicht auch streiten.

Dieser Glaube an die grundsätzliche Dialogfähigkeit der Wissenschaftler wird aber zuweilen auf eine harte Probe gestellt. Denn neben den beschriebenen Wissenschaftlern gibt es auch ganz andere: mit einer ganz anderen Auffassung von dem, was Wissenschaft sei – und demzufolge: was ein Wissenschaftler zu sein habe. Innerhalb der sexologischen Gemeinschaft hat vor allem der Frankfurter Sexualtheoretiker *Volkmar Sigusch* seinen Dissens mit dem etablierten Wissenschaftskanon oft und laut verkündet. In einem programmatischen Aufsatz zu den geschichtlich-theoretischen Prämissen und Aporien der Sexualwissenschaft [46] geht er vom „sexuell Triebhaftem“ aus und bestimmt dann drei Arten von Sexualwissenschaft (wo er an anderer Stelle – ich komme gleich darauf – deren nur zwei ausgemacht hatte):

a) Die ‚*affirmative*‘ Sexualwissenschaft „denkt gar nicht, das heißt als System“, sie hat das Bedürfnis nach Veränderung „abgespeist mit Pessaren und Sexualkundeatlanten, mit Nacktkörperkultur und Gardinenpredigten und, wenn es sich nicht abspeisen ließ, bekämpft mit Medikamenten und operativen Eingriffen, mit Gutachten und Experimenten“.
b) Die ‚*fortschrittliche*‘ – zuweilen auch ‚*fortschrittlich-affirmative*‘ Sexualwissenschaft genannt – „denkt von der Veränderung als solcher her, ist betörend direkt wie ein Reformhauskatalog“; für sie „ist sexuell, im Zweifelsfall sogar sexuell befreit, wer von dem Augenblick an, in dem er technisch dazu in der Lage ist, Beischlaf, nein: man muß sagen Koitus oder dergleichen praktiziert“.
c) Die ‚*kritische*‘ Sexualwissenschaft „denkt vom Widerspruch her, versucht, den Prozeß der Aufklärung dialektisch zu begreifen, geht beidem nach, Licht und Schatten, auch in sich selber.“ Ihre „Prämissen“ seien „Aufklärung, soziale Bewegung, die Ideale der französischen Revolution, die Theorie vom Subjekt und die von der Vorgängigkeit des Objektiven“ [47].

So weit, so gut. Aber heißt das: Nur der „kritische“ Sexualwissenschaftler ist ein guter Sexualwissenschaftler? Ich fühle micht dabei fatal an den kolonialistischen Satz erinnert, daß nur der tote Indianer ein guter Indianer sei. Denn diese unterschiedlichen Sexualwissenschaften werden bewertet als Gegner in einem unversöhnlichen politischen Kampf. Der Grundkonsens eines Wissenschaftspluralismus ist schon in der Diktion aufgehoben.

Kein Zweifel, die „Kritische Theorie" – und mit ihr die „Kritische Sexualtheorie" – gibt sich intellektuell anspruchvoll und sprachlich betörend. Aber: ist sie auch theoretisch sauber und wissenschaftlich redlich? Oder gilt für sie etwa *Max Webers* Satz vom Bedürfnis mancher modernen ästhetisierender Intellektuellen,

> „sich in ihrer Seele sozusagen mit garantiert echten, alten Sachen auszumöblieren und sich dabei dann noch daran erinnern, daß dazu auch die Religion gehört hat, die sie nun einmal nicht haben, für die sie nun aber eine Art von spielerisch mit Heiligenbildchen aus aller Herren Länder möblierter Hauskapelle als Ersatz sich aufputzen oder ein Surrogat schaffen in allerhand Arten des Erlebens, denen sie die Würde mystischen Heiligkeitsbesitzes zuschreiben und mit dem sie – auf dem Büchermarkt hausieren gehen. Das ist einfach: Schwindel oder Selbstbetrug." [48]?

Der hier aufgezeigte wissenschaftstheoretische Grunddissens spiegelt auch einen den Kern unseres Weltverständnisses berührenden Gegensatz wider: Sexualität als Essentialismus oder Konstruktionismus [49]? Er wird im folgenden Abschnitt erneut aufgegriffen.

Zur Verantwortung des Sexualwissenschaftlers: Beispiel AIDS

Der Zusammenhang von Sexualwissenschaft und Sexualpolitik läßt sich eindrucksvoll am Beispiel AIDS aufzeigen: Wie steht es mit der wissenschaftlichen, ethischen und gesundheitspolitischen Verantwortung des Sexualwissenschaftlers?

Grob vereinfacht lassen sich die bekannten Widerstände gegen eine wirksame AIDS-Prävention in zwei Gruppen zusammenfassen:

- Die Einen machen sexualmoralische Bedenken geltend. Sie wehren sich grundsätzlich gegen die öffentliche Thematisierung von Sexualität, sehen althergebrachte Werte in Gefahr oder vielleicht auch ihre institutionalisierte Richtlinienkompetenz. Vor allem die katholische Kirche tut sich schwer mit der Preisgabe ihres traditionell beanspruchten Definitionsmonopols in Sachen Sexualität und Sexualmoral.
- Andere mißtrauen grundsätzlich Regelungen, die auf Eigenverantwortung und Aufklärung setzen. Sie wollen staatliche Zwangsmaßnahmen verordnen: namentliche Meldepflicht und Reihenuntersuchungen mit anschließender Registrierung und gegebenenfalls Absonderung.

Seit Jahren haben wir all dem aus sexualwissenschaftlicher Sicht mit Nachdruck widersprochen. Nachhaltig und langfristig kann sich die Gesellschaft nur schützen durch eine offene Diskussion von Sexualität und Prävention auf allen Ebenen. Nachhaltig und langfristig kann sich sexuelles Verhalten nur ändern, wenn die Veränderungen auf Einsicht, Freiwilligkeit und Verantwortung beruhen und durch Habitualisierung abgestützt werden – sie müssen in Fleisch und Blut übergehen.

Aber nicht nur katholische Bischöfe und bayerische Politiker haben sich gegen wirksame AIDS-Bekämpfungs-Strategien zu Wort gemeldet, sondern auch einige Sexualwissenschaftler. Einige leugnen schlichtweg die Möglichkeit, sexuelles Empfinden und Verhalten in irgendeiner menschenwürdigen Weise überhaupt beeinflussen bzw. ändern zu *können*. Andere sehen zwar diese Möglichkeiten, aber sie *wollen* dies unter keinen Umständen, weil es ihnen wie eine Pervertierung der „richtigen" Sexualität erscheint. (Manche gehen sogar soweit, daß sie aus grundsätzlichem oder historisch begründetem Mißtrauen gegenüber dem Staat schon anonyme sexualwissenschaftliche Datenerhebungen bekämpfen.) – Auf diese Positionen des Nicht-Könnens und Nicht-Wollens will ich jetzt näher eingehen.

Vor allem von seiten einer bestimmten *triebtheoretischen* Position ist, gut essentialistisch, unter Berufung auf die Natur und Würde der menschlichen Sexualität vehement Stellung bezogen worden gegen die Vorstellung, angesichts der AIDS-Bedrohung durch bestimmte sexuelle Verhaltensmuster solle oder könne die Bevölkerung sexuelle Gewohnheiten ändern. So meint *Volkmar Sigusch*: Wer dies glaube und wolle, der sei ein von ihm so genannter „affirmativer Rationalitätssexuologe" (in der Tradition eines *Iwan Bloch*), und der sei gefährlich, weil er „unser Sexualleben partialisieren, schablonisieren, kondomisieren, nur noch ‚sicheren' und damit ‚besseren Sex' in Szene setzen" wolle. Ein – so *Sigusch* – „kritischer Subjektsexuologe" (in der Tradition *Sigmund Freuds* und der „Kritischen Theorie") dagegen sei sich stets des „vagabundierenden Triebhaften" bewußt und bekäme eine „Gänsehaut" bei jedem Gedanken an „safer sex"-Programme [50].

Hier nun droht der Boden einer seriösen Sexualwissenschaft verlassen zu werden. Denn dies ist reine Sexual-Ideologie, und eine schlechte dazu – nämlich zu Lasten der Menschen. Und natürlich ist es nicht verwunderlich, daß von einer solchen Position aus Strategien zur Vorbeugung und damit zur unmittelbar wirksamsten Bekämpfung der Krankheit rundweg abgelehnt worden sind [51]. Wer es aber aus ideologischen Gründen (wie etwa aus der empirisch völlig ungesicherten Annahme einer spekulativ-ontologischen Sexual-Metaphysik über die vermeintliche ‚Natur' der menschlichen Sexualität) ablehnt, Menschen darin zu unterstützen, ein neues Präventionsbewußtsein zu entwickeln, ihr bisheriges risikoreiches Sexualverhalten zu verändern und damit ihr und ihrer Partner (und Kinder!) Leben sicherer zu machen, der vertut eine historische Chance: nämlich die Chance, nein: die Pflicht! eines Sexualwissenschaftlers, AIDS durch Vorbeugung verhindern zu helfen.

Ich will diesen Punkt wegen seiner grundsätzlichen Bedeutung ausführlicher behandeln. Vor dem Hintergrund der AIDS-Krise begegnet man gelegentlich einem heftig artikuliertem Unbehagen gegenüber jedweder Veränderung „des Sexuellen". Als ob die Sexualität des Menschen den allgegenwärtigen Prozessen sozialer Genese, Formung und Veränderung entzogen sei! Denn wenn man sich gegen Veränderungen des sexuellen Erlebens und Handelns so grundsätzlich sträubt, vergißt man etwas ganz wichtiges: „Veränderung" ist ja auch jede Gestaltung, jede Entwicklung und Kultivierung! Und nun passiert etwas Seltsames: es lassen sich unheilige Allianzen ausmachen zwischen herkömmlich „reaktionären" gesellschaftlichen Kräften und Institutionen auf der einen Seite sowie herkömmlich „progressiven" Sexual-Theoretikern auf der anderen Seite; Allianzen, die durch romantische Mystifizierungen verbunden werden – z. B. „des Sexuellen" oder „des Weiblichen". Die einen wollen keine Veränderung im sexuellen Verhalten, weil sie grundsätzlich Sexualität eindämmen, nur in restriktiv definierten Situationen „erlauben" und so – gleichsam durch Kontingentierung eines knappen Gutes – innere wie äußere Abhängigkeiten schaffen wollen. Die anderen sind gegen alle Veränderungen, weil dadurch theoretische (und vermeintlich wissenschaftliche) Glaubenssätze infrage gestellt werden. Beide Gruppen – die „Konservativen" wie die nur vermeintlich „Progressiven" – verhalten sich im Effekt anti-sexuell und inhuman, und sie tun es, weil sie ihr Definitionsmonopol bedroht sehen. Und wer gar implizit dafür plädiert, daß AIDS-Kranke (oder -Virusträger) ihre Sexualpartner ruhig anstecken sollen, weil es – so *Volkmar Sigusch* – menschenunwürdig sei, das Triebleben zu ändern „wie eine schlechte Angewohnheit" und damit das Sexuelle von der Gesamtpersönlichkeit zu lösen „wie das Fleisch vom Knochen", der hat sich in der Tat als Arzt freiwillig aus der Gemeinschaft der Heiler verabschiedet, wie es *Ernest Borneman* für die Zeitschrift „Sexualmedizin" empört formulierte [52].

Solcherart Sexual-Ideologie hat ihre gesundheitspolitischen Konsequenzen, und die sind höchst fatal: wenn den bedrohten Menschen ein Schutz ihrer und ihrer Partner Leben durch ein anderes Sexualverhalten nicht zugemutet werden darf, was dann ist der Sinn von zielgerichteter und organisierter Prävention? Ist dann die gesamte Arbeit für Bewußtseins-Entwicklung und Sexual-Verhaltensänderung, wie sie z. B. auch die AIDS-Hilfen leisten, etwa von vornherein vergeblich? Oder sogar inhuman?

Ich bin entschieden anderer Ansicht. Wir wissen, daß die meisten Menschen neu und dazu „lernen" können, auch in ihrer Sexualität – und dies auch schon längst angefangen haben zu tun, die besonders Gefährdeten eher und mehr als die anderen. Sie und wir alle werden die Erfahrung machen können, daß auch die Formen sexuellen Verkehrs, die manche bislang fraglos als unverzichtbar und unabänderlich-persönlichkeitstypisch anzunehmen pflegten, dies allenfalls erst in bestimmten Prozessen geworden sind. Eben deshalb auch können sexuelle Gewohnheiten – „Gewordenheiten" – in weiteren Prozessen fortentwickelt und gewandelt werden. Solche Entwicklungen und Wandlungen haben im übrigen laufend stattgefunden. Sie sind keine Verletzung der menschlichen Würde, sondern ein Schritt in Richtung auf ihre Gestaltung und weitere Entfaltung.

Und was sagt eine nicht nur theoretisch-spekulative, sondern auch empirisch abgestützte Sexualwissenschaft dazu? Zunächst: es ist vielfach belegt, daß die Sexualität des Menschen äußerst unterschiedliche Ausdrucksformen findet und gefunden hat. Intrakulturell, transkulturell und historisch gibt es verschiedene, teils zeitlich begrenzte und durchweg Wandlungen unterliegende Ausbildungen von sexuellen Verhaltensstilen. Diese sexuellen Verhaltensstile können durchaus den Charakter von „Sexual-Moden" haben. Als Beispiel könnte ich etwa den Fuß- und Stiefel-Fetischismus nennen, der in den Zwanziger und Dreißiger Jahren außerordentlich verbreitet war, während diese sexuelle Spielart heute vergleichsweise unbedeutend (wenn auch nicht verschwunden) ist. Ein anderes Beispiel wäre die spezielle Subkultur der Lederschwulen, die erst in den letzten 20 Jahren in den westlichen Ländern so zu florieren begann.

All dies weist auf eine grundlegende menschliche Fähigkeit zur Wandlung und Anpassung des sexuellen Empfindens und Verhaltens an sich ändernde Bedingungen, Situationen und Angebote hin. Man kann in diesem Zusammenhang auch durchaus, wie dies unser österreichischer Kollege *Loewit* einmal getan hat, von der Sexualität des Menschen als einem sozialen und *ökologischen System* sprechen [53].

Die Art und Weise, wie Menschen sexuell handeln – was sie konkret tun oder lassen, um Lust zu empfinden –, wird entscheidend von ihren Vorstellungen, Fantasien und Erfahrungen beeinflußt. Diese sexuellen Vorstellungen, Fantasien und Erfahrungen sind beim Menschen gleich dreifach verankert: erstens biologisch fundiert, zweitens gesellschaftlich durch Normen vermittelt und drittens individuell-psychologisch ausgeprägt. Mit anderen Worten: wir Menschen leben und erleben nicht *eine* allgemeine und für alle verbindliche Sexualität, sondern viele jeweils historisch, sozial und individuell unterschiedlich „konstruierten" Sexualitäten. *Alle* aktuell vorhandenen sexuellen Präferenzen bzw. Verhaltensstile sind vielfach vermittelt, also unter bestimmten Einflüssen entwickelt. Und ebenso vielfach vermittelt sind dabei nicht nur die spezifischen Ausdrucksweisen und Formen dieser Sexualitäten, sondern auch die unterschiedlichen Abstraktionen, unsere *Konzepte von „Sexualität"*.

Dies hat immense Bedeutung für die Praxis der AIDS-Prävention. Denn ginge man davon aus, daß Menschen ihr sexuelles Verhalten ohnehin nicht oder fast nicht ändern könnten, dann verlören öffentliche Programme zur Aufklärung und öffentliche Appelle zu bestimmtem Tun und Lassen offenkundig ihren Sinn – sie stießen ins Leere, weil sie von einer grundsätzlich falschen Annahme ausgingen.

Aber als sozialwissenschaftliche Sexualforscher wissen wir, daß wir Menschen im Unterschied zu den meisten Tieren unsere Sexualität weitestgehend „gelernt", also lebensgeschichtlich entwickelt haben. Wir haben sie „gelernt" im Zuge vielfältiger sozialer und psychischer Prägeprozesse. Was Menschen aber „gelernt" haben, das können sie grundsätzlich auch „entlernen" beziehungsweise „anders lernen" (wenn auch oft nicht von heute auf morgen). Dies gilt nicht nur für so banale Dinge wie Moden und Kaufgewohnheiten, sondern auch für wesentlich komplexere Vorgänge wie die Entwicklung politischer Einstellungen, gefühlsmäßiger Reaktionen – und auch sexueller Vorlieben und Gewohnheiten. Auf dieser Prämisse beruhen alle Maßnahmen, die den massenhaften Gebrauch von Kondomen bzw. die Änderung einzelner sexueller Praktiken und Verhaltensstile zum Ziel haben.

Um jetzt nicht falsch verstanden zu werden: diese menschliche Fähigkeit zum Kultivieren und Entwickeln, zum „Lernen" also auch von neuen sexuellen Reaktionen und Verhaltensstilen, ist in der menschlichen Lebenspraxis nicht grenzenlos. So bezieht sie sich ausdrücklich *nicht* auf eine schon früh entwickelte und zutiefst mit dem gesamten Persönlichkeitssystem des Menschen verschweißte *Sexualorientierung*. Heterosexualität, Homosexualität bzw. Bisexualität sind in aller Regel der beliebigen, willkürlichen Wahl des Individuums entzogen. Aber innerhalb dieser – wissenschaftlich gleichrangigen – grundlegenden Sexualorientierungen sind jeweils eine Vielzahl von sexuellen Vorlieben und Gewohnheiten gestaltbar – und auch tatsächlich konkret gestaltet.

Es geht um die Verantwortung des Sexualwissenschaftlers. Lassen Sie mich dazu – zu Sexualität und Verantwortung – ziemlich spontan und persönlich einige zusammenfassende Thesen formulieren:

1. Es gibt nicht nur eine einzige Sexualität, sondern viele unterschiedliche und wechselnde *Sexualitäten*: überhaupt und auch bei mir selbst.
2. Meine Sexualitäten muß ich nicht nur in bestimmten, unabänderlich vorgegebenen Bahnen ausdrücken; ich kann lernen, entwickeln, gestalten und verändern.
3. In meinem sexuellen Fühlen und Handeln bin ich nicht willenloser Sklave eines angeborenen Triebs – so hilfreich und entlastend mir diese Annahme manchmal auch vorkommen mag.
4. Mein sexuelles Handeln ist vielmehr grundsätzlich – auch wenn dies nicht immer leicht und sofort erreichbar ist – meiner Einflußnahme und Kon-

trolle zugänglich, und dies gilt auch für mein Fühlen und Wollen, also für das Gestalten meiner sexuellen Fantasie.
5. Meine Sexualität kann ich leben, aber ich muß sie auch selbst verantworten – auch wenn das manchmal schwierig und unbequem ist.
6. Keine Religion, Ideologie, Gesellschaft oder Polizei soll mir meine Sexualität vorschreiben können, und ich will mir meine Verantwortung dafür auch von nichts und niemand abnehmen lassen.
7. Die Grenzen meiner Sexualität sind da – und nur da! –, wo ich beginne, die Rechte, Gefühle und Interessen, die Gesundheit und das Leben anderer zu mißachten und zu verletzen.
8. Meine Verantwortung dafür ist grundsätzlich unbegrenzt. Grenzen dieser meiner Eigenverantwortung sind ausnahmsweise da – und nur da! –, wo ich zum Zeitpunkt meines sexuellen Handelns zurechnungsunfähig bin: wenn ich wegen Bewußtseinsstörung, wegen krankhafter Störung der Geistestätigkeit oder wegen Geistesschwäche unfähig bin, die Wünsche und Interessen der an meinem sexuellen Handeln Beteiligten zu erkennen oder nach dieser Erkenntnis zu handeln.

Sie merken: Viel Lust, viel Individualität, viel Freiheit – aber auch viel Verantwortung. Und angesichts der Verantwortung, die wir als Sexualwissenschaftler haben, möchte ich einen Appell gewissermaßen an die eigene Adresse richten: an die Sexualwissenschaft insgesamt, unabhängig von den jeweiligen fachspezifischen Schwerpunkten, Forschungsinteressen und Wissenschaftsideologien. Wir Sexualwissenschaftler dürfen uns nicht in den Schmollwinkel der Beleidigten und Besserwisser stellen, sondern müssen tatkräftig an der sexuellen und sexualpolitischen Gestaltung der Gesellschaft und insbesondere an der Lösung der gewaltigen Aufgabe AIDS mitarbeiten:

- Wir müssen unser Wissen um Sexualität öffentlich machen, und dabei müssen wir unsere Erkenntnis von deren bunter Vielfalt und Gestaltbarkeit einprägsam vermitteln;
- wir müssen Nachwuchs ausbilden;
- wir müssen Ärzte, Therapeuten, Berater und Betreuer sexologisch fortbilden;
- wir müssen „safer sex"-Leitlinien und Verhaltensregeln entwickeln; und
- wir müssen vor allem Angst, Unwissenheit, Vorurteile und Diskriminierungen aufdecken und bekämpfen.

Nur: um all dies tun zu können, müßten wir Sexualwissenschaftler handeln. Wir müßten zunächst einmal ungeachtet unserer unterschiedlichen wissenschaftstheoretischen oder sexualpolitischen Positionen die Brücke schlagen können: eine Brücke zur gemeinsamen Bekämpfung von AIDS, nicht zur Bekämpfung des vermeintlich feindlichen Kollegen. Sodann müßten wir heraustreten aus unserem derzeitigen akademischen und finanziellen Kümmerdasein, das wir zu fristen gezwungen sind. Es müßten endlich Lehrstühle für Sexualwissenschaft geschaffen werden (und nicht nur für diese oder jene medizinische, zumeist psychiatrische Abteilung). Es müßten Gelder bereitgestellt werden für sexualwissenschaftliche Forschungen — und das müßten vor allem im weitesten Sinn sozialwissenschaftliche Forschungen sein, die uns auch Auskunft geben könnten, wie wir unser Zusammenleben humaner gestalten können.

Für die Durchführung und Gestaltung all dessen sind wir Sexualwissenschaftler nun allerdings nicht aus uns allein heraus handlungsfähig. Wir sind angewiesen auf Kollegen aus anderen wissenschaftlichen Disziplinen, und wir sind angewiesen auf Politiker, die Diskurs, Prioritäten und Mittel steuern. Vor allem aber sind wir angewiesen auf Verständnis und Interesse von ganz normalen Menschen. — Dies alles gilt es zu mobilisieren. Insofern kann sich AIDS als eine wahrhaft historische Krankheit erweisen — auch für uns Sexualwissenschaftler.

Sexualwissenschaft als Beruf — Sprengstoff inbegriffen. Wie es das deutsche Nachrichtenmagazin genüßlich kolportierte: in der deutschen Sexualwissenschaft herrscht ein Schisma. Das ist fachlich bedauerlich und menschlich zuweilen tragisch. Aber wie immer jeder von uns zu dieser Frage auch stehen mag: die Einsicht in die grundsätzliche und ständige Korrekturbedürftigkeit auch unserer eigenen Positionen sollte uns befähigen, gerade uns als Sexualwissenschaftler, Abweichungen von jedweder Norm, selbst von der unseren, zu verstehen und auszuhalten. Diese Fähigkeit wünsche ich Ihnen und mir selbst.

Anmerkungen:

[1] *R. Gindorf*: Sexualität als sozialer Tatbestand: Emile Durkheims Spuren in der Sexualwissenschaft heute. In: *R. Gindorf, E. J. Haeberle* (Hrsg.): Sexualität als sozialer Tatbestand. Theoretische und empirische Beiträge zu einer Soziologie der Sexualitäten. Schriftenreihe Sozialwissenschaftliche Sexualforschung, Band 1. Berlin und New York: W. de Gruyter 1986, S. 21–35.

[2] *M. Weber*: Wissenschaft als Beruf. Berlin: Duncker & Humblot 1977[6] (zuerst veröffentlicht 1919 nach einem Vortrag vor Studenten im gleichen Jahr).

[3] Im gleichen Vorlesungszyklus 1919 hielt *Max Weber* übrigens einen weiteren Vortrag über „Politik als Beruf" (Berlin: Duncker & Humblot 1977[6], zuerst 1919).

[4] Alle Kolleginnen bitte ich um Nachsicht, wenn ich — der sprachlichen Einfachheit und der Übung folgend — von nun an meist nur von ‚Wissenschaftlern' spreche. Ich verwende diesen und andere Bezeichnungen geschlechtsneutral und bitte mir zu glauben, daß ich dabei die Frauen genauso mitmeine.

[5] Der Einfachheit halber verzichte ich auf eine Definition von ‚Sexualität' in der Hoffnung, mich damit nicht dem Vorwurf der Tautologie auszusetzen.

[6] Sexologisches Institut der Karls-Universität, Karlovo nám. 32, CSFR-120 00 Prag 2.
Institut für Familien- und Sexualforschung, Katholische Universität Leuven, Minderbroedersstraat 17, B-3000 Leuven.

Interfakultäre Arbeitsgruppe Homostudies, Universität Utrecht, Heidelberglaan 1, NL-3584 CS Utrecht.

Gay Studies, Abt. für Soziologie, Universität Amsterdam, Oude Hoogstraat 24, NL-1012 CE Amsterdam.

[7] The Institute for Advanced Study of Human Sexuality, 1523 Franklin Street, San Francisco, CA 94109.

[8] vgl. *E. J. Haeberle* in C. Wulf (Hrsg.): Lust und Liebe, Serie Piper Nr. 383, S. 172–180.

[9] Beide sind auch gleichzeitig Professoren am Center for Research and Education in Sexuality (CERES; Leiter: John De Cecco); San Francisco State University, 1600 Holloway Avenue, San Francisco, CA 94132.

[10] Abteilung für Sexualwissenschaft (Prof. *V. Sigusch*), Klinikum der Universität Frankfurt, Theodor-Stern-Kai 7, W-6000 Frankfurt am Main 70.

Abteilung für Sexualwissenschaft (vormals Prof. *E. Schorsch*), Psychiatrische und Nervenklinik der Universität Hamburg, Universitäts-Krankenhaus Eppendorf, Martinistr. 52, W-2000 Hamburg 20.

Sexualmedizinische Forschungs- und Beratungsstelle (Prof. *R. Wille*) der Universität Kiel, Arnold-Heller-Str. 12, W-2300 Kiel.

Seit kurzem gibt es sechs weitere – ebenfalls kleine – sexologische Einrichtungen, u. z. vier an Hochschulen und zwei außer-universitär:

Forschungsstelle für Sexualwissenschaft und Sexualpädagogik (Prof. *N. Kluge*), Universität Koblenz-Landau, Westring 10 a, W-6740 Landau;

Abteilung zur Erforschung der Geschlechter- und Sexualverhältnisse (Prof. *R. Lautmann*), Institut für empirische und angewandte Soziologie, Universität Bremen, Postfach 33 04 40, W-2800 Bremen 33;

Wissenschaftliche Arbeitsgruppe ‚Interdisziplinäre Aspekte menschlicher Geschlechtlichkeit und Sexualität (Prof. *K. F. Wessel, Dr. H. Bosinski*), Interdisziplinäres Institut für Wissenschaftsphilosophie und Humanontogenetik, Humboldt-Universität, Am Kupfergraben 5, O-1086 Berlin;

Arbeitsbereich Sexualmedizin (Dr. *K. Pacharzina*), Medizinische Hochschule Hannover, Konstanty-Gutschow-Str. 8, W-3000 Hannover 61;

Abteilung für Sozialwissenschaftliche Sexualforschung (Leiter: *R. Gindorf*), Institut für Lebens- und Sexualberatung, Gerresheimer Str. 20, W-4000 Düsseldorf 1 (der *Deutschen Gesellschaft für Sozialwissenschaftliche Sexualforschung* angeschlossen);

Forschungsstelle Partner- und Sexualforschung, Haus der Demokratie, Bernhard-Göring-Str. 152, Zimmer 401, O-7030 Leipzig (der *Gesellschaft für Sexualwissenschaft* angeschlossen).

[11] *V. Sigusch*: Die Abteilung für Sexualwissenschaft der Universität Frankfurt am Main. In: Für ein neues Berliner Institut für Sexualwissenschaft. Eine Denkschrift, herausgegeben von der Magnus-Hirschfeld-Gesellschaft (West-Berlin). Berlin: Ed. Sigma Bohn 1987, S. 47.

[12] a. a. O., S. 46 f.

[13] *H. Kentler*: Gutachtliche Stellungnahme zur sexualwissenschaftlichen und persönlichen Qualifikation als Sexual-Berater von Herrn Rolf Gindorf, Düsseldorf. Hannover, den 5. Februar 1979, S. 1 (unveröffentlichtes Manuskript).

[14] *M. Weber*: Wissenschaft als Beruf. a. a. O., S. 13.

[15] vgl. dazu in einem anderen, aber durchaus vergleichbaren Zusammenhang *R. Lautmann*: Wie man Außenseiter draußen hält. In: Kritische Justiz 12 (1979) 1–21.

[16] Zur Arbeit des DGSS-Instituts für Lebens- und Sexualberatung vgl. *Gindorf, R.*: Der mache den ersten Schritt. Lebensberatung für homosexuell liebende Menschen. In: *Wiedemann, H. G.*: Homosexuelle Liebe. Für eine Neuorientierung in der christlichen Ethik. Stuttgart/Berlin: Kreuz Verlag 1982, 1989^2, S. 185–202.

Gindorf, R.: Bisexuell, homophil, schwul. Homosexualitäten in Theorie und Beratungsarbeit. In: *Aigner, J.-C., Gindorf, R.* (Hrsg.): Von der Last der Lust. Sexualität zwischen Liberalisierung und Entfremdung. Wien: Verlag für Gesellschaftskritik 1986, S. 155–173.
Gindorf, R.: Sexualverhalten, Sexualberatung, Sexualideologie: Zur Situation bi- und homosexueller Männer vor und in der AIDS-Krise. In: *Gindorf, R., Haeberle, E. J.* (Hg.): Sexualitäten in unserer Gesellschaft. Beiträge zur Geschichte, Theorie und Empirie. Schriftenreihe Sozialwissenschaftliche Sexualforschung. Bd. 2. Berlin und New York: W. de Gruyter 1989, S. 109–124.

[17] Wir danken an dieser Stelle Prof. *Helmut Kentler* für seine freundliche Hilfe, Supervision und gutachterliche Unterstützung in der Anfangszeit.

[18] *M. Weber*: Wissenschaft als Beruf. a. a. O., S. 15 f.

[19] a. a. O., S. 21.

[20] a. a. O., S. 15.

[21] a. a. O., S. 11.

[22] vgl. *DAJEB* (Deutsche Arbeitsgemeinschaft für Jugend- und Eheberatung e. V., Hrsg.): Beratungsführer. Die Beratungsstellen in der Bundesrepublik Deutschland – ihre Leistungen, ihre Träger, ihre Anschriften. Herausgegeben im Auftrag des Bundesministeriums für Jugend, Familie, Frauen und Gesundheit, 510 S., Juli 1987. Bezugsquelle: DAJEB, Münchner Str. 20, W-8043 Unterföhring.

[23] Deutsche Gesellschaft für Sexualforschung (DGfS; Vorsitzende: *Margret Hauch*), c/o Sexualberatungsstelle der Abteilung für Sexualforschung, Universität Hamburg, Poppenhusenstr. 12, W-2000 Hamburg 60. – Gegründet 1950 in Frankfurt am Main von *Hans Giese*.

[24] Anders als in Deutschland gelten Psychoanalyse und Triebtheorie international heute als sexualwissenschaftlich überholte Modelle. – vgl. *Gindorf, R.*: Sexualität als sozialer Tatbestand ..., a. a. O., S. 29 f.; *Haeberle, E. J.*: Sexualwissenschaft als Kulturwissenschaft: Zur Diskussion vor 1933. In: *Gindorf, R./Haeberle, E. J.* (Hrsg.): Sexualität als sozialer Tatbestand ..., a. a. O., S. 46.
Bekannte Sexualwissenschaftler, die auf den Begriff „Trieb“ überhaupt verzichten, sind u. a. *Gagnon, J. H./Simon, W.*: Sexual Conduct. The Social Sources of Human Sexuality. Chicago 1973; *Gagnon, J. H.*: Human Sexualities. Glenview 1977. – Im deutschen Sprachraum sind die motivationspsychologischen Erklärungen von *G. Schmidt* bekanntgeworden: Sexuelle Motivation und Kontrolle. In: *Schorsch, E./Schmidt, G.* (Hg.): Ergebnisse zur Sexualforschung. Köln 1975; Sexualität. In: *Hermann, Th./Hofstätter, P. R./Huber, H. P./Weinert, F. E.* (Hg.): Handbuch psychologischer Grundbegriffe. München 1977; Motivationale Grundlagen sexuellen Verhaltens. In: *Thomae, H.* (Hg.): Psychologie der Motive. Bd. 2 der Serie Motivation und Emotion der Enzyklopädie der Psychologie. Göttingen 1983.
Gegen alle Vorstellungen von einer triebfreien Sexualität hat *V. Sigusch* wiederholt heftig Stellung bezogen und sie ein Konzept genannt, das „Sexuelles und Sexualwissenschaft ins Mark trifft“ und „mit dem Zeitgeist kopuliert“ (Lob des Triebes. In: *Dannecker, M./Sigusch, V.* (Hg.): Sexualtheorie und Sexualpolitik. Ergebnisse einer Tagung. Stuttgart 1984, S. 3, 13). – Dazu bemerkt er an anderer Stelle sicherlich zutreffend: „Meine Bemerkungen (zum Trieb) sind nicht auf der Höhe der internationalen Sexualforschung, weder inhaltlich noch methodisch“ (*Sigusch, V.*: Vom Trieb und von der Liebe. Frankfurt/New York 1984, S. 9).

[25] Deutsche Gesellschaft für Sozialwissenschaftliche Sexualforschung (DGSS; Präsident: Prof. Dr. Dr. *Erwin J. Haeberle*), Gerresheimer Str. 20, W-4000 Düsseldorf 1. Gegründet 1972 in Düsseldorf von *Rolf Gindorf* (als Gesellschaft zur Förderung Sozialwissenschaftlicher Sexualforschung – GFSS).

[26] Gesellschaft für Praktische Sexualmedizin (GPS; Präsident: Prof. Dr. Dr. *Reinhard Wille*), Sexualmedizinische Forschungs- und Beratungsstelle der Universität, Anton-Heller-Str. 12,

W-2300 Kiel 1. Gegründet 1980 in Frankfurt von *Reinhard Wille, Hans Molinski, Wolf Eicher* u. a.

[27] Deutsche Gesellschaft für Geschlechtserziehung (DGG; Präsident: Prof. Dr. *Norbert Kluge*), Universität Koblenz-Landau, Westring 10a, W-6740 Landau/Pfalz. Gegründet 1978 in Bonn von *Rudi Maskus*.
Pro Familia Deutsche Gesellschaft für Sexualberatung und Familienplanung (Pro Familia; Vorsitzende: Prof. Dr. *Monika Simmel*), Cronstettenstr. 30, W-6000 Frankfurt am Main. Gegründet 1952 in Hamburg.
Institut für Lebens- und Sexualberatung der DGSS (DGSS-Institut; Leiter: *R. Gindorf*); Gerresheimer Str. 20, W-4000 Düsseldorf 1. – Gegründet 1978 von *Rolf Gindorf*. Schwerpunkt: Beratung bi- und homosexuell liebender Menschen (‚Gay Counseling'); Allgemeine Sexualberatung, auch bei funktionellen Sexualstörungen.

[28] Gesellschaft für Sexualwissenschaft (GfS; Vorsitzender: Prof. Dr. *Kurt Starke*), c/o Haus der Demokratie, Bernhard-Göring-Str. 152, Zimmer 401, O-7030 Leipzig. Gegründet 1990 in Leipzig.

[29] Magnus-Hirschfeld-Gesellschaft für Sexualwissenschaft (Präsident: Prof. Dr. *Reiner Werner*), Kronenstr. 3, O-1080 Berlin. Gegründet 1990 in Berlin (Ost), nach einem Jahr selbst aufgelöst.

[30] Über diese Irritationen wurde auch in der allgemeinen Presse berichtet, so z. B. im „Spiegel" vom 26.05.86: „Sex-Forscher: Erlebtes Elend", mit besonderer Stoßrichtung gegen *V. Sigusch*. Dadurch wurden die unterschiedlichen Positionen in der deutschen Sexualwissenschaft erstmals einer breiten Öffentlichkeit bekannt.

[31] European Federation of Sexology (EFS; Präsident: Prof. Dr. *W. Pasini*), 55 Boulevard de la Cluse, CH-1205 Genf.

[32] World Association of Sexology (WAS; Präsident: Dr. *Alan J. Wabrek*), Hartfort Hospital, Hartfort, CT 06115, U.S.A.

[33] Beiträge zur Sexualforschung, herausgegeben von *M. Dannecker, G. Schmidt, E. Schorsch* und *V. Sigusch*. Stuttgart: F. Enke (für die DGfS).
Schriftenreihe Sozialwissenschaftliche Sexualforschung, herausgegeben von *R. Gindorf* und *E. J. Haeberle*. Berlin und New York: W. de Gruyter (für die DGSS).
Praktische Sexualmedizin. Referate und Diskussionen der Fortbildungstage für praktische Sexualmedizin in Heidelberg, herausgegeben von *W. Eicher, V. Herms* und *H.-J. Vogt*. Wiesbaden: Medical Tribune (für die GPS).
Studien zur Sexualpädagogik, herausgegeben von *N. Kluge*. Frankfurt: P. Lang (für die DGG).

[34] Ferdinand Enke Verlag, Stuttgart. Herausgeber sind *M. Dannecker, F. Pfäfflin, G. Schmidt, E. Schorsch* und *V. Sigusch*; Redaktion: *G. Schmidt, V. Sigusch*. (Die Zeitschrift ist für Mitglieder der Deutschen Gesellschaft für Sexualforschung, der Deutschen Gesellschaft für Sozialwissenschaftliche Sexualforschung und der Österreichischen Gesellschaft für Sexualforschung zu einem ermäßigten Abonnementspreis erhältlich.)

[35] Verlag Medical Tribune, Postfach 4240, Rheinstr. 19, W-6200 Wiesbaden 1.

[36] „... a mood in which we consider our world." *C. Singer*: Science. In: Encyclopaedia Britannica 1966, Vol. 20, S. 114.

[37] *K. Popper* 1945, 1957, 1959; *H. Albert* 1961.

[38] *K. Popper* 1957, S. 132.

[39] Nach *A. H. Halsey*: Social Sciences. In: Encyclopaedia Britannica 1966, Vol. 20, S. 892.

[40] *M. Weber*, a. a. O., S. 17.

[41] a. a. O.

[42] a. a. O., S. 33.

[43] a. a. O., S. 22.

[44] a. a. O.

[45] a. a. O., S. 25 f.

[46] *V. Sigusch*: Was heißt kritische Sexualwissenschaft? In: Zeitschrift für Sexualforschung 1 (1988) 1–29.

[47] a. a. O., S. 4.

[48] *M. Weber* 1919, a. a. O., S. 35.

[49] vgl. den Beitrag hierzu von *John de Cecco* in diesem Band sowie seinen Tagungskommentar „Splash and Clash in Amsterdam – Essentialismus vs. Konstruktivismus und zwei Kongresse über Homosexualität" in: Zeitschrift für Sexualforschung 1 (1988) 146–153.

[50] So *V. Sigusch* in Sexualmedizin 15 (1986) 475. – Ähnlich äußerte er sich in einer Reihe weiterer Artikel, u. a. in Sexualmedizin 14 (1985) 538 f., im Deutschen Ärzteblatt 33 (1986) 2853–2857 und im von ihm mitherausgegebenen Sonderheft KONKRET Sexualität: Operation AIDS, Hamburg 1986, S. 70–74.

[51] Eine Darstellung und Kritik dieser Haltung, wie sie in dem genannten KONKRET-Sonderheft ‚Operation AIDS' u. a. von *V. Sigusch, M. Dannecker* und *Gü. Amendt* zum Ausdruck gebracht wird, findet sich im Beitrag „AIDS und die Aufgaben der Sexualwissenschaft", Anmerkung 19, von *E. J. Haeberle* in *R. Gindorf/E. J. Haeberle* (Hg.): Sexualitäten in unserer Gesellschaft, a. a. O., S. 82 f.

[52] vgl. auch *R. Gindorf*: Trieb, Theoriemonopolismus und AIDS: Sexualideologie contra Sexualwissenschaft? DGSS-MITTEILUNGEN 15 (1986) 7–8; *ders.*: AIDS-Verhütung und Sexualphilosophie. Gesundheitspolitische Konsequenzen sexualtheoretischer Positionen für die Praxis der AIDS-Beratung und -Prävention. DGSS-MITTEILUNGEN 15 (1986) 26–28; *ders.*: Homosexualities in Germany: Theories vs. People? DGSS-MITTEILUNGEN 16 (1987) 28–31 (Vortrag vor dem 8th World Congress of Sexology, Plenary Session ‚Sociological Aspects of Homosexuality: Studies by Gay Scholars', Heidelberg, 17. 6. 1987).

[53] *K. Loewit*: Sexualität und Partnerschaft. In: *H. Viefhues* (Hg.): Lehrbuch der Sozialmedizin. Stuttgart/Berlin/Köln/Mainz: Kohlhammer 1981, S. 79–89.

Das Geschlecht der Arbeit: Wechselwirkungen zwischen Arbeits- und Geschlechtsleben

Ernest Borneman

Der Einfluß des Geschlechtslebens auf das Arbeitsleben

Die wichtigsten Grundlagen des menschlichen Lebens sind Sexualität und Arbeit. Von der Arbeit ernähren wir uns. Ohne Nahrung sterben wir als Individuen. Ohne Geschlechtsverkehr sterben wir als Gattung.

Genau wie die Arbeit aber nicht nur dem Nahrungserwerb dient, sondern die Treibkraft des ganzen menschlichen Fortschritts ist, dient auch die Sexualität nicht nur der Fortpflanzung, sondern hat den Zweck, uns aus der Einsamkeit in die Gemeinsamkeit zu führen.

Der Geschlechtsverkehr erfüllt also nicht nur den egoistischen Wunsch des einzelnen nach sexueller Befriedigung, sondern auch den altruistischen Bedarf der Gemeinschaft nach zwischenmenschlichem Trost. Er ist der soziale Kitt, der die Menschen zu Paaren, Familien, Stämmen und Völkern zusammenfügt und dadurch überhaupt erst eine Kultur und eine Zivilisation ermöglicht.

Wahrscheinlich ist seine wichtigste Funktion, neben der der Fortpflanzung, die, uns Kraft für die nichtsexuellen Tätigkeiten unseres Lebens – zum Beispiel für die Arbeit – zu geben.

Seit mehr als 15 Jahren erforschen meine Mitarbeiter und ich dieses Grenzgebiet zwischen Arbeits- und Geschlechtsleben. Nur ganz wenige der vielen von uns Befragten konnten sich vorstellen, daß es so etwas wie einen wechselseitigen Einfluß zwischen privatem Geschlechtsleben und öffentlichem Interesse gebe. Als wir zum Beispiel fragten, ob der Erfolg oder Mißerfolg einer Ehe den Mitbürgern Geld koste oder einbringe, stießen wir auf totale Verwirrung. Tatsächlich ist es aber so, daß nur wenige Aspekte des Privatlebens den Steuerzahler so viel Geld kosten wie die mißlungenen Geschlechtsbeziehungen seiner Mitbürger und das dadurch erzeugte Scheitern ihrer Kinder.

So sind zum Beispiel zwei Drittel aller in unseren Haftanstalten einsitzenden Menschen Opfer gescheiterter Liebesbeziehungen: Kinder geschiedener Eltern, Söhne und Töchter getrennt lebender Väter und Mütter, in Heimen und Jugendgefängnissen aufgewachsene Nachkommen sexuell unreifer Erwachsener,

Töchter verlassener Mütter, Söhne verlassener Väter, aber auch Kinder scheinbar intakter Ehen, hinter deren Fassaden jedoch gegenseitige Kommunikationslosigkeit oder gar gegenseitiger Haß herrscht. Das ist besonders oft bei Eltern der Fall, die nur geheiratet haben, um dem ersten Kind einen „Namen" zu geben.

Stellen wir uns nun vor, daß die Tochter eines solchen Ehepaars mit 14 oder 15 bereits auf den Strich geht oder daß der Sohn mit 16 zum erstenmal ein Auto knackt, um ein Radio zu stehlen – und wissen wir nun auch, daß alle beide das nur getan haben, weil sie den täglichen Krach im Elternhaus nicht mehr ertragen können und Geld brauchen, um wegzuziehen –, dann können wir mit Sicherheit voraussagen, daß jedes dieser Kinder rückfällig werden wird und den Steuerzahler bis zu seiner möglichen Resozialisierung ein Minimum von 2 Millionen Mark kosten wird. Diese Summe setzt sich zusammen aus den Kosten der Fahndung (Polizei, Gendarmerie, Kriminalpolizei), der Aburteilung (Gerichtsgebäude, Richter, Staatsanwälte, Rechtsanwälte, Verwaltung), Haft (Gefängnisse, Gefängnisbeamte, Verpflegung usw.) und Betreuung nach der Haftentlassung. Von den volkswirtschaftlichen Kosten im Leben der von Delikten geschädigten Opfer ist dabei noch gar nicht die Rede.

Die Meinung der meisten Leute, daß Sexualität eine reine Privatsache sei und keinen Außenstehenden etwas angehe, wurde von allen Befragten zurückgenommen, sobald sie entdeckten, daß das Geschlechtsleben der anderen sie Geld kostet. Tatsächlich ist es so, daß das Gelingen oder Mißlingen unseres Geschlechtslebens zahllose Menschen positiv oder negativ beeinflußt. Hat die Ehefrau ihren Mann im Bett zurückgewiesen, dann steht er am nächsten Morgen verärgert auf und ist mürrisch zu seinen Kollegen oder behandelt seine Untergebenen schlecht. Vernachlässigt der Ehemann seine Frau, so schimpft sie mit ihren Kindern. Nennt die Prostituierte ihren gestreßten Kunden einen Schlappschwanz, so wird er zum Verkehrsrisiko, wenn er wütend und frustriert ins Auto steigt und mit 140 Sachen losbraust. Das gleiche gilt, wenn der junge Mann seiner Freundin seine „Männlichkeit" beweisen will und sie auf seiner neuen Honda mit 180 in den Tod fährt.

Andererseits strahlt die Befriedigung zweier glücklich Verliebter positiv auf ihre ganze Umgebung aus und wirkt wohltuend auf jeden, der ihnen begegnet. Es gibt also nichts im privaten Leben der Liebenden, das nicht gute oder schlechte Wirkungen auf ihre Umwelt ausübt. Jede sexuelle Handlung ist in diesem Sinne auch eine gesellschaftliche Handlung.

Das ist aber nur wenigen Menschen bewußt. Denn bei unseren vielen Befragungen von Arbeitern und Angestellten über die Zusammenhänge zwischen Arbeit und Geschlechtsleben ist uns aufgefallen, daß die meisten Befragten sich unter diesem Thema überhaupt nur eine Sache vorstellen konnten: Geschlechtsverkehr zwischen Kollegen und Kolleginnen im gleichen Betrieb, oder zwischen Managern und Sekretärinnen im gleichen Büro. Die Fragen, die den Befragten durch den Kopf gingen, waren also ganz andere als die, die wir Sexualwissenschaftler beantwortet haben wollten. Wir wollten wissen, in welchem Maße die Arbeitsbedingungen im Betrieb das Geschlechtsleben außerhalb des Betriebs beeinflussen und in welchem Maße das private Geschlechtsleben die Arbeitsleistung beeinflußt. Unsere Informanten dagegen fragten sich: Wer im Betrieb schläft mit wem und weshalb? Tut sie das, damit sie Karriere macht? Weiß seine Frau, daß er mit ihr schläft? Weiß ihr Mann, daß sie mit ihm schläft? Und so weiter.

Erst nachdem wir diese Fragen zum erstenmal von unseren Informanten gehört hatten, begannen wir, dem Geschlechtsleben innerhalb der Betriebe nachzugehen. Dabei stellte es sich heraus, daß Busengrapschen, in den Po kneifen und ähnliche männliche Belästigungen am Arbeitsplatz vor allem in der Textilindustrie und in anderen Industriebetrieben vorkommen, in denen die Mehrzahl der Arbeitskräfte Frauen sind, der Vorarbeiter oder Vorgesetzte aber ein Mann ist. Die Frauen reagierten extrem sauer auf diese Praktiken. Das Betriebsklima litt darunter. Der Arbeitsausstoß sank.

Andererseits haben wir erfahren, daß bestimmte Unternehmer es in Großraumbüros, in denen junge Frauen und junge Männer gemeinsam arbeiten, geradezu darauf anlegen, daß eine knisternde erotische Atmosphäre entsteht. Der Personalchef wird angewiesen, sich bei der Auswahl des Personals darum zu kümmern, daß die Bewerber unverheiratet und attraktiv sind. Das hat den Zweck, die Arbeitsleistung zu erhöhen. Denn es liegt ja auf der Hand, daß junge Menschen, die einander durch ihre Arbeitsleistung beeindrucken wollen, mehr für den Arbeitgeber leisten, als wenn sie gelangweilt wären oder mit älteren Leuten zusammen im gleichen Büro säßen.

Überraschend für uns war auch die Entdeckung, daß der Erfolg oder Mißerfolg eines Betriebsrats oder Gewerkschaftsfunktionärs nicht nur von seiner rein gewerkschaftlichen Tätigkeit, sondern auch von seinem Privatleben abhängt. Verheiratete Betriebsräte, die außereheliche Affären im Betrieb haben, ihre Frau oder ihre Kinder vernachlässigen oder schmutzige Witze erzählen, kommen bei den Frauen im Betrieb schlecht an und verlieren ihre Autorität, einerlei wie gewissenhaft sie sich auch für die Interessen der Kolleginnen und Kollegen einsetzen.

Unser Geschlechtsleben ist eben leider kein reines Privatleben, sondern wird von anderen wahrgenommen und beeinflußt deren Haltung zu uns und unserer Arbeit.

Der Einfluß der Arbeit auf das Geschlechtsleben

In den frühen Jahren der Menschheitsgeschichte, als für den Fortbestand der jungen menschlichen Gattung eine hohe Fruchtbarkeitsrate und für die Nahrungsbeschaffung vor allem Körperkraft erforderlich waren, war eine Arbeitsteilung zwischen Männern und Frauen notwendig: Die Männer mit ihrer größeren Körperkraft kümmerten sich um die *Produktion*, die Frauen mit ihrem biologischen Monopol des Kinderkriegens kümmerten sich um die *Reproduktion*. Heute benötigen wir aber weder einen großen Bevölkerungszuwachs, noch ist für die Mehrzahl aller Arbeiten große Körperkraft erforderlich. Deshalb gibt es keinerlei Gründe mehr für eine geschlechtsspezifische Arbeitsteilung. Und deshalb kann in fortschrittlichen Ländern der Erziehungsurlaub auch ebenso vom Vater wie von der Mutter beansprucht werden.

Trotzdem werden manche Tätigkeiten, die nur Muselkraft und keinerlei Geschicklichkeit erfordern, besser bezahlt als manche hoch spezialisierten Arbeiten, die nicht nur Fingerfertigkeit, sondern auch Intelligenz benötigen. Grund: Die ersten werden von Männern, die zweiten von Frauen geleistet. Trotz des Gleichberechtigungsgesetzes erstreckt sich dieser Unterschied auf fast alle Tätigkeiten – vom Hilfsarbeiter bis zum Manager – und bezieht nicht nur die Entlohnung, sondern auch die Qualifikations- und Aufstiegsmöglichkeiten in sein allgemeines Unrechtsprinzip ein.

Das mittlere Männereinkommen lag 1987 um rund die Hälfte höher als das der Frauen. Zwar sind die offiziellen Frauenlohngruppen aus den Kollektivverträgen verschwunden, aber noch immer sind die Frauen in den unteren Lohngruppen zu finden. Wenn man nun bedenkt, daß es so gut wie keine alleinstehenden Väter, dagegen aber eine stetig wachsende Anzahl alleinstehender Mütter gibt, die ihre Kinder ohne Hilfe der Väter ernähren müssen, dann wirken sich die finanziellen Benachteiligungen berufstätiger Mütter besonders negativ aus.

Dazu kommt jene stetig wachsende Anzahl von Frauen, die nicht nur ihr Kind, sonder auch ihren Mann ernährt. Solche Frauen benehmen sich natürlich nicht nur im Betrieb, sondern auch im Haushalt und im Bett anders als das traditionelle, vom Ehemann ausgehaltene Hausmütterchen.

Viele Männer reagieren auf dieses Problem mit Wut und Verzweiflung – als ob die Frauen es darauf angelegt hätten, daß ihre Männer arbeitslos oder arbeitsunfähig sind. Ein gewisses Ausmaß der gleichen Wut und Hilflosigkeit zeigt sich aber auch bei sogenannten „intakten" Familien, in denen beide Eheleute berufstätig sind oder in denen die Frau finanziell unabhängig sein will und deshalb eine Berufstätigkeit anstrebt. Viele Ehemänner sagen dann:

Ich will lieber arm, aber Nr. 1 im Haus und Bett, als reich und Nr. 2 auf beiden Gebieten sein.

Das klingt schön, ist aber heute nicht mehr durchführbar. Denn erstens kann man das Rad der Geschichte nicht zurückdrehen und die patria potestas, die absolute Herrschaft des Mannes über Frau, Kinder und Sklaven, von neuem einführen. Zweitens sind gerade die Männer in der Bundesrepublik die eifrigsten Nutznießer der weiblichen Arbeitskraft. Denn die geschlechtsspezifische Untersuchung des bundesdeutschen Wirtschaftswunders der Nachkriegszeit hat erstaunlicherweise ergeben, daß er fast ausschließlich von *Frauen* erwirtschaftet worden ist.

Und zwar durch ihre doppelte Tätigkeit als Hausfrau *und* außerhäuslich oder in der Heimarbeit tätige Staatsbürgerin. Nicht nur in der Bundesrepublik werden bis zum heutigen Tage rund 40% aller außerhäuslichen und 90% aller Heimarbeit von Frauen geleistet, sondern zusätzlich zu den 40 oder mehr von Frauen geleisteten Berufsarbeits-Stunden pro Woche kommen noch weitere 50–60 Wochenstunden im Haushalt. Insgesamt also 90–100 Stunden pro Woche, verglichen mit 40–50 Stunden für die männlichen Lohn- und Gehaltsempfänger.

Rechnen wir bei den Männern Überstunden sowohl wie Schwarzarbeit am Wochenende hinzu, so ergibt sich noch immer ein Verhältnis von maximal 60 männlichen Arbeitsstunden pro Woche zu minimal 90 weiblichen Arbeitsstunden. Damit kehren sich die oft zitierten Proportionen der männlichen und weiblichen Lohnarbeit ins genaue Gegenteil um: Zwar leisten Frauen nur 40% der *bezahlten* Arbeit, Männer 60%; dagegen leisten Frauen aber 60% der *Gesamtarbeit* (bezahlte plus unbezahlte Arbeit), Männer aber nur 40%.

Wenn trotz dieser krassen Ungleichheit der männlichen und weiblichen Arbeitsleistung die Männer rund 80% des ausgezahlten Geldes, die Frauen dagegen nur knappe 20% nach Hause bringen und wenn die Männer sich obendrein als Herren der Schöpfung fühlen, dann kann man verstehen, weshalb es in den bundesdeutschen Betten immer schlechter klappt und weshalb die Anzahl der von Frauen angestrebten Scheidungen Jahr um Jahr größer wird, während Männer es immer seltener wagen, das Risiko einer Scheidung auf sich zu nehmen. Denn sie wissen, was sie zu verlieren haben, wenn sie im Haushalt nicht mehr bekocht und bedient werden, wenn sie ihre eigene Wäsche waschen, ihre Strümpfe stopfen, ihre Wohnungen selber sauber machen, ihr Geschirr selber spülen, ihre Kinder selber zur Schule oder in den Kindergarten bringen müssen und deshalb bestenfalls nur noch eine Halbtagsstellung annehmen können. Also lassen sie sich nur dann scheiden, wenn sie bereits eine andere Dumme gefunden haben, die sich aus „Liebe" ausbeuten läßt.

Frauen dagegen lassen sich nur sehr selten scheiden, weil sie einen anderen heiraten wollen. Männer glauben zwar immer, daß da ein „anderer" Mann im

Spiel sei, aber als wirkliche Gründe geben die von uns befragten Frauen die folgenden drei an:

1. Will endlich allein sein.
2. Will keine unbezahlte Hausarbeit mehr für einen Mann leisten, der das als selbstverständlich betrachtet, nie „Danke" sagt und sich außerdem noch benimmt, als sei er mein Boss.
3. Kann nicht mehr mit ihm schlafen. Habe ihn einst geliebt, jetzt ekelt er mich an.

Versucht man den meist völlig überraschten und verstörten Männern diese Gründe verständlich zu machen, merkt man, daß sie während ihres ganzen Ehelebens in einer Art Traum gelebt und nie geahnt haben, was die ganze Zeitlang in ihrer Frau vorgegangen ist. Man hört dann immer wieder die Frage: „Ja, warum hat sie mich denn überhaupt geheiratet?"

Die Antwort ist: Weil die meisten Frauen noch gänzlich unreif sind, wenn sie aus dem Elternhaus in die Wohnung des Ehemanns übersiedeln. Meist werden sie sich erst nach Jahren der Ehe bewußt, was sie im Leben versäumt haben, und beginnen dann zum erstenmal über sich und ihre Zukunft ernsthaft nachzudenken. Bei manchen beginnt dieses Denken erst, wenn sie außerhäuslich zu arbeiten und mit anderen Frauen am Arbeitsplatz zu reden beginnen.

Eben deshalb sind so viele Männer ja grundsätzlich gegen jede Berufstätigkeit der Ehefrau. Das findet selbst in den untersten Lohngruppen statt, wo die Männer eigentlich für jeden Pfennig dankbar sein sollten, den die Frau nach Hause bringt, die aber eben wegen ihres niedrigen gesellschaftlichen Status besonders erpicht auf ihre „Mannesehre" als „Alleinverdiener" sind und der Frau mit Schlägen drohen, sollte sie es auch nur versuchen, sich einen eigenen Arbeitsplatz zu sichern.

Eine solche Haltung des Ehemannes ist für die Frau natürlich alles andere als eine Entlastung, denn wenn ihr schließlich das Herz bricht und sie sich gegen den Willen des Mannes Arbeit sucht, um die Kinder besser zu versorgen, dann entwickelt sie zusätzlich zu der vermehrten Arbeit auch noch ein schlechtes Gewissen – und das schlägt sich dann prompt auch negativ im ehelichen Geschlechtsverkehr nieder.

Die Vorstellung des Mannes, daß er ein *Recht* habe, seiner Frau zu sagen, ob sie berufstätig sein *dürfe* oder *solle*, ist einer der Hauptgründe für das gegenwärtige Scheitern so vieler Ehen. Denn die Mehrzahl der Frauen weiß sehr genau, daß es *ihr* Recht ist zu entscheiden, ob sie berufstätig sein *will* oder nicht. Es hat sich unter den Frauen erstaunlich schnell herumgesprochen, daß die Vorstellung, nur der *Mann* sei zum „Familienerhalter" bestimmt, dem neuen Familienrecht widerspricht. Die meisten Frauen wissen heute, daß das Familienrecht die Pflicht *beider* Ehepartner zur wirtschaftlichen Sicherung der Familie festlegt. Die Anschauung mancher Männer, daß es eine Schande sei, wenn sie ihre Frau und Kinder nicht *allein* ernähren können, ist genauso absurd wie die Vorstellung, daß es eine Schande für die Ehefrau sei, wenn ihr Mann berufstätig ist.

Die Gründe der Berufstätigkeit bundesdeutscher Ehefrauen sind sehr unterschiedlich. Während die meisten sich natürlich aus finanziellen Gründen einem Beruf zuwenden, gibt es auch eine beachtliche Zahl, die uns gesagt haben, sie hätten es auch getan, wenn sie keinen Lohn erhielten, denn sie wollten vor allem aus der schrecklichen Monotonie und Einsamkeit des Haushalts ausbrechen, andere Menschen kennenlernen, sich weiterbilden, ihren Horizont erweitern und Selbstsicherheit finden.

Die meisten Männer – selbst manche Gewerkschaftler – reagieren verärgert auf solche Frauen und stuften sie als „Lohndrücker", „Schmutzkonkurrenz" oder „Doppelverdiener" ein. Das ist unklug, denn gerade solche Frauen lassen sich aufgrund ihrer höheren Intelligenz besonders leicht für die Gewerkschaftsarbeit gewinnen, wenn man sich nur die Zeit nimmt, mit ihnen zu reden. Außerdem trifft das Wort „Doppelverdiener" weder auf die außerhäuslich arbeitende Ehefrau eines berufstätigen Mannes noch auf diesen Mann selbst zu, sondern beschreibt nur jene Unternehmer oder Funktionäre, die mehrere Einkommen gleichzeitig beziehen, weil sie in mehreren Vorständen sitzen oder als Beamte ihr Gehalt weiter kassieren, obgleich sie im Parlament oder Landtag tätig sind.

In kaum einem Betrieb in ganz Deutschland stehen Frauen und Männer einander als Konkurrenz gegenüber. Die Vorstellung mancher Männer, die männliche Arbeitslosigkeit könne abgebaut werden, indem man Frauen entläßt, ist irrig. Ebensowenig, wie es den arbeitslosen Bauarbeitern in Berlin hilft, wenn man Textilarbeiterinnen in Bayern „freistellt", hilft es den Maschinenschlossern bei Krupp, wenn die AEG Büroarbeiterinnen entläßt.

Äußerst kurzsichtig ist auch die Ansicht mancher Männer, daß sie den Kolleginnen im Beruf keine Solidarität schulden, da jeder Betrieb nur eine begrenzte Lohnsumme zahlen könne, „und je weniger die Weiber kriegen, desto mehr kriegen wir". Denn jede Frau ist ja die Tochter, Schwester, Gattin oder Mutter eines Mannes. Je schlechter es ihr geht, desto schlechter geht es der ganzen Familie.

Am nachträglichsten wirken sich solche Kurzsichtigkeiten der Männer dann prompt im Liebesleben aus. Denn jede Arbeiterin und jede Angestellte empfindet den männlichen Solidaritätsmangel als schwere Kränkung. Ihre Liebe, ihre Zuneigung, ihr Respekt für einen Mann, der sich ihr gegenüber derart unsolidarisch benimmt, muß unweigerlich schwinden. Die Beziehung geht kaputt, die Ehe wird immer schlechter und die Kinder leiden immer mehr unter der Lieblosigkeit ihrer Eltern.

Die Zusammenhänge zwischen Arbeit und Fruchtbarkeit

Die Unternehmer haben stets davon profitiert, daß sich möglichst viele Leute um jeden verfügbaren Arbeitsplatz gestritten haben. Denn dadurch ließen sich die Löhne drücken und die kostspieligen Verbesserungen der Arbeitssicherheit vermeiden. Deshalb haben die Unternehmer aller Länder bereits vom neunzehnten Jahrhundert an viel Geld für Kampagnen gegen Verhütungsmittel und Schwangerschaftsabbruch ausgegeben. Je besser die Geburtenregelung funktioniert, desto schlechter funktioniert das Ausspielen der Bewerber um die Arbeitsplätze.

Die Arbeiterbewegung dagegen hat von ihren frühesten Anfängen an für legale Geburtenplanung gekämpft – nicht nur, um Kurpfuschern und Engelmacherinnen das Handwerk zu legen, sondern um die verheerenden ökonomischen Folgen jedweder Überbevölkerung zu verhindern.

Wer die engen Verknüpfungen zwischen Ökonomie, Politik und Sexualität noch immer nicht kapiert hat, der möge sich doch einmal fragen, weshalb *Reagan, Kohl* und *Mrs. Thatcher* nicht nur Löhne drücken, Profite maximieren und Arbeitslosigkeit erzeugen, sondern auch rabiate Feldzüge gegen jedwede Form der Geburtenplanung betreiben. Haben sich jene Leute, die Sex für Privatsache halten und Aktionen zum Schutz des „ungeborenen" Lebens unterstützen, nie gefragt, weshalb die USA gerade jenen Ländern, die sinnvolle Maßnahmen gegen Überbevölkerung ergriffen haben, *keine* Kredite und *keine* Entwicklungshilfe gewähren?

Hätten die Bürgerinnen und Bürger der Bundesrepublik Deutschland sich von Anfang an dem Druck der Unternehmer und ihrer Interessenvertreter gebeugt und sowohl Verhütungsmittel wie Schwangerschaftsabbrüche verboten, dann hätten wir heute rund 600 statt 62 Millionen Einwohner auf einem knapp mit 248 000 km bemessenen Territorium zu ernähren. Durch Geburtenplanung sind uns also seit 1945 etwa 538 Millionen zusätzlicher Esser erspart worden, von denen mindestens ein Drittel wiederum Kinder erzeugt und geboren haben dürfte. Das hätte nicht nur zur totalen Zersiedlung unserer Heimat und zur Zerstörung aller Naturschönheiten Deutschlands, sondern auch zur Massenarbeitslosigkeit und zum Staatsbankrott geführt. Denn wir können gerade noch mit äußerster Mühe unsere gegenwärtigen Arbeitslosen durchfüttern. Um die zusätzlichen Millionen Arbeitslose, die ein Verzicht auf Geburtenregelung uns gebracht hätte, zu ernähren, müßten unsere Steuern auf mindestens 80% unseres Einkommens erhöht werden.

Nach Schätzung der Internationalen Arbeitsorganisation ILO muß die arbeitende Bevölkerung der Erde bis zum Ende des Jahrhunderts rund 620 Millionen Arbeitslose ernähren oder für sie eine entsprechende Anzahl von Arbeitsplätzen schaffen – *wenn* wir weder willens noch fähig sind, uns auf ein Maximum von einem Kind pro Person zu beschränken.

Wer aber entscheidet, wie viele Kinder gezeugt und geboren werden sollen? Die Mutter? Der Vater? Alle beide?

Nach dem bundesdeutschen Familienrecht gibt es keinen „Hausherrn" mehr und auch kein „Familienoberhaupt". Es ist die Pflicht *beider* Ehepartner, *gemeinsam* über alle Fragen des Haushalts und der Familie zu entscheiden – auch über die Fragen, ob man Kinder haben will oder nicht. Da *beide* Partner die Pflicht haben, einander *gegenseitig* zu versorgen, kann der Ehemann nicht mehr behaupten, *er* sei der Familienversorger und habe deshalb das *alleinige* Recht der Entscheidung, wie viele Kinder *er* haben und ernähren könne.

Im Gegenteil: Viele Regierungen bereiten Gesetze gegen Vergewaltigung in der Ehe vor. Der Gatte darf also nur dann mit der Gattin verkehren, wenn *sie* es will. (Sie aber auch nur, wenn *er* es will.) Er darf ihr jedenfalls keine Kinder machen, wenn *sie* keine haben will. Er darf ihr auch keine Verhütungsmittel verbieten. Er kann nicht einmal geltend machen, als gläubiger Katholik grundsätzlich gegen Verhütungsmittel zu sein, *wenn* er nicht gleichzeitig bereit ist, seinen Geschlechtsverkehr auf die wenigen „sicheren" Tage zu beschränken. Erfahrungsgemäß sind die meisten Männer dazu gar nicht fähig, einerlei wie groß ihre moralischen Bedenken gegen Verhütungsmittel auch sein mögen. Jeder Mann, dessen sexuelle Bedürfnisse mit ihm durchgehen, gefährdet aber die Arbeitsplätze seiner Kinder, wenn er mehr als zwei in die Welt setzt.

Haben wir uns einmal an diese enge Verquickung unseres Geschlechtslebens mit der Schaffung und Erhaltung von Arbeitsplätzen gewöhnt, dann fällt es uns nicht mehr ganz so schwer, die sozialen und ökonomischen Auswirkungen unseres Geschlechtslebens zu erkennen. Wie wir im zweiten Teil unserer Überlegungen gezeigt haben, ergeben sich die größten Probleme des Grenzgebietes zwischen Arbeits- und Geschlechtsverhältnissen aus der tiefen Angst vieler Männer vor der weiblichen Berufstätigkeit und der sich daraus ergebenden finanziellen und sexuellen Selbständigkeit der Frauen.

Das ist eine völlig unbegründete Angst. Denn die Enquete „Familie hat Zukunft", die vor einiger Zeit in Bregenz stattfand, hat ermittelt, daß Ehemänner von Frauen, die *nur* im Haushalt tätig sind, keineswegs zufriedener sind und sich keineswegs besser versorgt fühlen als Ehemänner von berufstätigen Frauen. Im Gegenteil: Ehemänner, deren Frauen *nicht* außerhäuslich tätig sind, fühlen sich häufiger in ihrer persönlichen Freiheit beschränkt als die Männer außerhäuslich tätiger Frauen.

Auch hat sich die Angst mancher Männer, die Gesundheit der Frau könne durch die Doppelbelastung im Haushalt und am Arbeitsplatz geschädigt werden, nur dort als berechtigt herausgestellt, wo die Männer sich geweigert haben, der Ehefrau im Haushalt zu helfen. In allen Haushalten, in denen der Mann es als selbstverständlich betrachtet, der Frau zu helfen, ist die Gesundheit beider Partner besser als in jenen Haushalten, in denen der Ehegatte sich weigert, seiner Nurhausfrau im Haushalt und bei der Kindererziehung irgendwelche Hilfe zu geben. Die traditionelle bundesdeutsche Vorstellung, daß es allen Beteiligten – Vater, Mutter und Kind – am besten gehe, wenn Papa arbeiten geht und Mama zu Hause bei den Kindern bleibt, hat sich also während der letzten zehn Jahre nicht mehr aufrechterhalten lassen.

Trotz des mit überwältigender Mehrheit von bundesdeutschen Ehemännern geäußerten Wunsches, daß ihre Frauen keine außerhäusliche Tätigkeit aufnehmen sollen, zeigt die Befragung gerade jener Männer, denen dieser Wunsch erfüllt worden ist, daß sie sich von der immer anwesenden Gattin in ihrer Wohnung und ihrem Freizeitbereich eher bedrängt als beglückt fühlen und im Gegensatz zu der öffentlich von ihnen geäußerten Meinung insgeheim oft wünschen, die Gattin hätte einen eigenen Beruf und einen eigenen außerhäuslichen Interessenbereich.

Um zu verstehen, was in solchen Familien vorgeht, müssen wir deutlich zwischen den drei wichtigsten westlichen Familienmodellen der Gegenwart unterscheiden:

1. *Die traditionelle Familie* mit dem außerhäuslich tätigen Ehemann und der nichtberufstätigen Ehefrau. Das größte Risiko dieses Familientyps ergibt sich aus der Tatsache, daß der Ehemann meist keine Ahnung hat, was seine Frau den ganzen Tag lang macht, und völlig falsche Vorstellungen von der Art und dem Ausmaß ihrer Arbeit hegt, während die Ehefrau meist keine Ahnung hat, was ihr Mann eigentlich acht Stunden lang an fünf Wochentagen im Betrieb oder Büro tut, wen er auf dem Weg zur Arbeit trifft, ob er gleich nach Ende der Arbeitszeit nach Hause kommt und wie er seine Mittagspause verbringt. Zwei Menschen, die so wenig von einander wissen und mindestens 40 Wochenstunden lang keine gemeinsamen Erlebnisse haben, bleiben einander meist auch im Bett ihr ganzes Leben lang fremd und können beim Geschlechtsverkehr keine gemeinsamen Erlebnisse austauschen. Das Geschlechtsleben beschränkt sich dann aufs rein Körperliche und erreicht weder die Höhen noch die Tiefen der Paarung zwischen zwei Menschen, die auch im nichtsexuellen Bereich gemeinsame Erfahrungen, gemeinsame Interessen und gemeinsame Ziele haben.

2. *Die Wirtschaftswunder-Ehe*, in welcher der Ehemann so viele Überstunden wie möglich macht, seine Familie völlig vernachlässigt, am Wochenende auch

noch den ganzen Tag lang schwarz arbeiten geht und seine Kinder nur noch sieht, wenn sie schlafen. Da die Ehefrau aus rein finanziellen Gründen ebenfalls „mitverdient“ und am Ende jeden Tages total erschöpft nach Hause kommt, schläft der Geschlechtsverkehr aus schierer Übermüdung von selber ein. Da beide Ehegatten nur arbeiten, um Geld zu verdienen, nicht aber, weil sie einen Beruf gewählt haben, der ihnen Befriedigung gibt, hassen sie sowohl ihre Arbeit wie ihre Vorgesetzten. Das erzeugt eine endlose Reihe von psychosomatischen Störungen, die sich auch auf das Geschlechtsleben auswirken und den Kindern schaden.

3. *Die Ehe der Zukunft*, in der beide Gatten sich eine Arbeit ausgesucht haben, bei der sie möglicherweise nicht so viel verdienen wie der Ehemann beim Ehemodell 1 und die Ehefrau beim Ehemodell 2, die ihnen aber Freude macht und vor allem halbtägig ausgeführt werden kann, damit beide Eltern sich abwechselnd und in gleichem Ausmaß ihren Kindern widmen können. Nur in solchen Ehen finden wir ein hohes Maß an Gesundheit und gegenseitiger sexueller Befriedigung. Die Kinder gedeihen, weil sie die Zuwendung beider Eltern genießen. Da sie in früher Kindheit bereits das Vorbild einer glücklichen Ehe vor Augen haben, sind sie zuversichtlich, daß sie selbst eines Tages eine glückliche Ehe führen werden.

Eines ist jedenfalls sicher: Jene Frauen, die nicht nur aus finanziellen Gründen, sondern auch aus Interesse an einem bestimmten Beruf ihre außerhäusliche Tätigkeit wählen, haben es leichter, sich selbst, ihren Kindern und ihrem Ehemann ein zufriedenstellendes Leben zu bereiten.

Berufserfahrung und Geschlechtsleben

Frauen haben in der Bundesrepublik Deutschland eine höhere Lebenserwartung als Männer. Daraus könnte man folgern, daß es ihnen allgemein besser gehe oder daß zumindest die Arbeitsbedingungen besser seien als die der Männer.

Das Gegenteil ist der Fall. Gerade in jenen Betrieben, die ausschließlich oder mehrheitlich Frauen beschäftigen, sind die Arbeitsbedingungen besonders schlecht – Lärm, Staub, Zugluft, ungefilterte Abgase, Monotonie, Akkord. Wie erklärt es sich dann, daß die Frauen bei uns länger leben?

Erstens daraus, daß unsere Männer sich in höherem Maße als unsere Frauen mit den Forderungen der Leistungsgesellschaft identifizieren und dadurch sehr viel mehr Streß im eigenen Körper erzeugen. Zweitens daran, daß die männliche Vorstellung, der Mann sei nun einmal von der Natur dazu auserkoren, Herrscher über Frau und Kind zu sein, ihm viel größere Anstrengungen abverlangt.

Da diese Vorstellung unter bundesdeutschen Männern besonders ausgeprägt ist und deshalb in einem Zeitalter der Gleichberechtigung von Mann und Frau dazu verurteilt ist, besonders häufig enttäuscht zu werden, ergeben sich bei vielen unserer Männer besonders schwere Depressionen, besonders häufige psychosexuelle Störungen und besonders viele Selbstmorde.

Bestimmte Krankheiten – zum Beispiel Magenkrebs, Herzinfarkt, Rheuma, Asthma und Kreislaufstörungen – haben bei uns fast immer psychosomatische Ursachen. Zu mindestens jeder dritten Erkrankung eines Bundesbürgers oder einer Bundesbürgerin tragen seelische Motive bei. Sie entstehen – vereinfacht ausgedrückt –, weil die Männer täglich und nächtlich erfahren, daß die Welt nicht so ist, wie sie nach ihrer Meinung sein sollte. Enttäuschungen dieser Art sind bei uns so häufig, so „normal", daß die meisten Männer sie gar nicht mehr als solche wahrnehmen.

Was sind das nun für Enttäuschungen? Es sind fast ausnahmslos welche, die einerseits etwas mit den Arbeitsbedingungen, andererseits aber auch etwas mit den Liebes- und Eheverhältnissen zu tun haben. Man erkennt das mit erschrekkender Deutlichkeit daran, daß die Arbeiter in der Bundesrepublik eine weitaus niedrigere Lebenserwartung haben als die Beamten, Angestellten oder Selbständigen. Andererseits aber auch daran, daß innerhalb der durch schlechte Arbeitsbedingungen gefährdeten Gruppe von Arbeitern drei bestimmte Untergruppen in noch viel höherem Maße gefährdet sind – nämlich die Ledigen, die Verwitweten und die Geschiedenen.

Daß Verwitwete und Geschiedene Kummer haben, scheint auf der Hand zu liegen. Aber Ledige? Der Grund ist in allen drei Fällen jedoch der gleiche: Die Welt verändert sich. Und zwar sehr schnell. Versucht der Geschiedene oder Verwitwete nun eine andere Frau zu finden, so merkt er bald, daß die Frauen heute anders sind als gestern. Sie entsprechen nicht mehr seinen Vorstellungen. Sie sind einerseits selbständiger und weniger fügsam, andererseits skeptischer und unabhängiger.

Das gleiche gilt aber auch für die jungen Frauen, die der ledige Arbeiter ins Bett zu locken versucht. Sie mögen sexuell freizügiger sein als ihre Mütter und Großmütter. Aber andererseits stellen sie auch unbequeme Fragen:

- Bin ich gleichberechtigt?
- Hast du Respekt vor mir?
- Überläßt du mir auch mal die Initiative? Zum Beispiel beim Geschlechtsverkehr? Aber auch bei anderen Entscheidungen?
- Bist du bereit, die Haushaltsarbeit mit mir zu teilen?
- Wirst du mir in der Ehe erlauben, zu kommen und zu gehen, ohne erklären zu müssen, woher ich komme und wohin ich gehe?
- Bist du bereit, dich um die Kinder zu kümmern, wenn ich abends in der Gewerkschaftsschule, der Frauenbewegung oder der Volkshochschule tätig bin?

Auf solche Fragen ihrer Partnerin sind die meisten jungen Arbeiter überhaupt nicht in ihrem Elternhaus vorbereitet worden. Sie reagieren mit Unverständnis, Wut oder Panik, manchmal sogar mit Impotenz, auf eine solche Situation.

Dazu kommt ein weiteres Problem: Ganz im Gegensatz zu dem männlichen Vorurteil, daß Frauen wegen ihrer Regel und auch weil sie körperlich schwächer seien, öfter im Betrieb ausfallen als Männer, haben alle in der Geschichte der Bundesrepublik vorgenommenen Überprüfungen dieser Ansicht ergeben, daß berufstätige Frauen weitaus seltener und kürzer krankgeschrieben werden als berufstätige Männer.

Im Grunde wissen die Männer das auch, sie wollen es nur nicht wahrhaben. Wie aber sollen sie sich nach Jahrhunderten der Überzeugung, Männer seien gesunder, stärker und widerstandsfähiger als Frauen, nun mit Sexualpartnerinnen einlassen, die ihnen täglich und nächtlich beweisen, daß *sie* die gesunderen, stärkeren und widerstandsfähigeren sind? Was soll aus dem Liebes-, Ehe- und Familienleben so ungleicher Partner im Zeitalter der rechtlichen Gleichheit beider Geschlechter werden?

Diese neue Überlegenheit der Frauen zeigt sich besonders deutlich bei denen, die berufstätig sind. Und zwar schlägt sich der Vorsprung, den die berufstätigen Frauen gegenüber den Nurhausfrauen haben, auch im Haushalt nieder. So hat eine Untersuchung der Art und Weise, wie Hausfrauen mit ihren Haushaltsgeräten umgehen, eindeutig erwiesen, daß Frauen, die im Beruf mit Maschinen umzugehen gelernt haben, viel weniger Verschleiß der Haushaltsgeräte und viel weniger Haushaltsunfälle aufweisen. Sie lesen die Instruktionen auf Tiefkühlwaren, Dosen, Reinigungsmitteln, Waschmitteln, Waschmaschinen, Kühlschränken, Tiefkühltruhen und Mixern sehr viel sorgfältiger und befolgen sie verläßlicher.

Auch als Mütter sind solche Frauen effizienter als die Nurhausfrauen. Sie bringen ihren Kindern in der kurzen Zeit, die sie zur Verfügung haben, mehr bei als die Nurhausfrauen in einem ganzen Tag. Der Grund liegt darin, daß diese Mütter sich am Arbeitsplatz eine größere Bandbreite von Erfahrungen und ein höheres Maß an Selbstsicherheit erworben haben. Eine kluge Mutter kann ihrem Kind auch in kurzer Zeit viel Kluges beibringen. Eine dumme Mutter dagegen macht ihr Kind um so dümmer, je mehr Zeit sie mit ihm zubringt.

Alle diese der Wissenschaft längst geläufigen Erkenntnisse sind noch immer nicht zu den eigentlich Betroffenen durchgedrungen. Fast ausnahmslos sagten die von uns befragten Väter deshalb, ihre Kinder sollten weder im Kindergarten noch in der Ganztagsschule, sondern „in der Familie“ aufwachsen. Fragten wir diese Väter dann, wie viele Stunden pro Tag *sie* denn mit ihren Kindern

„in der Familie“ zubrächten, dann stellte sich die angebliche Familienliebe als Abwälzung der Arbeit und der Verantwortung auf die Ehefrau heraus.

Auf einer Liste, in der wir alle im Haushalt und bei der Kindererziehung anfallenden Tätigkeiten registriert hatten, baten wir die Männer, diejenigen anzustreichen, die sie als „familienfreundlich“ empfanden und diejenigen durchzustreichen, die ihnen „familienfeindlich“ erschienen. Dabei stellte es sich heraus, daß die gleichen Tätigkeiten von den Männern als „familienfreundlich“ angekreuzt wurden, wenn wir sie als „eheliche Pflichten der Frau“ aufgelistet hatten, aber als „familienfeindlich“ markiert wurden, wenn sie in der Liste „eheliche Pflichten des Mannes“ auftauchten.

Diese Widersprüchlichkeit im Denken und Verhalten der Männer wurde noch deutlicher, als wir sie zu den Themen Fortbildung und Gewerkschaftsarbeit befragten. Während sie Hochachtung für jene Kollegen ausdrückten, die bereit waren, ihre Zeit und Kraft als Betriebsräte zur Verfügung zu stellen, änderte sich das Bild dramatisch, sobald wir fragten, ob sie auch ihre *Ehefrau* unterstützen würden, falls *diese* bereit wäre, sich als Betriebsrätin wählen zu lassen oder andere Tätigkeiten (z. B. Fortbildung) außerhalb der betrieblichen Arbeitszeit auszuüben.

Das wollten die Männer nur dann „erlauben“, wenn der Haushalt und die Kinder nicht darunter „litten“. Daß die Männer nach unserem Familienrecht überhaupt keine rechtliche Handhabe besitzen, um der Gattin derartige Tätigkeiten zu *verbieten*, ging den meisten der von uns befragten Männer ebensowenig ein wie die Erkenntnis, daß es den Kindern genauso schadet, wenn der *Vater* abends nicht zu Hause ist.

Auswirkungen der Arbeit auf die Potenz, Fruchtbarkeit und sexuelle Gesundheit

Schwedische und holländische Untersuchungen über die Einwirkungen des Arbeits- auf das Geschlechtsleben haben übereinstimmend ergeben, daß Halbtagsarbeit *beider* Ehepartner (er am Vormittag, sie am Nachmittag, oder umgekehrt) trotz des Einkommensverlusts gegenüber der Ganztagsarbeit eine positive Wirkung auf Ehe und Familie ausübt, weil sie dem Vater erlaubt, seine Kinder auch am Tage zu erleben, und der Ehefrau größere Selbständigkeit, größeres Selbstvertrauen und größere Selbstsicherheit gibt als den Nurhausfrauen.

Andererseits hat sich erwiesen, daß das Liebes-, Ehe- und Familienleben der Nacht- und Schichtarbeiter trotz der relativ hohen Löhne weitaus schlechter ist als das der zu normalen Tagesstunden Tätigen.

Ungünstige Arbeitszeiten und gesundheitschädigende Arbeitsbedingungen haben also einen beweisbar negativen Einfluß auf das Geschlechtsleben. Deshalb ist es um so erstaunlicher, daß es weder in der Geschichte der bundesdeutschen Arbeitsmedizin eine Untersuchung des Einflusses der Arbeitsbedingungen auf das Geschlechtsleben noch in der Geschichte der bundesdeutschen Sexualmedizin eine Untersuchung des Einflusses unseres Geschlechtslebens auf die Produktivität der Arbeit gegeben hat. Zwar gibt es in der Arbeitsmedizin eine Anzahl von Untersuchungen über Gesundheits- und Unfallrisiken am Arbeitsplatz – darunter auch einige wenige, die von Schädigungen der Potenz und der Fruchtbarkeit sprechen –, aber die *wechselseitigen* Beziehungen zwischen Arbeits- und Geschlechtsleben sind bisher bei uns weder von der Arbeits- noch von der Sexualmedizin erforscht worden.

Da diese Beziehungen nach meinen Ermittlungen eine volkswirtschaftliche Dimension von einigen Milliarden Mark pro Jahr aufweisen, ist es unerläßlich, daß auch ihre ökonomischen und finanziellen Folgen untersucht werden, z. B. die betriebswirtschaftlichen Kosten sexuell verursachter Störungen der Produktivität, die volkswirtschaftlichen Kosten der durch Berufskrankheiten erzeugten Sexualstörungen oder die innerbetrieblichen Kosten der durch sexuelle Probleme erzeugten Betriebsunfälle.

Es ist kein Geheimnis mehr, daß Bildschirmarbeit bei schwangeren Frauen schwere Mißbildungen ihrer Babys hervorrufen kann. Deshalb ist in Ländern mit besonders sorgfältiger betriebsmedizinischer Versorgung wie Dänemark, Schweden, Kanada jedwede Bildschirmarbeit für schwangere Frauen verboten.

Andererseits ist es auch kein Geheimnis mehr, daß die Herstellung bestimmter Produkte, z. B. Styrol, Vinylbenzin, Phenyläthen, chlorierte Kohlenwasserstoffe, bei vielen Arbeitern Impotenz erzeugt. Die Sexualmediziner haben bereits seit mehr als zehn Jahren in allen Industrienationen eine Abnahme des Anteils der für die Befruchtung erforderlichen Samenzellen im Sperma bei fast allen Männern festgestellt, denn die Rückstände dieser und ähnlicher Produkte sind allgegenwärtig und erzeugen nicht nur bei den in den Herstellungsanlagen tätigen Arbeitern Unfruchtbarkeit.

Während vor zehn Jahren noch durchschnittlich 80% der Zellen beweglich und damit fruchtbar waren, sind es heute nur noch knapp 65% beim Durchschnittsbürger. Bei den in den Herstellungsbetrieben Tätigen sind es dagegen nur noch 20–30%. In den USA ist bereits jeder zehnte Mann unfruchtbar – unter den Arbeitern in den gefährdeten Betrieben jeder zweite.

Manche bei uns erzeugten Produkte üben Wirkungen dieser Art aus, und zwar nicht nur in der ersten, sondern auch noch in der zweiten Generation. Trotzdem geschieht es immer wieder, daß Chemiearbeiter und Chemiearbeiterinnen in Unkenntnis der medizinischen Zusammenhänge versichern, alle „Angriffe“ von

Ärzten und Ökologen auf die Chemieindustrie seien beweisbare „Verleumdungen“, da sie, die direkt Betroffenen, sich ja keineswegs krank fühlten. Leider übersehen diese gutgläubigen Leute, daß die teratogenen (Mißbildungen erzeugenden) und mutagenen (genetische Veränderungen hervorrufenden Produkte eben deshalb so tückisch sind, weil sie einen Zeitzündereffekt ausüben, so daß die Unternehmer beim Ausbruch des erstens Symptoms, das meist erst im Pensionsalter erfolgt, nicht einmal mehr für die Schäden habhaft gemacht werden können.

Der „gesunde“ Arbeiter, der den warnenden Arzt für einen Umweltfreak hält, schläft dann ahnungslos mit seiner ahnungslosen Frau und zeugt Kinder, die deformiert zur Welt kommen, oder scheinbar gesund sind, dann aber ihrerseits deformierte Kinder zeugen. Wer willens ist, in solchen Betrieben zu arbeiten, weil sie gut zahlen, bereichert sich also auf Kosten seiner Nachkommen. Wenn das Gewerbeaufsichtsamt solche Betriebe überhaupt zuläßt, sollten zumindest die Gewerkschaften ihre Mitglieder vor den gesundheitlichen Risiken warnen.

Natürlich kennt das GAA diese Probleme. Aber erstens gibt es viel zu wenige Gewerbe- und technische Aufsichtsbeamte, zweitens können sie bestenfalls Verstöße gegen bestehende Gesetze verbieten, und drittens erkennt das Gesetz vorläufig noch keine sexuellen Störungen als Berufskrankheiten an.

Auch die Betriebsärzte haben keinerlei Ausbildung auf dem Gebiet der Sexualmedizin erhalten und stehen deshalb dem ganzen Komplex wechselseitiger Beziehungen zwischen Arbeits- und Geschlechtsleben hilflos gegenüber. Natürlich kommt auf diesem Gebiet wie auf jedem anderen Teilgebiet der Arbeits- und Betriebsmedizin auch noch das Problem hinzu, daß Betriebsärzte vom Arbeitgeber bezahlt werden und sich deshalb nur allzu oft als verlängerter Arm der Firma betrachten. Das wirkt sich darin aus, daß die Anzahl der Frühpensionisten stetig steigt.

Rings um den Globus herum nehmen unter den Ursachen der Frühpensionierung bei den Männern Erektions-, Ejakulations- und Fruchtbarkeitsstörungen zu; bei den Frauen Fehlgeburten, Frühgeburten und Chromosomendefekte; bei den Kindern von Frauen und Männern, die eine Zeitlang in gesundheitsgefährdenden Betrieben gearbeitet haben, Chromosomenstörungen und genitale Fehlentwicklungen.

Es stellt sich also immer häufiger und immer dringender die Frage: *Was nützt dem Arbeiter der Arbeitsplatz, wenn er ihn krank macht?*

Die Gegenfrage, die man immer wieder zu hören bekommt, lautet: *Ist Arbeitslosigkeit nicht noch schlimmer? Macht sie nicht auch krank?*

Das hört sich an, als ob Arbeitslosigkeit unvermeidbar wäre. Das ist sie aber nicht. Je früher wir unsere Betriebe von gesundheitsschädigenden Produkten auf umweltschützende umstellen, desto früher werden wir die Arbeitslosigkeit in den Griff kriegen – und desto früher auch unsere sexuellen Probleme.

Literatur

Wie in allen meiner Schriften habe ich auch in der vorliegenden Arbeit meine Quellen in thematischer und nicht in alphabetischer Reihenfolge aufgeführt, um Leserinnen und Lesern zu ermöglichen, der Entstehung meines Arguments besser zu folgen. Von jeweils rund 150 Quellen sind etwa zehn Prozent im folgenden Register aufgeführt.

1. Einfluß des Geschlechtslebens auf das Arbeitsleben

Bittermann, L.: Einfluß des Sexualverhaltens in der Jugend auf ... Arbeitsfähigkeit im Erwachsenenalter. Phil. Diss. Innsbruck 1980.

Laufer, B.: Die Ausnutzung sexueller Energie zu Arbeitsleistungen. In: Anthropophyteia VII, 1910, 295–296.

Turner, D.: Sexualisierte Arbeitsbeziehungen. In: Das Argument 164, 1987, 523–535.

Hendrick, I.: Work and the pleasure principle. In: Psychoanalytic Quarterly, Band 10, 1943, 311–329.

Borneman, E.: Sexualität und Arbeitswelt. In: AZ (Wien), Thema 5, I–XI, 31. 1. 1989.

Münzer, Th.: Sexualité et travail. Paris 1967.

Sexualpädagogik (Braunschweig): Sexualität und Arbeitsleben. Schwerpunktheft 5, 1984.

Matusek, P.: Geschlechtsleben und Beruf. In: *Ernst W. Baader* (Hrsg.): Arbeitsmedizin. Berlin–München–Wien, Urban & Schwarzenberg, 1962.

Praunheim, R. von: Sex und Karriere. München, Rogner & Bernhard, 1976.

Ames, A. Jr.: Sex in Industry. Boston, 1875.

Fritz, H. E.: Sexualität in der Industriegesellschaft. In: Sexualmedizin 2, 1977, 128–132.

Dell, F.: Love in the Machine Age. N.Y., Farrar & Rinehart, 1930.

Borneman, E.: Liebe im Büro. In. Der Arbeitgeber 3, 1972, 102–103.

Brown, H. G.: Sex im Büro. München, Heyne Sachbuch 107, 1968.

Sprague, W. D.: Sex und die Sekretärin. München, Heyne Sachbuch 73, 1976.

Schwendter, R.: Sexuelle Kontakte im nachindustriellen Zeitalter. In: *Frank Böckelmann* (Hrsg.): Befreiung des Alltags. München, Rogner & Bernhard, 1970, 169–179.

Bienewald, E.: Persönliche Beziehungen zwischen männlichen und weiblichen Arbeiterjugendlichen. Bensheim, 1981.

Schmidt, G. und *V. Sigusch*: Arbeiter-Sexualität. Neuwied, Luchterhand, 1971.

2. Einfluß der Arbeit auf das Geschlechtsleben

Berlinguer, G.: Auswirkungen von Arbeitsbedingungen auf die Sexualität. In: Sexualpädagogik, 5, 1984, 27–29.

Lindermüller, T.: Die Beziehungen zwischen Arbeitsleben und Liebesleben. Dipl. Arbeit Psychologie, München 1980.

Mätzler, K.: Arbeit, Sexualtrieb und Objektbeziehungen. Diss. Psychologie, Salzburg, 1986.

Borneman, E.: Arbeit und Sex. In: Die Wahrheit (Linz), Jg. 34, Nr. 11, Nov. 1984, S. 10–11, Nr. 12, Dez. 1984, S. 39–40; Nr. 1, Jänner 1985, S. 35–36.

Rohrlich, J. B.: Arbeit und Liebe. Frankfurt am Main, Fischer Taschenbuch 3748, Mai 1984.

Stekel, W.: Berufswahl und Erotik. In: Masken der Sexualität, Wien o. J., 122–125.

Neumann, R. P.: Industrialization and sexual behavior. Some aspects of workingclass life in Imperial Germany. In: *R. J. Bezucha* (Hrsg.): Modern European Social History. Lexington, Mass., D. C. Heath, 1972, 270–300.

Krovoza, A.: Die Verinnerlichung der Normen abstrakter Arbeit und das Schicksal der Sinnlichkeit. In: Das Unvermögen der Realität. Berlin, Wagenbach 1974, 13–36.

Dörner, K.: Der Zwang zur Dissoziation von Lust und Leistung. In: Das Argument 23, 1962, S. 29–36.

Hartwig, H.: Zur Diskussion um die „Zerstörung der Sinnlichkeit" im Kapitalismus. Broschüre der Pädagogischen Hochschule Berlin. Berlin 1975/76.

Haug, W. F.: Sexuelle Verschwörung des Spätkapitalismus. In: Neue Kritik 51–52, 1969.

Allendy, R.: Capitalisme et sexualité. Le conflit des instincts et les problèmes actuels. Paris, Denoël et Steele, 1931.

Shorter, E.: Capitalism, culture and sexuality: Some competing models. In: Social Science Quarterly 53, 1972, 338–356.

Sombart, W.: Liebe, Lust und Kapitalismus. Berlin, Wagenbach 1983.

3. Zusammenhänge zwischen Arbeit und Fruchtbarkeit

Stycos, J. M.: Female working roles and fertility. In: Demography 4, 1979, 210–217.

Öst. Inst. f. Raumplanung: Kinderzahl und soziale Situation Wiener Familien. Wien, 1976.

Findl, P.: Kinderwunsch, Kinderzahl und soziale Lage. In: Institut für Demographie (Hrsg.): Kinderwünsche junger Österreicherinnen. Wien, Österreichische Akademie der Wissenschaften, 1980, 57–84.

Findl, P.: Kinderzahl und Kinderwunsch nach sozialen Schichten. In: Statistische Nachrichten (Wien) 4, 1984, 202–207.

Findl, P. und *R. Münz*: Kinderwunsch und Kinderzahl: schichtspezifische Unterschiede. In: Frauenbericht (Wien) 1985, Heft 1, 43–47.

Findl, P. und *R. Münz*: Kinderwunsch, Kinderzahl und Berufstätigkeit. In: Frauenbericht (Wien), 1985, Heft 1, 47–49.

Grafinger, J.: Soziologische Aspekte der Familienplanung. Phil. Diss., Wien, 1973.

Münz, R.: Ursachen und Konsequenzen des Geburtenrückgangs in der Industriegesellschaft. In: Katholischer Familienverband (Hrsg.): Kinderlose Gesellschaft? Ursachen und Folgen. Wien, 1980, 19–26.

Gisser, P.: Soziale Unterschiede in der Säuglingssterblichkeit. In: Österreichisches Statistisches Zentralamt (Hrsg.): Die amtliche Statistik in Österreich, Heft 483, 1978, 107–118.

Illsley, R.: Social class selection and class differences in relation to still births and infant deaths. In: British Medical Journal 4, Dec. 1955, 1520–1524.

4. Berufserfahrung und Geschlechtsleben

Schwierz, A. H.: Berufsengagement und Geschlechtsrollenverwirklichung. Naturw. Diss. Salzburg 1980.

Bundeskanzleramt Wien (Hrsg.): Geschlechtsrolle und Gesundheit. In: Bericht über die Situation der Frau in Österreich, Heft 4, Wien 1985, 12–14.

Reimer, C. C.: Sexuelle Geschlechtsrollen junger westdeutscher Arbeiter und Arbeiterinnen. Med. Diss. Hamburg, 1971.

Piotrowski, J.: The employment of married women and the changing sex roles. Arbeitspapier für den 7. Weltkongreß der Soziologie, Varna, 1970.

Kowald, I.: Eheliche Rollenbeziehungen und Ehezufriedenheit bei Ehepaaren der oberen und der unteren Mittelschicht. Naturwiss. Diss., Graz, 1979.

Sigusch, V., Schmidt, G. und *C. C. Reimer*: Psychosoziale Aspekte der Unterschicht-Sexualität. In: Nervenarzt 41, 1970, 494–502.

Findl, P. und *R. Münz*: Schicht- und bildungsspezifische Heiratsmuster. In: Frauenbericht 1985, Heft 1, 19–21.

Huber, J. und *G. Spitze*: Sex stratification – children, housework and jobs. New York, 1983.

Goode, W. J.: Economic factors and marital stability. In: American Soc. Review 16, 1951.

Flandrin, J. L.: Familien-Soziologie, Ökonomie, Sexualität. Berlin, Ullstein, 1978.

5. *Auswirkungen der Arbeit auf die Potenz, Fruchtbarkeit und sexuelle Gesundheit*

Borneman, E.: Arbeitsmedizinische Ursachen sexueller Dysfunktionen. Vortrag gehalten im Rahmen der ÖGB Gewerkschaftsschule am 21. 3. 1988 (Teil 1) und 26. 4. (Teil 2) in Eferding, Oberösterreich.

Borneman, E.: Sexualstörungen am Arbeitsplatz. Vortrag gehalten im Rahmen der ÖGB Gewerkschaftsschule in Gmunden am 5. 4. 1990.

Dengrove, E.: How society creates frigidity. In: Guide to Sexology, New York, Paperback Books, 1965, 120–123.

Haider, M. u. a.: Gesundheitliche und soziale Aspekte der Schichtarbeit in Verbindung mit akkord- und taktgebundener Arbeit bei Frauen. Wien: Bundesministerium für Wissenschaft und Forschung, 1978.

Lösebrink, K.: Gesundheitliche Auswirkungen von Nacht- und Schichtarbeit. In: Das Argument, Sonderband AS 12, 1976, 221–246.

Springer-Kremser, M.: Soziogenese der Orgasmusdysfunktion. In: Sexualmedizin, Sept. 1977, 717–718.

Schardein, J. L.: Chemically induced birth defects. New York, Marcel Dekker, 1985.

Weitere bibliographische Angaben beim Autor verfügbar. Dieser Aufsatz ist die Synopsis eines kommenden Buches mit dem gleichen Titel.

Teil II

Sexualwissenschaft und Sexualpolitik: Beiträge zur Geschichte

Albert Moll als Sexualwissenschaftler und Sexualpolitiker

Otto Winkelmann

Nachdem *Magnus Hirschfeld* im Jahre 1921 eine „1. Internationale Tagung für Sexualreform auf sexualwissenschaftlicher Grundlage" [1] organisiert hatte, folgte im Oktober 1926 der „1. Internationale Kongreß für Sexualforschung", den *Albert Moll* mit der „Internationalen Gesellschaft für Sexualforschung" veranstaltete. *Moll* konnte gut viermal so viel Redner aufbieten wie *Hirschfeld*; es wurden natürlich überwiegend die gleichen Themen abgehandelt: Biologie, Physiologie, Pathologie, dann Psychologie und Pädagogik, Hygiene und Eugenik, Soziologie und Kultur, Kriminologie und Familienrecht sowie Fragen der Bevölkerungswissenschaft. *Moll* war es gelungen, „seinem" Kongreß einen wirkungsvolleren Rahmen zu geben, besonders durch die Eröffnungssitzung im Plenarsaal des Reichstags. Unter rund zwei Dutzend Begrüßungsrednern waren neben zahlreichen Vertretern namhafter Universitäten der Reichsinnenminister *Wilhelm Külz* und vom Preuß. Ministerium für Wissenschaft, Kunst und Volksbildung der Ministerialdirektor *Richter* zugegen. Als musikalische Einleitung trug der Berliner Ärztechor unter Leitung von Dr. *Kurt Singer* den „Deutschen Frühling" von *Max Bruch* vor. In der Organisation glanzvoller Veranstaltungen war *Moll* geübt: Im Februar 1908 hatte er einen Festkommers der Berliner Ärzteschaft für den von seiner Schlafkrankheitsexpedition aus Ostafrika zurückgekehrten *Robert Koch* organisiert, bei dem er sogar das Trompetenkorps des Regiments Gardes du Corps aus Potsdam hatte aufspielen lassen [2].

Auch *Moll* gehörte wie *Hirschfeld*, wie *Bloch* und andere, zu den Ärzten, die aus der Praxis als niedergelassene Ärzte durch ihre literarische und praktische Tätigkeit das neue Fachgebiet förderten. *Moll* war schon in mehreren Bereichen für Neuerungen erfolgreich eingetreten: Er hatte seit 1886 durch Vorträge vor der Berliner medizinischen Gesellschaft zur Anerkennung der Hypnose [3] als einer seriösen ärztlichen Maßnahme beigetragen, und er hatte um die Jahrhundertwende im Zentralverband der Kassenärzte von Berlin und als Vorsitzender der Vertragskommission der Ärztekammer Berlin erreicht, daß bei jeder größeren Krankenkasse ein in Psychotherapie speziell ausgebildeter Arzt zugelassen wurde. Diese Spezialisten beschäftigten sich in der damaligen Zeit naturgemäß im wesentlichen mit Suggestiv- und Hypnotherapie [4].

Durch seine Arbeiten über Hypnotismus war *Moll* bald mit *Richard von Krafft-Ebing* in Verbindung gekommen [5]. Sehr viel später hat dann *Moll* die 16./17. Auflage der „Psychopathia sexualis" neu bearbeitet herausgegeben.

In den um die Jahrhundertwende stattfindenden Diskussionen um das Angeboren- oder Erworbensein der sexuellen Perversionen zählte *Moll* mit *H. Ellis* und *Eulenburg* zu den Anhängern der Auffassung, daß es sich vorwiegend um angeborene oder erbliche Fehler handele [6]. *Moll* nahm eine Änderung der Libido durch Kultureinflüsse an, die zu einer Abschwächung natürlicher Reize und zum Ersatz durch noch nicht gefestigte künstliche Reize, wie die Kleidung, geführt habe. Eine bestimmende Rolle spielte hierbei der Begriff der Entartung. „Durch die Entartung wird allerdings im allgemeinen nicht eine spezifische Perversion erzeugt, sondern der Betreffende ist mit seinem auch sonst labilen Nervensystem, mit seinen labilen Reizbarkeitskomplexen durch die beeinflussenden Faktoren des Lebens besonders gefährdet", heißt es bei *Moll*. Der so Entartete neigt also nicht nur zur Perversion, sondern die Perversionen wechseln bei ihm, was wiederum die Entartung verstärkt. Allerdings räumt *Moll* ein, daß bei einigen Fällen von Homosexualität weder Krankheit noch Entartung ursächlich anzuschuldigen seien.

Eine Anzahl heterosexueller Anomalien galten ihm nicht als pathologisch; sie waren das Ergebnis sexueller Überfeinerungen, die in gewissen Zivilisationsstufen auftreten – eine Ansicht, die auch *Eulenburg* vertrat.

Molls Buch über „Die conträre Sexualempfindung" kam im Jahre 1891 heraus, mit einem Vorwort von *Krafft-Ebing*. In späteren Jahren hat *Moll* seine Auffassung modifiziert. Er schildert das selbst in seiner Autobiographie [7]:

> „... Ich habe meinen alten Standpunkt im Lauf der Jahre aufgegeben. Mein alter Standpunkt war, daß das Erworbene eine geringe Rolle spielte, das Meiste angeboren sei. Ich stand damals zuerst auf dem Standpunkt *Krafft-Ebings*. Allmählich überzeugte ich mich, daß besonders in der Zeit des undifferenzierten Geschlechtstriebs, die beim Mann keineswegs vor dem dreiundzwanzigsten Lebensjahre abgeschlossen ist, der Trieb äußerst wandelbar ist ...
> Ich bestreite nicht einmal, daß gelegentlich die Homosexualität als eingeborener Faktor anzusehen ist, nur bestreite ich, daß es sich in der Mehrzahl der Fälle so verhält ..."

Moll wollte die Homosexualität mit der von ihm so genannten Assoziationstherapie therapeutisch korrigieren, einem Verfahren, das nicht ganz leicht nachvollziehbar ist. Es war nach *Moll* „eine pädagogische Behandlung ..., die theoretisch rationell und praktisch oft erfolgreich" war durch „methodische Ausbildung der normalen und in der Unterdrückung der abnormen Assoziationen".

Immerhin kann man den *Moll*schen Standpunkt, daß die Homosexualität etwas Behandelbares sei, durchaus „fortschrittlich" nennen, wenn er auch in keiner

Weise der Zwischenstufentheorie von *Magnus Hirschfeld* nahe kommt. Ob man *Molls* im Gegensatz zu *Hirschfeld* weitaus konservativere Haltung in wissenschaftlicher Hinsicht wie auch im Umgang mit der Öffentlichkeit auf die „mehrheitlich katholische Umgebung seiner Jugendjahre" zurückführen kann, wie dies in einer jüngst erschienenen Dissertation [8] versucht wird, mag dahingestellt sein.

Die Rivalität zwischen *Moll* und *Hirschfeld* ist bekannt. Es wurde einleitend schon angedeutet, daß *Moll* nur „seinen" Kongreß als erste wissenschaftliche Veranstaltung für Sexualwissenschaft ansah. In die gleiche Richtung ging schon die Gründung der Internationalen Gesellschaft für Sexualforschung, nach der von *Hirschfeld* und *Bloch* gegründeten Ärztlichen Gesellschaft für Sexualwissenschaft und Eugenik [9]. Daß *Moll* sich gegen *Hirschfeld* gewandt hat, wird ihm noch heute von der Hirschfeld-Gemeinde übel nachgesehen. Den Medizinhistoriker können solche historischen Polemiken durchaus nicht erregen. Der Streit der Ärzte [10] gehört zum Lebendigsten in der Geschichte der Medizin. Es sei nur an die Geschichte der Psychoanalyse erinnert. Und ein künftiger Historiker, der die Entwicklung der Sexualwissenschaft in unserer Zeit darstellen will, wird gewiß nicht „Eintracht und Harmonie" als Titelüberschrift wählen.

Es versteht sich fast von selbst, daß *Moll* auch *Freud* attackierte – er tat das mehrfach. Zu einem Thema faßte er seine Einwände so zusammen: „Durch die falsche Theorie *Freuds* ist der Glaube entstanden, daß im Unbewußten ... die Hauptquelle der Homosexualität sei. Im Gegenteil behaupte ich, sie ist gerade im Oberbewußten" [11]. An anderer Stelle schreibt *Moll* über sein persönliches Verhältnis zu *Freud*: „Das Unangenehme bei *Freud* war seine große Empfindlichkeit. Widerspruch konnte er nicht gut vertragen; die Bekämpfung, die ich seiner Lehre oder vielmehr seinen Phantasien zuteil werden ließ, ist ihm sehr nahegegangen. Als ich ihm bei Gelegenheit eines Vortrages, zu dem mich die Wiener Urania aufgefordert hatte, einen Höflichkeitsbesuch machte – persönlich hatte ich ihn schon Jahre vorher kennengelernt –, begab sich folgendes. Ich schickte meine Karte hinein. *Freud* empfing mich aber mit den Worten:

> „Angriffe wie Sie hat noch keiner gegen mich gerichtet. Sie werfen uns Fälschung von Krankengeschichten vor." Um dies zu beweisen, holte er mein Buch über das ‚Sexualleben des Kindes' und zeigte mir erregt eine Stelle des Buches ..." [12]

Im Jahre 1897 hatte *Moll* seine „Untersuchungen über die Libido sexualis" veröffentlicht. Er hat die beiden „grobschematischen Triebkomponenten" [13] in die Literatur eingeführt, die er als Detumeszenztrieb und Kontrektationstrieb bezeichnete, welche die Bestandteile des Geschlechtstriebes darstellen und in Sonderfällen auch getrennt vorkommen können.

Diese Schrift ist auf *Freud* nicht ohne Einfluß geblieben, ja, *Freud* ist später sogar der Meinung gewesen, daß er den Begriff der Libido sexualis von *Moll* übernommen habe [14]. *E. Jones* hat in seiner *Freud*-Biographie darauf hingewiesen [15], daß *Freud* sich bei dieser seiner Äußerung im Jahre 1922 getäuscht hatte, denn er selbst hatte schon 1894 den Begriff Libido gebraucht. Völlig unbekannt ist er sicher auch vorher nicht gewesen.

Die von *Albert Eulenburg* herausgegebene „Real-Encyclopädie der gesammten Heilkunde", die uns heute ein wertvolles Spiegelbild vom Stand dieser Wissenschaft um die Jahrhundertwende gibt [16], enthält erst in der 3. Auflage (seit 1894) einen einschlägigen Artikel. Bezeichnenderweise unter dem Oberbegriff der Forensischen Medizin hat dort der Grazer Gerichtsmediziner *Julius Kratter* in dem Beitrag „Sexuale Perversionen", im wesentlichen auf *Krafft-Ebing* gestützt, eine zusammenfassende Darstellung gegeben. Er verwendet (1899) den Begriff Libido ganz selbstverständlich wie einen geläufigen Terminus, der keiner Erläuterung bedarf.

Es ist interessant zu sehen, daß in diesem Lexikonbeitrag, also in einer zusammenfassenden, neutralen Darstellung des gesicherten Wissens der Zeit, die Homosexualität als „eine höchst beachtenswerte Naturerscheinung" bezeichnet wird und die Bestrebungen auf Abänderung der gesetzlichen Bestimmungen, „durch welche der Homosexuelle ... bedroht" wird, völlig gerechtfertigt genannt werden [17].

Albert Moll hat auch eine rege Tätigkeit als Sachverständiger vor Gericht ausgeübt, wobei er außer zu Fragen der Beeinflussung durch Suggestion oder behauptete hypnotische Auslösung von Straftaten sehr häufig zu Verhandlungen über Sexualdelikte herangezogen worden ist.

In seinem Nachlaß befinden sich eine Vielzahl von Gutachten, von denen sicher einige in die Kasuistik seiner Veröffentlichungen eingegangen sind. Die mögliche Auswertung des – unvollständigen – Materials steht noch aus, wobei die Schwierigkeit – außer in dem unsicheren Resultat, denn es muß ja nicht unbedingt ein neuer Aspekt zutage treten – darin liegt, jemanden, vielleicht einen Doktoranden, zu finden, der sowohl sexualwissenschaftlich wie historisch und forensisch vorgebildet und interessiert ist.

Moll hat sich mehrfach geäußert zu den Problemen, denen sich zu seiner Zeit die Gerichte bei der Auswahl der Gutachter für das Gebiet der Sexualdelikte ausgesetzt sahen. Es ging dabei hauptsächlich um die Frage der Zuständigkeit, d. h. um die Frage, ob für die Beurteilung diffiziler sexualpsychologischer Vorgänge ein Psychologe oder ein sachverständiger Arzt herangezogen werden müsse. *Moll* ging mit der damaligen Psychologie hart ins Gericht. Er geht davon aus, daß sich Psychologen „mit einer gewissen Gereiztheit" gegen die Psychiater gewandt hätten, z. B. bei der Beurteilung der Glaubwürdigkeit von Kindern bei Sexualdelikten. Er weist nachdrücklich darauf hin, daß „gerade Psychiater die bedeutendsten Probleme der Sexualpsychologie schon zu einer

Zeit bearbeitet haben, wo diese Gegenstände von den Psychologen vollständig vernachlässigt wurden". Die Psychologie des Sexuallebens sei nicht nur, soweit das Pathologische in Frage käme, von Medizinern bearbeitet worden, „sondern sie haben die Kenntnis auch des normalen Sexuallebens schon auf eine anerkennenswerte Höhe gebracht ..." Er weist auf *Hegar, Bloch, Forel* und auf seine eigene Veröffentlichung über das Sexualleben des Kindes hin, und er sagt im Jahre 1927 dazu:

> „Wenn sich einige moderne Psychologen etwas mit der älteren Literatur beschäftigten, würden sie unschwer erkennen, daß, was einige heute unter Eros verstehen, in weitem Maße der Komponente, die ich als Kontrektationstrieb bezeichnet habe, entspricht ..." [18]

Er kommt zu der Schlußfolgerung, daß es nicht gut angeht

> „zu sagen, daß für Dinge, die die normale Sexualpsychologie betreffen, der Arzt nicht sachverständig sei, sondern der Fachpsychologe. Theoretisch mag das wünschenswert sein ...".

Da aber nach *Molls* Meinung viele Fachpsychologen die Sexualpsychologie nicht einmal soweit kennen, wie sie erforscht sei, im Gegensatz zu den meisten Psychiatern, die das Gebiet beherrschten, hielt er es für verfehlt, den Mediziner von der Beurteilung normaler Vorgänge auszuschließen. Dieses Beispiel zeigt deutlich, daß *Moll* immer bestrebt war, dem eigenen Fachgebiet auch nach außen hin die rechte Anerkennung zu verschaffen. *Moll* war durchaus bereit, die Verdienste anderer Forscher und anderer Disziplinen zu würdigen, sowohl die der Psychologen wie die aus seiner Sicht richtigen Aspekte der *Freudschen Psychoanalyse*, doch konnte er einem gewissen Hang zur Rechthaberei selten widerstehen. In den Kreisen der Berliner ärztlichen Standesorganisation, wo sich *Moll* unzweifelhaft auf mehreren Gebieten große Verdienste erworben hat, trug er den Spitznamen „*Moll* der Tyrann", wie er selbst in seinen Memoiren nicht ohne Behagen berichtet.

Diskussionen um standespolitische Fragen hatten ihn Anfang des Jahrhunderts zu seinem Buch über die ärztliche Ethik angeregt, ein Buch, das wohl schon immer mehr zitiert als gelesen worden ist. Dazu trug sicher der durch eine umfangreiche Kasuistik aufgeblähte Umfang von 650 Seiten bei. *Moll* ging von einem klar positivistischen Standpunkt aus und diskutierte alle Bereiche der ärztlichen Tätigkeit. Die meisten seiner Überlegungen und Ansichten haben an Aktualität bis heute nichts eingebüßt. Unter der Überschrift „Der Arzt als Anstifter zu unmoralischen Handlungen" behandelt er über mehrere Seiten hinweg die Frage, inwieweit der Arzt berechtigt sei, dem Patienten den außerehelichen Geschlechtsverkehr aus therapeutischen Gründen anzuraten [19]. Er nahm eine, heute würde man sagen, „ausgewogene" Haltung ein. Besonderen Wert legte er auf die individuellen Gegebenheiten des Patienten; strenge moraltheoretische Regeln schienen ihm ebenso ungeeignet als Maßstab für den

Arzt wie bedenkenloses Zureden. Seine Einstellung ist eine konservative. Das wird noch deutlicher in dem von ihm verfaßten Abschnitt über „Sexuelle Hygiene" des von ihm herausgegebenen Handbuchs der Sexualwissenschaften [20].

An gleicher Stelle wiederholt er die Gründe, die ihn als Gutachter für die Filmprüfstelle zur Ablehnung des Films „Anders als die Andern" bewogen hatten, obwohl er die Bestrebungen zur Abschaffung des § 175 StGB unterstützte. Er bemängelte trotz der künstlerischen Form des Films fehlende wissenschaftliche Objektivität, und er sah so die Möglichkeit der Gefährdung labiler Jugendlicher.

Mit dem soeben erwähnten „Handbuch der Sexualwissenschaft", das zuerst 1911, in dritter Auflage in zwei Bänden 1926 erschien, hat *Albert Moll*, wie *Haeberle* [21] schrieb, „einen Meilenstein der Sexualforschung" errichtet. Der Untertitel „Mit besonderer Berücksichtigung der kulturgeschichtlichen Beziehungen" läßt die Vielfältigkeit und den Umfang des Dargebotenen erkennen. Die Bebilderung ist fast üppig zu nennen; besonders in dem Kapitel über „Die Erotik in der Literatur und Kunst" sind zahlreiche Gegenstände aus *Molls* privater Sammlung wiedergegeben.

Von dieser Sammlung ist im Nachlaß nichts erhalten geblieben. Die umfangreiche Bibliothek Molls ist von ihm in den dreißiger Jahren verkauft und anschließend von einer Berliner Buchhandlung versteigert worden.

Moll gehört zu den frühen Sexualforschern wie *Bloch*, wie *Eulenburg*, die auf mehreren, ganz unterschiedlichen Gebieten literarisch tätig gewesen sind. *Iwan Bloch*, der Dermatologe, der uns als Medizinhistoriker vertraut ist; *Albert Eulenburg*, der die pharmakologische Professur in Greifswald niederlegte, um sich in Berlin intensiv der Herausgabe der Real-Enzyklopädie und später der Deutschen Medizinischen Wochenschrift widmen zu können, Verfasser einer preisgekrönten Festschrift über „Die hypodermatische Injection der Arzneimittel"; und *Moll*, der leidenschaftlich für die Anerkennung der Hypnose-Therapie eintrat, segensreich für den ärztlichen Stand wirkte, zusammen mit *Max Dessoir* und anderen vehement gegen den Unfug kämpfte, der mit Okkultismus und Hellseherei getrieben wurde [22]. Er, der jahrzehntelang in Berlin zu den bekanntesten Ärzten gehörte, ist – als Jude verfemt – von seiner Haushälterin beschützt, von der Umwelt vergessen, im September 1939 in Berlin gestorben.

Anmerkungen

[1] *Erwin J. Haeberle*: Anfänge der Sexualwissenschaft. Berlin und New York 1983.
[2] *Heinz Goerke* (Hrsg.): Berliner Ärzte. Selbstzeugnisse. Berlin 1965, S. 236–263.

[3] *Otto Winkelmann*: Albert Moll (1862–1939) als Wegbereiter der Schule von Nancy in Deutschland. Prax. Psychotherap. *10* (1965) S. 1–7.
[4] Hierauf hat *J. H. Schultz* wiederholt hingewiesen, u. a. in: Psychotherapie. Leben und Werk großer Ärzte. Stuttgart 1952, S. 174.
[5] *Albert Moll*: Ein Leben als Arzt der Seele. Erinnerungen. Dresden 1936, S. 143–145.
[6] *Annemarie Wettley*: Von der „Psychopathia sexualis" zur Sexualwissenschaft. Stuttgart 1959. (Beitr. Sexualforschung, Heft 17).
[7] *Moll* a. a. O., S. 145 f.
[8] *Julius Henri Schultz*: Albert Molls Ärztliche Ethik. Med. Diss. Zürich 1986, S. 20 f.
[9] *Haeberle* a. a. O., S. 3.
[10] Vgl. *Gunter Mann*: Vom Streit der Ärzte. Med. Welt N. F. *16* (1965) S. 879–885 u. 995–1000.
[11] *Moll* a. a. O.
[12] *Albert Moll*: Das Sexualleben des Kindes. Berlin 1909.
[13] *Viktor E. Frankl*: Psychogene Potenzstörungen. In: Hdb. Neurosenlehre und Psychotherap., Bd. 2, München u. Berl. 1959, S. 624.
[14] *Sigmund Freud*: Ges. W. XIII, S. 229.
[15] *Ernest Jones*: Das Leben und Werk von Sigmund Freud. Bd. 1, Bern u. Stuttgart (1960), S. 305 (Anm. 117).
[16] *Manfred Stürzbecher*: Albert Eulenburg. NDB Bd. 4, S. 683.
[17] *Julius Kratter*: Sexuale Perversionen. In: Real-Encyclopädie der gesammten Heilkunde. Bd. 22. Berlin–Wien 1899, S. 388–404 (Zit. S. 395).
[18] *Albert Moll*: Psychiater und Psychologe als gerichtliche Sachverständige. Monatsschr. Psych. u. Neurol. *64* (1927) S. 137–151.
[19] *Albert Moll*: Ärztliche Ethik. Die Pflichten des Arztes in allen Beziehungen seiner Thätigkeit. Stuttgart 1902, S. 220–231.
[20] *Albert Moll*: Sexuelle Hygiene. In: Handbuch der Sexualwissenschaften. Bd. 2. Leipzig 1926, S. 1096–1163 (Zit. S. 1102–1106).
[21] *Haeberle* a. a. O., S. 4.
[22] Vgl. *Adolf Kurzweg*: Die Geschichte der Berliner „Gesellschaft für Experimental-Psychologie" mit besonderer Berücksichtigung ihrer Ausgangssituation und des Wirkens von Max Dessoir. Med. Diss. FU Berlin 1976.

Max Hodanns Sexualpädagogik und Sexualpolitik

Manfred Herzer

Max Hodann war kein Pionier der Sexologie in dem Sinne, daß er durch eigene Forschungen und Erkenntnisse zur Weiterentwicklung dieser damals noch jungen Wissenschaft beigetragen hätte. *Hodanns* Pioniergeist verwirklichte sich nahezu ausschließlich in dem Bereich, der der Sexologie Zweck und Ziel setzt: die praktische und insbesondere die politisch-praktische Umsetzung von Ergebnissen der Sexualwissenschaft in möglichst unmittelbare Hilfe für die, die dieser Hilfe bedurften. Als Leiter der Sexualberatungsstelle in *Magnus Hirschfelds* Institut für Sexualwissenschaft versuchte er jahrelang, durch kostenlose Beratung „die Sexualnot der Erwachsenen" – so der Titel einer seiner populären Schriften – zu lindern; durch Sexualkundeunterricht in Jugendorganisationen der Arbeiterbewegung und in Berliner Berufsschulen sowie in mehreren für Kinder und Jugendliche geschriebenen Aufklärungsbroschüren war er praktischer Bahnbrecher emanzipatorischer Sexualpädagogik, ohne sich um theoretische Verallgemeinerungen und Analysen mehr zu kümmern, als für die Praxis unbedingt nötig war; schließlich wirkte *Hodann* von 1922 bis zur Nazizeit als ärztlicher Leiter des Gesundheitsamtes im Berliner Arbeiterbezirk Reinickendorf sowie als führendes Mitglied im „Verein sozialistischer Ärzte" für die Durchsetzung von Reformen in der Gesundheitspolitik und im damit zusammenhängenden Strafrecht. Nach *Hodanns* Tod 1946 im schwedischen Exil wurde keines seiner zwanzig Bücher, keine der Broschüren wieder aufgelegt. Der beträchtliche Erfolg und Einfluß seines schriftstellerischen Werks war anscheinend unlösbar verknüpft mit der Zeit und der geschichtlichen Situation, in der es geschrieben wurde. Im Unterschied etwa zum Werk des ungefähr gleichaltrigen und auch gleichzeitig wirkenden *Wilhelm Reich*, dessen Rezeption erst Jahrzehnte nach dem Tod des Autors umfassend begann, ist *Hodanns* Werk heute fast nur noch ein Teil der Geschichte jener Epoche, in der es geschaffen wurde. *Hodanns* Werk war Sexualpolitik in einem ganz unmittelbaren Sinn, es war immer für die aktuellen Erfordernisse seiner Gegenwart gedacht und wirkte insofern fördernd für die Sexualwissenschaft in der frühen Phase des Kampfes um ihre Etablierung und Anerkennung.

Erste Berührung mit der Sexualwissenschaft (1915–1919)

Im Jahre 1915 als 21jähriger Medizinstudent lernte *Max Hodann* in einer öffentlichen Sitzung der „Ärztlichen Gesellschaft für Sexualwissenschaft und Eugenik" in Berlin *Magnus Hirschfeld* kennen, den Mann, durch dessen Einfluß *Hodanns* Interesse für die wissenschaftliche Beschäftigung mit dem menschlichen Geschlechtsleben entscheidend gefördert wurde. Zwanzig Jahre nach dieser ersten Begegnung berichtete *Hodann* in einem Nachruf auf den inzwischen im Exil verstorbenen Freund und Mentor eine Anekdote aus der Frühzeit ihrer Beziehung, die auch die Zusammenarbeit der beiden Männer in den folgenden Jahren der Weimarer Republik charakterisiert:

> „Ich stand damals im deutschen Heeresdienst. In einer kleinen Stadt, eineinhalb Stunden von Berlin entfernt, war meine Garnison. Eines Tages gab es eine ungeheure Sensation. Zwei Soldaten meines Bataillons wurden in der Stadt verhaftet, weil sie ‚in Frauenkleidung Spionage betrieben' hatten. Ich erreichte durch Interpellation beim Regimentsarzt, daß ich Erlaubnis bekam, die beiden im Gefängnis zu besuchen. Was ich vermutet hatte, bestätigte sich: Die beiden gehörten zu der Gruppe von Menschen, die sich nur wohl fühlen, wenn sie in der Kleidung des ‚anderen' Geschlechts entsprechend den Lebensgewohnheiten dieses Geschlechts sich betätigen können. Es waren sogenannte ‚Transvestiten'. Von Spionage keine Spur. Ich versuchte den beiden verzweifelten Jungen zu helfen. Mein Urteil wurde von den ‚erfahrenen' Ärzten des Militärs verlacht – so einen Unsinn hätte man noch nie gehört – ich sollte meine Finger davon lassen. Ich telegraphierte an *Hirschfeld*. Er kam umgehend. Man berief eine Sitzung aller Ärzte ein und lud die militärischen Behörden dazu. *Hirschfeld* hatte Lichtbildmaterial mitgebracht und demonstrierte, was wir damals von den Transvestiten wußten. Die beiden ‚Verbrecher' wurden vorgeführt und analysiert. Das überzeugte. Sie wurden freigelassen und vom Militärdienst suspendiert. Der eine von ihnen wurde ein bekannter Damenimitator der Berliner Kabarettbühnen und blieb uns jahrelang in Freundschaft verbunden" [1].

Während jedoch für den homosexuellen *Magnus Hirschfeld* die Erforschung der Homosexualität der Ausgangspunkt und später, als sich sein Forschungsinteresse auf alle anderen Gebiete der „Geschlechtskunde" erweiterte, den eigentlichen Kern seines Werkes bildete, fand *Hodann*, der später in drei Ehen Vater dreier Kinder wurde, in der Sexualpädagogik und in der allgemeinen Sexual- und Eheberatung das Zentrum seines Wirkens. Seine erste sexualwissenschaftliche Veröffentlichung, ein Literaturbericht über „Neue Forschungen zur Kenntnis der hereditär-physiologischen Grundlagen sexueller Zwischenstufen", steht jedoch noch weitgehend unter dem Einfluß *Hirschfelds* und wurde 1917 im 17. Band des von *Hirschfeld* herausgegebenen „Jahrbuch für sexuelle Zwischenstufen" publiziert. Die Forschungen des Biologen *Richard Goldschmidt*, der aus seinen Experimenten bei der Züchtung von Schmetterlingen Schlüsse auf die konstitutionelle Bedingtheit von Homosexualität, Transvestitismus, Intersexualität und allen anderen sexuellen Zwischenstufen beim Menschen zog, werden von *Hodann* in diesem Aufsatz ebenso zustimmend referiert wie die praktische Schlußfolgerung *Goldschmidts* in Bezug auf menschliche Intersexualität: Kein Gerichtshof der Welt kann einem intersexuellen Individuum ein Geschlecht zuweisen, wie dies beim „erreur de sexe" tatsächlich geschieht, „denn es gehört in seiner realen Existenz keinem der beiden Geschlechter an" [2].

Parallel zur beginnenden Auseinandersetzung mit der Welt *Magnus Hirschfelds*, der Welt der effeminierten Männer und virilen Frauen, gab es noch eine andere Auseinandersetzung, die für den künftigen Arzt und Sexualwissenschaftler *Hodann* insofern womöglich eine noch größere Bedeutung haben sollte, als sie eine viel größere Nähe zum eigenen Leben und Erleben aufwies: die Auseinandersetzung mit der Jugendbewegung.

> „Wenn ich auch infolge meiner Spezialinteressen erst verhältnismäßig spät, mit 16, 17 Jahren von der Bewegung erfaßt wurde, habe ich doch noch die ‚Gründer' und ihr Milieu gekannt und aus ihrem Munde die Berichte von der schon legendär gewordenen Fahrt in den böhmischen Wald vernommen",

schreibt *Hodann* in einem unveröffentlichten autobiografischen Entwurf. [3]. Nicht nur zur Frage der politischen Orientierung in den verschiedenen Strömungen und Gruppierungen der deutschen Jugendbewegung griff *Hodann* in jenen Jahren mit mehreren Aufsätzen und Broschüren ein [4], im Jahre 1916 veröffentlichte er in der von *Helene Stöcker* herausgegebenen Zeitschrift „Die Neue Generation" seine Ansicht über „Das erotische Problem in der bürgerlichen Jugendbewegung" [5].

Die Debatte um den Sex in der Jugendbewegung hatte im Jahre 1912 mit dem Erscheinen von *Hans Blühers* Broschüre „Der Wandervogel als erotisches Phänomen" begonnen. Sie war jedoch vor allem gekennzeichnet durch eine heftige Entrüstung und Abwehr der tabustürzenden Thesen *Blühers*. In dieser Abwehr wurde vor allem die sexuelle Misere offenbar, die in der Jugendbewegung kaum geringer war als in der Elterngeneration, von deren heuchlerischem und muffigem Lebensstil man sich doch gerade abzugrenzen trachtete. Rückblickend beschreibt *Hodann* in seinem Aufsatz in der „Neuen Generation" die Wirkung *Blühers*:

> „Die Aufnahme, die das Werk *Blühers* bei den maßgebenden Stellen des Wandervogels erfuhr, ist bezeichnend für die Stellung dieser Jugend zum Geschlechtlichen überhaupt. Es ist vielleicht verständlich, daß – bei dem verantwortungslosen Verständnismangel, mit dem die Gesellschaft dem Problem der Inversion gegenübertritt – man sich peinlich berührt fühlte, daß hier gerade ‚Homosexualität' zum Triebfaktor gestempelt wurde. Es begann nun nicht nur eine Invertiertenriecherei, sondern der Sittlichkeitsfanatismus setzte ein (...) Alles zeigte, daß sich die Jugend, die so frei und mutig in das neue Leben hineinmarschiert war, die so viel Hoffnung auf Genesung unserer unerträglichen öffentlichen Zustände in sich trug, daß diese Jugend dem Problem der Erotik nicht gewachsen war" [6].

Hodann verweist nachdrücklich auf das historische Verdienst *Blühers*, „der als erster die seelischen Grundlagen und damit auch den Einfluß des Geschlechtlichen in der Jugendbewegung zu erforschen gesucht hat“ [7], zugleich aber kritisiert er *Blühers* eifernden Antifeminismus, der sich etwa in der Ansicht äußerte, die Aufnahme von Mädchen in die Wandervogelbünde sei eine Verfalls- und Niedergangserscheinung. „Diese Auffassung scheint einseitig“, schreibt *Hodann* und fährt fort: „Trotzdem bin ich natürlich weit entfernt davon, etwa die weitgehende Bedeutung der Inversion im Wandervogel abstreiten zu wollen“ [8].

Das erotische Problem in der bürgerlichen Jugendbewegung ist aber für *Hodann* vor allem eines, das zwischen jungen Männern und Frauen besteht, und die Frage der Gleichgeschlechtlichkeit ist für ihn, der in den Gruppen der Freideutschen Jugend seine künftige Ehegattin, *Marie Saran*, kennenlernt, die er 1919 heiratet, nicht der Mittelpunkt seines Interesses.

Durch den engen Kontakt mit *Hirschfeld* wird *Hodann* bald Mitarbeiter der „Zeitschrift für Sexualwissenschaft“, dem Organ der erwähnten „Ärztlichen Gesellschaft für Sexualwissenschaft und Eugenik“, deren stellvertretender Vorsitzender *Hirschfeld* zusammen mit *Iwan Bloch* in den ersten Jahren ihres Bestehens war. *Hodann* veröffentlichte hier 1917 einen längeren Aufsatz „Zur Revision des Darwinismus“, in dem er die damals aktuelle Auseinandersetzung über die Theorie *Darwins* referiert und die teilweise auch von *Ernst Haeckel* vertretene sozialdarwinistische Anschauung zurückweist [9].

In einer Rezension zu *Grete Meisel-Heß'* Buch „Die Bedeutung der Monogamie“ finden wir eine Stellungnahme *Hodanns* zu diesem sexualethischen Problem, die wegen ihrer Rigorosität und der in späteren Jahren zu bemerkenden Mäßigung von Interesse ist. 1917 schreibt *Hodann*:

> „Für jeden, dem es um seine Lebensgestaltung ernst ist, sollte die Einhaltung des monogamen Prinzips, eine strenge Verwerfung jedes Neben- und Durcheinanders (das sind Unreinlichkeiten! Nicht so ein Nacheinander!) geschlechtlicher Bindungen Selbstverständlichkeit sein. Leider ist das Gegenteil der Fall. Man braucht nur die Zustände zu sehen, wie sie der Krieg in den Etappengebieten zeitigte“ [10].

Zehn Jahre später, nach ausgiebigen Erfahrungen bei der Sexualberatung und nach dem Scheitern der eigenen ersten Ehe kommt in *Hodanns* vielleicht erfolgreichstem Buch „Geschlecht und Liebe in biologischer und gesellschaftlicher Beziehung“ ein wesentlich milderer Standpunkt zum Ausdruck; im Kapitel „Monogamie“ heißt es:

> „Gewiß, die Einehe bleibt ein Ideal. Aber wie oft finden sich zwei Menschen, die sich wirklich auf die Dauer gegenseitig voll ergänzen und ausfüllen? Jene ‚Höflichkeit der Seele‘, von der *Balzac* spricht, hält dann den einen oft genug von neuer Bindung zurück, wenn er fühlt, daß sich der andere tief verletzt fühlen würde. Und doch

bleibt eine Lücke. Es bleibt hier eine Frage offen: Die Katastrophe der Monogamie ist gewiß. Der neue Weg noch ungewiß" [11].

Aber auch solche sexualethischen Erwägungen stehen nicht im Zentrum von *Hodanns* Sexualforschungsinteresse. Jedenfalls galten ihnen genau so wenig systematische Untersuchungen wie jenem anderen, damals wohl noch mehr als heute umstrittenen, aber nichtsdestoweniger expandierenden Wissensgebiet, der Psychoanalyse. In der „Ärztlichen Gesellschaft für Sexualwissenschaft und Eugenik" fand am 17. März 1916 eine ausführliche Auseinandersetzung mit der Psychoanalyse statt, an der sich jedoch nach einem Übersichtsreferat *Heinrich Koerbers* nur *Iwan Bloch, Otto Juliusburger* und *Magnus Hirschfeld* beteiligten, um ihre Ablehnung der Psychoanalyse zu begründen, während *Karen Horney*, die damals erst kurz in der psychoanalytischen Bewegung wirkte, vergeblich versuchte, die *Freud*sche Lehre gegen die einheitliche Front ihrer älteren männlichen Kollegen zu verteidigen [12]. *Hodann* beteiligte sich an dieser Auseinandersetzung ebensowenig, wie auch später nur verstreute und oberflächliche, wenn auch deutlich sympathisierende Bemerkungen zur Psychoanalyse in seinem Werk zu finden sind.

Die Sexualnot der Jugendlichen und der Erwachsenen, soweit sie durch die bloße Vermittlung von Wissen gelindert oder gar beseitigt werden konnte, also keine komplexere psychologische Problematik zu bewältigen war, rückte allmählich in den Mittelpunkt von *Hodanns* Interesse; hier sollte bald sein Hauptbetätigungsfeld liegen. Das praktische und auch politische Problem der Verbreitung und Vermittlung des Sexualwissens, der Kenntnisse über physiologische Grundtatsachen des Geschlechtslebens, über Empfängnisverhütung, Onanie und die Bekämpfung der Geschlechtskrankheiten in möglichst allen Klassen und Schichten der Bevölkerung und damit die Entwicklung eines sozialtherapeutischen und pädagogischen Konzepts von Sexualpolitik sollte *Hodanns* Arbeitsbereich werden. Mit seiner Dissertation zum Thema „Die sozialhygienische Bedeutung der Beratungsstellen für Geschlechtskranke" [13] fand er gewissermaßen einen ersten Zugang zu dem Bereich der Sexualwissenschaft, dem er sich künftig widmete. Angeregt war die Beschäftigung mit diesem Thema anscheinend auch durch die Erfahrungen, die *Hodann* in seiner Kriegsdienstzeit 1918 im Speziallazarett für venerische Krankheiten auf der Festung Modlin sammeln konnte. In der Dissertation selbst wird aber vor allem die Geschichte der Geschlechtskrankenfürsorge durch die Krankenkassen seit dem Jahre 1899 dargestellt, dem Jahr, in dem aus der „Invaliden-Versicherungs-Ordnung" der Vorbehalt gestrichen wurde, daß Krankheiten, die auf „geschlechtliche Ausschweifungen" zurückzuführen seien, nicht zum Anspruch auf Leistungen der Versicherung berechtigten. Ferner wird anhand von Statistiken Erfolg und Umfang der Arbeit der einzigen damals in Berlin existierenden Beratungsstelle dargestellt. Nachdem im Jahre 1914 in Hamburg die erste

Geschlechtskrankenberatungsstelle eingerichtet worden war, und die zweite 1917 in Berlin, wuchs die Zahl im ganzen Deutschen Reich rapide: 1919 gab es schon 124 solcher Stellen, die meist auch über Beratung und Diagnose hinaus therapeutisch tätig waren. *Hodann* schließt seine Untersuchung mit der „Forderung nach restloser Aufklärung des Volkes. Ohne diese wird jede andere Untersuchung fruchtloses Stückwerk bleiben“ [14].

Sexualpädagogik und Sexualberatung in den 20er Jahren

Nach dem Abschluß seines Studiums begann für *Hodann* zum einen die normale bürgerliche Karriere, zunächst als leitender Arzt der Abteilung für Geschlechtskrankheiten in einem Berliner Privatkrankenhaus, dann, 1921, folgte der Eintritt in den Staatsdienst als Stadtarzt in Nowawes bei Berlin, und schließlich, 1922, wurde er „Stadtarzt“, daß heißt ärztlicher Leiter des Gesundheitsamtes im Berliner Bezirk Reinickendorf. In dieser Position blieb er bis zu seiner von den Nazis erzwungenen Emigration im Jahre 1933. Parallel dazu aber entfaltete sich *Hodanns* Sisyphusarbeit für eine „restlose Aufklärung des Volkes“.

In den zehn Jahren zwischen 1923 und 1933 erreichte er seine wohl nicht nur schriftstellerisch größte Produktivität. In diesen Jahren entstanden eine Reihe von Publikationen, von denen die erfolgreichsten ganz praktische Ratgeber und Anleitungen zur Sexualpädagogik und -aufklärung waren. Durch sie vor allem begründete sich *Hodanns* Ruf als einer der führenden Köpfe der Sexualwissenschaft jener Zeit. Insbesondere sind hier vier Veröffentlichungen zu nennen, die, obwohl sie sich an ganz unterschiedliche Gruppen wenden (Kinder vor der Pubertät, Jugendliche und Erwachsene), eine einheitliche Methodik der Darstellung erkennen lassen. Gerade in dieser Methodik liegt aber der neue eigene Beitrag *Hodanns* zur Sexualwissenschaft.

1. „Bub und Mädel. Gespräche unter Kameraden über die Geschlechterfrage. Mit 4 Abbildungen. Leipzig 1924 (Entschiedene Schulreform, Heft 25)“

Wie der Untertitel dieser, in der ersten Auflage 114 Seiten starken Broschüre ausdrückt, wird hier versucht, Sexualwissen in Form von Gesprächsprotokollen zu vermitteln, die, mehr oder weniger für den didaktischen Zweck arrangiert, auf *Hodanns* eigenen Erfahrungen als Gruppenleiter in verschiedenen Organisationen der proletarischen Jugendbewegung beruhen. („Meinen Freunden in der proletarischen Jugendbewegung!“ lautet die Widmung, die dem Text vorangestellt ist.) *Hodann* nennt in der Vorrede zwei Gründe, warum er diese Broschüre herausgibt und so „der ohnehin schon umfangreichen Literatur über das Sexualproblem noch eine neue Schrift hinzufügt“:

– Keine der vorhandenen Schriften sei für die Aufgabe geeignet, in der Schule und in der Jugendbewegung unmittelbar bei der Praxis der Wissensvermittlung an Jugendliche hilfreich zu sein.

– Selbst bei sachlich richtigem Inhalt würde allein schon der wissenschaftliche Jargon und der Gebrauch von medizinischer Fachterminologie diese Schriften für Jugendliche unbrauchbar machen.

Wenn wir heute „Bub und Mädel“ lesen, dann fällt es nicht leicht, den wirklichen Fortschritt zu ermessen, den diese Schrift damals bedeutete, denn die Dialoge haben recht wenig mit dem zu tun, was wir heute als Gespräche mit Teenagern über den Sex kennen. Der alte Text wirkt hölzern und unlebendig, die Rolle des Aufklärers in ihm, der als erfahrener Arzt offensichtlich eine Art Kamerad unter Kameraden sein will, wirkt onkelhaft und herablassend. Es ist tatsächlich so, wie man sich ein Gespräch „unter Kameraden“ und nicht unter Jugendlichen vorstellen kann, in dem es auch nicht um den Sex geht, sondern um die „Geschlechterfrage“. Eine Probe:

> Als ich das nächstemal ins Jugendheim kam, fand ich drei Buben in eifriger, ja fast erregter Auseinandersetzung. Kaum sah mich der eine von ihnen, als er mir entgegenstürzte und mich als Schiedsrichter in Anspruch nahm:
>
> „Du, der Hans hat da g'rad' etwas erzählt, und wir kommen nicht überein in der Sache. Du mußt uns sagen, wie du dazu stehst.“
>
> „Wollen mal sehen. Vielleicht weiß ich auch nicht zu helfen. Aber da muß mir schon Hans mal seine Geschichte vortragen, wenn ihr es auch schon gehört habt.“
>
> „Ach, das geht sehr kurz zu machen. Ein Arbeitskollege von mir ist mit einem Mädel befreundet. Er hat das Mädel sehr lieb, aber sie können nicht heiraten, weil sie beide nichts haben. Da hat er so mit ihr zusammen sein wollen, und sie ist von ihm fortgegangen, weil sie rein bleiben wollte. Was sagst du dazu?“
>
> „Zunächst mal, was meinst du – oder was meinte das Mädel mit dem ‚rein bleiben‘?“
>
> „Sie wollte sich ihm eben nicht hingeben, so ohne Heirat.“
>
> „Ja, ich verstehe schon. Aber was hat das mit Reinheit oder Unreinheit zu tun?“
>
> ...
>
> Die Jungens schwiegen. Diese Gegenfrage kam ihnen unerwartet. Schließlich meinte Otto: „Man sagt doch halt so.“
>
> „Ich denke,“ erwiderte ich, „wir hätten uns allmählich daran gewöhnt, nicht einfach nachzusagen, was ‚man‘ sagt. Wir wollen erst einmal untersuchen, ob die Gründe dieser Ansicht berechtigt sind.“
>
> „Ach du mit deinen ewigen Gründen! Was heißt denn hier überhaupt ‚Gründe dieser Ansicht‘? Du kannst einem auch nie geradeheraus sagen, wie du über irgendeine Sache denkst!“
>
> „Ich bin doch nicht hier, um euch das Nachdenken abzunehmen. Oder betrachtet ihr mich als Auskunftsstelle und damit basta? Und was die ‚Gründe dieser Ansicht‘ betrifft – ihr habt anscheinend noch gar nicht gemerkt, daß in den Worten des Mädchens eine ganz bestimmte Ansicht zum Ausdruck kommt. Oder doch?“

„Du meinst, daß die Reinheit der Frau durch den Geschlechtsverkehr verloren geht?"

„Ist das die Meinung, die ‚man' hat?"

„Nein," sagte Hans, „dann müßte ja auch jede Frau, die sich verheiratet, unrein werden."

„Na also. Meinen das die Menschen – oder sagen wir ruhig wieder genau: die Menschen, die die öffentliche Meinung machen?"

„Nein–n, ... im allgemeinen soll das doch heißen, daß die Frau rein in die Ehe treten soll."

„Rein, das heißt also geschlechtlich unberührt. Und die geschlechtliche Berührung, der Geschlechtsverkehr ...?"

„Wäre demnach unrein – verunreinigend."

„Es scheint so. Übrigens, wie ist das eigentlich beim Manne?"

„Doch ebenso!"

„So? Ihr kennt offenbar die bürgerliche Gesellschaft nicht genau genug. Seht, das ist eben das Eigenartige: Von der Frau verlangt man, daß sie unberührt bleiben soll bis zur Ehe. Dem Manne wird zwar, bei einer so offenen Frage, nur selten jemand schlechthin das Gegenteil zubilligen. Aber wenn einer nicht unberührt in die Ehe tritt – wer fragt danach? Dann ist man rasch mit Redensarten bei der Hand wie: ‚Das ist nun mal so' oder ‚Ein flotter Kerl'; und das Schlimmste scheint mir, daß die Frauen selbst auf diese flotten Kerls im allgemeinen viel geben, denn sie haben doch ‚Lebenserfahrung', die ihnen selbst, den Frauen, abgeht. Und schließlich, wer will's denn dem Manne nachweisen?"

„Hör' mal, ist das nicht sehr ungerecht? An der Ehe sind doch beide in gleicher Weise beteiligt. Da kann man doch nicht ein für Mann und Frau verschiedenes Maß von Forderungen gelten lassen."

„Kann nicht? Man tut es. Man bezeichnet diese Ansicht mit sehr treffendem Wort als ‚doppelte Moral'. Ich bin ganz deiner Meinung, daß diese doppelte Moral eine Ungerechtigkeit schlimmster Sorte ist. Gedankenlos, wie die meisten Menschen ihr Leben verbringen, nehmen sie das einfach hin [15].

2. „Woher die Kinder kommen. Ein Lehrbuch für Kinder lesbar. Rudolstadt 1926."

Hodann versuchte auch in dieser Broschüre, die von der zweiten Auflage an unter dem Titel „Bringt uns wirklich der Klapperstorch?" erschien, in einer Sprache, die für diejenigen, an die der Text gerichtet ist, für die Kinder, verständlich ist, die Grundtatsachen von Zeugung, Schwangerschaft und Geburt zu beschreiben. Wies *Hodann* schon in der Vorrede zu „Bub und Mädel" darauf hin, daß die Aufklärungsbroschüre nur „ein gewisser Ersatz für das gesprochene Wort" sein kann und die „unmittelbare Persönlichkeitswirkung" des Erziehers letztlich über die Wirkung der Sexualpädagogik wie jeder andern Pädagogik auch entscheidet, so wird in dem „Lehrbuch für Kinder" noch stärker versucht, den gedruckten Text nur als Mittel für den Dialog zwischen Autor und Leser zu nutzen. Gleich auf der ersten Seite von „Woher die Kinder kommen" heißt es:

> „Wenn irgendein Junge oder irgendein Mädel etwas nicht versteht, dann sollen sie mich fragen. Da ihr aber wahrscheinlich nicht alle in Berlin wohnt, so müßt ihr mir schreiben. Auf den Brief schreibt ihr: An Max Hodann, Berlin-Neutempelhof, Wiesenerstr. 34. Vergeßt nicht dazu zu schreiben, wo ihr selbst wohnt. Denn sonst kann ich euch nicht antworten."

Und im Vorwort zur zweiten Auflage heißt es:

> „Etliche von euch haben mir inzwischen geschrieben und mancherlei gefragt. Ich glaube, wir sind dabei gute Freunde geworden. Darum schreibt mir bitte alle, denen das Heftchen gefällt" [16].

Zwar wird auf den Titelblättern von keiner der *Hodann*schen Aufklärungsschriften versäumt, darauf hinzuweisen, daß es sich bei dem Verfasser um einen „Dr. med." handelt, was die besondere Autorität und Kompetenz hervorheben soll, dennoch sind die Texte selbst auf Verringerung der Distanz und einschüchternden Autorität angelegt. Der Arzt will „Freund" und „Kamerad" sein und so die Wirksamkeit seiner Lehre erhöhen.

3. „Geschlecht und Liebe in biologischer und gesellschaftlicher Beziehung. Rudolstadt 1927"

ist, was die Auflagenhöhe und die Zahl der Übersetzungen betrifft, *Hodanns* erfolgreichstes Buch. Ähnlich wie zuvor den Kindern und Jugendlichen versucht er hier den Erwachsenen das fortgeschrittenste Sexualwissen seiner Zeit in populärer Form darzustellen. Über Intention und Methode dieses Buches schreibt er später im Exil:

> „In 1927 I published the first systematic attempt in popular form at a Sociology of Sex, ‚Sex and Love in their Biological and Social Aspects'. It was based on the material collected at our Berlin Centre, under the auspices of the Institute for Sexual Science. Those to whom it was addressed welcomed the book with enthusiasm. Academic circles were very cool – with a few distinguished exceptions: the official view was ‚that book is not really science, but political propaganda.' And that view demands an answer and an exposure. According to the standards in question, anyone who limits their authorship to uncritical accounts of That Which Is, who gives the anatomy and physiology of reproduction, as it were in vacuo with no reference to social or economic contexts, is ipso facto ‚scientific' in approach. But he who depicts the relativity and interactions of social institutions and customs from the point of view of the injury and degradation they inflict on the sexual emotions of humanity, is guilty of ‚political agitation'. No conservative in these matters can be guilty of political agitation, for he simply accepts the present state of things" [17].

Der Vorwurf fehlender Wissenschaftlichkeit von seiten ärztlicher Kollegen war jedoch nur die mildeste Reaktion auf *Hodanns* neue Methode sexueller Aufklärung. Bald nach dem Erscheinen von „Bub und Mädel" reagierte die staatliche Obrigkeit energisch: Hodann durfte keinen sogenannten „aufklärenden Hygieneunterricht" mehr in den Fortbildungs- und Berufsschulen der Stadt Berlin erteilen, ferner wurde angeordnet, daß „Bub und Mädel" aus den Jugend-

und Stadtbüchereien Berlins zu entfernen sein [18]. Im Nachwort zur fünften Auflage von „Bub und Mädel" berichtet *Hodann* selbst ausführlich über diese Ereignisse, unter anderm über eine lange und heftige Debatte über *Hodanns* Arbeit im Berliner Stadtparlament. Der Bericht darüber wird als anschauliche Lektion über die Strategien konservativer Sexualpolitik dem Buch beigefügt [19]. Eine weitere Lektion dieser Art konnte *Hodann* in der von ihm 1928 herausgegebenen Broschüre „Unzucht! Unzucht! Herr Staatsanwalt!!" erteilen. War „Bub und Mädel" nur aus den Berliner Büchereien verbannt worden, so wurden 1927 auf Veranlassung der Stuttgarter Staatsanwaltschaft die beiden Schriften „Geschlecht und Liebe" und „Bringt uns wirklich der Klapperstorch?" wegen „Unzüchtigkeit" beschlagnahmt. *Hodann* weist darauf hin, daß anscheinend nicht so sehr der Inhalt seiner Bücher als vielmehr die populäre und leichtverständliche Darstellungsform die Verfolgung und Verbote veranlaßte. Keinerlei Verbot ausgesetzt war etwa das in jener Zeit (1926) auch in deutscher Übersetzung erschienene Werk des niederländischen Arztes *van de Velde* „Die vollkommene Ehe":

> „Das Buch hat nur einen Fehler: bei seinem hohen Preis behandelt es im Grunde nur eine einzige Frage; diese allerdings mit vorbildlicher Gründlichkeit" [20].

Zu der Frage, was denn wohl die Zensur- und Verbotsmaßnahmen gegen seine eigenen Veröffentlichungen hervorgerufen habe, meint *Hodann*:

> „Je billiger ein Buch über diese Fragen ist, je verständlicher für den Proletarier es geschrieben ist, desto gefährlicher ist es, desto eher muß es verboten werden. In dieser Abwägung liegt offenbar die juristisch scharfsinnige Anwendung des Satzes, daß alle Deutschen vor dem Gesetz gleich sind" [21].

Alle Verbotsmaßnahmen gegen *Hodanns* Bücher wurden schließlich wieder aufgehoben, sie waren aber zunächst eine Reaktion auf das Neue, das in diesen Büchern zum Ausdruck kam: Sexualwissen für jeden zugänglich zu machen.

4. „Onanie weder Laster noch Krankheit. Berlin 1929"

Neben der Abtreibungsfrage, der Empfängnisverhütung und der Homosexualität war die Frage nach der Schädlichkeit oder gar Gefährlichkeit der Onanie durchaus noch umstritten in den 20er Jahren. Auch bei *Hodann* vollzieht sich dazu deutlich eine Veränderung der Ansichten. Noch in „Bub und Mädel" glaubte er warnen zu müssen vor einer „Schwächung des Willens", die durch „ständiges Onanieren" verursacht werde, und auch von einem „krankhaft gesteigerten Drang zur Selbstbefriedigung" ist die Rede [22]. Fünf Jahre später kann *Hodann* klarer und eindeutiger formulieren, daß Onanie weder Krankheit noch Laster ist, die Vorbehalte aus „Bub und Mädel" sind verschwunden, Onanie ist nun „kein Übel, sondern natürliches flutendes Leben, das in unserer Zeit sich niemand mehr vom Schatten früherer Jahrhunderte verdunkeln zu lassen braucht" [23].

Unumwunden nennt *Hodann* in der Vorbemerkung zu seiner Onanie-Broschüre diejenigen Sexualforscher, deren Pionierarbeit er seine eigenen Einsichten vor allem verdankte: den Forschern der psychoanalytischen Schule *Sigmund Freuds*: „auf die jüngste medizinisch-erzieherische Sammelschrift dieses Kreises sei deswegen hier nachdrücklich hingewiesen: Zeitschrift für psychoanalytische Pädagogik, Sonderheft Onanie, Heft 4/6 des Jahrgangs 1928“ [24].

Hodann und das Institut für Sexualwissenschaft

Auf dem Titelblatt seiner 1928 erschienenen Broschüre „Die Sexualnot der Erwachsenen“, die er „in freundschaftlicher Verehrung“ *Magnus Hirschfeld* zum 60. Geburtstag widmete, nennt sich *Hodann* erstmals „Leiter der Sexualberatung am Institut für Sexualwissenschaft“. Für die ersten Jahre, in denen das 1919 gegründete Institut bestand, gibt es keine Hinweise darauf, daß *Hodann* in ihm tätig war [25]. Die beiden gedruckten Berichte über die Arbeit des Instituts („Das erste Jahr“, Berlin 1920, und „Unsere Arbeit. Zweiter Bericht“, Berlin 1924) erwähnen seinen Namen nicht. Erst im August 1926 wird im ersten Heft der „Mitteilungen des Wissenschaftlich-humanitären Komitees“, das 1925 als Abteilung dem Institut eingegliedert wurde, über einen Vortrag berichtet, den *Hodann* zum Thema „Reform des Sexualstrafrechts“ im Institut gehalten habe. Im vierten Heft der „Mitteilungen“ wird vermerkt:

> „Im vergangenen Vierteljahr fand am Institut für Sexualwissenschaft ein poliklinischer Fortbildungskurs für Ärzte und Juristen unter der Leitung von Dr. *Magnus Hirschfeld* in Gemeinschaft mit den Ärzten Dres. *Goetz, Hodann* und *Schapiro* statt“ [26].

Im fünften Heft der „Mitteilungen“ wird ein Vortrag über „Bau und Hygiene des menschlichen Körpers“ für den 7.4.1927 angekündigt, „Stadtarzt Dr. *Max Hodann*, Leiter der Eugenischen Abteilung des Instituts“ wird als Redner genannt [27]. Das im gleichen Jahr erschienene Nachschlagewerk über die Berliner Wohlfahrtseinrichtungen bezeichnet *Hodann* neben *Hirschfeld* als Leiter der „Sexualberatungsstelle im Institut für Sexualwissenschaften“, die „unentgeltliche Beratung von Männern und Frauen in allen Fragen des Sexual- und Ehelebens (Mo., Mi., Fr. ½6 – ½7)“ erteilt [28]. Schließlich wird *Hodann* in einer Enquete des „Bundes für Mutterschutz und Sexualreform“ über die Ehe- und Sexualberatungsstellen in Deutschland als Leiter und zugleich einziger Mitarbeiter der Beratungsstelle im Institut genannt. Die Angaben in dieser Enquete beruhen auf schriftlichen Antworten der Leiter der Beratungsstellen auf eine Umfrage des Bundes [29]. Offensichtlich war die Kompetenz- und Aufgabenverteilung ebenso wie die innere Gliederung des Instituts für Sexualwissenschaft keine sehr feste, sondern einem häufigen Wechsel aufgrund heute nicht erkennbarer Ursachen unterworfen.

Eine der wichtigsten Initiativen, die vom Institut für Sexualwissenschaft ausging, war im Jahre 1928 die Gründung der „Weltliga für Sexualreform auf sexualwissenschaftlicher Grundlage“. Der zu diesem Zweck in Kopenhagen veranstaltete „Sexual Reform Congress“ befaßte sich mit vier Themenbereichen, die zugleich die Arbeitsfelder der Weltliga umreißen: Sexualreform, Sexualpädagogik, Geburtenregelung, Sexualgesetzgebung. Neben *Hirschfeld* beteiligte sich von den Mitarbeitern des Berliner Instituts nur noch *Hodann* an dem Kongreß. In zwei kürzeren Redebeiträgen, die seine schon bekannten Positionen zusammenfaßten, griff er in die Diskussion zu den Themenbereichen Geburtenregelung und Sexualpädagogik ein [30].

Darüber hinaus gehörte er neben dem Arzt *Heinrich Meng* und der Berliner Schriftstellerin *Helene Stöcker* zur deutschen Vertretung im „Internationalen Ausschuß“, eine Art Kontrollgremium der Weltliga in der Zeit zwischen den Kongressen.

Das Büro der Weltliga wurde im Institut in Berlin eingerichtet. Von dort aus wurden noch drei weitere Kongresse organisiert (London 1930, Wien 1931, Brno 1932). *Hodann* aber scheint sich an der weiteren Arbeit der Weltliga nach dem Kopenhagener Gründungskongreß ebenso wenig beteiligt zu haben wie an der Auseinandersetzung über die politische Linie der Weltliga, die vor allem zwischen den Sozialisten *Reich* und *Leunbach* und dem Liberalen *Haire* eine solche Schärfe erreichte, daß daraufhin die Weltliga kurz nach *Hirschfelds* Tod 1935 aufgelöst wurde [31].

Das Institut für Sexualwissenschaft zeichnete sich unter anderem durch seine zahlreichen Publikationen aus, zu denen auch *Hodann* in den Jahren 1928 und 1929 beitrug. Bemerkenswert wegen der selbst nach heutigen Maßstäben ungewöhnlich vorurteilsfreien Haltung ist sein Aufsatz in dem vom Leiter der Abteilung für Sexualreform im Institut, *Richard Linsert*, herausgegebenen Buch „§ 297,3, Unzucht zwischen Männern? Ein Beitrag zur Strafgesetzreform“. *Hodann* führt darin zur Frage der Eignung Homosexueller für den Lehrer- und Erzieherberuf aus:

> „Jenes törichte Vorurteil, daß in der Tatsache homoerotischer Triebrichtung eine Disqualifikation für den Beruf des Lehrers oder Jugendfürsorgers erkennen zu müssen glaubt, kann leicht damit widerlegt werden, daß man doch schließlich von einem ‚normalen‘ Lehrer oder Jugendpfleger auch nicht gleich erwartet, daß er ihm anvertrauten Mädchen zu nahe tritt“ [32].

History of Modern Morals

Der Sieg der Nazis über die deutsche Arbeiterbewegung im Jahre 1933 führte zu einer Jagd der nun regierenden Nazis auf ihre unterlegenen Feinde. In der Nacht nach dem Reichstagsbrand am 28.2.1933 wurde auch *Max Hodann* zunächst inhaftiert, aber nach vier Monaten wieder entlassen. Noch im gleichen Jahr gelang es ihm, aus Nazideutschland zu fliehen, und es begann eine Odyssee der Emigration durch neun europäische Länder. Erst 1939 fand *Hodann* eine Art neuer Heimat in Stockholm, wo er jedoch, als ausländischer Arzt mit Berufsverbot belegt, eher geduldet als wirklich zu Hause war.

In den ersten Jahren des Exils arbeitete *Hodann* an seiner „History of Modern Morals“, jenem Buch, das wir heute als sein wichtigstes ansehen, weil es aus der Sicht eines, der dabei war, die frühe Geschichte der Sexualwissenschaft darstellt. Der Schwerpunkt dieser Darstellung liegt bei der Entwicklung in Deutschland während der Jahre 1913 bis 1933, aber auch die Situation in England, Skandinavien und in der Sowjetunion wird erörtert.

Alle großen Themen der damaligen Sexologie erscheinen in ihrer historischen Entwicklung. Ausgehend von den Erkenntnissen der Sexualmedizin und Vererbungsforschung des 19. Jahrhunderts (Kapitel 1) wird im 2. Kapitel die Homosexualität und all das erörtert, was *Hirschfeld* in seinem Begriff der sexuellen Zwischenstufen subsumiert hat. Nach dem Kampf gegen die Geschlechtskrankheiten, der Geschichte und Theorie der Sexualberatungsstellen, „The History of Birth Control“, „The Fight for Legalized Abortion“ und „Sex Education“ folgt einer skizzenhaften Darstellung der Psychoanalyse eine Überlegung zu der Frage nach den Veränderungen patriarchalischer Gesellschaftsstrukturen im 20. Jahrhundert („The Patriarchate in Dissolution“).

An zwei Punkten besonders fällt in „History of Modern Morals“ eine eigentümliche Unentschiedenheit, ja Widersprüchlichkeit auf, die wohl nur zum Teil dem Mangel einer theoretischen Konzeption in *Hodanns* Auffassung der Sexualität zuzuschreiben ist; vor allem wird darin auch die Zwiespältigkeit damaliger Sexologie widergespiegelt:

- Ist Homosexualität als „natürliche“ Variante des Geschlechtslebens zu akzeptieren oder ist sie als eine Krankheit zu bekämpfen?
- Ist der Geburtenrückgang, der in den meisten europäischen Ländern schon damals zu bemerken war, ein Problem, das durch die Freigabe der Abtreibung und die Verbreitung empfängnisverhütender Mittel noch verschärft wird?

So liest man ziemlich unvermittelt neben den Darlegungen, daß Homosexualität weder Krankheit noch Verbrechen ist, Erörterungen über Methoden zur Beseitigung der Homosexualität durch Hormonkuren und psychoanalytische Verfahren [33], und neben der ausführlichen Begründung für die Notwendigkeit, die Abtreibung zu legalisieren und Empfängnisverhütungswissen zu verbreiten, findet sich die Klage über den Geburtenrückgang und das vermeintlich drohende Aussterben der Bevölkerung West- und Nordeuropas [34].

Hodann schrieb seine „History of Modern Morals“ zu einem Zeitpunkt, als das Ende eines Abschnitts in der Entwicklung der Sexualwissenschaft und wohl auch eine Stagnationsphase in der Entwicklung der „modern morals“ wahrzunehmen war:

- Die Nazis hatten in Deutschland die Macht erobert und alle fortschrittlichen Ansätze der hier wohl am weitesten entwickelten Sexualwissenschaft zerstört.
- Die Sowjetunion, das Land, das wegen seiner damals einzigartigen Sexualgesetzgebung und den Ansätzen zu einer eigenen Sexualwissenschaft nicht nur für *Hodann* eine große Zukunftshoffnung bedeutete, nahm ab 1935 alles bisher Erreichte wieder zurück; die nun eingeführte Bestrafung für Abtreibung und Homosexualität übertraf beispielsweise noch die im Zarismus geltende.
- Die Auflösung der Weltliga für Sexualreform nach *Hirschfelds* Tod im Jahre 1935 markiert schließlich das Ende eines Konzepts globaler und wissenschaftlich angeleiteter Bekämpfung des Sexualelends, noch ehe mit der Verwirklichung dieses Konzepts auch nur begonnen wurde.

Trotz alledem ist die Bilanz, die *Hodann* zieht, keineswegs düster. Die deutlich wahrnehmbaren Symptome dafür, daß die für die sexuellen Verhältnisse maßgeblichen Gesellschaftsverhältnisse zutreffend als ein „Patriarchate in dissolution“ beschrieben werden können, geben Anlaß zum Optimismus, wobei die erste stürmische Entwicklungsphase der Sexualwissenschaft nur als eines von vielen Momenten in diesem Auflösungsprozeß erscheint.

Selbst im nazistischen Deutschland sieht *Hodann* Anzeichen für das Fortschreiten dieses Auflösungsprozesses, etwa in den Konflikten, die zwischen Staat und Familie entstehen, weil die Nazis der Erziehung in ihren Jugendorganisationen den Vorrang vor der Erziehung in der Familie einräumen wollen, oder in der Aufwertung, die die Stellung der unehelichen Kinder in der Nazigesetzgebung von 1934 erfuhr [35].

Der politische Hoffnungsschimmer, der sich für *Hodann* abzuzeichnen scheint, kommt in seiner Schilderung der Ziele und Ideen zum Ausdruck, die von *Wilhelm Reich* und *Jonathan Høegh Leunbach* in der Sex-Pol-Bewegung in Kopenhagen, einer auf die *Reich*sche Theorie der Sexualökonomie orientierten Organisation, vertreten werden. Eingeengt zwar auf die *Reich*sche Theorie der Sexualität und hauptsächlich auf Dänemark beschränkt, war die Sex-Pol-Bewegung ein Versuch, die Ansätze der Weltliga für Sexualreform politisch und theoretisch auf eine bestimmte sozialistische Linie festgelegt fortzusetzen. Der letzte Punkt der von *Hodann* vollständig zitierten Programmplattform der Sex-Pol-Bewegung, die mit *Leunbach* als Kandidat 1935 sogar an den dänischen Parlamentswahlen teilnahm, lautet:

> „10. The Campaign for a Socialist Community founded on the prosperity, health and personal happiness of all its members. Therefore: A revolutionary attack on exploitation and oppression, in the name of freedom and Socialism" [36].

Hodann und die Arbeiterbewegung

War *Hodann* als Sexualwissenschaftler vor allem ein Mann der praktischen Sexualpolitik, also der Umsetzung sexologischen Wissens in Sozialreform und Pädagogik, so fand dieser Charakterzug eine Entsprechung in einem lebenslangen politischen Engagement für den Sozialismus. Dieser Sozialismus hatte jedoch stets eine eher individuelle Färbung.

Als Gymnasiast kam *Hodann* mit den Problemen des Klassenkampfs und des Sozialismus in Berührung, indem er mit dem Sohn des damals führenden Theoretikers der SPD, *Karl Kautsky*, befreundet war und einen engen Kontakt zur Familie *Kautsky* unterhielt. Obwohl er hier Unterweisungen zum Studium des Marxismus gleichsam aus erster Hand erhielt, war *Hodann* niemals Marxist. So scheint es nicht ohne Ironie, daß *Hodanns* Beitrag in der Festschrift, die zum 70. Geburtstag *Karl Kautskys* ausgerechnet unter dem Titel „Der lebendige Marxismus" herausgegeben wurde, sich keineswegs zum Marxismus äußert, sondern nur die Bedeutung der Erziehung im Klassenkampf und die Gefahr des Alkoholismus und der religiösen Indoktrination für die Arbeiterklasse darlegt [37].

Maßgeblich für *Hodanns* sozialistische Anschauungen wurde der Einfluß des Göttinger Philosophieprofessors und Vertreters eines streng antihegelianischen subjektiven Idealismus, *Leonard Nelson*. Diesem Einfluß und der Freundschaft mit *Nelson* ist es zu verdanken, daß *Hodann* 1918 neben *Nelson* zu den Mitbegründern des „Internationalen Jugendbundes (IJB)" gehörte. Die Mitglieder des IJB fühlten sich als eine Art moralisch-geistiger Elite, die zunächst in der USPD und ab 1921 in der SPD für eine neue Ethik als Grundlage des wahren Sozialismus eintraten und durch Schulung und Propaganda Einfluß auf das Proletariat nehmen wollten. Als es 1925 zu einem Unvereinbarkeitsbeschluß des SPD-Vorstands gegenüber dem IJB kam, wurde auch *Hodann* aus der SPD ausgeschlossen. Bald darauf trat er auch aus dem nun zur selbständigen politischen Partei, dem „Internationalen Sozialistischen Kampfbund" umgewandelten IJB aus. Die Annäherung an die Kommunistische Partei, die er nun vollzog, führte jedoch nie zu einer Mitgliedschaft in ihr, wohl aber zu einer Mitarbeit im „Bund der Freunde der Sowjetunion", wo er sich 1929–1930 sogar als Herausgeber der Bundeszeitschrift „Freund der Sowjets" betätigte. Als jedoch 1930 sein Buch „Sowjetunion gestern heute morgen" erschien, in dem er die durchaus zwiespältigen Eindrücke seiner Reise dorthin darstellte, wurde er dermaßen heftig und schrill in der deutschen kommunistischen Presse angegriffen, daß eine weitere Annäherung nicht mehr möglich war [38]. Seine prinzipielle Sympathie für die Sowjetunion und den Kommunismus hat *Hodann* jedoch nie aufgegeben; sie schloß indes auch das Leiden an der sektiererischen Unfähigkeit der deutschen Kommunisten mit ein, sich mit der SPD zu einer gemeinsamen Front im Kampf gegen die Nazis zusammenzuschließen.

In den Jahren 1937 und 1938 hielt sich *Hodann* in Spanien auf, um dort als Arzt die republikanische Armee gegen die Faschisten zu unterstützen.

Seine Unabhängigkeit von allen sektiererischen und den antifaschistischen Kampf schwächenden Parteikämpfen innerhalb der Linken dokumentierte *Hodann* unter anderm dadurch, daß er Artikel über seine Erfahrungen im spanischen Bürgerkrieg sowohl in der Moskauer Emigrantenzeitschrift „Das Wort" wie auch in der in Paris von *Wilhelm Münzenberg* herausgegebenen Zeitschrift „Die Zukunft" veröffentlichte [39]. *Münzenberg*, den mit *Hodann* seit der gemeinsamen Zeit im Berliner „Bund der Freunde der Sowjetunion" eine enge Freundschaft verband, war schon im März 1938 aus dem Zentralkomitee der KPD ausgeschlossen und aller Parteiämter enthoben worden, weil er vom stalinistischen Kurs der KPD abweichende Ansichten vertrat.

Auf der letzten Station seines Exils, in Stockholm, gründete *Hodann* zusammen mit deutschen Sozialdemokraten und Kommunisten 1943 den „Freien Deutschen Kulturbund", in dem der Aufbau „eines freien und demokratischen Deutschland" nach dem absehbaren Sieg über die Nazis vorbereitet werden sollte [40]. Doch schon im Oktober 1944 trat *Hodann* vom Posten des Vorsitzenden des Bundes zurück, weil die moskautreuen Kommunisten den Bund rigoros in ein Anhängsel ihrer Partei verwandelten, die keine abweichende Kritik mehr tolerierte.

Vier Wochen nach seinem Tod erschien im Januar 1947 in der schweizerischen sozialdemokratischen Zeitschrift „Volksrecht" *Hodanns* letzter Aufsatz: „Schwedens vorbildliche Lösung. Schwangerschaftsunterbrechung aus sozialen Gründen" [41]. Die am 1. Juli 1946 von der sozialdemokratischen Regierung Schwedens in Kraft gesetzte neue Bestimmung, die erstmals eine Art sozialer Indikation für den Schwangerschaftsabbruch zuließ, war nicht zuletzt durch die hartnäckige Aufklärungsarbeit des „Riksförbundet för sexuell upplysning (RFSU)" ermöglicht worden, in dem *Hodann* in seinen letzten Stockholmer Jahren tätig gewesen war. Durch zahlreiche Aufsätze, die er zu diesem Thema in der Zeitschrift des RFSU, „Sexualfrågan", veröffentlichte, hatte Hodann durchaus einen Anteil am Zustandekommen dieses damals fortschrittlichsten Gesetzes zum Schwangerschaftsabbruch.

Hodann starb am 17. Dezember 1946 52jährig in Stockholm an einem schweren Asthmaleiden [42].

Anmerkungen

Eine erste Fassung dieses Aufsatzes erschien in den Mitteilungen der Magnus-Hirschfeld-Gesellschaft Nr. 5, März 1985. Für Unterstützung bei meinen Recherchen möchte ich besonders *Jan Hodann* (Stockholm), *Magnus Svartvall* (Stockholm) und *Curt Trepte* (Ostberlin) danken, sowie dem Arbetarrörelsens Arkiv Stockholm, das Teile des Nachlasses von *Max Hodann* verwahrt. Fortschritte der Hodann-Forschung sind in den letzten Jahren nicht zu verzeichnen gewesen; eine Ausnahme bildet lediglich *Karl Fallends* Buch „Wilhelm Reich in Wien" (Wien – Salzburg 1988), das Neues über *Hodanns* Beziehung zu *Wilhelm Reich* und zur Wiener Arbeiterbewegung enthält.

[1] *Hodann*: Magnus Hirschfeld zum Gedächtnis, in: Int. Ärztl. Bulletin. Prag. 1935, S. 74.

[2] *Hodann*: Neue Forschungen zur Kenntnis der hereditär-physiologischen Grundlagen sexueller Zwischenstufen, in: Jahrb. f. sexuelle Zwischenstufen. Jg. 17 (1917), S. 59 ff.

[3] Das Typoskript befindet sich im *Hodann*-Nachlaß des Stockholmer Arbetarrörelsens Arkiv.

[4] *Hodann* (Hrsg.): Schriften zur Jugendbewegung. Berlin-Lichterfelde 1916.

[5] Der Aufsatz von 1916 ist nachgedruckt in *Hodanns* „Bub und Mädel", Leipzig 1924, S. 102–110; hieraus wird im folgenden zitiert.

[6] *Hodann*: Bub und Mädel. Leipzig 1924, S. 106.

[7] Ebenda, S. 105.

[8] Ebenda, S. 106.

[9] *Hodann*: Zur Revision des Darwinismus, in: Zs. f. Sexualwiss. 4 (1917/18), S. 77 ff.

[10] *Hodann*: Rezension zu Meisel-Heß, Die Bedeutung der Monogamie, in: Zs. f. Sexualwiss. 4 (1917/18), S. 251 f.

[11] *Hodann*: Geschlecht und Liebe. Rudolstadt 1927², S. 251.

[12] Diskussion über die Freudsche Lehre, in: Zs. f. Sexualwiss. 3 (1916/17), S. 94 ff.

[13] *Hodann*: Die sozialhygienische Bedeutung der Beratungsstellen für Geschlechtskranke ... Berlin Med. Diss. 1919.

[14] Ebenda, S. 22 f.

[15] *Hodann*: Bub und Mädel. Leipzig 1924, S. 62 ff.

[16] *Hodann*: Bringt uns wirklich der Klapperstorch? Rudolstadt 1927, S. 8.

[17] *Hodann*: History of Modern Morals. London 1937, S. 141 f.

[18] Vgl. u. a.: Verbotene Aufklärung, in: Die Weltbühne. 21 (1925), Nr. 22, S. 827.

[19] *Hodann*: Bub und Mädel. 5. Aufl. Rudolstadt 1926, S. 133 ff.

[20] *Hodann*: Geschlecht und Liebe, S. 43.

[21] Unzucht! Unzucht! Herr Staatsanwalt!! Hrsg. von Max *Hodann*. Rudolstadt 1928, S. 18.

[22] *Hodann*: Bub und Mädel. Leipzig 1924, S. 32.

[23] *Hodann*: Onanie weder Krankheit noch Laster. Berlin 1929, S. 91.

[24] Ebenda, S. 8.

[25] In einem von *Hodann* verfaßten tabellarischen Lebenslauf von 1939, der sich im Stockholmer Arbetarrörelsens Arkiv befindet, heißt es: „1919/33 leader of the sex-advice centre in the Institute for sexual science (*M. Hirschfeld*) in Berlin."

[26] Mitteilungen des Wissenschaftlich-humanitären Komitees, Nr. 4, Dezember 1926, S. 27.

[27] Mitteilungen des Wissenschaftlich-humanitären Komitees, Nr. 5, Januar/Februar 1927, S. 32.
[28] Die Wohlfahrtseinrichtungen in der Stadtgemeinde Berlin. 6. Aufl. Berlin 1927, S. 95.
[29] *L. Neisser-Schroeter*: Enquete über die Ehe- und Sexualberatungsstellen in Deutschland. Berlin-Nikolassee 1928, S. 20.
[30] *Hodann*: Die Sexualkrise der modernen Jugend [u.] Geburtenregelung, in: Weltliga für Sexualreform. Bericht des 2. Kongresses. Copenhagen u. Leipzig 1929, S. 128 ff. u. S. 192 ff.
[31] Vgl. *N. Haire* u. *J. H. Leunbach*: Mitteilung an alle Mitglieder und Sektionen der Weltliga für Sexualreform, in: Zs. f. pol. Psychologie u. Sexualökonomie. 2 (1935), S. 98.
[32] *Hodann*: Männliche Prostitution und Jugendfürsorge, in: § 297,3, Unzucht zwischen Männern? Hrsg. von *R. Linsert*. Berlin 1929, S. 93.
[33] *Hodann*: History of modern morals. London 1937, S. 56.
[34] Ebenda, S. 227.
[35] Ebenda, S. 314.
[36] Ebenda, S. 310.
[37] *Hodann*: Erziehungsarbeit und Klassenkampf, in: Der lebendige Marxismus. Festgabe zum 70. Geburtstag von *Karl Kautsky*. Jena 1924, S. 395–404.
[38] Vgl. etwa: *A. Kurella*: „Renegat" Max Hodann, in: Die Linkskurve. 3 (1931), Nr. 3, S. 8 ff.
[39] *Hodann*: Die unbekannten Soldaten der Freiheit, in: Das Wort. Moskau, Januar 1938, S. 125–133; und *Hodann*: Logik des Herzens. Das Geheimnis des spanischen Heldenkampfes, in: Die Zukunft. Paris, 10. Februar 1939.
[40] *Hodann*: Freie Deutsche erheben ihre Stimme, in: Politische Information. Stockholm. 2 (1944), Nr. 4, S. 2.
[41] *Hodann*: Schwedens vorbildliche Lösung, in: Volksrecht. Zürich. Nr. 26 vom 4. 1. 1947.
[42] Der Dichter *Peter Weiss* schildert im zweiten Band seiner „Notizbücher 1971–1980", Frankfurt a. M. 1981, in einem „Epitaph über Hodanns Leben" die letzten Wochen in *Hodanns* Leben, seine letzte Vortragsreise durch die Schweiz, zu der ihn der Schweizerische Arbeiterbildungsverein eingeladen hatte, und seinen Tod (S. 898–925). In Weiss' Roman „Die Ästhetik des Widerstands" wird ein eindrucksvolles Porträt *Max Hodanns* in den Jahren des Exils gezeichnet.

Zur Geschichte der Sexualforschung in der Tschechoslowakei

Josef Hynie

Schon zu Anfang dieses Jahrhunderts bestand bei uns in Prag, besonders an unserer Universität und deren medizinischer Fakultät, ein günstiges Klima für die Sexuologie.

Der Internist und spätere Professor *Pelnár* übersetzte *Forels* „Die sexuelle Frage" ins Tschechische und unterstützte dann bei uns viele Jahre lang die Sexualwissenschaft in jeder Hinsicht. In den zwanziger Jahren setzte sich der Pädagoge Prof. *Záhor* in seinen Broschüren für die Sexualpädagogik ein, die er „Erziehung zur Elternschaft" nannte. Prof. *Tryb* von der medizinischen Fakultät in Brünn publizierte 1925 „Die männliche Sexualfunktion und deren Störungen" als ersten Teil seines Werkes über Sexualleiden und venerische Krankheiten. Der Dermatovenerologe *Samberger* hielt als Dozent der Prager Universität Vorlesungen über Sexualstörungen. Später, als Professor der Dermatovenerologie und Nachfolger von Prof. *Janovsky*, erreichte er, daß sein Kollege *Pecírka*, nach einer Schulung in *Hirschfelds* Institut, im Jahre 1921 direkt zum Professor für Sexualpathologie ernannt wurde. Er sollte das Institut für Sexualpathologie an der Universität errichten. Im Juni 1921 erhielt Prof. *Pecírka* sein Dekret, aber schon im Januar 1922 ist er, ohne seine Aufgabe erfüllen zu können, gestorben. Er hinterließ nur eine kleine Bibliothek von etwa 50 Büchern mit dem Aufdruck „Institut für Sexualpathologie". Zum Ausbau des Instituts und zur Eröffnung der Vorlesungen kam es nicht.

Doch das Vorhandensein des Dekrets vom Jahre 1921, welches die Errichtung des Instituts für Sexualpathologie begründete, bildete eine für die Zukunft wichtige Tatsache. Die von Prof. *Pecírka* hinterlassene Bibliothek wurde in der dermatovenerologischen Abteilung der Poliklinik deponiert. Doch die ganze Angelegenheit ist dann in der Öffentlichkeit in Vergessenheit geraten.

Erst im Jahre 1927 hat Prof. *Samberger* mich als seinen Assistenten zu einer Besprechung eingeladen und sich dabei dahingehend geäußert, daß er an seiner Klinik immer einen Sexuologen haben möchte. Einige Versuche, dies zu verwirklichen, schlugen fehl. Er schätzte meine breitere Erudition und erklärte sich bereit, mir, falls ich mich für die Sexuologie entscheiden würde, mit Rat und Tat zur Seite zu stehen.

Ich begann mit der theoretischen Vorbereitung. Ich studierte besonders *Molls* „Handbuch der Sexualwissenschaften“ und *Hirschfelds* „Sexualpathologie“, auch manches aus der Endokrinologie und Neurologie, wozu ich eine gute Grundlage aus der Klinik des Prof. *Pelnár* mitgebracht hatte. Prof. *Pelnár* war ein ausgezeichneter Neurologe und gleichzeitig unser erster Endokrinologe. Schon vorher studierte ich *Grassets* große französische „Physiopathologie Clinique“ und *Freuds* Psychoanalyse, natürlich auch Probleme der Andrologie und Gynäkologie.

Doch beim Studium der Sexualwissenschaft kamen mir Bedenken hinsichtlich der Bewältigung des umfangreichen Materials. Da griff Prof. *Samberger* ein und stellte mir die Möglichkeit einer Studienreise nach Berlin in Aussicht, um den aktuellen Stand der deutschen Sexuologie kennenzulernen. Im Herbst 1929 war ich schon in *Hirschfelds* Institut für Sexualwissenschaft in Berlin.

Erster Aufenthalt in Berlin 1929

Ende des Jahres 1929 und Anfang 1931 studierte ich drei Monate lang Sexuologie im „Institut für Sexualwissenschaft – Magnus-Hirschfeld-Stiftung“ in Berlin. Das Institut war in zwei Häusern in der Straße In den Zelten in der Nähe des Reichstags untergebracht. Im Hauptgebäude des Instituts befanden sich im Erdgeschoß, nebst einer prunkvollen Halle, die Hauptordination und die Arbeitszimmer des Vorstands sowie die Administration und Konferenzzimmer. Die erste Etage enthielt die Abteilung für Entwicklungs- und Potenzstörungen. Dann war dort eine Eheberatungsstelle, ein reich ausgestattetes Museum mit einem Archiv und die Wohnungen des Vorstands und seines Sekretärs. – In der zweiten Etage waren die Physikaltherapie und die Röntgenapparate, die Diathermie, einige Höhensonnen und Vitaluxlampen u. ä. untergebracht. Dort waren auch Badezimmer und einige Gästezimmer. Man kann nicht direkt von Patientenräumen sprechen, weil diese Menschen sich bei der sexuellen Anomalie oder Insuffizienz nicht direkt krank fühlten.

Im zweiten, innerlich kommunizierenden Hause befanden sich hauptsächlich Wohnräume für Ärzte und Gäste. Auch ich wohnte dort. Dort war auch ein Hörsaal für Vorlesungen, *Haeckel*-Saal genannt, eine große Bibliothek und der Leseraum, bestehend aus zwei großen Zimmern. Dieser war der Öffentlichkeit für eine niedrige Gebühr zugänglich. Die Bücher konnte man sich ausleihen und mitnehmen. So viele sexuologische Publikationen waren in keiner Berliner Bibliothek vorhanden.

Diese zwei Häuser übergab *Hirschfeld* dem preußischen Staat, und er sollte sein Leben lang der Direktor des Instituts sein. – Das Institut wurde auch vom Staat subventioniert, aber das Wichtigste waren Bezahlungen der Patienten für die Behandlungen und gerichtliche Expertisen. Die Patienten wohnten auch im Institut und zahlten je nach ihren Möglichkeiten. – *Hirschfeld* war eigentlich ein sozial fühlender Mensch.

Was das Personal anbelangt, so waren dort neben dem Vorstand drei ständige Ärzte: für Entwicklungsstörungen und Impotenz Dr. *Bernhard Schapiro*, für psychiatrische Sexuologie und sexuelle Deviation, besonders bei Gerichtsverhandlungen, Dr. *Felix Abraham*, der Nachfolger des Psychiatrie-Dozenten Dr. *Arthur Kronfeld*, der eine wertvolle „Sexualpsychopathologie" schrieb. Leiter der Abteilung für Gynäkologie, Antikonzeption und Eheberatung war Dr. *Levy-Lenz*. Außerdem stand eine Reihe von Ärzten und Fachmännern in Verbindung mit der Anstalt, so Dr. *Linsert* für Pharmakologie und Dr. *Götz* für Sexualethnologie. Dem Institut stand auch Dr. *Besser* als Graphologe, der zugleich ein guter Psychologe war, zur Verfügung. Er studierte und bearbeitete die Manuskripte der Patienten, besonders die von ihnen ausgefüllten Fragebögen mit mehr als 100 mitunter komplizierten Fragen.

Hirschfeld hatte sein Arbeitszimmer in der Mitte und kümmerte sich besonders um die Angelegenheiten der Homosexuellen. Außerdem hatte er bei seiner Wohnung oben im Institut ein kleineres privates Arbeitszimmer.

M. Hirschfeld war unverheiratet und lebte nur am Institut und nur für seine Sexuologie. Er hatte einen Sekretär namens *Karl Giese*, der aber nicht mit dem späteren Chef des sexuologischen Instituts in Hamburg, *Hans Giese*, verwandt war. Die Leitung der Rezeption versah mit viel Intelligenz und feinem Geschmack eine ältere, distinguierte Dame, die für den Empfang der Gäste und für die gesellschaftlichen Angelegenheiten zuständig war. Dann gab es einen Bibliothekar, der sich auch um die ökonomische Seite des Instituts kümmerte. Und eine Frau, die aufräumte und saubermachte, Frau *Ebel*. Sie stellte zugleich einen glücklich gelösten Fall des Instituts dar. Als früherer transsexueller Mann (nach *Hirschfelds* Terminologie: Transvestit) einer Kastration unterzogen, fühlte sie sich nun in der weiblichen Rolle sehr wohl und zufrieden. Bei vom Institut veranstalteten Vorlesungen im Hörsaal der Humboldt-Volksuniversität ließ sie sich gern vorführen und schilderte in bunten Farben ihr nun sehr glückliches Dasein.

Reguläre Vorlesungen und Diskussionen in diesem Hörsaal gehörten zu den Tätigkeiten des Instituts. Sie behandelten die Probleme junger Leute, abnormales Sexualleben, Antikonzeption, Sexualethnologie u. v. a. m. Bei jungen Menschen war besonders ein guter Freund *Hirschfelds*, Dr. *Max Hodann*, beliebt.

Es gab ambulante und Institutspatienten. Die letzteren wohnten in den Gastzimmern des Instituts und aßen gemeinsam mit den Institutsärzten und den studierenden Gästen, so daß diese die willkommene Gelegenheit hatten, sie unauffällig auch im gewöhnlichen gesellschaftlichen Kontakt zu beobachten. Jeder Patient, besonders die Institutspatienten, wurde vom Chef aufgenommen, dann aber zur genaueren Untersuchung einem oder mehreren jüngeren, eventuell auch unauffällig einem studierenden Arzt übergeben. Die Resultate wurden mit dem Vorstand, eventuell auch im Kollegium diskutiert und das Nötige veranlaßt. Das war sehr rationell. – Sexuologische Patienten kann man nicht, besonders am Anfang der Behandlung, in Anwesenheit anderer Personen untersuchen. Die Herstellung des Kontakts mit dem Patienten und die Gewinnung ihres Vertrauens dauert eine gewisse Zeit. Dann erst sagt der Patient dem Arzt das Richtige, aber nicht jedem dasselbe. – So sparte der Vorstand Zeit und erfuhr mehr. Die studierenden Ärzte hatten dabei Gelegenheit, den Patienten direkt kennenzulernen und ihr Urteil gleich vom Chef überprüfen zu lassen.

Im Kontakt mit den Patienten betonte *Hirschfeld*, daß man sich besonders auf die sexuellen Angelegenheiten konzentrieren müsse. Um nichts zu vergessen, gab er ihnen den „Psychobiologischen Fragebogen" zum Ausfüllen. Das Beantworten der zahlreichen Fragen bedeutete für den Patienten eine nicht geringe Arbeit, aber dem Untersuchenden ersparte es viel Zeit. Es war schneller möglich, sich auf die wichtigsten Probleme zu konzentrieren und in der Analyse in die Tiefe zu gehen. Psychische Probleme waren für ihn auch wichtig, doch wurden sie von ihm anders betrachtet als von den Psychiatern und anderen, die unter dem Einfluß von *Krafft-Ebing* im Sexualleben nur eine Komponente des psychischen Lebens sahen und sich wenig um dessen eigene Gesetze kümmerten.

Hirschfeld betonte besonders den Einfluß der Hormone, der gonadalen und hypophysären, nach den Forschungen von *Steinach*. Schon vor deren Entdeckung formulierte *Hirschfeld* seine Theorie über männliche und weibliche Hormone, die er Andrin und Gynaecin nannte. Später entwickelte er mit Dr. *Schapiro* das Präparat Testifortan zur Steigerung der männlichen Sexualfunktion, natürlich nach Beseitigung verschiedener Hemmungen. *Hirschfelds* Mitarbeiter Dr. *Schmidt* zeigte seinen Schülern die *Steinachsche* Operation, die Vasoligatur zur Stärkung der männlichen Potenz.

Hirschfeld sah im Geschlechtstrieb ein Bündel verschiedener Tropismen. Der Mensch fühlt sich von Personen seines Types angezogen. Sexus sucht den Typ, die Liebe den vollwertigen Partner. Dies erklärte *Hirschfeld* in der Vorlesung „Anziehungsgesetze der Liebe". Aus den Konflikten zwischen Psyche und Sexus entstehen die Neurosen. Schwere Fälle erfordern fachmännische Psychotherapie; leichte Formen jedoch kann der Sexuologe selbst ausgleichen. Dazu muß er natürlich den Patienten gut kennen; der Fragebogen kann dabei behilflich sein. Wenn er ihn ausfüllt, kommt dem Patienten verschiedenes zu Bewußtsein, was fehlerhaft in seinem sexuellen Benehmen sein könnte. Und wenn er dies einsehen kann, dann ist er auf dem richtigen Wege zur Korrektur des fehlerhaften Lebensarrangements. *Hirschfeld* betonte oft, daß der Patient mit seinem Sexus und mit der Welt versöhnt und zur Lebensfreude fähig gemacht werden müsse. Den Weg dazu sah er in häufigem Kontakt mit dem Patienten, besonders im gewöhnlichen Gespräch. Nach seiner Ansicht darf der Arzt die ganze Untersuchung und Therapie nicht im Zuge einer Sitzung vollenden. Bei häufigerem, kürzerem Kontakt wird dem Arzt das Bild des Patienten immer klarer und dem Patienten jedes Wort des Arztes begreiflicher.

Hirschfeld unterrichtete seine Schüler auch durch sein Benehmen und sein Vorbild. Er war kein Anhänger eines bestimmten psychotherapeutischen Systems. Aber er hatte soviel Geduld und Takt gegenüber jedem Patienten und seinen Schwächen und war gleichzeitig frei von jeder Voreingenommenheit, daß er schnell das Vertrauen jedes Patienten gewinnen konnte. Er war auch fähig, alles zu verzeihen und gleich zu vergessen, wenn jemand seinem Wunsche nicht entsprochen hatte, wenn er es nur irgendwie begründen konnte.

Was für Patienten kamen zu *Hirschfeld*? Den Devianten widmete er sehr viel Interesse. Von Homosexuellen sagte er, daß er etwa 30 000 beobachtet hatte; über Transvestiten und Exhibitionisten hat er auch sehr viel geforscht und geschrieben. Sie leiden darunter, daß sie sich anders als die Mehrzahl der Menschen fühlen. Sie sind nicht fähig, Leben und persönliche Disposition in Einklang zu bringen. Sie bedürfen der Führung und, wenn sie in Konflikt mit dem Gesetz geraten, der Hilfe des Sachverständigen. Das Gesetz bestrafte damals auch solche Handlungen, durch die niemand geschädigt wurde, und so war es nötig, den Devianten die Situation vor Gericht zu erleichtern.

Hirschfeld versuchte schon damals, solche Prinzipien durchzusetzen, die heute fast allgemein akzeptiert sind: daß nur Handlungen, die gesellschaftlich gefährlich sind, bestraft werden sollen. Während meines Aufenthalts in seinem Institut befaßte sich der Deutsche Reichstag mit dem Gesetzentwurf über Homosexualität. *Hirschfeld* lud einige Abgeordnete in das Institut ein; besonders solche, mit denen er in näherem Kontakt stand. Er machte sie mit mehreren Homosexuellen bekannt. Er ließ sie erzählen, wie sich der Sexus bei ihnen entwickelte und was sie alles zu erleiden hatten. Die Abgeordneten sollten sich davon überzeugen, daß es sich um wertvolle Menschen handelt, die nicht bestraft und verachtet werden sollen. Ihre Andersartigkeit sollte besser erkannt und anerkannt werden. Dann wurde im Gesetzentwurf die Strafbarkeit der Homosexualität abgeschafft. Es wurde nur das sogenannte Schutzalter festgesetzt, damit Minderjährige nicht gefährdet waren.

Hirschfeld betonte die Begabtheit mancher Homosexueller und hatte in seinem Kabinett ein Tableau der berühmten Homosexuellen von *Sokrates* und *Plato* bis zur heutigen Zeit. Darunter waren auch der Komponist *Smetana* und die

Dichter *Svatopluk Cech* und *Julius Zeyer*. In ihren Werken fühlt man gewisse dementsprechende Stimmungen, doch ihr Leben betrachtend, habe ich meine Zweifel.

Hirschfeld sprach des öfteren über die „Milieu-Therapie", die Schaffung einer Atmosphäre, in der sich niemand bedrückt fühlte; besonders für die Homosexuellen, die damals in der Öffentlichkeit sehr oft verurteilt wurden. Er arrangierte für sie Abendversammlungen, bei denen sie sich untereinander frei bewegen, unterhalten und ausleben konnten. Nach seiner Ansicht war ihnen das ein Bedürfnis. Als ich einmal dabei war, betonte *Hirschfeld*: „Das ist eine echte Therapie für sie. Sie sollen sich unbedrückt und glücklich fühlen." Ein anderes Mal sagte er zu mir, daß er die Homosexuellen schon mehrmals organisieren wollte, daß es ihm aber nicht gelungen sei.

Hirschfeld, selbst homosexuell, studierte Homosexualität sehr genau und widmete seine Kräfte sein Leben lang der Verteidigung der Homosexuellen, besonders durch die von ihm begründete „Weltliga für Sexualreform" (WLSR). Sie sollte Gerechtigkeit für Sexualdeviante erkämpfen. Bei den Pädophilen stritt er für die Zulässigkeit der Kastration. In Scheidungsprozessen der Masochisten und Fetischisten suchte er die Lösung im Kompromiß; natürlich mit einer genauen Belehrung der Partner.

Die Liga hielt alle zwei Jahre Kongresse mit verschiedenen Programmen ab, aber die Homosexualität und die Verhütung unerwünschter Schwangerschaft fehlten nie. Im Jahre 1926 referierte in Berlin (auf dem Kongreß von *Hirschfelds* Rivalen *Moll*) besonders die Schule von *Vladimir Bechterew* über Studien der männlichen Sexualreflexe. 1928 in Kopenhaben war die Antikonzeption das Hauptproblem. 1930 in Wien referierte Prof. *Haberland* aus Innsbruck über seine Experimente mit dem Gelbkörperhormon des Ovariums zur Verhütung der Fruchtbarkeit. Bei diesem Kongreß führte uns *Hirschfeld* zu Prof. *Steinach*, der uns die Resultate der Experimente über die Wirkung der gonadalen Hormone zeigte. Dabei betonte er, daß *Hirschfeld* der erste war, der über männliche und weibliche Hormone eine Theorie aufgestellt hat – über Andrin und Gynaecin. 1932 in Brünn referierte *Norman Haire* über die Einführung der silbernen Spirale in den Uterus als Verhütung. Aber damals wurde dies noch nicht freundlich aufgenommen.

Die Potenzstörungen stellten für *Hirschfeld* das Resultat des Konfliktes zwischen sexueller Libido und Widerstand dar. Dieser entspringt oft den moralischen, sozialen und religiösen Normen, sowie der Furcht. Die Affekte der Furcht und Bedrücktheit rufen Hemmungen über das vegetative Nervensystem hervor. Zur Stärkung der Libido verabreichte *Hirschfeld* sein Testifortan.

Zur Verhütung der Konzeption empfahl *Levy-Lenz* neben dem damals allgemein bekannten Mensinga-Pessar mit Antibion auch seine eigene Methode:

Nach der Ausspülung der Vagina mit verdünntem Essig einen Schwamm von ca. 6 cm Durchmesser, mit Essigwasser getränkt, einführen und nachträglich noch einmal damit ausspülen.

In der Vorlesungshalle wurden einmal wöchentlich Vorträge gehalten und zweimal monatlich Beantwortungen schriftlicher Fragen vorgenommen. Zur Zeit meiner Anwesenheit fand dort ein Kongreß über die Schulreform und eine Konferenz über Geburtenregelung statt. Jede Woche einmal war das Institutsmuseum öffentlich zugänglich, wobei genaue Erklärungen gegeben wurden. Im Institut befand sich die Redaktion der Zeitschrift „Die Aufklärung". Damals schrieb *Hirschfeld* sein größtes Werk „Die Geschlechtskunde".

Die Schulung in Sexuologie bei *Hirschfeld* war für mich sehr wertvoll. Er ließ keine Gelegenheit aus, mein Wissen über Sexuologie zu erweitern. *Hirschfeld* hat mich mehrmals in seine Wohnung eingeladen und mit mir verschiedene sexuologische Probleme diskutiert. Er wollte wissen, wie ich auf das Studium vorbereitet war. Das war auch das Thema unserer Gespräche auf den Spaziergängen, den Sonntagsausflügen oder wenn ich ihn irgendwohin begleitet habe. Dann gab er mir ein eigenes Ordinationszimmer, in dem ich Patienten untersuchen konnte. Ich schrieb dann ein Referat darüber und übergab es dem Direktor oder dem Leiter einer Abteilung, der auch den betreffenden Patienten untersuchte. Dann wurde ich zu der Diskussion eingeladen, in der über den Patienten entschieden wurde. So konnte ich bald unter Kontrolle selbständig mit sexuologischen Patienten arbeiten.

Hirschfeld ermöglichte mir auch den Besuch des Transvestiten-Balls. Er empfahl mir auch, *Simmels* Vorträge über Psychoanalyse anzuhören. Er lud mich ins Theater zu *Wolffs* „Cyankali" über das Abortusproblem und zu *Lampls* „Pennäler" über Homosexualität ein. Er empfahl mir einen Kursus an der Urologischen Klinik von Dr. *Heyn* über die Endoskopie der hinteren Urethra und der Ausscheidungen der Geschlechtsdrüsen. *Hirschfeld* besuchte mit mir auch das Endokrinologische Institut, wo *Zondek* und *Aschheim* ihre berühmten Experimente über Gonadopropine gemacht haben und wo mir Dr. *Brahn* die Vorbereitung der Mäuse zur Testierung der weiblichen Hormone zeigte. *Hirschfeld* ermöglichte mir auch den Kontakt mit Prof. *Grotjahn*, der zu den ersten Propagatoren der Antikonzeption gehörte, wie auch der Genetiker *Goldschmidt*. Bei *Hirschfeld* sah ich auch bekannte Sexuologen, wie z. B. *Max Marcuse*, den Autor des „Handwörterbuchs der Sexualwissenschaft", und die bekannte Amerikanerin *Margaret Sanger*, die führende Persönlichkeit im Bereich der Geburtenregelung, die dafür in New York ein Institut gründete. Ich kam dann auch in Kontakt mit ihrem Schwiegersohn und Nachfolger *Abraham Stone*, der mein guter Freund wurde und das Institut zusammen mit seiner Frau, geborene *Sanger*, leitete. *Hirschfeld* führte mich auch zu verschiedenen Konferenzen und Vorträgen und stellte mich immer als seinen Mitarbeiter vor.

So war er für mich ein sehr guter Lehrer, und ich habe seinen Arbeitsstil teilweise übernommen. Ich verdanke ihm auch einige wichtige Ideen: Daß für das Glück eines Menschen sein Gefühl wichtiger ist als das Aussehen seiner Geschlechtsorgane. Er hat dies z. B. an einem Hermaphroditen verdeutlicht, mit dem ich arbeitete, wobei er mir geholfen hat; aber auch an Transsexuellen, die er noch nicht von den Transvestiten getrennt hat, und an den Homosexuellen. Die Homosexualität hielt er in allen Fällen für angeboren (wobei ich ihm nicht immer zustimmen konnte), und für das Wichtigste hielt er seine Milieu-Therapie.

Man sagte über *Hirschfeld*, daß er ein sehr guter Psychotherapeut war. Aber er ist keinem offiziellen System gefolgt. Er war ein gutherziger, ein wenig ernst aussehender Mensch, der niemandem böse sein konnte, schon gar nicht für längere Zeit. Er war ein sympathischer Pykniker, ein wenig blaß, und hatte Diabetes. In seinem Institut hat er eine solche Atmosphäre geschaffen, daß jeder, der mit ihm in Kontakt gekommen ist, ihn in guter Erinnerung hat. Er war befähigt, in jedem Menschen Selbstbewußtsein und Lebensfreude zu erwecken.

Hirschfeld fürchtete wegen seiner politischen Einstellung um sein Leben. Von der Studienreise um die Welt in den Jahren 1930–1931 kehrte er nicht mehr nach Deutschland zurück. Er lebte bis zu seinem Tode in Nizza in Frankreich.

Die Sammlungen seines Museums wurden von den Nazis verbrannt.

Sexualwissenschaftliche Theorien der zwanziger Jahre

Im Laufe meines Aufenthalts in *Hirschfelds* Institut besuchte ich an der Universität heimlich den Kursus des bekannten Psychotherapeuten *Arthur Kronfeld*, der das Institut verlassen hatte. Von da an waren die Beziehungen zwischen *Hirschfeld* und ihm sehr getrübt. Ich studierte schon früher *Kronfelds* „Psychagogik", wie er die Pädagogik der Erwachsenen nannte. Er gibt dort eine Übersicht über alle damals bekannten psychotherapeutischen Methoden. Im praktischen Kursus behandelte *Kronfeld* besonders die Psychotherapie der Neurotiker in der täglichen Praxis. Er empfahl, zuerst „an der Fassade" durch Suggestion im wachen Zustand oder in der Hypnose zu arbeiten. Er benutzte nicht die imperative Hypnose wie „der strenge Papa", sondern die milde der „guten Mama". Bei Beginn dieser Art Hypnose teilte er dem Patienten nicht mit, daß er jetzt schlafen würde, um eventuelle Vorwürfe in dieser Hinsicht zu vermeiden. Er wollte einen solchen Zustand der somatischen und psychischen Relaxion erzielen, daß der Patient der Suggestion zugänglich wäre. Er betonte dabei, daß der Patient durch seine Mitarbeit für das Resultat der Therapie mitverantwortlich ist. In der weiteren Behandlung wendete *Kronfeld* besonders *Adlers* Individualpsychologie an, obwohl er die Psychoanalyse hoch schätzte.

Nach sechs Wochen Aufenthalt in *Hirschfelds* Institut kam ich zu der Überzeugung, daß ich zwar eine erste Orientierung in der Sexuologie gewonnen hatte, aber meine Ausbildung durch weitere theoretische Vorbereitungen ergänzen müsse. So habe ich die Arbeit in *Hirschfelds* Institut unterbrochen, mir jedoch die Möglichkeit der Rückkehr gesichert.

Auf Empfehlung des Psychologen *Besser* schaffte ich mir *Adlers* Bücher „Über den nervösen Charakter“ und „Menschenkenntnis“ an. Auch *Hirschfelds* „Geschlechtskunde“ und *Marcuses* „Handwörterbuch der Sexualwissenschaft“, in dem eine Übersicht über die älteren Erkenntnisse aus der sexuologischen Literatur zusammengestellt war.

Auf dem von *Albert Moll* organisierten I. Internationalen Kongreß für Sexualforschung in Berlin 1926 hat *Bechterew* mit seiner Schule über das objektive Studium der männlichen Sexualreflexe referiert. Die Kongreßberichte sind 1928 erschienen, und außerdem konnte ich *Bechterews* „Grundlagen der Reflexologie des Menschen“ erwerben, die eigentlich eine objektive Psychologie darstellen. Ich publizierte dann 1930 in der Ceská Dermátologie „Ansichten der russischen Schule von Bechterew über das Sexualleben“ und zitiere daraus:

„Bechterew war bestrebt, alle Äußerungen der Lebewesen, auch die sogenannten psychischen, einheitlich und objektiv zu studieren. In seinen „Grundlagen der Reflexologie“ schildert er, wie solche Funktionen, die der Orientierung, der Abwehr oder der Aggression dienen, sich entwickeln; auch die innere Gehirntätigkeit, z. B. im Schlaf. Er unterscheidet primäre, ererbte und höhere oder assoziierte Reflexe aus Begleiterscheinungen. *Pawlow*, der bekannter ist, nannte diese „bedingte Reflexe“ und studierte sie besonders an den Verdauungsorganen. *Bechterew*, der mit seiner Schule die Sexualreflexe studierte, hat deswegen jedoch für die Sexuologie eine größere Bedeutung.“

Für die wichtigsten Reflexe hält er die Erektion und die Ejakulation, diese nennt er sekretorisch-motorische Reflexe. Erektionen kann man schon bei Säuglingen, die einige Monate als sind, hervorrufen. *Bechterew* leitet sie von der Hyperämie der frottierten Haut ab. Eine solche Erektion ist noch nicht von der Erregung, von ihm mimikosomatischer Zustand genannt, begleitet. Dazu gehört auch die Errötung des Gesichts, der Augenglanz, beschleunigter Puls und Atem. Das kommt erst im 6.–7. Lebensjahr vor. In der Pubertät ruft der gesteigerte Blutzufluß auch die Füllung der Geschlechtsdrüsen mit Sekreten und den Drang, sie zu entleeren, hervor. Die weitere Reibung steigert die Erregung und führt zur Ejakulation. Darauf folgt die Beruhigung und das Gefühl der Befriedigung. So kann die Onanie entstehen, und zwar früher als die wirkliche Sehnsucht nach der Befriedigung durch das andere – oder eigene – Geschlecht, der eigentliche Geschlechtstrieb.

Die Männchen bei den Tieren werden bei ihrer Suche nach geschlechtlicher Entladung durch den Geruch zu den brünstigen Weibchen geleitet. Durch taktile Impulse, besonders beim Berühren der Genitalien, wird beiderseits die Erregung gesteigert, bis es zur Kopulation kommt. Bei Vögeln, bei denen die visuellen Impulse am wichtigsten sind, steigert sich die sexuelle Spannung durch Balzvorführungen und Gesang.

Beim Kulturmenschen sind die Genitalien dem Blick entzogen, und der Geruch ist schwach. Für die sexuelle Anziehung kommt den sekundären Geschlechtsmerkmalen eine größere Bedeutung zu. Die Verhüllung des Genitals und eine umschreibende Sprache können manchmal zu einer Verstärkung des inneren Impulses und zu wilderer und leidenschaftlicherer Verfolgung des begehrten Objektes führen. Ist diese vergeblich, verstärkt sich die Konzentration auf die sekundären Geschlechtsmerkmale, die nun von sich aus somatisch und funktionell dergestalt wirken, daß sie selbst zu reizenden, assoziierten Sexualimpulsen werden. Manchmal sind es bedeutungslose Details in Verhalten, Bekleidung, Frisur oder Geruch u. a., die als Fetische reizend wirken und eventuell eine Erregung hervorrufen.

Wir sehen oft bei Liebenden, daß verschiedenartige Impulse, die nicht störend wirken, die sexuelle Erregung steigern können, wenn diese schon vorhanden ist. *Bechterews* Mitarbeiter *Uchtomski* spricht von der Ausbildung einer Dominante in Gehirnbezirken, die an sich verschiedene, sonst unbedeutende Impulse aus ihrem ursprünglichen Kontext herauslösen und sie zur Steigerung der sexuellen Erregung ausnutzen. Eine solche übertriebene, einseitige Konzentration ruft manchmal die Distraktion der Verliebten und Nervösen hervor und bremst deren Konzentration für andere Objekte, die nicht zum Bereich der Sexualität gehören. Sie kann außerdem die Objektivität in der Beurteilung des Partners behindern.

Bechterew hält nur primitive Sexualreflexe für angeboren. Die Erregbarkeit durch einen bestimmten Typus, die *Hirschfeld* für angeboren hält, ist nach *Bechterew* erworben wie andere assoziierte Reflexe. Auch stimmt er nicht mit *Freud* überein, der im Ausdruck des gestillten Säuglings etwas Ähnliches wie sexuelle Befriedigung sah, denn dieser Zustand hängt nicht mit einer Erektion zusammen, die für *Bechterew* für die sexuelle Erregung immer kennzeichnend ist. Er studierte dies an siebenjährigen Knaben, bei denen er im Schlaf oder in der Hypnose den Saugreflex provozieren konnte. – Die Sublimation des Geschlechtstriebs erklärte er durch die Dominanz verschiedener Gehirnzentren bei verschiedenen Menschen. Wenn andere als sexuelle Zentren dominant sind und die Mehrzahl der Impulse an sich reißen und diese weiter bearbeiten, dann kann man eigentlich nicht von einer Sublimation sprechen.

Bechterew studierte mit seiner Schule, besonders mit *Poussep*, auch subkortikale und kortikale Sexualzentren. – Prof. *Bellow* untersuchte die Beziehungen der Testes zur Prostata. Er spricht von einer parallelen und gekreuzten Reziprozität. Testes stimulieren die Prostata, und deren erhöhte Tätigkeit bremst die Testes. Priapismus ohne Libido tritt bei Übergewicht der Prostata ein. Libido bei ungenügender Erektion zeigt das Übergewicht auf der Seite der Testes an. Wichtig ist natürlich auch die Vermittlung durch das Nervensystem.

Bechterew definiert den Geschlechtstrieb als die Sehnsucht nach der Kopulation zur Lösung der Spannung, die die Ansammlung der Sekrete in den Geschlechtsorganen verursacht (etwas, das *Molls* Detumeszenstrieb ähnelt). Er unterscheidet ihn von der bloßen sexuellen Erregung. Also kann der eigentliche Geschlechtstrieb erst bei Erwachsenen in Erscheinung treten. (*Kronfeld* bezeichnet die Menschen, denen es bloß um die Erregung geht, als infantil.)

Tacharow füllte die Samenblasen der männlichen Frösche mit warmer Milch. Das provozierte bei ihnen einen Umarmungsreflex, der auch wochenlang anhielt, aber nach der Entleerung (auch durch eine Punktion) gleich erlosch. Nach neuer Füllung trat der Reflex jedoch wieder in Erscheinung.

Den Geschlechtsakt hält *Bechterew* für einen Konzentrationsprozeß. Adäquate Eindrücke rufen bei erhöhtem mimikosomatischen Tonus Blutzufuhr zum Genital mit nachfolgender Erektion, Sekretion und Inkretion hervor. Bei der Dominante in den Sexualzentren tritt nach weiteren Impulsen die Ejakulation und der Orgasmus und schließlich das Beruhigungsgefühl ein.

Wenn eine bestimmte Person wiederholt die Quelle der Erregung darstellt, dann werden Konzentration und Reflexe auf das ganze Wesen dieser Person ausgedehnt. Die Separation ruft einen negativen mimikosomatischen Tonus hervor. Erblassen, Depression und Sehnsucht nach weiterem Zusammentreffen. Mangel an Befriedigung steigert die Konzentration und Erregbarkeit und führt bei wiederholten Erektionen zur Verstimmung. Die häufigere Befriedigung durch den Koitus löst die Spannung auf und führt zur gegenseitigen Abhängigkeit.

Bechterews Schule war der eigentliche Beginn der russischen Sexualwissenschaft. In den letzten 30 Jahren kam sie zu großer Entwicklung, besonders unter der Leitung von Prof. *Posvianskij* und Prof. *Vasilchenko*, der darüber nähere Informationen vermitteln könnte.

Während ich mich auf meinen weiteren Studienaufenthalt in Berlin vorbereitete, fand 1930 der VI. Kongreß der Weltliga für Sexualreform (WLSR) in Wien statt, der Stadt, in der *Krafft-Ebing* und *Freud* aufgewachsen waren.

Der Vorsitzende der WLSR, *Magnus Hirschfeld*, hielt das Einleitungsreferat. Er betonte die Notwendigkeit der Reformen in der Gesetzgebung und im Leben, an denen sich möglichst viele Nationen beteiligen sollten. Diese Kongresse sollen besonders dazu verhelfen, daß alle, die an diesen Reformen arbeiten, untereinander bekannt werden und einer Einigung näher kommen. Der Kampf gegen Vorurteile im sexuellen Bereich ist besonders wichtig. Hierher gehört z. B. die Frage der außerehelichen Kinder. Warum sollen sie im Vergleich mit anderen in ihren Rechten beschränkt sein? *Hirschfeld* sagt, daß die Liebe ohne Ehe moralischer ist als die Ehe ohne Liebe. – Weiter leiden die Sexualdevianten, z. B. die Homosexuellen, die gewöhnlich niemandem schaden und doch wie Kriminelle behandelt werden. Es gibt zahlreiche Prominente unter ihnen.

Die Bedeutung, die den Vorurteilen in der Bemessung des Strafmaßes in verschiedenen Ländern zufällt, kann aus der Uneinigkeit der Gesetze über Homosexualität bzw. aus der Unterschiedlichkeit der Strafmaße ersehen werden. Tradition und persönliche Ansichten ungebildeter Menschen haben viel Schaden angerichtet und den Erpressern die Ruinierung vieler wertvoller Menschen ermöglicht. Manche wurden sogar in den Tod getrieben. Es ist jedoch nötig, die Vergewaltigung und jegliches Vergehen an Kindern strafrechtlich zu verfolgen. Wenn nur solche sexual- und sozialgefährlichen Menschen bestraft würden, könnte die Zahl der sexuellen Delinquenten in Deutschland von 16 000 auf 6 000 sinken. – Es würde einen großen Schritt nach vorn bedeuten, wenn bei jedem Sexualprozeß ein gebildeter und verantwortlicher Sachverständiger anwesend wäre. Seine Aufgabe wäre, die Meinung der Richter und Zuhörer, die von Tradition und persönlichen Erlebnissen beeinflußt ist, zu korrigieren.

Auch die Frauen haben nicht die gleichen Rechte wie die Männer. Sie werden als Prostituierte mißbraucht und dabei moralisch verurteilt. Für sie gelten andere Moralnormen als für Männer. – In der Liebe sieht *Hirschfeld* mehr als die Reproduktion. Sie ist auch der Ausdruck von Lebenswillen. Als dritter Faktor darf die Verantwortung nicht außer acht gelassen werden.

Der Kongreß sollte die Teilnehmer (es waren etwa 1000 angemeldet) mit neuesten Erkenntnissen bekannt machen und Wege zu ihrer Realisierung suchen.

Der Wiener Advokat Dr. *Reich* machte darauf aufmerksam, daß bei Verführung die bloße Anzeige ohne Beweise zur Verurteilung genügt. – Dr. *Lampl* aus Prag sprach von der Kastration der Sexualdelinquenten in Dänemark, besonders der Sadisten und Pädophilen, seltener der Exhibitionisten. Er empfahl zur Hemmung des Triebs die Epiphysenpräparate.

Die Rechte geistig und körperlich Behinderter am Sexualleben behandelte der Schwede *Almquist*, die Rechte der Gefangenen *Toller* und Frau *Kern* und die der Devianten *Leunbach* aus Dänemark. Das sind noch immer schwierige Probleme.

Bei Ehescheidungen (*Bachrach, Chiavacci* und *Weisskopf*) wurde empfohlen, größere Rücksicht auf die Gefühle der Partner zu nehmen. Als Prävention wurde Sexualerziehung empfohlen (*Friedjung, Wexberg*). Der Psychoanalytiker *Federn* sprach über die Entstehung der Neurose, *Hitschmann* über die Junggesellen. – Das Problem der Aborte wurde vom Standpunkt der Humanität behandelt (Frau *Popp*). *Leunbach* sprach über die Technik der Aborte und Prävention durch Antikonzeption. *Norman Haire* (England) berichtete über die intrauterine Silberspirale, die er an 270 Frauen getestet hatte. Das war die Vorgängerin des Intrauterinpessars.

Prof. *Haberlandt* aus Innsbruck referierte über seine Experimente mit Tabletten von Corpus luteum zur Empfängnisverhütung. Das war der eigentliche Beginn der hormonalen Antikonzeption.

Benjamin aus New Nork sprach über sein auskristallisiertes Hormon der Testes. Bei sexuellen Dysfunktionen bewährte es sich als Injektion besser als *Steinachs* Operation. Diese Behandlung kombinierte er auch mit Präparaten aus der Hypophyse. – Über sein neues Präparat aus der vorderen Hypophyse sprach auch *Schapiro* aus *Hirschfelds* Institut; in den letzten zwei Jahren hatte er damit Erfolge bei 31 Eunuchoiden.

Prof. *Steinach* kam nicht in die Kongreßhalle, bat jedoch fremde Ärzte und Biologen zu einem Besuch in sein Institut. Dort zeigte er die Resultate seiner klassischen Experimente mit der frühzeitigen Kastration von Tieren und nachfolgender Implantation der Geschlechtsdrüsen. Weiter sprach er auch von Experimenten über den Einfluß der Hypophyse auf die geschlechtliche Reifung und zuletzt darüber, wie man durch Injektion von Hormonen dasselbe wie durch Implantation erzielen kann. – Es war interessant, den Dialog *Steinachs* mit *Hirschfeld* zu verfolgen: die mächtige, patriarchalische Gestalt *Steinachs* mit dem grandiosen, rotbraunen Vollbart und der kleine Pykniker *Hirschfeld*. *Steinach* betonte, daß *Hirschfeld* als erster das männliche und weibliche Hormon, von ihm Andrin und Gynaecin genannt, postuliert hatte. *Hirschfeld* hob hervor, daß *Steinach* diese Hormone als erster unbestreitbar nachgewiesen hatte.

Der Kongreß endete mit zwei Resolutionen. In der ersten verteidigte er Prof. *Schmerz*, der in guter Absicht operative Sterilisationen durchführte und dafür verurteilt wurde. In der zweiten forderte der Kongreß, das Eherecht in Österreich zu modernisieren, wenigstens in dem Maße, wie es in Deutschland der Fall ist.

Zu dem Kongreß wurde eine Ausstellung arrangiert, an der *Hirschfelds* Institut besonders beteiligt war.

Die Reise zum Kongreß in Wien nutzte ich noch in anderer Weise für meine Vorbereitung in Sexuologie aus. Ich kam dort schon einige Tage vor dem

Kongreß an und besuchte den Psychanalytiker *Wilhelm Stekel.* Ich hatte manches aus seinem zehnbändigen Werk „Störungen des Trieb- und Affektlebens“ schon kennengelernt. Ich wollte mir jedoch seine Arbeit mit den Patienten direkt ansehen. Deshalb kam ich als Patient mit vorgetäuschten Depressionszuständen. *Stekel* hat mich als Universitätsassistenten sehr freundlich und unter günstigen finanziellen Bedingungen aufgenommen. Er versprach mir jeden Tag eine einstündige therapeutische Sitzung. Nach der Aufnahme der Anamnese verordnete er mir, jeden Tag meine Träume aufzuschreiben. Ich mußte mich dann bei der Analyse hinlegen. Ich wußte, daß er jeden seiner Schüler analysieren wollte – und wollte dies selbst erleben. Nach drei Sitzungen war *Stekel* klar, warum ich gekommen war. *Stekel* hatte erkannt, daß ich seine Bücher studiert hatte. Er nahm mich als Schüler auf und führte seine aktive Analyse weiter durch.

Die Träume analysierte *Stekel* vom materiellen, psychologischen und sexuologischen Standpunkt aus. Ich wurde von dem Reichtum seiner Einfälle bei jeder Traumszene überrascht. Seine Erklärung war ein Kunstwerk; er war ein gottbegnadeter Dichter mit großer Phantasie und Intuition. Und er schrieb auch Gedichte, die nicht schlecht waren.

In einigen seiner Erklärungen fühlte ich eine starke Wahrheit. Wahrscheinlich brauchte er selbst viel Zeit dafür, den Sinn des betreffenden Traumerlebnisses zu erfassen. Das war *Stekels* aktive Methode, die er Psychanalyse (nicht Psycho-) nannte. Aus der Menge der Lösungsmöglichkeiten kann der Patient die für ihn geeignete auswählen. Das spart Zeit, und der Patient kann nicht nur die kausalen Beziehungen, sondern auch den Sinn seines Benehmens, das, was *Adler* Lebensstil nannte, begreifen. – Ich hielt es als Arzt für sehr wichtig, eine solche Analyse, solche Veränderungen der Gefühlszustände selbst zu erleben. Ich konnte danach die Wirkung der Analyse auf den Patienten besser verstehen.

Am Ende des 14tägigen Aufenthalts erklärte *Stekel* mich zu seinem Schüler.

Für die sexuologische Praxis war es für mich besonders wichtig zu erforschen, was man durch *Stekels* Methode bei bestimmten Homosexuellen feststellen kann. Sie sagen meistens, wie auch *Hirschfeld* betonte, daß sie nie in ihrem Leben eine positive Beziehung zu einer Frau, ausgenommen der eigenen Mutter, gehabt haben. Aber in den Träumen, die sie mitbringen, sieht man Andeutungen von heterosexuellen Beziehungen. Wenn es gelingt, durch Assoziationen mehrere solcher Erlebnisse zu erwecken, die aus dem Bewußtsein verdrängt waren, ist der Weg zu neuen derartigen Erlebnissen offen. Natürlich gilt dies aber eher bei neurotisch Bisexuellen als bei echten Homosexuellen.

Vor der zweiten Studienreise nach Berlin studierte ich auch einige von *Adlers* Büchern, besonders „Über den nervösen Charakter“ und „Menschenkenntnis“.

Er zeigt, wie man fiktive Lebensziele entdecken kann, die das Verhalten des Menschen bestimmen. Der Patient handelt dabei unbewußt, als ob er sein Ideal anstrebe. Das formt seinen Lebensstil von der Kindheit an. Darum studiert *Adler* auch die frühesten Erlebnisse, an die sich der Patient erinnern kann, sowie seine Träume. Es handelt sich also um einen Lebensstil, mit dem der Patient seine Minderwertigkeitskomplexe zu überwinden bemüht ist. Der Minderwertigkeitskomplex spielt auch in erotischen Beziehungen eine wichtige Rolle. Darüber schrieb *Adlers* Schüler Dr. *Wexberg* in seinem Buch „Einführung in die Psychologie des Geschlechtslebens". Ein Kapitel davon, „Erotik", habe ich ins Tschechische übersetzt.

Zweiter Aufenthalt in Berlin 1931

Die zweite Studienreise (Berlin, Wien) habe ich im Janaur 1931 angetreten; diesmal mit einem Stipendium vom Ministerium für Schulwesen und Kultur. Prof. *Samberger* forderte von mir nicht nur klinische, sondern auch experimentelle Vorbereitung für die Arbeit in Sexuologie. Über diese Reise berichtete ich in „Ceská Dermátologie", Band XII, 1931, S. 219 ff.

Ich wohnte wieder in *Hirschfelds* Institut, der aber nicht in Berlin war, sondern auf seiner Weltreise. Seine Mitarbeiter gaben mir ein Ordinationszimmer, wo ich selbständig arbeiten konnte.

Ich besuchte aber auch Ambulatoria für Nerven- und Geistesstörungen, besonders für neurotische bei Sanitätsrat *Flattau*. Unser Lehrer war Dr. *Bachrach*, der sehr erfolgreich Psychotherapie, besonders im Sinne *Adlers*, praktizierte. Er ließ uns auch selbständig die Patienten untersuchen, überwachte unsere Protokolle und debattierte mit uns über die Schlußfolgerungen und die Therapie.

Meine selbständige Arbeit an dem vielfältigen Material in *Hirschfelds* Institut war der Anfang meiner sexuologischen Praxis. Ich bereitete mich auf die diagnostische und therapeutische sexuologische Arbeit bei uns vor und wollte feststellen, was ich erlernt hatte. Ich prüfte auch die Methode *Stekels* an den Homosexuellen und hatte auch bestimmte Erfolge in der Entwicklung der verdrängten Tendenzen, natürlich eher bei neurotischen Bisexuellen. An sexuellen Neurotikern konnte ich auch die Technik der Individualpsychologie prüfen.

In der Zeit meiner Arbeit bei Dr. *Bachrach* erschien auf einmal Prof. *Alfred Adler* selbst. Er war auf der Rückreise nach Wien aus Amerika, wo er im Wintersemester Vorlesungen gehalten hatte. Er kam zu uns und forderte irgendein Protokoll, um es zu analysieren. Jemand, der den Kurs häufig besuchte, bot ihm seines an. Aber *Adler* war unzufrieden mit einer Passage darin. Nach seiner Ansicht paßte sie nicht zum Lebensstil des Patienten, wie er sich in anderen Teilen des Protokolls offenbarte. Da legte ich mein Protokoll über denselben Patienten vor, und *Adler* fand es in den fraglichen Passagen zutreffender. So kam ich in persönlichen Kontakt mit Prof. *Adler*. Er forderte mich auf, ihn in Wien zu besuchen, und das möglichst schon drei Tage später. Telefonisch habe ich die Zustimmung von Prag eingeholt und war zur rechten Zeit in Wien in der Wohnung von Prof. *Adler*.

Vor der Abreise aus Berlin habe ich mir von *Hirschfelds* Vertreter, Dr. *Schapiro*, eine Bestätigung meines Aufenthalts im Institut und ein Gutachten über meine Tätigkeit erbeten. Während meines Aufenthalts forderte ich alle Mitarbeiter *Hirschfelds* auf, mich über ihre spezielle Arbeit zu informieren. Sie überwachten meine Arbeit und kannten mich aus fachlichem wie aus persönlichem Kontakt. Das Gutachten wurde mir deshalb ausgestellt, und Herr Sanitätsrat *Hirschfeld* hat es nachträglich bestätigt und ergänzt.

Adler lud mich zuerst in das tschechische Hotel „Posta" ein und stellte mich dann seinen Mitarbeitern vor. Er forderte sie auf, sich um mich zu kümmern. Dieser Aufgabe sind sie bei diesem und auch bei meinen weiteren Besuchen in Wien bestens nachgekommen. Sie haben mich in ihre Ambulatoria für Neurotiker aufgenommen, und dort konnte ich passiv und auch aktiv teilnehmen besonders bei Dr. *Wexberg* und *Adlers* Tochter, Frl. Dr. *Anna Adler*. Sie haben mir auch entsprechende Literatur empfohlen.

Adlers Methode der Erforschung des Lebensstils und der affektiv dynamischen Elemente fand ich sehr zweckdienlich, auch bei der Behandlung der Sexualneurosen. Den Patienten war es angenehmer, ihre sexuellen Probleme von neurotischen Störungen überhaupt abzuleiten, als ihren Grund in inadäquaten sexuellen Beziehungen zu den Eltern zu suchen. Auch die Zeit war bei *Adlers* Methode, dem Suchen des fiktiven Ziels von der Kindheit an, viel kürzer als bei *Freuds* Suche nach den Kausalmomenten in Schockerlebnissen, die die Patienten in verschiedener Weise bearbeiten können.

In Wien habe ich wieder *Steinachs* Institut besucht, wo mir Dr. *Kun* und Dr. *Last* besondere Aufmerksamkeit widmeten.

Dort habe ich auch den Dozenten *Perutz* aufgesucht. Er arbeitete als Venerologe mit Dr. *Merdler* und anderen im pharmakologischen Institut von Prof. *Wassicki* mit Tierversuchen an der Physiologie und Pharmakologie der männlichen Geschlechtsorgane, besonders deren Muskulatur. Ich kannte seine Arbeiten schon aus der Literatur. Diese waren sehr wichtig für meine physiologischen und pharmakologischen Experimente am Menschen.

Wieder in Prag, begann ich mit der klinischen Arbeit in der Sexuologie an der dermatovenerologischen Klinik bei Prof. *Samberger*, wo eine Ambulanz für Sexualstörungen eröffnet wurde. Am Anfang arbeitete ich dort allein als Arzt, aber andere Ärzte aus dieser Klinik und anderen nahmen mit mir Kontakt auf. Unter ihnen war auch ein junger hervorragender Psychiater, der Dozent *Nevole*. Wir behandelten besonders funktionelle Störungen im Eheleben, sexuelle Deviationen, sexuelle Entwicklungsstörungen und andrologische Probleme, besonders männliche Sterilität. Wir arbeiteten dabei mit Gynäkologen zusammen, die die weibliche behandelten.

Außerdem begann ich mit der experimentellen Forschungsarbeit im physiologischen Institut von Prof. *Hanák*. Dort waren ihm besonders die Assistenten *Karásek*, der später Professor wurde, und *Kruta* behilflich. Am Ausgangspunkt des Experiments stand die Beobachtung, daß die glatte Muskulatur im Ruhezustand rhythmische, spontane Kontraktionen äußert. Ich konstruierte eine Apparatur, die solche Kontraktionen am männlichen Genital registrieren konnte. Von der Klemme hinter der Glans des Penis wurden die Kontraktionen und Relaxionen in der Corpora-cavernosa-Muskulatur registriert, von einer anderen die Auswirkungen der muskulären Tunica dartos auf das Scrotum. Mit der ersten Versuchsanordnung wurde die Bereitschaft zur Erektion, mit der zweiten die sekretorisch-exkretorische Bereitschaft in den männlichen Geschlechtsdrüsen gemessen. Die Apparatur wurde Andrograph genannt. Er war der Vorgänger des Phalloplethysmographs von *Freund-Figar*, mit dem zuerst am Prinzip der Volumenveränderung, später mit dem elektrischen Kapazitätsprinzip die Reaktion auf visuelle sexuelle Impulse verfolgt werden konnte.

Mit dem Andrograph studierte ich im Pharmakologischen Institut von Prof. *Welich* die Bereitschaftsveränderung des männlichen Genitals durch verschiedene Arzneimittel wie Pilokarpin, Atropin, Belladonna, Adrenalin, Ergotamin, Yohimbin, Ephedrin, Chinin, Hydrastinin, Pituitrin, Papaverin, Strychnin, Luminal, Nikotin, Koffein, Diedit, Brom u. a. Die Resultate publizierte ich in der Monographie „Zur Pharmakotherapie der männlichen Sexualstörungen“ (1934).

Aufgrund dieser Publikation wurde ich 1934 habilitiert als Dozent der ärztlichen Sexuologie. Prof. *Samberger* empfahl mir, meine Vorlesungen sorgfältig vorzubereiten. So entstand schon 1940 die „Einführung in die ärztliche Sexuologie“ von mehr als 400 Seiten. Diese wurde bis zum Jahre 1980 mehrmals umgearbeitet und ergänzt.

Kongreß in Brno 1932

Magnus Hirschfeld nahm nach seiner Rückkehr von der Weltreise sofort die Vorbereitung des 5. Kongresses der WLSR zusammen mit den vorherigen Präsidenten Dr. *Leunbach* und Dr. *Haire* auf. Die Wahl der Stadt, in der der Kongreß stattfinden sollte, war nicht leicht. Die Verhältnisse in Frankreich, Spanien und der Sowjetunion wurden als für ein solches Unternehmen ungünstig angesehen. Schließlich wurde dann Brno (Brünn) gewählt.

Im Jahre 1932 erhielten wir in Prag die Einladung der Weltliga für Sexualreform zu diesem Kongreß, der im September desselben Jahres stattfinden sollte. Ich nahm an diesem Kongreß aktiv teil, doch der Kongreßbericht wurde von Dr. *Weisskopf* und Doz. Dr. *D. Panyrek* verfaßt und im „Prakticky lékar" (Praktischer Arzt veröffentlicht (1932, S. 511–516, 597–599, 628–630).

Neben den Hauptreferaten waren 75 Mitteilungen angemeldet. Natürlich nahmen einige der angemeldeten Redner dann doch nicht teil, doch der Inhalt ihrer Mitteilungen konnte in einigen Fällen vom Generalsekretär Dr. *Weisskopf* vorgelesen werden. Aus der Gesamtzahl der Referate und Mitteilungen stelle ich hier die wichtigsten, versehen mit einigen persönlichen Bemerkungen, vor.

Dem Kongreß wurden die Ziele der Sexualreform und die zu behandelnden Hauptprobleme vorgelegt und zwar:

1. Politische, ökonomische und sexuelle Gleichberechtigung der Frau
2. Beseitigung der Eingriffe von Kirche und Staat in die Ehe, hauptsächlich bei den Ehescheidungen
3. Geburtenregelung im Sinne einer verantwortlichen Zeugung
4. Gesundheitliche Vorsorge im Hinblick auf die Nachkommenschaft (Eugenik)
5. Schutz der unehelichen Mütter und Kinder
6. Richtige und gerechte Beurteilung der Intersexuellen, bes. der homosexuellen Männer und Frauen
7. Reform des Sexualstrafrechts in dem Sinne, daß nur wirkliche Eingriffe in die Sexualfreiheit anderer Menschen verfolgt werden, nicht jedoch Handlungen erwachsener Personen im gegenseitigen Einverständnis
8. Stellungnahme zu sexuellen Deviationen als pathologische Erscheinung
9. Verhütung der Prostitution und der Geschlechtskrankheiten
10. Planmäßige Sexualerziehung und Belehrung über Äußerungen des Geschlechtslebens

Am Vorabend des Kongresses, dem 29.9.1932, fand im Marmorsaal des Landeshauses in Brno die Begrüßung der Gäste statt.

Vor Beginn der Veranstaltungen im Hörsaal des Anatomischen Instituts teilte der Generalsekretär Dr. *Weisskopf* mit, daß an dem Kongreß Vertreter aus 20

Nationen teilnehmen. Nach jedem Vortrag sollte ein kurzes Resumée eingeschaltet werden, bei fremdsprachigen Vorträgen in tschechischer, bei tschechischen Vorträgen in deutscher Sprache. Weiterhin gab er bekannt, daß der Staatspräsident *T. G. Masaryk* als einer der ersten dem Kongreß seine Wünsche für einen guten Erfolg übermittelt hatte. Anschließend dankte der Sekretär *Magnus Hirschfeld*, dem Dekan der Medizinischen Fakultät in Brno, Prof. *Laufberger*, dem Venerologen Prof. *Tryb*, dem Biologen Prof. *Belehradek* sowie dem Anatomen Doz. Dr. *Hora* für ihre tatkräftige Unterstützung bei der Vorbereitung des Kongresses sowie dem Anatomen Prof. *Völker* für die Bereitstellung des Hörsaals.

Es folgte dann die Ansprache des Kongreßpräsidenten *M. Hirschfeld*, der die Versammelten zur Zusammenarbeit im Geiste des Genetikers *Mendel* und des Präsidenten *Masaryk* aufforderte. Er erinnerte auch an einen der Pioniere auf dem Gebiet der Sexualreform, *Auguste Forel*, der in memoriam zum Ehrenpräsidenten des Kongresses, gemeinsam mit *Havellock Ellis*, gewählt wurde. – Als weitere Pioniere auf dem Gebiet der Sexualreform erwähnte er *Dr. Goldscheid* und *Dr. Schmidt* und schloß seine Ansprache mit den Wahlsprüchen *Dr. Forels* – („Labor omnia vincit") – und *Masaryks* („Veritas vincit").

Der Präsident des vorhergehenden Kongresses in London, Dr. *Norman Haire*, schilderte anschließend die bisher geleistete Arbeit der Liga und die Schwierigkeiten, die die Entscheidung für einen geeigneten Tagungsort begleitet hatten. Als wesentlichstes Ziel des Kongresses bestimmte er die Möglichkeit für die aus verschiedenen Ländern und Milieus stammenden Mitarbeiter der Weltliga, sich untereinander kennenzulernen. Als größten Gegner der Liga betrachtete er die katholische Kirche. Seine Ansprache beschloß er mit einer mit englischem Humor vorgetragenen Schilderung des kummervollen Sexuallebens im puritanischen England, besonders in Fragen der Antikonzeption und der Abtreibung.

Der ehemalige Präsident des Kongresses der WLSR in Kopenhagen, Dr. *Leunbach*, trug dann seinen Beitrag in Esperanto vor. Ihm folgten dann die Ansprachen der Vertreter der staatlichen Gesundheits-, Schul und Verwaltungsbehörden sowie der Vertreter fremder Staaten (Deutschland, Österreich, England, Dänemark, Frankreich, USA, Belgien, Niederlande, Spanien, Schweden, Polen, Ungarn und Estland), die auch meistens aktiv an der Arbeit der Sektionen teilnahmen, und die Ansprachen der Vertreter verschiedener politischer, Fach- und Gesellschaftsorganisationen.

Die Behandlung der Spezialprobleme begann mit Eugenik und Sexualität. *Gregor Mendel*, der Mitglied des Augustinerordens war und in Mazara (Mähren), dessen Landeshauptstadt Brno ist, geboren wurde, hatte wegen seiner Forschungsarbeiten viele Widerwärtigkeiten seitens der übergeordneten kirchlichen Autorität zu erdulden. Unsere Zeit ehrt das Andenken des großen

Forschers durch Errichtung des bekannten *Mendel*-Museums in Brno. Der Leiter des Museums, Prof. *Iltis*, lud die Teilnehmer des Kongresses zu einem Besuch des Museums ein.

Zur Zeit des Kongresses gab es noch keine pränatale Diagnostik der genetisch bedingten Entwicklungsstörungen. Die erblichen Fehlentwicklungen wurden nur in der Familie verfolgt, die versuchte, für ein geeignetes Familienmilieu in der Kindererziehung zu sorgen. Dieses Thema behandelten Prof. *Belehrádek*, Prof. *Iltis* und Dr. *Krupka*, aber auch Dr. *Leunbach*, Dr. *Steiner* aus Wien und *Johanne Elberskirchen* aus Berlin in ihren Vorträgen.

Der zweite Arbeitstag des Kongresses befaßte sich mit der Sexualerziehung unter besonderer Berücksichtigung der Ipsation (Selbstbefriedigung). Diese behandelte Prof. *Tryb*, der Psychoanalytiker Dr. *Stuchlík* aus Kosice, der Urologie-Dozent *Bedrna* aus Brno (Befunde am Colliculus seminalis) und *Max Hodann* aus Berlin. Dieser übte besonders scharfe Kritik an der Stellungnahme der katholischen Kirche zu dieser Frage. Ähnlich äußerte sich Dr. *Weisskopf*.

Andere, besonders die Tschechen, sprachen im Sinne der Aufklärungstradition vom Heranreifen und der Erziehung zum Familienleben (Dozent *Panyrek*, der Chef der Schulärzte; Dozent *Krizenecky*, Dr. *Novak* und ich selbst).

Der Nachmittag wurde der Bedeutung der Weltanschauung für die Sexualität gewidmet (Dr. *Helene Stöcker* aus Berlin, der Jurist Dr. *Rosenthal* aus Dresden, der Chinese *Li-Schiü-Tong* u. a.).

Abends stand die Diskussion über den Grund der Reform vor einer breiten Öffentlichkeit auf dem Programm. Als erster sprach *M. Hirschfeld* und legte die Gründe dar, die die Reform notwendig machen. Prof. *Tryb* berichtete über den nicht besonders erfolgreichen Kampf gegen die venerischen Krankheiten. Dr. *Haire* betonte die Wahrnehmung, daß durch verspätete Eheschließung der Hunger nach sexuellen Erlebnissen gesteigert wird. Prof. *Belehradek* konstatierte, daß das Interesse an Familie und Kindern hauptsächlich bei Land- und Industriearbeitern vorherrscht, während in anderen Schichten häufiger die Genußsucht im Vordergrund stünde, wobei der Verwendung von Präservativen und der Abtreibung eine große Bedeutung zukäme. Er setzte sich für die Durchsetzung eugenischer Prinzipien ein.

Dr. *Leunbach* schilderte die gerichtliche Verfolgung, der er ausgesetzt war, als er für Arme wie für Reiche gleiche Rechte auf Abtreibung durchsetzen wollte.

Ähnlich wie der Franzose *Dalsace* befaßte sich auch *Max Hodann* aus Berlin in seinem Vortrag mit den wirtschaftlichen Verhältnissen der Eheleute. Seiner Ansicht nach spiegelte sich der hohe Aufwand für Miete und Lebenshaltungskosten in den Schwierigkeiten des Ehelebens wider. Eine Lösung dieses Problems sah er in der Sozialrevolution.

Dr. *Chiavacci* hob dann die Mißstände im Straf- und Zivilrecht im Hinblick auf Sexualfragen hervor und forderte deren Reform auf wissenschaftlicher Basis. Dr. *Totis* aus Ungarn berichtete über die Haltung der ungarischen Regierung und der Kirche, die das Proletariat, besonders die Frauen, unterdrücken. Es ging hier also um die Klassenfrage. – Frau *Ottesen-Jensen* aus Schweden schilderte in einer dramatischen Darstellung, welche Bedeutung die Belehrung über die Antikonzeption für arme Frauen mit vielen Kindern hat und setzte sich für die Legalisierung der Abtreibung auch aus sozialer Indikation ein. Diese Idee unterstützte auch der tschechische Organisator der Krankenversicherung, Dr. *Max Popper*, und kritisierte gleichzeitig unser Abolitionsgesetz über die Prostitution. – Der Chinese *Li-Schiü-Tong, van Emde Boas* aus Holland und unser Dr. *Weisskopf* befürworteten hauptsächlich die Verbesserung der Sexualerziehung für Jugendliche. (Damals diskutierte man noch darüber, wie man die Sexualerziehung institutionalisieren solle. Heute ist sie in der CSSR in den Lehrplänen des Schulministeriums, in den Programmen des Kulturministeriums und in den Eheberatungsstellen des Ministeriums für Sozialfürsorge fest verankert.)

Am dritten Arbeitstage des Kongresses behandelte man vormittags die Sexual-Ethnologie. *M. Hirschfeld* beleuchtete den Begriff, und dann sprachen verschiedene Wissenschaftler zu folgenden Problemen in einzelnen Ländern: über Prostitution in Frankreich Madame *B. Albrecht* und Dr. *Dalsace*, über bestimmte Sexualsymbole in den Niederlanden (der Storch, die Taube, der Schwan) Dr. *Lewandowski*, über die praehistorischen Tabus in europäischen und amerikanischen Gesetzbüchern Dr. *Hirschel* und *F. S. Krauss* aus Wien.

Der Nachmittag war mit einer freien Versammlung der WLSR ausgefüllt, und man behandelte Fragen wie die Verbreitung der Liga, Zeitschriften usw.

Der vierte Tag galt der Intersexualforschung. *M. Hirschfeld* nahm wieder an diesem Thema, für das er eine gewisse Vorliebe hatte, teil. Er wurde unter uns sehr geschätzt, weil er sich auch in dieser Frage dafür engagierte, daß jedermann, soweit er niemandem Schaden zufügt, hauptsächlich im Einklang mit seinen Empfindungen und seinem Glücksgefühl leben könne, wobei es nur eine untergeordnete Rolle spielt, ob der/die Betreffende einen männlichen oder weiblichen Körper hat. Auch Mitarbeiter *M. Hirschfelds*, Dr. *F. Abraham, Karl Giese*, Dr. *Linsert* und die Tschechen Prof. *Vondrácek*, der Arzt *Schönfeld* und Dr. *Bank* beteiligten sich an dem Thema.

Der Nachmittag wurde der Sexualpathologie gewidmet. Es sprachen Dr. *Schapiro* von *Hirschfelds* Institut (über Ejaculatio praecox), Frau Dr. *Stone* aus New York (über sexuelle Disharmonie), der Jurist Dr. *W. Niemann* aus Berlin (über Kastration bei Pädophilen). Außerdem waren auch Dr. *Chiavacci* aus Wien, Dr. *Holz* aus Berlin und Dr. *Zweig*, Dr. *Bondy* und Dr. *Lampl* aus der CSSR gemeldet.

Der sechste und letzte Kongreßtag war für die Themen Population und Eheprobleme sowie Sexualberatungsstellen vorgesehen. Zum Thema der Populationsprobleme sprach Dr. *Julian Marcuse* aus München (als Sexualhygieniker), Frl. Dr. *Hildegardt* aus Madrid, der Dozent *Friedjung* aus Wien, Prof. *Pasche-Oserskij* aus Kiew, Dr. *Weisskopf* aus Brno und Dr. *Hecht* aus Prag.

Im Vordergrund der Geburtenregelung standen die Probleme der Antikonzeption und der Abtreibung. Dr. *Haire* stellte noch einmal die silberne Spirale zur Einführung in die Gebärmutter vor. Frau Dr. *Stone* aus New York trug Erfahrungen aus ihrer Klinik für Geburtenregelung, in der sie 2000 Frauen behandelt hatte, vor. – Über die Geburtenregelung berichtete auch Dr. *Rubinraut* und *T. Zelenski* aus Polen. Dann folgten noch Dr. *Güdemann* aus Wien und Frau *Edith How-Martyn* aus London.

Es gab damals noch keine hormonale Antikonzeption, und um die Zulässigkeit der sozialen Indikation für die Abtreibung wurde heiß gerungen. Gegenwärtig ist sie in den meisten Staaten durchgesetzt. Das heute angestrebte Ziel (auch in der CSSR) ist hohe Lebensqualität bei optimaler Familiengröße.

Über Fortschritte bei den Eheberatungsstellen sprach Fr. *E. Grünhaut-Fried* aus Wiesbaden, der Gynäkologe Dr. *M. Matousek* und Dr. *M. Popper* aus der CSSR.

Damals befanden sich alle behandelten Themen noch im Stadium der Vorschläge und Versuche. Heute gibt es in der CSSR in jedem Kreis und in vielen Bezirken Beratungsstellen für eheliche und voreheliche Probleme, die von fachkundigen Spezialisten, besonders von Psychologen, geleitet werden.

Die Teilnehmer waren bei Abschluß des Kongresses sowohl in fachlicher wie in gesellschaftlicher Hinsicht sehr zufrieden. – Doch gab es auch Stimmen, die das Fernbleiben einiger Gruppen deutscher Sexuologen (z. B. *Moll, M. Marcuse*) und weiterer Pädagogen, Soziologen und Juristen beklagten.

Heute ist unsere größte Sorge der Zerfall der Ehe und das Schicksal der Kinder aus unvollständigen Familien.

Weitere Entwicklung der Sexualwissenschaft in der CSSR

Im Jahre 1935 starb Prof. *Bukovsky*, der Leiter der Dermatovenerologischen Abteilung der Universitätspoliklinik in Prag. Sein Nachfolger Prof. *Gawalowski* teilte dem Professorenkollegium der tschechischen Medizinischen Fakultät mit, daß sich in seiner Abteilung eine Bibliothek befände, die nicht dorthin gehöre. Die Bücher waren mit einem Stempel „Ustav pro sexuální pathologi“ (Institut für Sexualpathologie) versehen. Das war, wie gesagt, der Rest der Büchersammlung von Prof. *Pecírka.*

Das Kollegium der Professoren beschloß, mich zum Verwalter dieser Bibliothek zu ernennen. Ich transportierte die Bücher in die dermatovenerologische Klinik von Prof. *Samberger* und brachte sie dort in einem Zimmer unter, das auf *Sambergers* Antrag hin wieder als „Institut für Sexualpathologie" bezeichnet wurde. Dort habe ich dann die Sprechstunden für Sexualstörungen durchgeführt und im Hörsaal der Klinik meine Vorlesungen über Sexualpathologie gehalten. Im Vorlesungsverzeichnis stand unter den Kliniken und Instituten: „Institut für Sexualpathologie, provisorischer Verwalter: Dozent MUDr *Josef Hynie*". Das war der Anfang unseres Instituts an der Klinik von Prof. *Samberger.*

Prof. *Samberger* wurde 1939 pensioniert. Sein Nachfolger Prof. *Gawalowski* unterstützte unsere Arbeit mit großer Sympathie und Verständnis, das er schon früher bei meinen ersten Schritten in der Sexualwissenschaft bewiesen hatte. Aber Prof. *Samberger* war auch weiterhin mein Hauptberater, besonders bei der Arbeit an der „Einführung in die ärztliche Sexuologie".

Im Zweiten Weltkrieg wurde die tschechische Dermatologische Klinik und damit auch unser kleines sexuologisches Institut aus dem Bereich des Allgemeinen Krankenhauses ausquartiert. In dem Krankenhaus „Na Slupi" bekam ich ein Zimmer und hütete dort die Bibliothek und das Inventar des sexuologischen Instituts, die sich mit der Zeit vermehrt hatten. Außerdem hielt ich dort weiter Sprechstunden für Sexualstörungen ab. Prof. *Gawalowski* wurde von den Deutschen als Leiter der Klinik abberufen und diese als bloße Krankenhausabteilung dem Dozenten *Petrácek* anvertraut.

Während der bewegten Zeit des Krieges stockte jede wissenschaftliche Arbeit, und ich hatte Zeit zum Bücherschreiben. So ist auch die „Einführung in die ärztliche Sexuologie" erschienen.

Das Buch besteht aus drei Teilen. Der erste behandelt die Entwicklung der Geschlechtsorgane, die somatische und psychosexuelle Entwicklung im männlichen und weiblichen Sinne unter normalen und pathologischen Bedingungen. Der zweite Teil behandelt die genaue Analyse der normalen und pathologischen Sexualfunktionen vom Erwachen des Interesses über die Annäherung, die Kopulation bis zum Orgasmus und zur Befruchtung. Der dritte Teil behandelt spezielle Probleme in verschiedenen Altersstufen, deren Störung und Vorbeugung, besonders auch die Sexualerziehung und Beratung; außerdem die Teilnahme von Sexuologen als Sachverständige in zivil- und strafrechtlichen Gerichtsverfahren.

Im ganzen Buch wird betont, daß die Reproduktion nicht die primäre Bestimmung der Sexualität in der Natur ist. Sie ist auch ohne Sexualität möglich.

Aber die Sexualität ermöglicht eine Auswahl des Partners und die Vorbereitung der Bedingungen für die Nachkommenschaft, die vollwertige Reproduktion. Beim Menschen ermöglicht die Kultivierung der männlichen und weiblichen Lebenswerte die Auswahl eines wertvollen Partners. In Annäherung und Werbung des Partners zeigen beide Teile die instinktive Tendenz, vor dem anderen die besten Qualitäten darzustellen. Das bedeutet auch die Vorbereitung des Milieus, in dem die Nachkommenschaft leben soll, doch auch die Kultivierung der ästhetischen und ethischen Tendenzen, der Intelligenz. So wird Sexualität zu einem wichtigen Faktor der Kulturentwicklung des Menschen, der physischen Kondition und Lebensfreude. Eine gute entwickelte Sexualität bedeutet kein Seufzen und Weinen, sondern wirkliche Lebensfreude.

Gleich nach dem Zweiten Weltkrieg wurde aufgrund dieses Buches das Verfahren zu meiner Ernennung als Professor für ärztliche Sexuologie an der Medizinischen Fakultät der Karls-Universität eingeleitet. Im Jahre 1946 erfolgte die Ernennung (rückwirkend ab 1945). Gleichzeitig wurde ich zum Leiter des selbständigen Instituts für Sexualpathologie ernannt. Dafür sollte das ehemalige sog. Chemische Institut ausgebaut werden. Vom Oktober 1946 an konnten wir dort mit der sexuologischen Arbeit beginnen. Nach dem Kriege übersiedelte ich zuerst mit dem provisorischen Institut vom Krankenhaus „Na Slupi" zurück in die Dermatovenerologische Klinik von Prof. *Gawalowski* im Allgemeinen Krankenhaus. Dort arbeitete ich mit Hilfe der Ärzte der Klinik bis zur Übersiedlung in das neue Institut in Salmovska 1.

Nach der Übersiedlung wurden mir zuerst die Mediziner *Raboch* und *Dobiás*, dann auch *Barták* als Demonstratoren zugeteilt, im Jahre 1947 dann die Ärzte Dr. *Nedoma* und *Raboch* als Assistenten. Ich begann mit der Schulung dieser Mitarbeiter. In ihrer Anwesenheit untersuchte ich die Patienten und arbeitete mit ihnen und hielt dann in Abwesenheit der Patienten Besprechungen mit ihnen ab. Dann vertraute ich ihnen allmählich verschiedene Teiluntersuchungen an. Später ließ ich die Assistenten Dr. *Nedoma, Raboch* und *Barták* selbständig mit den Patienten arbeiten, stand ihnen jedoch bei komplizierten Fällen als Konsultant zur Verfügung. Danach wurden sie auch mit wissenschaftlichen Arbeiten, mit Referaten in wissenschaftlichen Gesellschaften und mit Publikationen in Zeitschriften betraut.

Der Name des Instituts wurde von „Institut für sexuelle Pathologie" in „Sexuologisches Institut" geändert, weil das Wort Pathologie bei uns i. a. für pathologische Anatomie, also die Arbeit an Toten, benutzt wird.

Im Jahre 1949 suchte uns ein Arzt aus Indien zu einer viermonatigen Schulung auf. Er wurde von Dr. *Pillay*, dem Herausgeber der Monatsschrift „Journal of Sexology" in New Dehli, geschickt. Dr. *Pillay* publizierte einige Jahre lang unsere Arbeiten in dieser internationalen Zeitschrift und schickte uns später auch den Chirurgen Dr. *Phadke* aus Bombay, der Vasoepididymoanastomosen bei Obliteration in der Epididymis durchführte.

Im Jahre 1950 konnten wir mit unserem Institut in das neue Gebäude der Universitätspoliklinik übersiedeln. Dort konnten wir endlich in Zusammenarbeit mit anderen poliklinischen und klinischen Abteilungen und dem großen Zentrallaboratorium unsere Tätigkeit voll entfalten. Auch die Schulung der Mediziner und Ärzte konnte besser als in den Anfängen seit 1934 oder im ersten neuen Institut organisiert werden.

Die Forschungsarbeit und Schulung in der Sexualwissenschaft ist ohne klinische Praxis unmöglich, die für beide die Basis bildet. Die Ordinationen des Instituts haben schon seit 1960 die Zahl von 10000 jährlich überschritten. Alle Patienten aus der ganzen Republik konnte das Institut natürlich nicht allein behandeln. Es wurden jedoch Ärzte in der Sexuologie, die inzwischen ein eigenes Fach ist, geschult. Vor der Zulassung müssen sie bestimmte Kenntnisse an den Tag legen und eine entsprechende Praxis nachweisen. Solche Spezialisten arbeiten bei uns schon in allen Landkreisen und in manchen Bezirken. In großen Städten gibt es größere Zentren in den Kliniken und Gesundheitszentren, z. B. in Bratislava, Olmütz, Brno, Ostrava, Opava, Aussig, in Prag für Mittelböhmen u. a.

Das sexuologische Institut behandelt nicht nur die funktionellen Sexualstörungen und Deviationen, sondern auch Entwicklungsstörungen und männliche Sterilität. Die Sterilität der Frau wird traditionell von den Gynäkologen behandelt, manchmal auch die sexuellen Störungen der Frau. Männer aus sterilen Ehen sind für uns auch wertvolle Kontrollpersonen beim Studium der sexuellen Störungen. Einzelne Ärzte arbeiten nicht so vielseitig, sie sind mehr an speziellen Gruppen von Patienten interessiert. Die Spezialisten ergänzen sich gegenseitig. Solche Zusammenarbeit findet auch unter verschiedenen Kliniken und Forschungsinstituten statt, in wissenschaftlicher wie in praktischer Tätigkeit.

Ein Meister in der Organisation solcher Zusammenarbeit, besonders auf wissenschaftlichem Gebiet, ist Prof. *Raboch* geworden. Aufgrund seiner Kenntnisse der Weltliteratur entwickelt er Pläne für solche Zusammenarbeit, die schon eine gute Tradition hat. Gemeinsam publizierte Arbeiten mit sexuologischer Thematik erwecken den Eindruck, als wäre unser Institut viel größer, als es in Wirklichkeit ist. An unseren Forschungsarbeiten sind hervorragende Spezialisten der Endokrinologie, der Genetik, der Immunologie, der Kardiologie, der vaskulären Chirurgie, der Biochemie, der Histopathologie, der Histochemie, der Urologie, der Psychiatrie u. a. beteiligt.

Prof. *Raboch* ist seit 1974 mein Nachfolger in der Leitung des Instituts. Auf dem II. Internationalen Sexuologischen Kongreß in Montréal 1976 nahm er einen wichtigen Platz unter den sexuologischen Forschern ein. 1979 wurde er zum Präsidenten der Internationalen Akademie für Sexualforschung gewählt und hat versucht, ihre wissenschaftliche Sitzung in Prag zu organisieren.

Die Aufgabe unseres Instituts beschränkt sich jedoch nicht nur auf wissenschaftliche und therapeutische Tätigkeiten und die Schulung von Medizinern und Ärzten. Es ist notwendig, für eine sozial gesunde Entwicklung der Population zu sorgen und unter jungen Menschen gesunde Prinzipien des Sexuallebens zu propagieren. Es handelt sich nicht nur um die Erziehung zu einem sozial harmonischen Zusammenleben, sondern um die Erziehung zum Ehe- und Familienleben. Dem dienen eine Anzahl populärer Vorträge, Artikel und Bücher. Von den Mitgliedern des Instituts allein sind ca. zwei Millionen solcher Aufklärungsbroschüren, natürlich auch in anderen Sprachen, erschienen. Dazu kommen mehrere größere populäre und wissenschaftliche Publikationen, nicht nur von den Mitgliedern unseres Instituts.

So entwickelte sich unsere Sexuologie von bescheidenen Anfängen zu einer Disziplin, die bestrebt ist, dem einzelnen zu einem zufriedenen Leben und der ganzen Gesellschaft zu einer sozial gesunden Entwicklung der Population zu verhelfen.

Unser sexuologisches Institut in Prag pflegt als erstes Universitätsinstitut in Europa oder sogar in der Welt bezeichnet zu werden. Dem, was oben dargestellt wurde, ist jedoch zu entnehmen, daß dieses Institut weder aus dem Nichts noch als Schöpfung eines einzelnen Menschen entstanden ist.

Schon in alten Zeiten befaßte man sich mit Sexualproblemen (das Kama-Sutram in Indien, Ovids Ars Amatoria in Rom). Die Menschen haben immer auch in dieser Lebenssphäre, die die höchste Intimität berührte und manchmal auch als sakrosankt galt, Vollkommenheit und Weisheit gesucht.

Am Anfang dieses Jahrhunderts waren für uns die deutsche und die französische Kultur am nächsten. Demzufolge ist es nicht verwunderlich, daß Prof. *Pelnár* 1902 das Buch von *Féré* übersetzte und *Pecírka* und ich in *Hirschfelds* Institut ein Vorbild gesucht haben. Es war zwar kein Universitätsinstitut, doch für seine Zeit im Hinblick auf seine ideologische Einstellung sehr modern und materiell erstklassig ausgestattet.

Hirschfeld selbst war ein bescheidener, arbeitsamer Mensch, der sein ganzes Leben seiner Wissenschaft und seinen Patienten geweiht hat. – Natürlich habe ich auch bei anderen deutschen Forschern in Berlin und Wien nach Vorbildern und Belehrung gesucht. Daneben interessierte ich mich selbstverständlich für russische Spezialisten, besonders für die Schule *Bechterews*, sowie für die französischen (*Cotte, Carton, Grasset* und *Higiek*, ein französisch schreibender Pole), englischen, spanischen u. a. Autoren.

Aus diesem allen ergab sich mit der Unterstützung von Prof. *Samberger* die grundlegende Konzeption der Sexuologie, die dann im Laufe der folgenden 40 Jahre von dem Team des Instituts ergänzt und entwickelt wurde.

Unser sexuologisches Institut wurde allmählich auch außerhalb der Staatsgrenze bekannt, und wir wurden zu Kongressen, Vorträgen, Instruktionen und Verhandlungen in die ganze Welt eingeladen. Unser Symposium Sexuologicum Pragense 1968, an dem ca. 300 Spezialisten aus 19 Ländern teilnahmen, wurde als Beginn der Sexuologischen Weltkongresse (Paris, Montréal usw.) bezeichnet.

Anmerkung

Diesen Beitrag schrieb *Josef Hynie* gegen Ende seines Lebens. Es wurde seine letzte Arbeit, deren Publikation er nun nicht mehr erlebt. Rückfragen, Bitten um Ergänzungen oder Korrekturen waren nicht mehr möglich. Deshalb wird der Text so gut wie unverändert abgedruckt, obwohl bei einigen Stellen Unsicherheiten verbleiben. Die redaktionelle Bearbeitung erfolgte durch *Sabrina Hausdörfer*. – Die Autoren-Kurzbiographie im Anhang stammt von *Hynies* Nachfolger im Amt, *Jan Raboch*.

Teil III

Sexualwissenschaft und Sexualpolitik: Homosexualitäten

Meinungen und Einstellung zu Homosexuellen: Düsseldorfer Studenten im Vergleich

Bernhard Egger, Rolf Gindorf

Vorbemerkungen

Die Erfassung von Einstellungen mit sozialwissenschaftlichen Methoden ist ein komplexes Problem, bei dem sich vom theoretischen Standpunkt aus sehr verschiedene Ansatzpunkte anbieten. So hat etwa *Silbermann* im vorletzten Kongreßband generelle Überlegungen zu Vorurteilsforschung und speziell zur Erfassung antihomosexueller Attitüden und Überzeugungen vorgestellt [1]. Für die konkreten Fragen der Messung von Antihomosexualität in einer Gesellschaft haben *Lautmann/Wienold* verschiedene Ansätze zur Disskussion gestellt [2].

Zunächst muß die Frage entschieden werden, wer als eigentlicher Träger der Bewertung zum Gegenstand der Untersuchung gemacht werden soll: das einzelne Individuum oder der gesellschaftliche Kontext. Wenn man sich in dieser Frage für die zweite Möglichkeit entscheidet, müßte man etwa die in den gesetzlichen Bestimmungen, in Religion und Ethik, in den Medien, in der Literatur, in den Familienkonzepten, in den Geschlechterrollen und den gesellschaftlichen Institutionen zum Ausdruck kommenden Bewertungen der Homosexualität ins Zentrum des Blickfelds rücken. Wenn man – wie wir das getan haben – die Bewertung der Homosexualität im Rahmen einer Erhebung zu Einstellungen und Vorurteilen von Individuen untersuchen will, muß man sich also darüber im Klaren sein, daß man damit nur einen (wenn auch zweifellos sehr wichtigen) Aspekt der Fragestellung erfaßt.

Die besondere Problematik bei Untersuchungen von Einstellungen zu tabuierten Themen wie Sexualität und Homosexualität wurde kürzlich von *Gindorf* noch einmal zusammengefaßt: in der Einstellungsforschung wird immer wieder nachdrücklich auf die Differenz zwischen kognitiven, affektiven und konativen (Verhaltens-)Aspekten von „Einstellungen" hingewiesen. Da Einstellungen nicht unmittelbar beobachtbar sind und ihre Äußerungen in ganz besonderem Maße vom Kontext abhängen, in dem sie geäußert werden, muß ein direkter Schluß von Antworten bei einer mündlichen oder schriftlichen Befragung auf konkrete Verhaltensweisen in Ernstsituationen als zumindest fragwürdig angesehen werden. Denn bei allen direkten Einstellungsfragen ist in Betracht zu ziehen, daß die gegebenen Antworten weniger Ausdruck echter, emotional getragener Einstellungen als vielmehr von Einstellungstendenzen und, teils durchaus unbewußten, Strategien sein können. Was jemand bei einer Meinungsumfrage angibt, kann stark von dem bestimmt werden, was der Befragte aufgrund jeweiliger Trends öffentlich zu äußern sich verpflichtet fühlt [3]. Daher ist es durchaus verständlich, daß je nach Fragekontext und Fragestellung in den verschiedenen Untersuchungen zur Antihomosexualität deutlich unterschiedliche Ergebnisse zutage kommen. Der Wert von Einstellungsuntersuchungen liegt somit in erster Linie im Aufzeigen eines bestimmten Meinungsklimas, welches das Handeln im sozialen Raum beeinflußt, für sich alleine genommen aber nicht hinreichend erklärt.

Repräsentative Erhebungen zu Einstellungen der *Bundesbürger* gegenüber Homosexualität liegen nur sehr wenige vor. Die letzten derartigen Untersuchungen stammen von der *Gesellschaft zur Förderung Sozialwissenschaftlicher Sexualforschung (GFSS)* auf der Grundlage einer von *R. Gindorf, R. Lautmann* und *M. Schönhals* konstruierten Fragenbatterie, die auf die Erfassung direkt abgefragter Attitüden zielte [4], sowie von *Lautmann/Wienold.* Beide liegen achtzehn Jahre zurück sind deshalb für die heutige Situation nur noch bedingt aussagekräftig. Danach kann jedoch generell von einer zunehmend neutralen bzw. faktisch ‚positiven' Entwicklung zumindest der Oberflächeneinstellungen der bundesdeutschen Bevölkerung zur Homosexualität ausgegangen werden [5].

Zu den Einstellungen bundesdeutscher *Studenten* zur Homosexualität legte *Clement* im Jahre 1986 neue Zahlen vor. Aufgrund von Daten aus Erhebungen der Jahre 1966 und 1981 zieht er den Schluß, daß bei den Einstellungen zur Homosexualität unter bundesdeutschen Studenten eine Veränderung „von der Aktualität in die Selbstverständlichkeit" stattgefunden habe: die akzeptante Einstellung zur Homosexualität und zu Homosexuellen (heute im Sprachgebrauch dieser Altersgruppe meist durchaus nicht-diskriminierend: zum Schwulsein und zu Schwulen) sei unter Studenten von einem einstmals kontrovers und polarisiert diskutierten Streitgegenstand zum weitgehend als selbstverständlich akzeptierten und daher kaum noch diskutierten Konsens geworden. So hielten im Jahre 1966 noch etwa 20% der befragten Studenten homosexuelle Kontakte für unzulässig, während dieser Anteil im Jahre 1981 auf etwa 3% zusammengeschrumpft war [6]. Die selektive Auszählung der Studenten (n = 132) in der Erhebung von *Lautmann/Wienold* aus dem Jahre 1974 ergab, daß damals noch 12% der befragten Studenten Toleranz gegenüber Homosexuellen für unangebracht hielten.

Tabelle 1 Übersicht: Einstellungsuntersuchungen zur Homosexualität 1966–1986

Untersuchungsjahr	Population	Größe N	Untersucher
1) 1966	Studenten	3.666	Giese/Schmidt [6, 12]
2) 1974	Gesamtbevölkerung	7.000	GFSS [3, 4]
3) 1974	Gesamtbevölkerung	2.285	Lautmann/Wienold [2]
4) 1974	Studenten (Sonderauszählung aus 3)	132	Lautmann/Wienold [2]
5) 1981	Studenten	1.922	Clement [6]
6) 1986	Studenten der Universität Düsseldorf	283	(unsere Untersuchung)

Bei allen hier herangezogenen Studien handelt es sich um Fragebogen-Untersuchungen.

Die von uns in der vorliegenden Studie 6) untersuchten beide Fragen waren bereits in früheren Untersuchungen benutzt worden, und zwar Frage A bei Population 2) und Frage B bei den Populationen 3) und 4).

Zur vorliegenden Untersuchung

Die vorliegende Untersuchung wurde im Februar 1986 von uns mit der Forschungsgruppe Soziologie am Sozialwissenschaftlichen Institut der Universität Düsseldorf als schriftliche Befragung einer repräsentativen Zufallsstichprobe von Studenten aller Fakultäten durchgeführt. Es wurden 612 Fragebögen verschickt, und zwar – zur Sicherstellung der Anonymität über die Universitätsverwaltung – an jeden 25. Studenten. Der Rücklauf betrug 46%. Die für die Auswertung zur Verfügung stehende Stichprobe stimmte in wichtigen Merkmalen (Geschlecht, Fakultätszugehörigkeit, Wohnsitz) mit der Grundgesamtheit überein. Die Untersuchung befaßte sich in erster Linie mit der allgemeinen sozialen Lage und den politischen Einstellungen der Studenten, wobei von uns zwei Fragen zur Homosexualität eingestreut worden waren.

Dieser äußere Rahmen der Untersuchung brachte zwangsläufig große Einschränkungen in der Breite der zu erfassenden Dimensionen mit sich. Zum einen konnte durch die Beschränkung auf zwei Fragen zur Homosexualität nur ein kleiner Ausschnitt der interessierenden Zusammenhänge erfaßt werden. Unter diesem Zwang zum Selegieren wählten wir eine Frage zur generalisierten, direkten Bewertung von Homosexualität und eine zur situativen, indirekten Bewertung, die eher emotional gefärbte soziale Distanz gegenüber Homosexuellen ausdrückt. Andere in diesem Zusammenhang bedeutsame Fragen wie etwa das Stereotyp des Homosexuellen, die Frage nach persönlichen Kontakten mit Homosexuellen und Einstellungen zu rechtlicher und beruflicher Diskriminierung mußten unberücksichtigt bleiben. Schließlich sahen wir auch einen Vorteil darin, daß beide Fragestellungen bereits zuvor, wenn auch unterschiedlich, untersucht worden waren [7].

Ziel unserer Untersuchung war es

- zum einen, zunächst eine deskriptive Momentaufnahme der Einstellungen einer studentischen Population des Jahres 1986 zu bekommen. – Gerade bei Studenten mußten wir von einem besonders starken Trend zu einer generellen Liberalität gegenüber Minderheiten ausgehen. Daher ging es uns
- zum zweiten darum, das Ausmaß an Divergenz zwischen generellen (abstrakter) und situativer (konkreter) Einstellung (‚sozialer Distanz') zu ermitteln.
- Zum dritten bot uns die große Zahl anderer in der Untersuchung erhobener Variablen die Gelegenheit, die gemessenen Einstellungen zur Homosexualität in Zusammenhang mit zahlreichen anderen Dimensionen zu betrachten und so möglicherweise zu Konturen eines „antihomosexuellen Typus" zu gelangen.
- Viertens erhofften wir uns auch, bei allen methodisch gebotenen Einschränkungen, Hinweise auf mögliche globale Trends durch einen Vergleich mit den früheren Untersuchungen.

Generelle (direkte) Bewertung

Frage A verlangte eine explizite Stellungnahme zur Einschätzung und Bewertung von Homosexuellen und Homosexualität.

Frage A:
„Bitte sagen Sie mir, welche der folgenden Meinungen Sie vertreten. Falls Sie mehrere Meinungen vertreten, geben Sie bitte diejenige an, die an erster Stelle steht:

Ich bin der Meinung, daß Homosexuelle

1) einer Heilbehandlung unterzogen und notfalls operativ behandelt werden sollten.
2) eine Gefährdung der guten Sitten darstellen.
3) von der normalen Gesellschaft isoliert werden sollten.
4) Toleranz verdienen.

5) großen Vorurteilen ausgesetzt sind, die man als aufgeklärter Mensch eigentlich nicht haben sollte.
6) sich im Grunde nur in ihrem Sexualverhalten von anderen Menschen unterscheiden.
7) vollwertige Bürger sein können.
8) ein natürlicher und unschädlicher Bestandteil jeder Gesellschaft sind."

Tabelle 2 Einstellungen Düsseldorfer Studenten (1986) und Bundesbürger (1974): Einzelergebnisse im Überblick

Düsseldorfer Studenten 1986, n = 278		Bundesbürger 1974, n = 7.000
Meinung Nr.	vertreten von	vertreten von
1	1%	9%
2	1%	8%
3	–	3%
4	21%	25%
5	27%	16%
6	19%	16%
7	4%	15%
8	28%	10%
	101%	102% (Rundungsdifferenzen)

Die Meinungen eins, zwei und drei lassen sich als klare Ablehnung von Homosexualität interpretieren. Die Deutung der Meinungen vier bis acht ist jedoch weniger eindeutig. Im Jahre 1974 hatten die Untersucher Meinung vier und fünf als ‚Duldung', die Meinungen sechs bis acht als ‚Akzeptanz' gewertet.

Tabelle 3 Einstellungen Düsseldorfer Studenten (1986) und Bundesbürger (1974): Gruppierte Gesamtergebnisse im Überblick

Düsseldorfer Studenten 1986, n = 278		Bundesbürger 1974, n = 7.000
Ablehnung (1–3):	1%	20%
Duldung (4–5):	48%	40%
Akzeptanz (6–8):	51%	40%

Danach ergibt sich bei diesen Populationen über einen Zeitraum von zwölf Jahren ein fast dramatischer Unterschied der Ablehnungswerte von 20% gegenüber nur 1% [8]. Direkte Vergleiche dieser unterschiedlichen Gruppen verbieten sich allerdings aus methodischen Gründen (vgl. auch die gravierenden Unterschiede zwischen der allgemeinen Population und der Studentengruppe bei *Lautmann/Wienold*, Tabelle 7).

Allerdings erschien uns die damalige Gruppierung bzw. Zuordnung für unsere Studentenbefragung 1986 nicht mehr sehr sinnvoll. Da nur ein Prozent der

Befragten sich ablehnend äußerte, mußte das Hauptgewicht nun auf der Unterscheidung zwischen Duldung und Akzeptanz liegen. Vom heutigen Standpunkt aus halten wir die Deutung der Meinungen sechs und sieben als Akzeptanz nicht mehr für angemessen. Vor dem Hintergrund eines gerade an den Universitäten offeneren Klimas für Minderheiten müssen unseres Erachtens heute strengere Maßstäbe bei der Deutung von Meinungen als akzeptant angelegt werden. Sowohl Meinung sechs („im Grunde") als auch Meinung sieben („sein können") enthalten ja eine Relativierung der zunächst positiven Aussage. Nur Meinung acht läßt kaum noch Spielraum, sondern impliziert eine klar positive Bewertung. Aus diesen Gründen haben wir für unsere Auswertung folgende geänderte Gruppierung der Daten benutzt:

1)–3) interpretierten wir nach wie vor als eindeutig negative Bewertung (*Ablehnung*),
4)–7) als uneindeutige Haltung ambivalent-positiver Tendenz unterschiedlicher Ausprägung (*bedingte Toleranz*), und
8) als eindeutig positive Bewertung von Homosexualität (*Akzeptanz*).

Der von uns hier verwandte Begriff der „Akzeptanz" soll über eine rein kognitive Einschätzung hinausgehen und auch die affektiven Elemente einer eindeutig nicht vorurteilshaften und damit in der Auswirkung ‚positiven' Bewertung einschließen. Bei dieser Einteilung mußte in Kauf genommen werden, daß mit der Kategorie „bedingte Toleranz" ein relativ breites, unscharf begrenztes Spektrum an Einstellungen erfaßt wurde [9].

Tabelle 4 Einstellungen Düsseldorfer Studenten (1986) und Bundesbürger (1974): Umgruppierte Gesamtergebnisse im Überblick

Düsseldorfer Studenten 1986, n = 278		Bundesbürger 1974 (GFSS), n = 7.000
Ablehnung	(1–3): 1%	20%
bedingte Toleranz	(4–7): 71%	71%
Akzeptanz	(8): 28%	10%

Unter dieser engeren Fassung des Begriffs „Akzeptanz" äußerten sich bei den Bundesbürgern der GFSS-Umfrage 1974 nur 10% tatsächlich vorbehaltlos akzeptant, während dieser Anteil bei unserer vorliegenden Untersuchung unter Düsseldorfer Studenten im Jahr 1986 immerhin 28% ausmachte. Der Anteil der eindeutig negativen Äußerungen, 1974 bei Bundesbürgern 20%, betrug bei unserem Studenten-Sample 1986 nur 1%. Bei beiden Untersuchungen äußerte sich das Gros der Befragen mit jeweils 71% „bedingt tolerant". (Wir betonen nochmals: Diese Aussagen werden unter dem Vorbehalt gemacht, daß die beiden Untersuchungen wegen ihrer unterschiedlichen Population nur bedingt vergleichbar sind.)

Die Ergebnisse der verschiedenen *Studentenbefragungen* können jedoch, wenn auch nicht ganz ohne Einschränkungen, durchaus verglichen werden [10]. – Zu den methodischen Problemen hinsichtlich der Repräsentativität bei *Giese/Schmidt* 1966 und *Clement* 1981 verweisen wir auf die Einschränkungen der Untersucher [11].

Tabelle 5 Anteil ablehnender Äußerungen [12] bei Studenten in den verschiedenen Erhebungen

Giese/Schmidt (bundesweit, 1966 [13]	20%
Lautmann/Wienold (bundesweit, 1974) [14]	12%
Clement (bundesweit, 1981) [6]	3%
Unsere Ergebnisse (Düsseldorf, 1986)	1%

Unter den genannten Vorbehalten kann hier, im Studentenvergleich, ein durchgängiger Trend zur Abnahme von antihomosexuellen Einstellungsäußerungen festgestellt werden. In unserer Untersuchung – der neuesten also – findet sich bei Düsseldorfer Studenten aller Fakultäten explizite Antihomosexualität schließlich nur noch als Residualkategorie.

Situative (indirekte) Bewertung: soziale Distanz

Mit Frage B sollte nun über die generelle, abstrakte Bewertung hinaus die tatsächlich wirksame soziale Distanz gegenüber Homosexuellen erfaßt werden, indem ein konkretes Zusammentreffen in einer sozialen Situation in Aussicht gestellt wird. Von welchen Motiven die Entscheidung bei dieser Frage bestimmt wird, muß in diesem Zusammenhang allerdings unklar bleiben [15]. *Frage B* wurde in unserem Fragebogen vor Frage A plaziert, so daß unser besonderes Interesse an der Einstellung zur Homosexualität – zumindest beim ersten Durchsehen des Fragebogens – nicht erkennbar war. Wie bereits *Lautmann/Wienold* betonten, gestand die Formulierung dem Befragten ein aktives, spontanes Auswählen von Gruppen ihrer Wahl zu, so daß von der Fragestellung her distanzierende Äußerungen nicht besonders provoziert wurden [16].

Frage B
„Stellen Sie sich vor, Sie müßten mit einem anderen Menschen für längere Zeit zusammensein. Sie sind z. B. zur Kur oder im Urlaub und sitzen immer am selben Tisch zum Essen zusammen. Bei welchen Personen wäre Ihnen das nicht so sympathisch?"

Nicht so sympathisch wäre das Zusammensein nach dieser Fragestellung mit:

Tabelle 6 Antihomosexualität im sozialen Kontext: Düsseldorfer Studenten 1986

1. Farbigen	0%	(0)
2. Künstlern	0%	(1)
3. Ledigen Müttern	0%	(1)
4. Gastarbeitern	2%	(5)
5. Blinden	3%	(7)
6. Richtern	5%	(11)
7. Politikern	7%	(15)
8. Mathematikern	8%	(17)
9. Leichenbestattern	8%	(17)
10. Priestern	9%	(20)
11. Soldaten	12%	(27)
12. Polizisten	14%	(32)
13. Call-Girls	15%	(33)
14. Homosexuellen	*15%*	*(34)*
15. Boxern	18%	(40)
16. Kommunisten	21%	(48)
17. Epileptikern	21%	(48)
18. NPD-Mitgliedern	83%	(186)
19. keinem	7%	(15)

n(Vp) = 283
58 Probanden machten keine Angaben
Im Schnitt nannten die Probanden jeweils 2,5 Kategorien

15% unserer Befragten zeigten also Distanz zu Homosexuellen in einem sozialen Kontext. Insgesamt wurden Homosexuelle in diesem Zusammenhang weniger häufig negativ bewertet als Boxer, Kommunisten, Epileptiker und vor allem NPD-Mitglieder. – Im Jahre 1974 hatten 48% der befragten Bundesbürger bei obiger Fragestellung soziale Distanz gegenüber Homosexuellen geäußert, die seinerzeit die insgesamt am häufigsten genannte Gruppe überhaupt bildeten, gefolgt von Epileptikern (42%), Kommunisten (28%), NPD-Mitgliedern (25%) und Callgirls (20%).

Lautmann führte für uns auch hier eine Sonderauszählung der Antworten von Studenten durch. In dieser Teilgruppe lag der Anteil sozial distanter Äußerungen gegenüber Homosexuellen bei 22% [17]. Für das Geschlechterverhältnis wurde hier eine Korrekturberechnung durchgeführt, da bei der Beantwortung von Frage B – im Gegensatz zu Frage A – ein deutlicher Geschlechterunterschied bestand. Um dies auszugleichen, wurden die Ergebnisse aus dem Jahre 1974 (Frauenanteil 36%) auf Düsseldorfer Verhältnisse 1986 (47%) hochgerechnet, was aber nur einen ganz geringen Unterschied von einem Prozentpunkt erbrachte.

Ungeachtet der angesprochenen methodischen Vergleichsprobleme lassen sich deutliche Unterschiede in der sozialen Distanz zu Homosexuellen ausmachen,

Tabelle 7 Soziale Distanz gegenüber Homosexuellen (Frage B)

Bundesbürger 1974 (*Lautmann/Wienold*)	48,2%	(n = 2.285)
Studenten 1974 (*Lautmann/Wienold*)	22%	(n = 132)
mit Korrektur des Geschlechterverhältnisses	21%	
Düsseldorfer Studenten 1986 (*unsere Ergebnisse*)	15%	(n = 283)

auch zwischen Studenten (bundesweit) 1974 und Düsseldorfer Studenten 1986 (22% bzw. bereinigt 21% vs. 15%).

Wenn man sich nun die Ergebnisse der Studentenbefragung genauer ansieht, fällt zunächst der sehr hohe Anteil von Antwortverweigerungen bei Frage B auf (20%), ganz im Gegensatz zur Verweigerungsrate bei Frage A (2%). Die Deutung dieser Verweigerungen ist schwierig. Wenn man unterstellte, daß sie keine Distanz gegenüber Homosexuellen zum Ausdruck bringen wollten und man sie folglich in die Rechnung miteinbezöge, fiele der Anteil distanzierender Äußerungen rechnerisch von 15% auf 12% ab. Grundsätzliche Überlegungen und die Untersuchung des Antwortverhaltens dieser Verweigerer bei Frage A ließen uns jedoch den Schluß ziehen, daß es sich bei dieser Gruppe um eine Ansammlung von Trägern unterschiedlichster Meinungen und Motivationen handelt, die für unsere Zwecke nicht in einer bestimmten Richtung verwertbar sind und damit bei der Berechnung wegfallen mußten. Grundsätzlich deuten wir die hohe Verweigererquote bei dieser Frage im Sinne einer Tendenz, sich auf Fragen, die die eigene „Liberalität" in Zweifel ziehen könnten, erst gar nicht einzulassen.

Diskussion der Ergebnisse und Zusammenhänge

Bei der Kreuztabulation der Ergebnisse tritt zutage, daß ausnahmslos alle Studenten, die bei Frage A eine ablehnende Haltung einnehmen (n = 4 von 278), bei Frage B auch angeben, sie wollten nicht neben einem Homosexuellen sitzen.

Praktisch ebenso eindeutig positiv korreliert eine akzeptante Antwort auf Frage A mit der Abwesenheit von sozialer Distanz bei Frage B: nur 1 von 62 (2%) der Akzeptanten fände einen Homosexuellen als Nebenmann nicht so sympathisch. – Sowohl im Bereich „Ablehnung" als auch im Bereich „Akzeptanz" erweisen sich unsere Ergebnisse also als bemerkenswert konsistent.

Nicht so eindeutig ist der Zusammenhang zwischen den mit „bedingter Toleranz" bei Frage A reagierenden Studenten und den soziale Distanz bei Frage B Ausdrückenden. Von denjenigen Studenten, die sich bei Frage A bedingt

Tabelle 8 Verhältnis genereller (direkter) zu situativen (indirekten) Wertungen

	Ablehnung	bedingte Toleranz	Akzeptanz
soz. Distanz	100% (4)	18% (28)	2% (1)
keine soz. Distanz	0%	82% (128)	98% (61)
Gesamtgruppe	2% (4)	70% (156)	28% (62)

(n = 222)

tolerant äußerten, zeigten bei Frage B immerhin etwa 18% (25 von 156) soziale Distanz.

Daraus folgt, daß eine deutliche Tendenz zur gleichsinnigen Beantwortung der Fragen A und B vorhanden ist, im Bereich der ‚bedingten Toleranz' jedoch das Bild weniger einheitlich wird; hier bleibt eine gewisse Divergenz der Reaktionen auf die beiden Einstellungsfragen bestehen. Auffällig ist, daß der Anteil sozial distanzierender (situativ bzw. indirekt ablehnender) Äußerungen zu Frage B deutlich höher liegt als der Anteil generell (direkt) ablehnender Äußerungen (Frage A), nämlich im Verhältnis 15% zu 1% (bzw. in der Gruppe, die beide Fragen beantwortet haben, 15% zu aufgerundet 2%).

Den Befund, daß eine größere Anzahl von Befragten situativ Distanzwünsche zu Homosexuellen erkennen läßt, als dies bei der generellen, direkten Befragung zutage tritt, deuten wir in zweifacher Weise. Zum einen spiegelt eine Antwort auf eine direkte Bewertungsfrage wie Frage A eher eine Oberflächen-Einstellung wieder, ohne die latenten Vorurteilsstrukturen zu erfassen. Aber auch wenn solche Umfrageergebnisse daher kaum präzise Indikatoren der ‚tatsächlichen' bzw. der stabiler im Persönlichkeitssystem verankerten Werthaltungen sind, müssen sie jedoch als deren unmittelbare Vorboten und notwendige Wegbereiter gesehen werden [18]. Zum anderen scheint sich in den wachsenden Akzeptanzraten bei gegen Null sinkenden Ablehnungsraten eine allgemeine Überzeugung auszudrücken, daß frühere negative bzw. vorurteilshafte Bewertungen ‚überholt' und ‚unmodern' seien. Es scheint eine Meinungs-Spirale wirksam zu sein, die zu einer wachsenden Aufnahme der als ‚modern' und ‚im Kommen' angesehenen Einstellungen führt [19].

Im nächsten Schritt sollen nun die Zusammenhänge zwischen Antihomosexualität und anderen Variablen untersucht werden. In der Untersuchung von *Lautmann/Wienold* hatte sich vor allem ein Zusammenhang mit den Parteipräferenzen der Probanden und mit den sogenannten „Konservativismus-Skalen" gezeigt [20]. In der von der *GFSS* durchgeführten Untersuchung wurde der Zusammenhang mit dem Wahlverhalten der einzelnen Bundesländer aufgezeigt, was *Gindorf* dargestellt hat [21]. In amerikanischen Untersuchungen von *Smith* und *Mac Donald/Games* wird über eine deutliche Korrelation antihomosexueller Attitüden mit dem Typus der autoritären Persönlichkeit und hohen ratings auf der F-Skala berichtet [22].

Wie bereits dargestellt, wurden bei unserer Fragebogenerhebung in erster Linie Fragen zur politischen Einstellung und Aktivität, zur Studiensituation, zu den Studienzielen, zur allgemeinen Lebenssituation, zum Freizeitverhalten und zum Freundeskreis der Studenten gestellt. Die Korrelationen dieser Variablen zu unseren Einstellungsfragen zur Homosexualität wurden zunächst einmal mit Hilfe einer Faktorenanalyse untersucht. Die Faktorenanalyse diente uns in diesem Zusammenhang einerseits als datenreduzierendes Verfahren, indem die Vielzahl der Variablen gruppiert und zusammengefaßt werden konnte, zum anderen aber auch als hypothesengenerierende Technik, die die Einordnung der Einstellung zur Homosexualität in ein breites Spektrum sozial relevanter Variablen ermöglichte [23].

Die generelle (direkte) Beurteilung von Homosexualität (Frage A)

Die Antworten zur Frage A waren in unserer Stichprobe von Geschlecht, Alter und Familienstand praktisch unabhängig. Zur Fakultätszugehörigkeit ergaben sich schwache, allerdings nicht signifikante Zusammenhänge im Sinne einer häufiger positiven Bewertung von Homosexualität bei Studierenden der philosophischen Fakultät. – Aus den hochsignifikant korrelierenden Variablen ließen sich folgende Faktoren konstruieren:

a) Parteipräferenz und politische Aktionsformen

Die Tendenz zur eindeutig positiven (akzeptanten) Bewertung von Homosexualität nimmt zu mit der Parteipräferenz von rechts über links nach grün-alternativ. Bei Wählern von CDU liegt der Anteil positiver Bewertungen bei 11%, bei denen der FDP bei 17%, bei SPD-Wählern bei 25% und bei Wählern der Grünen bei 43%.

Tabelle 9 Parteipräferenz und generelle Einstellung zur Homosexualität

Parteipräferenz [24]	CDU	FDP	SPD	GRÜNE
Bewertung von HS:				
ablehnend	5% (2)	4% (1)	1% (1)	0%
bedingt tolerant	84% (31)	79% (19)	74% (63)	57% (53)
akzeptant	11% (4)	17% (4)	25% (21)	43% (40)
Summe	15% (37)	10% (24)	36% (85)	39% (93)

(n = 239)

Besonders auffällig ist hier der Unterschied zwischen den Wählern der „etablierten" Parteien und der Grünen. – In engem Zusammenhang damit stehen die Korrelationen zu bestimmten, gerade für den grün-alternativen Bereich typischen politischen Aktionsformen. Eher positive Bewertung von Homosexualität korreliert mit einer Tendenz zur Befürwortung und zur aktiven Teilnahme an Demonstrationen, Boykotts, wilden Streiks u. a. (siehe Tabelle 14 im Anhang).

b) Politisches Interesse und allgemeine politische Aktivität

Die Tendenz zur positiven Bewertung von Homosexualität korreliert mit

- größerer politischer Aktivität in der Freizeit und
- größerem Interesse an politischer Information durch die Medien.

c) Einstellungen zu Prestige und Karriere

Zu einer eher positiven Bewertung von Homosexualität neigte, wem

- der finanzielle Aufstieg durch das Studium weniger wichtig war,
- statusentsprechender gesellschaftlicher Umgang weniger wichtig war;
- die Orientierung an den Eltern mit Hinblick auf den angestrebten Bildungsgrad weniger wichtig war;
- ein positiver Einfluß von Freunden auf die Karriere weniger wichtig war.

d) Einstellung zum Studium

Dieser Faktor faßt Variablen zusammen, die sich mit der Ziel- und Sinnorientierung des Studiums zwischen den Polen spezifische Berufsausbildung einerseits und Selbstverwirklichung und -findung andererseits bewegen. Zu einer eher positiven Bewertung von Homosexualität neigten Studenten, die

- ihr Studium weniger berufsorientiert sahen;
- vom Studium eher einen Freiraum zur Verwirklichung ihrer eigenen Bedürfnisse erwarteten;
- angesichts der Akademikerarbeitslosigkeit weniger zu Konkurrenz um die verbliebenen Arbeitsplätze neigten.

Die Interpretation dieser Ergebnisse bereitet nun insofern theoretische und methodische Probleme, als die Unterscheidung der gefundenen Korrelationen in bloße statistische Scheinkorrelationen aufgrund gemeinsamer interferierender Variablen und „echter" Korrelationen aufgrund unseres Datenmaterials nicht zweifelsfrei möglich ist.

Vom theoretischen Standpunkt aus bot sich zunächst die Hypothese an, daß die in unserem Datenmaterial entscheidende Variable die politisch-weltanschauliche Orientierung an einer Partei darstellte. Was wir mit unseren Fragen zum politischen Interesse, zu Prestige und Karriere, zu Berufsausbildung und Selbstfindung fanden, ließe sich dann als Charakterisierung der Anhängerschaft vor allem der „etablierten" Parteien einerseits und der Grünen andererseits deuten. Der Zusammenhang mit der Beurteilung der Homosexualität wäre dann indirekt über die Parteipräferenz zu erklären.

Um diese Hypothese zu überprüfen, wurden die partiellen Korrelationen unter Kontrolle der Variablen Parteipräferenz berechnet. Von methodischer Seite gelten hierbei die gleichen Einschränkungen, wie sie bereits anhand der Faktorenanalyse diskutiert worden sind. Sie wiegen in diesem Zusammenhang jedoch schwerer, da es nun um die Überprüfung von Hypothesen geht. – Die Ergebnisse sind in Tabelle 15 im Anhang zusammengestellt.

Unter Ausschaltung des Einflusses der geäußerten Parteipräferenz ergab sich nun ein unterschiedliches Bild. Die partiellen Korrelationen zu den einzelnen Variablen waren zwar beinahe ausnahmslos schwächer als die primären Koeffizienten. Die meisten blieben jedoch signifikant bzw. hochsignifikant, so daß die Korrelationen hierzu nicht allein durch die Parteipräferenz zu erklären sind. Die Zusammenhänge sind jedoch nur schwach, so daß bei den oben bereits angesprochenen methodischen Vorbehalten eine endgültige Aussage hierzu nicht möglich ist. Eine nach Parteien getrennte Auszählung war aufgrund der geringen Fallzahl der sich dann ergebenden Subpopulationen ebenfalls nur beschränkt aussagefähig.

Situative (indirekte) Bewertung: Soziale Distanz zu Homosexuellen (Frage B)

Bei Frage B ergaben sich im Groben ähnliche Zusammenhänge wie auch bei Frage A. Soziale Distanz zu Homosexuellen scheint in einem ganz ähnlichen Geflecht aus sozialen Determinanten zu stehen wie auch die generelle Bewertung von Homosexualität (siehe Tab. 14 im Anhang). Als Beispiel sei hier nur die Parteipräferenz angeführt, wobei besonders der niedrige Anteil sozial distanzierender Äußerungen bei den Anhängern der Grünen (5%) gegenüber einem relativ hohen Anteil von 32% bei denen der CDU ins Auge fällt. Bei Anhängern der SPD (14%) und der FDP (16%) liegt der Anteil sozial distanzierender Äußerungen auf etwa gleicher Höhe in der Mitte.

Im Gegensatz zu Frage A ergab sich jedoch bei Frage B auch eine signifikante Korrelation zum Geschlecht. Männliche Studenten äußerten sich häufiger sozial distanzierend (21%) als weibliche (9%). Ähnliche Ergebnisse hatte auch bereits *Lautmann/Wienold* gefunden: bei männlichen Studenten 26% soziale Distanz, bei Studentinnen nur 15% (n = 132).

Tabelle 10 Parteipräferenz und soziale Distanz zu Homosexuellen

Parteipräferenz [15]	CDU	FDP	SPD	GRÜNE
soziale Distanz:				
geäußert	32% (10)	16% (3)	14% (11)	5% (4)
nicht geäußert	68% (21)	84% (16)	86% (67)	95% (70)
Summe	15% (31)	9% (19)	39% (78)	37% (74)

(n = 202)

Tabelle 11 Geschlecht und soziale Distanz zu Homosexuellen

Geschlecht	Männer	Frauen
soziale Distanz:		
geäußert	21% (25)	9% (9)
nicht geäußert	79% (94)	91% (97)
Summe	53% (119)	47% (106)

(n = 225; chi-Quadrat = 6,84)

Bei Frauen ist offenbar die Divergenz zwischen genereller Einstellung (die sich nicht von der der Männer unterschied) und situativer Einstellung (sozialer Distanz zu Homosexuellen) weniger groß. Die Frageformulierung läßt zwar im Prinzip offen, ob es sich in der beschriebenen Situation um männliche oder weibliche Homosexuelle handelt, doch werden in der Regel mit dem Begriff „Homosexuelle" in erster Linie männliche Homosexuelle assoziiert. Dies könnte eine Erklärung für die Geschlechterabhängigkeit der Antworten sein: einmal in dem Sinn, daß Frauen sich dann nicht ungewollt als Objekt sexuellen Begehrens fühlen müssen; zum anderen, daß sich ein Teil der heterosexuellen Männer schon von der bloß sozialen Nähe zu homosexuellen Männern bedroht fühlt und deshalb stärkere Distanzierungsbedürfnisse zeigt.

Bei Frage B interessierte uns nun weiterhin der Zusammenhang zwischen der Äußerung sozialer Distanz gegenüber Homosexuellen und gegenüber anderen aufgeführten Gruppen. Wer soziale Distanz zu Kommunisten und Callgirls äußerte, so fanden wir, der äußerte häufiger auch Distanz zu Homosexuellen.

Sexuelle und politisch linke Abweichungen scheinen daher von einer bestimmten Gruppe von Studenten häufiger gemeinsam abgelehnt zu werden.

Mit Hilfe einer Faktorenanalyse untersuchten wir weiterhin, ob sich bei den in der Frage genannten Gruppen noch andere Zuordnungen treffen ließen. Neben den oben bereits beschriebenen Zusammenhängen bei der Distanz zu Homosexuellen, Kommunisten und Callgirls ergaben sich noch zwei weitere Hauptgruppen: zum einen korrelierte die Distanz zu Soldaten, Polizisten,

Tabelle 12 Soziale Distanz zu Kommunisten und Homosexuellen

	zu Kommunisten Distanz geäußert	nicht geäußert
zu Homosexuellen Distanz		
geäußert	40% (19)	9% (15)
nicht geäußert	60% (29)	91% (162)
Summe	21% (48)	79% (177)

(n = 225, chi-Quadrat = 28,5)

Tabelle 13 Soziale Distanz zu Callgirls und Homosexuellen

	zu Callgirls Distanz geäußert	nicht geäußert
zu Homosexuellen Distanz		
geäußert	36% (12)	12% (22)
nicht geäußert	64% (21)	88% (170)
Summe	15% (33)	85% (192)

(n = 225, chi-Quadrat = 13,6)

Richtern, Priestern und Mathematikern untereinander positiv. Hierbei handelt es sich um Berufsgruppen, bei denen man als Gemeinsamkeit sehen könnte, daß sie in besonderer Weise mächtige und einflußreiche Institutionen unserer Gesellschaft repräsentieren bzw. über hochspezialisiertes Wissen verfügen. – Zum anderen bilden die Blinden und die Epileptiker eine dritte verbundene Gruppe, die – als Behinderte bzw. Kranke – gehäuft zusammen abgelehnt werden.

Die Äußerungen sozialer Distanz gegenüber NPD-Mitgliedern spielten insofern eine Sonderrolle, als sie von einer großen Mehrheit der Studenten getragen wurde (83%). Am ehesten ließ sich die Distanz zu NPD-Mitgliedern mit der Distanz zu Blinden und Epileptikern in Zusammenhang bringen, und zwar im umgekehrten Sinn: weniger soziale Distanz zu NPD-Mitgliedern korreliert mit mehr Distanz zu Epileptikern.

Die soziale Distanz zu Boxern, Politikern und Leichenbestattern ließ sich keiner dieser Gruppen zuordnen. – Die Antwortmöglichkeiten Künstler, ledige Mütter und Gastarbeiter wurden nicht in die Berechnung mit einbezogen, da hier die Zahl der Nennungen nicht groß genug war.

Bemerkenswert ist außerdem, daß zwischen der Äußerung sozialer Distanz zu Homosexuellen und zu anderen Gruppen entweder signifikante gleichsinnige oder keine Korrelationen vorkommen. Man könnte nach den oben diskutierten

Zusammenhängen von Distanz gegenüber Homosexuellen und der Parteipräferenz vermuten, daß etwa Distanz zu Homosexuellen negativ mit Distanz zu NPD-Mitgliedern oder auch zu Polizisten, Priestern oder Soldaten korreliert. Dies ist jedoch nach unseren Untersuchungen nicht der Fall. Wir interpretierten dies so, daß allen diesen Äußerungen gemeinsam eine prinzipielle Bereitschaft zugrundeliegt, sich überhaupt distanzierend zu äußern, und daß dieser Faktor einen Teil der Varianz unserer Daten erklärt. Für diese These spricht auch, daß soziale Distanz zu Homosexuellen hoch korreliert mit der unqualifizierten Anzahl von distanzierenden Äußerungen zu allen anderen Gruppen. Unter denjenigen Befragten, die soziale Distanz zu Homosexuellen äußerten, nannten alle noch mindestens zwei andere Gruppen; der Median liegt bei vier zusätzlichen Nennungen. Bei der sich gegenüber Homosexuellen nicht distanzierenden Gruppe liegt der Median hingegen bei nur einer Nennung.

Zusammenfassung

Bei der Frage A nach der *generellen* (offenen, direkten) *Bewertung* von „Homosexuellen" war bei einer repräsentativen Fragebogen-Erhebung unter den Studenten der Universität Düsseldorf Anfang 1986 praktisch keine offene Antihomosexualität mehr feststellbar. Von einem einst kontrovers und polarisiert diskutierten Gegenstand ist die tolerante Einstellung zur Homosexualität und zu Homosexuellen zumindest auf der verbalisierten Ebene quer durch die Geschlechter, Fakultäten und politischen Präferenzen zum Konsens geworden. – Dies bestätigte sich auch im wesentlichen, als wir angesichts dieses liberalen Meinungsklimas schärfere Maßstäbe anlegten und die Definitionen unserer ursprünglichen Kategorien durch Umgruppierungen der Zuordnungsmerkmale änderten. Offen verbalisierte Antihomosexualität erwies sich in unserer Studie also nur noch als Residualkategorie.

Bei der *situativen* (nur indirekten) *Bewertung* dagegen ergab sich ein etwas anderes Bild. Hier erwies sich die Frage B nach der sozialen Distanz Homosexuellen gegenüber als relativ empfindliches Meßinstrument zur Feststellung tieferliegender antihomosexueller Vorbehalte. Der Anteil der sich in einem Urlaubs- bzw. Freizeit-Kontext sozial distanzierend Äußernden lag bei 15%. Es konnten deutliche Zusammenhänge mit mehreren Bereichen festgestellt werden.

Der von uns gefundene minoritäre Typus des zwar kaum eindeutig homophoben, aber doch dem alltäglichen Umgang mit Homosexuellen zurückhaltend bis ablehnend gegenüberstehenden Düsseldorfer Studenten läßt sich global mit folgenden Merkmalen umreißen (s. Tab. 15 im Anhang):

- er ist politisch deutlich weniger interessiert und aktiv,
- er wählt häufig „rechts“, seltener „links“ und praktisch nie „grün“;
- beim Studium sind ihm sozialer Status, Karriereplanung und finanzieller Aufstieg deutlich wichtiger;
- Selbstfindung sowie das Ausprobieren neuer menschlicher Beziehungsformen und verschiedener Lebensstile sind für ihn deutlich weniger wichtig;
- er ist generell „konservativer“ als seine pro-homosexuellen oder in dieser Frage indifferenten Kommilitonen;
- es ist in der Dimension der sozialen Distanz viel eher ein „er“ als eine „sie“.

Schlußwort

Wir haben in dieser Studie das Vorkommen von antihomosexuellen Meinungen und Einstellungen mit Methoden der empirischen Sozialforschung untersucht. Antihomosexualität ist aber zweifelsohne nicht nur ein soziologischer Forschungsgegenstand, sondern auch ein soziales Übel. „Fremdenfeindschaft, Diskriminierung, Antisemitismus, Kommunistenhaß, Hexenverbrennungen, Inquisition und Antihomosexualität (sind) alle Kinder der gleichen Eltern“, sagt *Silbermann* [25]. Darum hoffen wir, mit dieser Arbeit neben rein wissenschaftlichen Erkenntnissen auch einen (wenn auch erklärtermaßen nur bescheidenen) Beitrag zur gesellschaftlich gebotenen Bekämpfung des sozialen Übels „Antihomosexualität“ liefern zu können.

Anmerkungen

[1] *Silbermann, A.*: Vorurteilsstrukturen gegenüber Juden und Homosexuellen: eine vergleichende Betrachtung. In: *Gindorf, R./Haeberle, E. J.* (Hg.): Sexualität als sozialer Tatbestand. Theoretische und empirische Beiträge zu einer Soziologie der Sexualitäten. Schriftenreihe Sozialwissenschaftliche Sexualforschung, Band 1. Berlin und New York 1986, S. 199–206.

[2] *Lautmann, R./Wienold, H.*: Das soziale Abwehrsystem gegen sexuelle Abweichung, insbesondere Homosexualität. Unveröffentlichtes Manuskript Bremen/Münster 1978; *Lautmann, R.*: Der Zwang zur Tugend – Die gesellschaftliche Kontrolle der Sexualitäten. Frankfurt 1984.

[3] Vgl. hierzu *Gindorf, R.*: Einstellungen in der Bevölkerung der Bundesrepublik Deutschland (einschließlich West-Berlin) gegenüber Homosexuellen – Kurzdarstellung einer Meinungsumfrage aus dem Jahre 1974 (Anhang). In: *Gindorf, R./Haeberle, E. J.* (Hrsg.): Sexualität als sozialer Tatbestand, a. a. O., S. 206–210.

[4] *Gindorf, R.*: Meinungsforschung: Einstellungswandel gegenüber Homosexuellen. Mitteilungen der Gesellschaft zur Förderung sozialwissenschaftlicher Sexualforschung (GFSS) 1975, Nr. 2, S. 3 ff.; *Gindorf, R.* 1986, a. a. O.

[5] *Lautmann/Wienold* 1978, a. a. O., *Gindorf* 1986, a. a. O., *Gindorf* 1975, a. a. O., vgl. Anmerkung 8.

[6] *Clement, U.*: Sexualität im sozialen Wandel – eine empirische Vergleichsstudie an Studenten 1966 und 1981. Stuttgart 1986, S. 61, S. 117 ff.

[7] U. z., wie erwähnt, Frage A im Jahre 1974 in der Oberflächen-Untersuchung der Gesellschaft zur Förderung sozialwissenschaftlicher Sexualforschung (GFSS), vgl. *Gindorf* 1975, 1986, a. a. O.; Frage B ebenfalls 1974 von *Lautmann/Wienold* 1978, a. a. O.

[8] Noch eindrucksvoller muten diese Zahlen an, vergleicht man sie, natürlich unter allen methodischen Vorbehalten, mit den Ablehnungsraten früherer Umfragen. Laut *Wickert-Institut* lehnten im Jahre 1969 (als die erste Teilreform des § 175 StGB inkraft trat) noch 76% der Bundesbürger Homosexuelle ab; 1971 noch 55%.

[9] Über die Problematik von „Mittelpositionen" in diesem Zusammenhang vgl. auch *Lautmann/Wienold*, a. a. O., S. 39.

[10] Diese Einschränkungen ergeben sich aus folgenden Unterschieden: die Untersuchungen der Jahre 1966 und 1974 wurden überregional bzw. bundesweit durchgeführt; der Frauenanteil war niedriger; die Verteilung auf einzelne Studienfächer und Fakultäten ist nicht bekannt; und schließlich lag die Zahl der insgesamt befragten Studenten in der Untersuchung von *Lautmann/Wienold* mit n = 132 relativ niedrig.

[11] Vgl. *Clement* 1986, S. 21 ff.

[12] Dabei benutzen *Giese/Schmidt* (1966) und *Clement* (1981) eine Frage nach der Zulässigkeit von homosexuellen Kontakten für Homosexuelle (zulässig/bedingt zulässig/unzulässig; *Clement* 1986, a. a. O., S. 118); *Lautmann/Wienold* (1974) erfassen Ablehnung mit der Antwort auf das Statement, daß Toleranz bei Homosexuellen unangebracht sei und man homosexuelles Verhalten nicht dulden dürfe (volle Zustimmung/eher Zustimmung/eher ablehnend/volle Ablehnung; a. a. O., S. 312).

[13] *Giese, H./Schmidt, G.*: Studentensexualität. Hamburg 1968.

[14] Selektive Auszählung von Studentenantworten, die *R. Lautmann* auf unsere Bitte hin nachträglich durchführte.

[15] So ist kritisch nach der Zulässigkeit der von den Untersuchern vorgenommenen Interpretationen gefragt worden: „(*Lautmann*) betont zurecht die Kontextabhängigkeit von Frage und Antwort. Da bei (Frage B) ausdrücklich eine Ausnahme-(= Urlaubs-)Situation heraufbeschworen wird, in der sowohl für die 55% Frauen des samples als auch für die meisten Männer ein Homosexueller (= Mann!) nicht als Flirt-Partner infrage kommt, könnte aus der Antwort auch nur mangelndes Interesse oder auch bloße Unsicherheit des Verhaltensstils sprechen, nicht zwangsläufig auch generelle Ablehnung." (*Gindorf* 1975, a. a. O., S. 10).

[16] *Lautmann/Wienold* 1978, a. a. O., S. 37.

[17] Zur Vergleichbarkeit der Ergebnisse gelten die gleichen Einschränkungen wie bereits oben angeführt.

[18] Vgl. hierzu *Gindorf, R.*: Normenwandel durch Öffentlichkeitsarbeit. Strategien zur Entdiskriminierung der Homosexualität. In: *Lautmann, R.* (Hg.): Seminar: Gesellschaft und Homosexualität. Frankfurt a. M. 1977, S. 476 f.

[19] Vgl. *Noelle-Neumann, E.*: Die Schweige-Spirale. Bild der Wissenschaften, Dez. 1974, S. 63–68. Die Autorin vermutet in dieser Anpassung eine „Konstante der menschlichen Natur und eine Bedingung menschlichen Zusammenlebens. Wir nehmen an, daß die Frucht, sich zu isolieren, die auch Zweifel an der eigenen Urteilsfähigkeit enthält, Bestandteil aller Prozesse öffentlicher Meinung ist." – Im einzelnen kommt sie zu folgenden Ergebnissen:

- Je wahrscheinlicher und unaufhaltsamer jemandem eine bestimmte Meinung oder Entwicklung erscheint, desto mehr hält er mit seiner ursprünglich vielleicht anderen Meinung zurück.
- Die Befürworter dieser Entwicklung fühlen sich indessen bestärkt, sich immer deutlicher zu artikulieren, wenn sie sich ‚im Trend' wähnen.
- Nach diesem Interaktionsmodell der ‚Schweigespirale' ist ‚öffentliche Meinung' die herrschende Meinung, die zu ihrer Beachtung im eigenen Verhalten zwingt, indem sie den Abweichenden und Zuwiderhandelnden mit Isolation bedroht.

Zur Bedeutung dieses Modells für die Beeinflussung von Meinungen und Einstellungen zur Homosexualität vgl. *Gindorf* 1977, a. a. O., S. 473–480.

[20] *Lautmann/Wienold* 1978, a. a. O., S. 33–104.

[21] *Gindorf* 1986, a. a. O., S. 206 ff.

[22] *Smith, K. T.*: Homophobia. A tentative Personality Profile. Psychological Reports 29 (1971) 1091–1094.
McDonald jr., A. P., Games, R. G.: Some Characteristics of Those Who Hold Positive and Negative Attitudes Toward Homosexuals. Journal of Homosexuality 1 (1974) 9–27.

[23] Die in unserer Untersuchung erhobenen Daten haben ganz überwiegend Ordinalniveau. In die Faktorenanalyse wurden nur solche Korrelationen aufgenommen, die bei nichtparametrischer Berechnung (Kendalls Tau B) hochsignifikant sind (p kleiner/gleich 0.01). Die Faktorenanalyse (SPSS-Programmpaket; Varimax-Rotation) wurde mit dem Produkt-Moment-Korrelationskoeffizienten gerechnet. Diese Prozedur setzt strenggenommen Linearität der Beziehungen und Intervallskalenniveau voraus, ist mit Vorbehalten bei der Interpretation jedoch auch auf unser Datenmaterial anwendbar.

[24] Zwei Wähler von Splittergruppen, die sich beide positiv geäußert hatten, wurden in dieser Tabelle weggelassen.

[25] *Silbermann* 1986, a. a. O., S. 202.

Anhang 1

Auszug aus dem Fragebogen

(Es wurden nur diejenigen Fragen und Antwortmöglichkeiten aufgenommen, die im Text interpretiert worden sind.)

Frage 11) Welche Erwartungen hattest Du anfangs mit Deinem Studium verbunden? (Du kannst mehrere Möglichkeiten angeben.)

a) Einen Freiraum, um so weit wie möglich den eigenen Bedürfnissen gemäß leben zu können. (Variable E 1)
d) Eine Ausbildung zu erlangen, die möglichst an den Bedürfnissen meines angestrebten Berufes orientiert ist. (E 4)
g) gute spätere Verdienstmöglichkeiten. (E 7)

Frage 14) Du hast sicherlich schon gehört, daß sich die Berufschancen für Akademiker gegenüber früher verschlechtert haben. Welche Konsequenzen hat das für Dein Verhalten als Student? (Du kannst bis zu drei Möglichkeiten angeben)

a) Ich versuche durch Unterstützung von politischen und gewerkschaftlichen Strategien an einer gesellschaftlichen Lösung des Arbeitsmarktproblems mitzuwirken. (A 1)
b) Keine Konsequenzen, denn ich werde schon irgendwie Arbeit finden. (A 2)
c) Ich konzentriere mich stärker auf mein Studium, weil sich durch einen guten Abschluß meine Berufsaussichten verbessern. (A 3)
f) Ich habe die für den Akademiker übliche Berufskarriere zu den Akten gelegt. (A 6)

Frage 15) Welche Bedeutung haben für Dich politische Diskussionen oder Gespräche in Deinem Freundeskreis? (V 72)

a) Politische Gespräche gehören zu den bestimmenden Gesprächsthemen.

b) Es wird häufig über Politik diskutiert.
c) Wir reden gelegentlich über politische Fragen.
d) Politik spielt in unseren Gesprächen nur ganz selten oder gar keine Rolle.

Frage 16) Wie stark würdest Du insgesamt Dein politisches Interesse einschätzen? (V 73)
a) Die Beschäftigung mit Politik gehört für mich zu den wichtigsten Dingen.
b) Ich interessiere mich stark für politische Fragen.
c) Mein Interesse an Politik ist nicht sonderlich stark.
d) Politik interessiert mich überhaupt nicht.

Frage 23) Wie häufig, glaubst Du, daß Deine Eltern und Du selbst die unten aufgeführten Aktivitäten ausüben? (In jeder Zeile bitte nur eine Nennung angeben.)
a) Wie oft wird (von Dir) der poltische Teil der Zeitung gelesen? (V 101) (oft/machmal/selten/niemals/weiß nicht)

Frage 24) Kreuze bitte an, inwieweit Du die einzelnen Verhaltensweisen befürwortest oder ablehnst (In jeder Zeile ist nur eine Nennung möglich).
(Befürworte ich voll/im großen und ganzen/lehne ich im großen und ganzen ab/entschieden ab/kenne ich nicht/habe dazu keine Meinung)
a) Beteiligung an einer Unterschriftenliste (V 120);
b) Beteiligung an einem Boykott (V 121);
c) Teilnahme an einer genehmigten politischen Demonstration (V 122);
d) Weigerung, Mieten, Raten oder Steuern zu bezahlen (V 123);
e) Beteiligung an einem wilden Streik (V 124);
f) Besetzen von Fabriken, Ämtern und anderen Gebäuden (V 125);
g) Blockieren des Verkehrs mit einer Demonstration (V 126);
h) Beschädigung fremden Eigentums, z. B. Fenster einschlagen, Straßenschilder abmontieren u. ä. (V 127);
i) Anwendung von Gewalt gegen Personen, z. B. Schlägereien mit Polizisten oder mit anderen Demonstranten von der Gegenseite (V 128);
k) Teilnahme an einer Bürgerinitiative (V 129).

Frage 26) Nun würden wir gerne wissen, ob Du in den letzten 5 Jahren schon einmal an derartigen Aktionen beteiligt warst oder Dich unter bestimmten Umständen daran beteiligen würdest.
(Habe mich bereits beteiligt/würde mich bei wichtiger Sache/in außergewöhnlicher Sache/unter keinen Umständen beteiligen/kenne ich nicht/habe dazu keine Meinung; a bis k wie bei Frage 24 (V 140 bis V 149)

Frage 27) Gib bitte Deine Meinung zu den folgenden Aussagen an. Kreuze bitte den für Dich zutreffenden Grad der Zustimmung bzw. Ablehnung für *jede* Aussage an. (Trifft voll zu/trifft zu/trifft manchmal zu/trifft weniger zu/trifft selten zu/trifft nicht zu)
d) In meiner Freizeit bin ich aktiv in politischen Gruppen oder nehme an politischen Aktionen teil. (V 153)
e) Ich gebe Geld aus für politische und gesellschaftliche Zeitschriften sowie politisch relevante Bücher. (V 154)

f) Ich versuche, in meiner Freizeit für mich wichtige Verbindungen für meine spätere Karriere zu knüpfen. (V 158)
l) Ich ziehe einen Freundeskreis vor, in dem Angehörige der eigenen Schicht überwiegen. (V 161)

Frage 28) Gib bitte auch hier Deine Meinung zu jeder Aussage an. Kreuze wieder den für Dich zutreffenden Grad der Zustimmung bzw. Ablehnung an. (Außerordentlich wichtig/sehr wichtig/wichtig/weniger wichtig/kaum wichtig/nicht wichtig)
a) Während des Studiums möchte ich meine Fähigkeiten und Techniken des gesellschaftlichen Umgangs verbessern, um meinem späteren sozialen Ansehen gerecht zu werden. (V 165)
c) Mit Freunden sollte man neue menschliche Beziehungsformen und verschiedene Lebensstile ausprobieren können. (V 167)
g) Für die spätere Berufspraxis wichtige Themen sollen Gegenstand der Lehrveranstaltungen sein. (V 171)
h) Meine Freunde sollen über die gefühlsmäßige Beziehung hinaus einen positiven Einfluß auf meine Karriere haben. (V 172)
i) Die universitäre Ausbildung soll mir einen Bildungsstand verleihen, der auch den Vorstellungen meiner Eltern entspricht. (V 173)
j) Das Studium soll mir Gelegenheit zur Selbstfindung geben. (V 174)
q) Die universitäre Ausbildung soll mir die Grundlage für einen Beruf schaffen. (V 181)
s) Das Studium soll mir Möglichkeiten zur Veränderung der Gesellschaft geben. (V 183)
t) Das Studium soll mir den finanziellen Aufstieg ermöglichen. (V 184)

Anhang 2

Tabelle 14 Korrelationstafel zu Frage A (V94)

V94/	Pearson-Koeffizient	Partialkoeffizient unter Kontrolle der Parteipräferenz
V120	−0,24	
V121	−0,23	
V122	−0,31	
V123	−0,29	
V124	−0,28	
V125	−0,34	
V126	−0,34	
V127	−0,20	
V128	−0,11	
V140	−0,24	
V141	−0,20	
V142	−0,26	
V143	−0,23	
V144	−0,18	
V145	−0,28	
V146	−0,32	
V149	−0,18	
V153	−0,14	−0,06 n.s.
V101	−0,16	−0,11 s.
V154	−0,17	−0,09 n.s.
V184	0,17	0,14 s.
V165	0,30	0,25 h.s.
V158	0,17	0,14 s.
V172	0,16	0,16 h.s.
V173	0,16	0,12 s.
E4	−0,16	−0,13 s.
V181	0,17	0,17 s.
V171	0,16	0,14 s.
A3	−0,17	−0,17 h.s.
E1	0,17	0,11 s.
A2	0,16	0,11 s.

Tabelle 15 Korrelationstafel zu Frage B (Nennung Homosexueller)

	Pearson-Koeffizient	Partialkoeffizient unter Kontrolle der Parteipräferenz
Nennung Callgirls	0,25	
Nennung Kommunisten	0,36	
Geschlecht	0,17	
V121	0,14	
V122	0,18	
V124	0,17	
V125	0,21	
V126	0,24	
V140	0,14	
V144	0,16	
V145	0,21	
V146	0,20	
V149	0,21	
V72	0,17	0,17 h.s.
V73	0,18	0,18 h.s.
V153	0,14	0,09 n.s.
V101	0,17	0,16 s.
V154	0,22	0,20 h.s.
V184	−0,18	−0,14 s.
E7	0,13	0,10 n.s.
V173	−0,15	−0,12 s.
A3	0,15	0,19 h.s.
V165	−0,21	−0,19 h.s.
V183	0,14	0,11 n.s.
V181	−0,14	−0,14 s.
V167	0,14	0,14 s.
V161	−0,19	−0,15 s.

(Alle primären Koeffizienten waren auch bei nichtparametrischer Auswertung hochsignifikant; bei den Partialkoeffizienten wird das Signifikanzniveau jeweils gesondert angegeben, und zwar:
n.s. = nicht signifikant: p größer 0,05;
s. = signifikant: p kleiner/gleich 0,05;
h.s. = hochsignifikant: p kleiner/gleich 0,01)

Soziale und wissenschaftliche Aspekte der Homosexualität in der DDR (1988): Bewältigte Vergangenheit, neuere Trends

Erwin Günther

Auf dem Weg der Sexuologie von der Empirie zur Wissenschaft wurden zu Beginn unseres Jahrhunderts denkwürdige Meilensteine gesetzt. Im Jahre 1908, also vor 80 Jahren, gab *Magnus Hirschfeld* die erste Zeitschrift für Sexualwissenschaft in Berlin heraus; 5 Jahre später gründete er mit *Iwan Bloch* die erste Gesellschaft für Sexualwissenschaft in Deutschland. Im Gedenken an *Magnus Hirschfeld*, dessen Geburtstag sich 1988 zum 120. Mal jährt, ehren wir einen jener tapferen Wissenschaftler, die ihrer Zeit weit voraus gegen geistige Verklemmtheit, Prüderie und Doppelmoral kämpften. Es war sein Anliegen, die menschliche Sexualität als etwas Normales und Natürliches darzustellen. Denn durch die Brille des Spießbürgers betrachtet wurde Sexualität als animalisch triebhaft, als sündhaft und krankhaft angesehen.

Magnus Hirschfeld kämpfte vor allem gegen die Vorurteile gegenüber Homosexualität, die tief im Unterbewußtsein verwurzelt bis in biblische Zeiten zurückreichten. Seine Bemühungen, gemeinsam mit progressiven Kräften den berüchtigten § 175 StGB zu Fall zu bringen, waren leider nicht erfolgreich. Der deutsche Faschismus brachte sogar einen Rückschlag in geistig-moralisches Mittelalter, schürte den Haß gegen Minderheiten, vertrieb oder vernichtete die progressiven Kräfte des Volkes und zerschlug die deutsche Sexualwissenschaft, die damals ein international beachtliches Ansehen erworben hatte.

Nach dem Sieg über die Hitlerdiktatur begann die antifaschistisch-demokratische Neuordnung in einem Land, das in geistiger und sittlicher Hinsicht mit den „Muttermalen der alten Gesellschaft“ behaftet war [1]. Alte Denkweisen galt es in allen Bereichen zu überwinden, unter anderem auch die Sexualfeindlichkeit des Faschismus. Zu den demokratischen Rechten gehörte natürlich auch die soziale Gleichberechtigung der Frau. Die gesetzlichen Grundlagen waren schnell geschaffen, aber es mußte die Gleichberechtigung schrittweise auch im Leben verwirklicht werden. Das setzte eine Reihe frauenfördernder Maßnahmen und ein anderes Denken und Handeln der Männer gegenüber den Frauen voraus, sowohl als Lebensgefährtin, als Arbeitskollegin, auch als Vorgesetzte. Ein Prozeß begann, der noch nicht abgeschlossen ist, der aber einen

Wandel im Zusammenleben der Geschlechter brachte. „Es ist eine merkwürdige Tatsache, daß mit jeder großen revolutionären Bewegung die Frage der ‚freien Liebe' in den Vordergrund tritt ... als ein Abwerfen nicht mehr notwendiger, alter traditioneller Fesseln" [2].

Wenn man für die Entwicklung der letzten Jahrzehnte den Begriff der „sexuellen Revolution" angewendet hat, dann ist das in zweierlei Hinsicht gerechtfertigt: Erstens ermöglichte die soziale Revolution eine soziale Gleichberechtigung der Frau, was eine Grundvoraussetzung für die freie Entfaltung der Persönlichkeit in der Familie, im Beruf, in der Gesellschaft und nicht zuletzt als Mutter ist. Zweitens trugen die Fortschritte der Wissenschaft dazu bei, Sexualität und Fortpflanzung bewußter und getrennt zu erleben. Sichere Methoden der Kontrazeption erlaubten zunehmend die Lustfunktion menschlicher Partnerschaft ohne Angst vor ungewollter Schwangerschaft zu erleben, was die Persönlichkeitsentfaltung förderte und die Partnerbeziehungen bereicherte. Die sexuelle Befreiung verlief nicht ohne Widersprüche. Tradierte Wertvorstellungen der Sexualmoral, des Zusammenlebens der Geschlechter, des Familienlebens gerieten ins Wanken. Nach einem Babyboom Anfang der 60er Jahre ging in der DDR die Geburtenzahl in den 70er Jahren erschreckend zurück. Die sexuelle Aufklärung und Erziehung der Kinder und Jugendlichen zu Liebe, Partnerschaft, Ehe und Familie blieb vielerorts hinter der somatisch und psychosexuell akzelerierten Reifung der jungen Generation zurück. Teenagerschwangerschaften und -interruptionen nahmen zu; der Anteil unverheirateter Erstgebärender stieg an; junge Leute zogen es zum Teil vor, unverheiratet zusammen zu leben. Lebensgemeinschaften, außereheliche Sexualkontakte und Scheidungen kamen häufiger vor. Da Pille und Interruptio als Kontrazeption der Frau angewandt wurden, fand die Kondompropaganda bei Männern wenig Gehör – Anfang der 80er Jahre stieg die Inzidenzrate von Tripperinfektionen auf 300 pro 100 000 der Bevölkerung.

Trotz solcher unvorteilhafter Aspekte der sexuellen Revolution dominiert in der DDR nach wie vor das soziale Leitbild des Zusammenlebens der Geschlechter: Jugendliche beiderlei Geschlechts streben in überwiegender Mehrheit das Leben mit einem geliebten Partner in einer stabilen glückerfüllten Partnerschaft, in der Ehe mit Kindern, also der Familie, in sozialer Geborgenheit und Sicherheit an. Das konnten Umfragen von *Starke* aus dem Zentralinstitut für Jugendforschung der DDR wiederholt bestätigen [3, 3 a].

Eine solche Darlegung der soziosexuellen Entwicklung in der DDR erscheint als Einleitung erforderlich, denn die Wertvorstellungen über Homosexualität sind in jeder Gesellschaft eingebettet in die Wertung der Sexualität im Ganzen, die doch vorrangig als Heterosexualität verstanden wird, weil sie die Sexualität der Mehrheit betrifft. Ohne offene und ehrliche Positionen zur eigenen Sexualität werden die meisten Menschen auch keine „größeren Freiheiten" für die

Emotionen und Orientierungen gleichgeschlechtlich liebender Menschen tolerieren. So ist der Trend liberaleren Denkens und Handelns in den Beziehungen zwischen Mann und Frau in der DDR eine wichtige Voraussetzung für das schrittweise Akzeptieren gleichgeschlechtlicher Beziehungen von Männern untereinander oder Frauen untereinander gewesen. Diese Trends verliefen in der DDR nicht synchron. Zu tief saßen die Vorurteile gegen Homosexualität. Zu groß war die Unwissenheit über dieses Phänomen der menschlichen Sexualität. Vorwiegend waren es diffamierende Informationen über „die" Homosexuellen, die von Mund zu Mund inoffiziell weitergegeben wurden und homo-erotische Beziehungen lächerlich machten. Kirche und Staat hatten in früheren Gesellschaftsordnungen Wertvorstellung über Recht und Moral der Homosexualität geprägt, die im Bewußtsein der Menschen tief verwurzelt waren und sich nicht spontan mit der Entwicklung der neuen Gesellschaftsordnung änderten. Solange es Ärzte gab, die Homosexualität als Krankheit und Abnormität darstellten [4], blieben die alten Denkklischees mit den bekannten Nachteilen für die Betroffenen gültig. Der Dresdner Psychiater *Rudolf Klemm* hatte bereits Ende der 40er Jahre auf die Haltlosigkeit der „Gesellschaftsgefährdung durch Homosexuelle" hingewiesen [5], wobei ihn der Jurist *Hans Weber* [6] später unterstützte. Es gab sogar Ansätze zur Abschaffung des § 175 StGB [6], lange bevor die Bestrafung unter Minister *Hilde Benjamin* ausgesetzt wurde [5].

Der Entkriminierungstendenz wirkten Veröffentlichungen entgegen, die die Homosexualität pathologisierten und neurotische Wesenszüge als Ursache einer Krankheit statt als Angstfolgen interpretierten [4, 7]. Im Rahmen der Strafrechtsreform 1968 wurde dennoch der berüchtigte § 175 StGB in der DDR nach fast einhundertjähriger Gültigkeit ersatzlos gestrichen. Das Thema Homosexualität blieb aber auch danach tabu und wurde nicht öffentlich diskutiert, vor allem gab es dazu im Bildungsprogramm der allgemeinbildenden Schulen keine Information. Das begünstigte die Persistenz der Vorurteile in allen Schichten der Bevölkerung. Das Lehrbuch Biologie orientierte ausschließlich auf heterosexuelle Partnerschaften, auf heterosexuelle Liebe, Fürsorge für Mutter und Kind und die Förderung der jungen Ehen. Homosexualität wurde aber von Sexualpädagogen wiederholt in der Fachliteratur thematisiert [8, 10], wobei zwei Aspekte mehrfach betont wurden: Gleichgeschlechtliche sexuelle Handlungen kommen weitaus häufiger vor als allgemein angenommen wird, ohne daß sie die sexuelle Orientierung zur lebenslangen Homosexualität prägen. Und zweitens: Man kann zwar zu sexuellen Handlungen verführt werden, aber nicht zum Homosexuellsein. Im Entwurf des neuen Lehrprogrammes Biologie ist erstmalig das Wort Homosexualität zu finden, es erfährt eine realistische Wertung [11]. Diese Tatsache berechtigt zu der großen Hoffnung, daß die weitere Aufklärungs- und Bildungstätigkeit zum Thema Homosexualität in Zukunft nicht mehr ausschließlich auf der Korrektur vorgefaßter Meinungen und der Revision vorurteilbelasteter Falschinformationen beruhen muß, sondern daß akzeptables Grundwissen vermittelt wird, das gefestigt und erweitert werden kann. Diesem Umstand räume ich eine immens große Bedeutung für die Bewältigung des geistigen sozio-kulturellen Erbes und die weitere Wertung der Homosexualität in der sozialistischen Gesellschaft ein.

Mit der Strafrechtsreform entfiel zwar der alte § 175 StGB, aber es blieb zunächst der „Verführungsparagraph" (§ 151 StGB) bestehen. Er setzte das Schutzalter für gleichgeschlechtliche sexuelle Handlungen weiterhin auf 18 Jahre fest.

§ 151

Ein Erwachsener, der mit einem Jugendlichen gleichen Geschlechts sexuelle Handlungen vornimmt, wird mit Freiheitsstrafe bis zu drei Jahren oder mit Verurteilung auf Bewährung bestraft.

Für Jugendliche des anderen Geschlechtes lag es ja bei 16 Jahren bzw. bei 14 Jahren (§ 149 StGB). Zunehmend haben sich Wissenschaftler [12, 13, 14, 15] und Publizisten [16, 17, 18] gegen die Verführbarkeit zur gleichgeschlechtlichen Orientierung gewandt. Durch wissenschaftliche Publikationen und Lehrbücher in Frage gestellt [19, 20] geriet der Verführungsparagraph ins Wanken. Vor allem das in großer Auflage erschienene Buch des Gerichtspsychologen Prof. Werner [21] trug zur Revision bei; am 11. August 1987 nahm das Oberste Gericht der DDR das Urteil eines Kreisgerichtes gegen einen Homosexuellen zum Anlaß für eine Grundsatzentscheidung.

Aus: Neue Justiz 11 (1987) 467

Strafrecht

§§ 151, 3 Abs. 1 StGB.

1. Ausgangspunkt für die Bewertung sexueller Beziehungen zwischen Menschen gleichen Geschlechts muß sein, daß Homosexualität ebenso wie Heterosexualität eine Variante des Sexualverhaltens darstellt. Homosexuelle Menschen stehen somit nicht außerhalb der sozialistischen Gesellschaft, und die Bürgerrechte sind ihnen wie allen anderen Bürgern gewährleistet.

2. Unter Berücksichtigung des Entwicklungsstandes der Persönlichkeit eines normal entwickelten Jugendlichen, spätestens aber im Alter zwischen dem 16. und 18. Lebensjahr, kann festgestellt werden, daß homosexuelle Handlungen Erwachsener mit diesem Personenkreis im allgemeinen nicht zu Fehlentwicklungen führen müssen und keine wesentlich anderen Folgen bewirken als homosexuelles Verhalten zwischen Jugendlichen oder als heterosexuelle Beziehungen zwischen Erwachsenen und einem Jugendlichen.

In derartigen Fällen ist, sofern die homosexuellen Handlungen nicht unter Ausnutzung eines Erziehungs-, Ausbildungs- oder Obhutsverhältnisses oder der moralischen Unreife des Jugendlichen vorgenommen werden, stets zu prüfen, ob gemäß § 3 StGB der Strafbestand der § 151 StGB nur formal erfüllt ist und damit eine Straftat nicht vorliegt, weil die Auswirkungen der Tat auf die Rechte und Interessen der Bürger oder der Gesellschaft und die Schuld des Täters unbedeutend sind.

OG, Urteil vom 11. August 1987 — 3 OSK 13/87.

Homosexualität wird seitdem der Heterosexualität „als Variante menschlichen Sexualverhaltens" juristisch gleichgestellt [22]. „Homosexuellen Bürgern", so heißt es weiter, „werden die gleichen Rechte gewährt". Die Strafverfolgung nach § 151 StGB entfällt beim sexuellen Umgang mit Jugendlichen, spätestens ab ihrem 16. Lebensjahr. Damit konnte eine weitere Voraussetzung für die gleichberechtigte Integration homosexueller Bürger in der DDR durchgesetzt werden. Ärzte, Rechtswissenschaftler und Homosexuelle selbst haben sich erfolgreich für die Revision des Sexualstrafrechtes gegenüber Homosexuellen eingesetzt. Am 14.12.88 wurde § 151 StGB (DDR) ersatzlos gestrichen.

In diesem Zusammenhang sei auf die hohe Verantwortung der Wissenschaftler für den gesellschaftlichen Fortschritt hingewiesen; das gilt völlig egal, ob sie Penizillin gegen bakterielle Infektionen erforschen oder die menschheitsbedrohende Atombombe entwickeln. Diese Verantwortung der Wissenschaftler gilt auch gegenüber konkreten Personen, ihren Besonderheiten, ihrer Menschenwürde; ich meine, sie gilt auch gegenüber Homosexuellen.

Seit dem Mittelalter wird Sexualität als krankhafte Sexualität verbalisiert. So wurde der Arzt zu *dem* kompetenten Fachmann für sexuelle Fragen ernannt, und viele Bürger denken noch heute so. Sie würden schnell anders denken, wenn sie wüßten, daß noch immer keine Pflichtvorlesungen für Medizinstudenten über die Sexuologie des Menschen gehalten werden. Ärzte waren es, die in der Vergangenheit Theorien über die Entstehung der Homosexualität entwickelten und die homoerotische Orientierung als Krankheit darstellten. Ärzte waren es, die neurotisches Verhalten als Ursache der Homosexualität statt als Folge interpretierten. Ärzte sind es, die eine Internationale WHO-Klassifikation der Krankheitsursachen aufgestellt und die Nr. 302.0 für Homosexualität gewählt haben.

Das Mißtrauen vieler Homosexueller gegenüber Wissenschaftlern, insbesondere Ärzten ist durchaus verständlich. Dieses Mißtrauen hat in der BRD zum Aufruf „Boykottiert die Homosexuellen-Aushorchung!" geführt, und auch einige Homosexuelle in der DDR haben das prompt zum Anlaß genommen, sich gegen jegliche Forschung und Befragung von Homosexuellen zu wenden. Die Vorbehalte waren durch endokrinologische Untersuchungen von Prof. *Dörner* und seinen Mitarbeitern gestärkt worden, die homosexuelles Verhalten bei Ratten im Zusammenhang mit Hirnstammdifferenzierungen untersucht hatten [23]. Ihre Theorie entkräftete zwar die Verführungstheorie; sie war insofern nützlich, weil sie die sexuelle Orientierung als ein vom Willen unabhängiges Wesensmerkmal jedes Menschen bestätigte. Man kann, so verdeutlichte *Dörner*, nicht zur Homosexualität verführt werden. Leider wurde dieser progressive Aspekt von *Dörners* Forschungen frühzeitig, auch durch ihn selbst, in Mißkredit gebracht; es hieß, er wolle angeblich Homosexuelle pathologisieren und gegen ihren Willen umwandeln.

Auf Grund der uralten Vorurteile gegen homosexuelle Frauen und Männer besitzt heute weder die biologische noch die soziologische Ursachenforschung eine Priorität. Vielmehr sind Maßnahmen zum Abbau der Vorbehalte und Vorurteile nötig, um im Sinne des „wissenschaftlich-humanitären Komitee" von *Hirschfeld* eine gleichberechtigte und gleichgeachtete Integration homosexueller Bürger zu erreichen. Und dazu wiederum ist die Verbreitung von Kenntnissen über das Phänomen der menschlichen Homosexualität und über die psychosozialen Probleme der Homosexuellen notwendig. Hier genügt es nicht, über *Kinsey* in den USA der 40er und 50er Jahre zu publizieren. Es interessieren doch die homosexuellen Bürger im eigenen Lande, der DDR, und wie sie heute leben. Also muß man sich als Sexuologe sachkundig machen, Berührungsängste überwinden, mit Betroffenen über ihre Probleme und Konflikte reden und forschen [12, 15, 19, 26].

Wir schätzen bei einer Häufigkeit von 3 bis 5%, daß es in der DDR rund 850000 homosexuell orientierte Menschen beiderlei Geschlechtes gibt. *Starke* und Mitarbeiter haben durch anonyme Befragungen bei jungen Menschen bestätigt, daß Anzeichen einer homoerotischen Orientierung wie gelegentliche sexuelle Fantasien und Aktivitäten zumindestens von 1 bis 3% der Männer und 2 bis 4% der Frauen genannt werden [24].

Im Bemühen um Kommunikation mit anderen Homosexuellen haben sich die Männer und Frauen in Arbeitskreisen organisiert, die in den evangelischen Kirchen der größeren DDR-Städte bestehen. Es sind durchaus nicht nur gläubige Christen, die sich dort begegnen [25]. Zu den Aufgaben der Arbeitskreise gehört es, vor allem jüngeren Menschen jene Aufklärung über die eigenen Empfindungen und Bedürfnisse zu geben, die Elternhaus und Schule als Haupterziehungsträger bisher nicht ausreichend gewähren konnten. Junge Menschen sind ja besonders gefährdet, wenn ihnen Anfeindungen begegnen. Die Selbsttötungsrate liegt nach Untersuchungen aus der DDR bei homosexuellen Jungen immerhin 3 bis 5mal höher als bei heterosexuellen [15]. Außerhalb der Arbeitskreise besteht seit 4 Jahren der „Sonntags-Club" in Berlin, – zusätzlich sind in Dresden und Leipzig zwei nichtkirchliche Kommunikationsmöglichkeiten für Homosexuelle entstanden. Sicherlich werden sich weitere staatliche Clubs bilden bzw. der kulturvollen Kommunikation der Homosexuellen annehmen, sobald die Vorbehalte und Unsicherheiten weiterer staatlicher Leiter im Umgang mit Homosexuellen abnehmen.

Seit Jahren besteht in der DDR die Möglichkeit, nach gleichgeschlechtlichen Bekanntschaften zu inserieren wie z. B. in der Wochenpost, einer großen Zeitschrift der DDR, und in einigen anderen Zeitungen, also nicht in einer speziellen Schwulenpresse.

Anfangs waren viele Bürger in der DDR über solche Annoncen, die in den Rubriken „Bekanntschaften" oder „Briefwechsel" erscheinen, verwundert, manche auch entrüstet, aber sie haben sich inzwischen daran gewöhnt. Andere Zeitungsleser fanden es von Anbeginn als völlig normal, daß eine Frau nicht allein sein möchte und deshalb eine Freundin sucht oder daß ein Mann einen Partner für die gemeinsame Freizeitgestaltung finden möchte. Das Inserieren zur Partnersuche, das vor 10 Jahren noch als unmöglich erschien, gehört heute in der DDR zum Alltag und wird von zunehmend mehr Menschen toleriert und akzeptiert (Abb. 1).

Nun möchte ich auf die Frage eingehen, welche Maßnahmen werden von zentralen staatlichen Stellen und Organisationen durchgeführt, die zur Bewältigung der homosexuellenfeindlichen Vergangenheit beitragen. Was wird veranlaßt, um das vorurteilbelastete Klischeedenken über Homosexuelle zu überwinden?

Bereits Anfang der 80er Jahre konstituierte sich eine Arbeitsgruppe von Wissenschaftlern an der Humboldt-Universität. Unter Leitung des Prorektors für Gesellschaftswissenschaften erarbeitete die Arbeitsgruppe einen Standpunkt über die Lage der Homosexuellen in der DDR. Diese Vorlage dient zentralen Organen als Arbeitsmaterial. Die Arbeitsgruppe ist interdisziplinär besetzt – auch homosexuelle Wissenschaftler arbeiten mit; ihre Mitglieder sind in der Öffentlichkeits- und Aufklärungstätigkeit sehr rege [17, 19, 28, 29]. Weiter hat der Minister für das Hoch- und Fachschulwesen der DDR eine Kommission Sexuologie berufen. Unter Vorsitz von Prof. *Werner* bereitet sie die Einführung des Lehrfaches Sexuologie für das Hochschulstudium vor. Damit wird in Zukunft jeder Medizinstudent u. a. solide Kenntnisse über den sozialen Charakter der menschlichen Sexualität und über die Homosexualität als natürliche Variante der Sexualität des Menschen erfahren. Ein Lehrbuch Sexualmedizin, herausgegeben von *L. Aresin* und *E. Günther*, existiert bereits seit mehreren Jahren. Es erschien jetzt in der 3. Auflage [32]. An mehreren Universitäten und Akademien werden die Studenten bereits jetzt in fakultativen Lehrveranstaltungen dazu informiert. Es ist das Anliegen der Kommission, die Sexuologie-Ausbildung der Medizinstudenten auch auf andere Studienrichtungen vor allem Pädagogik, Psychologie und Rechtswissenschaften zu erweitern.

Das wichtigste Ereignis bei der Homosexuellen-Emanzipation in der DDR war wahrscheinlich die Arbeitstagung zum Thema „Psychosoziale Aspekte der Homosexualität". Sie wurde von der Sektion Ehe und Familie, der Trägerorganisation der staatlichen Ehe- und Sexualberatungsstellen, gemeinsam mit der Sektion Andrologie der DDR am 28. 6. 1985, also am Christopher Street Day 1985, durchgeführt. Prominente homosexuelle und nichthomosexuelle Wissenschaftler nahmen das Wort zu aktuellen Themen, zur psychosozialen Situation der Betroffenen in der DDR, zur ethischen Bewertung der Homosexualität im Sozialismus und der Persönlichkeitsentfaltung der homosexuellen Frauen und Männer. Ein Beschluß des Vorstandes der Sektion Ehe und Familie, der

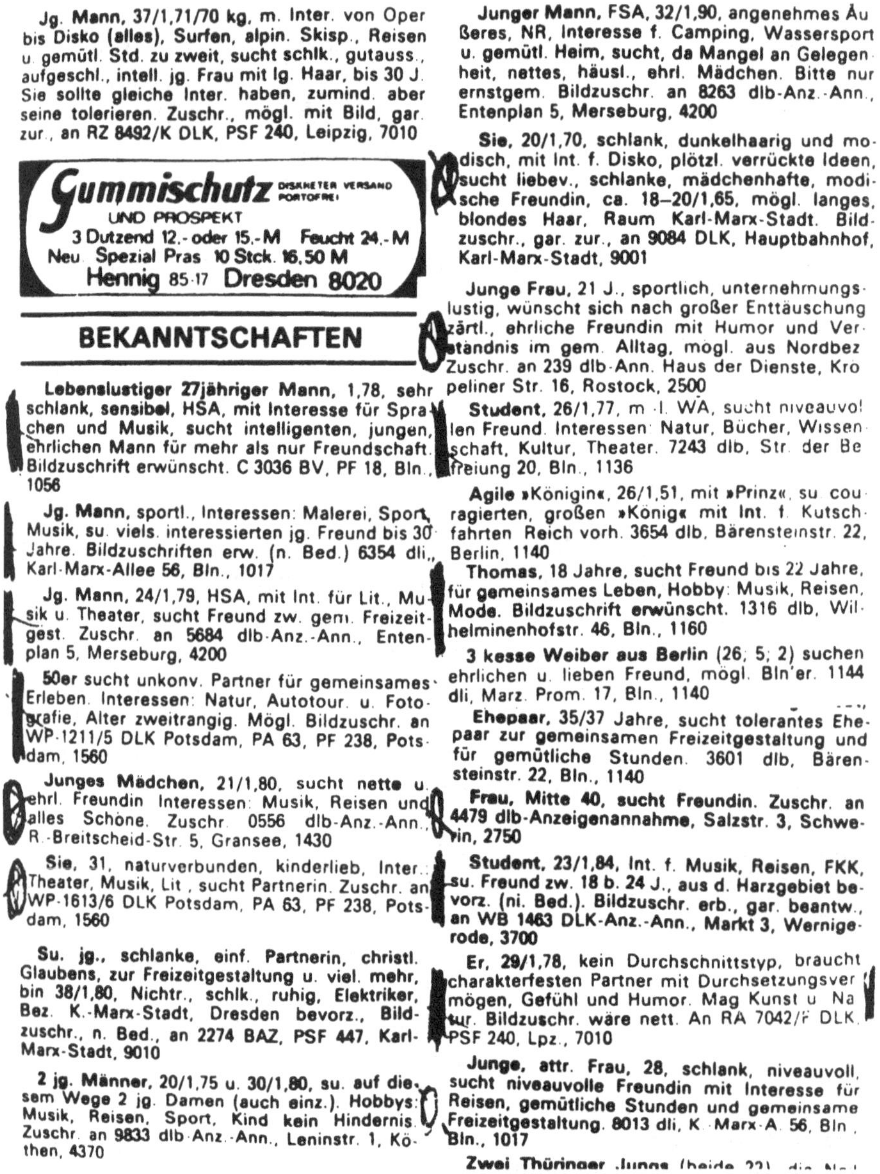
Jg. Mann, 37/1,71/70 kg, m. Inter. von Oper bis Disko (alles), Surfen, alpin. Skisp., Reisen u. gemütl. Std. zu zweit, sucht schlk., gutauss., aufgeschl., intell. jg. Frau mit lg. Haar, bis 30 J. Sie sollte gleiche Inter. haben, zumind. aber seine tolerieren. Zuschr., mögl. mit Bild, gar. zur., an RZ 8492/K DLK, PSF 240, Leipzig, 7010

BEKANNTSCHAFTEN

Lebenslustiger 27jähriger Mann, 1,78, sehr schlank, sensibel, HSA, mit Interesse für Sprachen und Musik, sucht intelligenten, jungen, ehrlichen Mann für mehr als nur Freundschaft. Bildzuschrift erwünscht. C 3036 BV, PF 18, Bln., 1056

Jg. Mann, sportl., Interessen: Malerei, Sport, Musik, su. viels. interessierten jg. Freund bis 30 Jahre. Bildzuschriften erw. (n. Bed.) 6354 dli., Karl-Marx-Allee 56, Bln., 1017

Jg. Mann, 24/1,79, HSA, mit Int. für Lit., Musik u. Theater, sucht Freund zw. gem. Freizeitgest. Zuschr. an 5684 dlb-Anz.-Ann., Entenplan 5, Merseburg, 4200

50er sucht unkonv. Partner für gemeinsames Erleben. Interessen: Natur, Autotour. u. Fotografie, Alter zweitrangig. Mögl. Bildzuschr. an WP-1211/5 DLK Potsdam, PA 63, PF 238, Potsdam, 1560

Junges Mädchen, 21/1,80, sucht nette u. ehrl. Freundin Interessen: Musik, Reisen und alles Schöne. Zuschr. 0556 dlb-Anz.-Ann., R.-Breitscheid-Str. 5, Gransee, 1430

Sie, 31, naturverbunden, kinderlieb, Inter.: Theater, Musik, Lit., sucht Partnerin. Zuschr. an WP-1613/6 DLK Potsdam, PA 63, PF 238, Potsdam, 1560

Su. jg., schlanke, einf. Partnerin, christl. Glaubens, zur Freizeitgestaltung u. viel. mehr, bin 38/1,80, Nichtr., schlk., ruhig, Elektriker, Bez. K.-Marx-Stadt, Dresden bevorz., Bildzuschr., n. Bed., an 2274 BAZ, PSF 447, Karl-Marx-Stadt, 9010

2 jg. Männer, 20/1,75 u. 30/1,80, su. auf diesem Wege 2 jg. Damen (auch einz.). Hobbys: Musik, Reisen, Sport, Kind kein Hindernis. Zuschr. an 9833 dlb-Anz.-Ann., Leninstr. 1, Köthen, 4370

Junger Mann, FSA, 32/1,90, angenehmes Äußeres, NR, Interesse f. Camping, Wassersport u. gemütl. Heim, sucht, da Mangel an Gelegenheit, nettes, häusl., ehrl. Mädchen. Bitte nur ernstgem. Bildzuschr. an 8263 dlb-Anz.-Ann., Entenplan 5, Merseburg, 4200

Sie, 20/1,70, schlank, dunkelhaarig und modisch, mit Int. f. Disko, plötzl. verrückte Ideen, sucht liebev., schlanke, mädchenhafte, modische Freundin, ca. 18–20/1,65, mögl. langes, blondes Haar, Raum Karl-Marx-Stadt. Bildzuschr., gar. zur., an 9084 DLK, Hauptbahnhof, Karl-Marx-Stadt, 9001

Junge Frau, 21 J., sportlich, unternehmungslustig, wünscht sich nach großer Enttäuschung zärtl., ehrliche Freundin mit Humor und Verständnis im gem. Alltag, mögl. aus Nordbez. Zuschr. an 239 dlb-Ann. Haus der Dienste, Kropeliner Str. 16, Rostock, 2500

Student, 26/1,77, m. I. WA, sucht niveauvollen Freund. Interessen: Natur, Bücher, Wissenschaft, Kultur, Theater. 7243 dlb, Str. der Befreiung 20, Bln., 1136

Agile »Königin«, 26/1,51, mit »Prinz«, su. couragierten, großen »König« mit Int. f. Kutschfahrten. Reich vorh. 3654 dlb, Bärensteinstr. 22, Berlin, 1140

Thomas, 18 Jahre, sucht Freund bis 22 Jahre, für gemeinsames Leben, Hobby: Musik, Reisen, Mode. Bildzuschrift erwünscht. 1316 dlb, Wilhelminenhofstr. 46, Bln., 1160

3 kesse Weiber aus Berlin (26; 5; 2) suchen ehrlichen u. lieben Freund, mögl. Bln'er. 1144 dli, Marz. Prom. 17, Bln., 1140

Ehepaar, 35/37 Jahre, sucht tolerantes Ehepaar zur gemeinsamen Freizeitgestaltung und für gemütliche Stunden. 3601 dlb, Bärensteinstr. 22, Bln., 1140

Frau, Mitte 40, sucht Freundin. Zuschr. an 4479 dlb-Anzeigenannahme, Salzstr. 3, Schwerin, 2750

Student, 23/1,84, Int. f. Musik, Reisen, FKK, su. Freund zw. 18 b. 24 J., aus d. Harzgebiet bevorz. (ni. Bed.). Bildzuschr. erb., gar. beantw., an WB 1463 DLK-Anz.-Ann., Markt 3, Wernigerode, 3700

Er, 29/1,78, kein Durchschnittstyp, braucht charakterfesten Partner mit Durchsetzungsvermögen, Gefühl und Humor. Mag Kunst u. Natur. Bildzuschr. wäre nett. An RA 7042/F DLK, PSF 240, Lpz., 7010

Junge, attr. Frau, 28, schlank, niveauvoll, sucht niveauvolle Freundin mit Interesse für Reisen, gemütliche Stunden und gemeinsame Freizeitgestaltung. 8013 dli, K.-Marx-A. 56, Bln., Bln., 1017

Zwei Thüringer Jungs (beide 22)

Abb. 1 Aus „Wochenpost Nr. 46/1987, Seite 26.

der federführend von Dr. *Schnabl*, dem bekanntesten Sexuologen der DDR, erarbeitet worden war, wurde als Richtlinie für die Beratungstätigkeit in den staatlichen Ehe- und Sexualberatungsstellen vorgelegt. Ein 8-Punkte-Programm wird getragen von der Leitidee: „Es gibt keine humane Alternative zur vollen

Anerkennung Homosexueller als gleichwertige und gleichberechtigte Bürger". Darüber wurde ein Tagungsband herausgegeben, der im Buchhandel erhältlich war und in zahlreichen Bibliotheken vorliegt.

Auch auf dem II. Workshop zum Thema „Psychosoziale Aspekte der Homosexualität", das am 23. April 1988 in Karl-Marx-Stadt (Chemnitz) stattfand, wurde nicht nur über Homosexuelle geredet, sondern mit ihnen über ihre Probleme gesprochen. Es kamen lesbische Frauen und schwule Männer zu Wort, berichteten aus ihren Erfahrungen im Alltag, den Erfahrungen in den Arbeitskreisen und Klubs, und sie gaben Anregungen, wie die Vorbehalte und Vorurteile schneller überwunden werden können. Auch darüber wird ein Tagungsband erscheinen, der sowohl informieren aber auch als Arbeitsanleitung dienen wird. Ein Nachdruck des Buches in der Bundesrepublik Deutschland ist vorgesehen.

Der III. Workshop wird z. Z. vorbereitet. Er soll sich mit dem Zusammenhang „AIDS und Homosexualität" beschäftigen.

Vor wenigen Wochen fand das *Magnus-Hirschfeld*-Symposium statt, auf dem sein Engagement für die Homosexuellen besonders gewürdigt wurde [26]. Das sind einige Veranstaltungen, die staatliche und gesellschaftliche Organe durchgeführt haben.

Das Thema Homosexualität wird nicht nur auf wissenschaftlichen Tagungen, etwa hinter verschlossenen Türen, erörtert. Auch in den Massenmedien der DDR ist das Eis des Schweigens über die Homosexualität inzwischen gebrochen. In Fernseh- und Rundfunksendungen und zahlreichen Urania-Vorträgen kam Homosexualität zur Sprache. In mehreren Zeitschriften, Magazinen und der Jugendzeitung erschienen z. T. recht umfangreiche Artikel [35]. Lehrfilme und ein Ratgeber für die Eltern homosexueller Kinder werden im Auftrag des Deutschen Hygiene-Museums der DDR fertiggestellt. Die meisten dieser Publikationen tragen ein Charakteristikum; es wird über Homosexualität und nicht im Kontext gleichzeitig über AIDS gesprochen oder geschrieben.

AIDS ist übrigens auch kein Tabuthema. Seit der 1. Anweisung des Ministeriums für Gesundheitswesen der DDR, die 1983 über AIDS herausgegeben wurde, ergingen zahlreiche Informationen, zuerst für Ärzte und Mitarbeiter, dann für die gesamte Bevölkerung. Die AIDS-Beratergruppe des Ministers für Gesundheitswesen unter Leitung von Prof. *Sönnichsen* betreibt eine rege Aufklärungsarbeit. Der Zusammenhang von AIDS und Homosexualität wird nicht verschwiegen, aber wir achten peinlich darauf, daß daraus keine neue Diffamierung der Schwulen entsteht. In mehreren Publikationen wurde der Kausalzusammenhang zwischen Verfolgung der Schwulen und einer Folgeerscheinung, der Promiskuität, speziell verdeutlicht [20, 33]. Wir hielten das für erforderlich, damit die sozial determinierenden Gründe der Schwulenpromiskuität besser verstanden werden.

Die sexuologisch tätigen Wissenschaftler und Politiker der DDR stellen mit Bedauern fest, daß alte Denkgewohnheiten schwer zu ändern sind, daß gerade viele Angehörigen der mittleren und älteren Generation an alten Werturteilen kleben und nicht geneigt sind über Homosexualität umzudenken. Um überzeugend agitieren zu können, haben wir eigene Forschungsstudien über und mit einigen homosexuellen Männern und Frauen in der DDR durchgeführt. Das Jenaer Forschungsteam betrachtet die Wissensvermittlung über die Homosexualität des eigenen Landes als Schwerpunkt der Aufklärung. Vielen Menschen mangelt es einfach an Kenntnissen über den konfliktreichen Weg des Coming out und die Konfliktsituationen, in die Lesben und Schwule infolge Intoleranz der Umwelt geraten. Dazu wurden zwei Forschungsstudien bei Männern [31, 34] und eine über lesbische Liebe [30] durchgeführt. Letztere wurde noch nicht abgeschlossen, dennoch möchte ich einige Angaben zu den bisherigen Resultaten machen.

Wir haben in der Lesbenstudie bisher mehrere hundert Frauen angeschrieben, die über ein Inserat eine Partnerin suchten. Etwa jede 4. bis 5. Frau hat den Fragebogen beantwortet. Von den ersten 103 Frauen liegen erste Auswertungen vor. Und sie zeigen uns, daß die Ansicht, lesbische Frauen haben es im Leben leichter als schwule Männer, auch auf Vorurteilen beruht. Vorurteile, etwa daß Umarmungen und Zärtlichkeiten in der Öffentlichkeit bei Frauen eher toleriert werden oder daß ein Ehemann seiner Frau einen „Seitensprung" mit einer Frau eher als mit einem Mann verzeiht. Wir erfuhren von den lesbischen Frauen, daß sie als Kind und Jugendliche etwas über männliche Homosexualität wußten, es war nur Schlimmes und Schmutziges. Aber daß es eine homosexuelle Liebe unter Mädchen und Frauen gibt, war ihnen völlig unbekannt. Davon hatten sie nichts gehört. Wie sollten sie dann die eigenen Gefühle einordnen? Die erste Ahnung ihrer homoerotischen Neigung erlebten sie im Durchschnitt mit 18,4 Jahren (Tab. 1), also bereits am Beginn des Erwachsenenalters.

Damit liegt die 1. Phase des Coming out rund 3 Jahre später als bei homosexuellen Männern. Unsere Gewährspersonen wußten im Durchschnitt erst mit 22,8 Jahren sicher, daß sie eine Frau lieben und homosexuell sind. Dazwischen liegen wieder über 4 Jahre der inneren Unruhe und der Konflikte, aber auch

Tabelle 1 Angaben zum Coming out von 103 lesbischen Frauen

Erste Ahnung der homoerotischen Orientierung	∅ = 18,4 Jahre
Gewißheit über die eigene Homosexualität	∅ = 22,8 Jahre
Erster gleichgeschlechtlicher Sexualkontakt	∅ = 22,6 Jahre
bisher ohne gleichgeschlechtliche Liebe	4%

Jahre der Loslösung von der erwarteten Geschlechterrolle und dem sozialen Status als Ehefrau.

Mit vier Ausnahmen haben alle unsere lesbischen Frauen Geschlechtsverkehr mit einem Mann gehabt. Der soziale Druck der Mitschülerinnen, des Elternhauses und der gesamten Umwelt ist nur ein Faktor. Neugier oder ähnliche Motive haben die anderen lesbischen Mädchen zum Koitus geführt. Offenbar gibt es zwei Gründe, warum 96% der Lesben und nur 62% der Schwulen heterosexuelle Koituserfahrungen gemacht haben. Es ist einerseits das späte Coming out der Frauen mit der jahrelangen Unsicherheit über die eigenen Gefühle und andererseits die noch nicht völlig überwundene Geschlechterrolle der Frau, die passives Verhalten vorsah, also zu warten, „bis der Richtige kommt".

Die lesbischen Frauen unserer Studie haben erst mit 22,6 Jahren einen ersten Intimkontakt mit einer Frau erlebt, darunter mehrere erst nach dem 30. Lebensjahr. Einige Frauen sind in ihren Partnerbeziehungen über platonische Liebe und extragenitale Zärtlichkeiten nicht hinausgekommen. Vier Frauen hatten noch keine genitalen Sexualkontakte mit einer Partnerin, obwohl sie sicher lesbisch fühlen. Hier sehen wir große Widersprüche zwischen verinnerlichten sozialen Normen und dem davon abweichenden eigenen Fühlen und Lieben.

Im Vergleich zu den Untersuchungen von *S. Schäfer* und *G. Schmidt* zeigt sich (Abb. 2), daß die jüngeren unter unseren Mädchen die erste Ahnung der eigenen

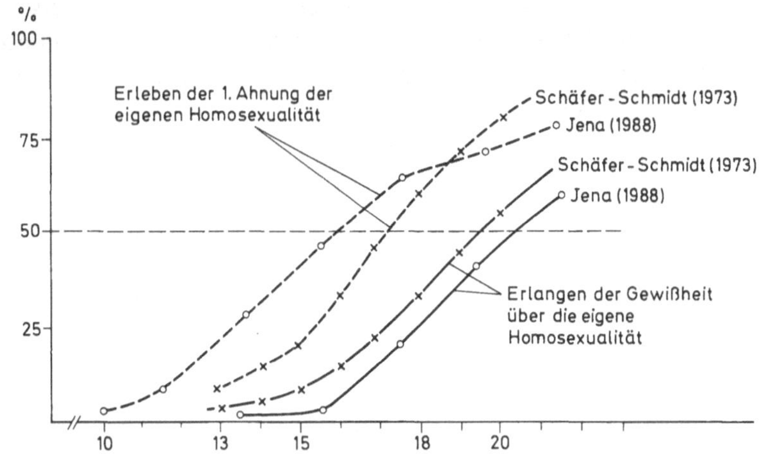

Abb. 2 Erste Ahnung und Gewißheit der eigenen Homosexualität bei Frauen – Das Coming out der homosexuellen Orientierung der Frau (Kumulativ) nach Angaben von Schäfer – Schmidt 1973 (x) und Bünning – Büttner – Günther 1988 (o).

Homosexualität um 1½ bis 2 Jahre früher erlebten. Im Erwachsenenalter dagegen hatten unsere Lesben größere Verzögerungen der Selbsterkenntnis.

Wir ziehen aus unserer Studie zur lesbischen Liebe die Schlußfolgerungen: 1. Das weibliche Coming out unterscheidet sich zeitlich und inhaltlich von dem des Mannes. 2. Die weibliche Homosexualität geht mit anderen Konflikten einher; sie sollten daher gesondert beforscht werden. Und 3. brauchen lesbische Mädchen dringend Aufklärung und Lebenshilfe durch die Erwachsenen, ob durch Eltern, Erzieher oder andere Berater, um den Prozeß der Selbsterkenntnis besser zu bewältigen.

Wir haben auch homosexuelle Männer zu ihrem Coming out und zu Alltagsproblemen befragt. Von 450 Fragebögen der Studie I erhielten wir 208 (also etwa 45%) anonym und beantwortet zurück. Wir erheben nicht den Anspruch einer repräsentativen Erhebung; 208 sind weniger als 1 Promille aller homosexuellen Männer unseres Landes. Diese Studie zeigt uns aber, daß Homosexualität in der DDR gegenwärtig noch mit vielen Konflikten verbunden ist. Konflikte, die den Homosexuellen bereitet werden und die es aus humanistischen Gründen zu beseitigen gilt.

Unsere Gewährspersonen waren Männer im Alter von 17 bis 63 Jahren. Im Durchschnitt waren sie 30,7 Jahre alt (Tab. 2). Die Verteilung der Fragebogen erfolgte über die kirchlichen Arbeitskreise und den „Sonntags-Club" nach dem „Schneeballprinzip" und über einige wenige Direktanschriften. Die Gewährspersonen stammten – wie sich herausstellte – aus allen Schichten der Bevölkerung, aus vollständigen und unvollständigen Familien. Sie hatten Geschwister oder auch nicht; sie arbeiteten in fast allen Berufen und hatten unterschiedliche Qualifikationen, so daß sich gewisse Klischeevorstellungen über Bildung und Beruf des Homosexuellen an Hand unserer Studie nicht bestätigen lassen. Die Frage nach dem Wohnsitz ließ einen doppelt so hohen Anteil der Gewährspersonen in großen Städten erkennen.

Tabelle 2 Alter der homosexuellen Männer der Coming-out-Studie I (n = 208)

Lebensalter	relative Häufigkeit
unter 20 Jahre	13%
21–25 Jahre	28%
26–30 Jahre	21%
31–35 Jahre	7%
36–40 Jahre	8%
über 40 Jahre	22%
ohne Angaben	1%

Mittelwert $\pm$ s = 30,7 $\pm$ 10,2 Jahre
min ... max = 17 ... 63 Jahre

Wir fragten, wann und wie man von der eigenen homosexuellen Veranlagung Kenntnis nimmt? Überraschend häufig bemerkten sie bereits im Kindesalter, daß sie anders fühlten als die anderen. Etwa 40% der Männer konnten sich erinnern, bereits vor dem 15. Lebensjahr eine erste Ahnung gehabt zu haben (Tab. 3).

Es war ja zumeist niemand da, der das Kind beraten und auf den zukünftigen Weg vorbereiten konnte. Eltern und Pädagogen haben selten ein Gespür dafür, was in einem Kind in dieser Richtung abläuft. Die Kinder erhalten im Selbsterkennungsprozeß als Homosexuelle nur selten eine Hilfe; sie haben über Schwule nur Schlimmes gehört, deshalb versuchen sie die erste Ahnung zu verdrängen, – denn sie wollen ja gar nicht so sein. Im Durchschnitt ahnen es die Jungen mit 15,7 Jahren. Mit der ersten gleichgeschlechtlichen Liebe und Befriedigung (Tab. 4 und 5) erlangen sie Gewißheit.

Also erst im Alter von 18,5 bzw. 18,2 Jahren wissen sie sicher von der eigenen Homosexualität. Mit anderen Worten ausgedrückt heißt das: für die meisten

Tabelle 3 Erste Ahnung von der eigenen Homosexualität (208 Männer)

Erinnerliches Alter	relative Häufigkeit
bis 14. Lebensjahr	39%
15. bis 16. Lebensjahr	30%
17. bis 18. Lebensjahr	14%
19. bis 20. Lebensjahr	7%
21. bis 24. Lebensjahr	6%
nach dem 24. Lebensjahr	3%
ohne Angaben	1%

Mittelwert ± s = 15,7 ± 3,6 Jahre
min ... max = 6 ... 31 Jahre

Tabelle 4 Gewißheit über die eigene homosexuelle Orientierung; erste gleichgeschlechtliche Liebe (208 Männer)

Erinnerliches Alter	relative Häufigkeit
bis 14. Lebensjahr	18%
15. bis 16. Lebensjahr	15%
17. bis 18. Lebensjahr	19%
19. bis 20. Lebensjahr	14%
21. bis 24. Lebensjahr	17%
nach dem 24. Lebensjahr	10%
ohne Angaben	7%

Mittelwert ± s = 18,5 ± 4,4 Jahre
min ... max = 9 ... 32 Jahre

Tabelle 5 Erste gleichgeschlechtliche sexuelle Befriedigung (208 Männer)

Lebensalter	relative Häufigkeit
bis 14. Lebensjahr	19%
15. bis 16. Lebensjahr	24%
17. bis 18. Lebensjahr	16%
19. bis 20. Lebensjahr	16%
21. bis 24. Lebensjahr	12%
über 24 Jahre	10%
noch keine	0,5%
ohne Angaben	3%

Mittelwert ± s = 18,2 ± 4,8 Jahre
min ... max = 10 ... 41 Jahre

Jugendlichen vergehen die Jahre von der Pubertät bis zum Erwachsenenwerden mit einem Suchen nach der eigentlichen, der eigenen sexuellen Orientierung. Im Durchschnitt erfahren sie erst mit 18 Jahren, woran sie sind. 10% der Schwulen erfahren erst nach dem 24. Lebensjahr, daß sie homosexuell sind und vorher einfach das sozial übliche Verhalten der Mehrheit mitgemacht haben. Im Vergleich zu den Untersuchungen von *Dannecker* und *Reiche* (Abb. 3), die 12 Jahre früher angestellt wurden, zeigt sich eine unbedeutende Differenz des Termins der 1. Ahnung.
Die Gewißheit über die eigene sexuelle Orientierung erwarben unsere Gewährspersonen später als *Dannecker-Reiches* Männer. In unserer Coming out-Studie

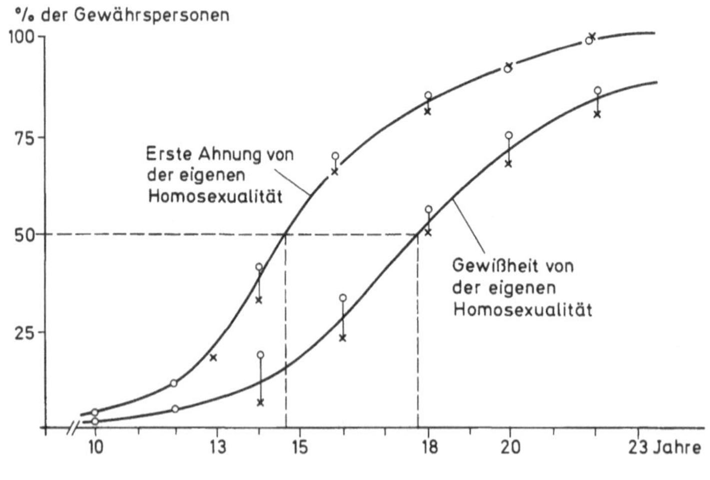

Abb. 3 Erste Ahnung und Gewißheit der eigenen Homosexualität bei Männern – Das Coming out der homosexuellen Orientierung des Mannes nach Angaben von Dannecker – Reiche (x) und Günther – Vogel (o).

Tabelle 6 Erster Sexualkontakt der männlichen homosexuellen Gewährspersonen mit einer Frau

Eigenes Alter, damals	relative Häufigkeit
bis 14. Lebensjahr	5%
15. – 16. Lebensjahr	13%
17. – 18. Lebensjahr	17%
19. – 20. Lebensjahr	10%
21. – 24. Lebensjahr	10%
nach dem 24. Lebensjahr	7%
ohne Sexualkontakt bzw. ohne Angaben	38%

Mittelwert ± s = 19,4 ± 5,3 Jahre
min ... max = 8 ... 40 Jahre

II lag diese Angabe ein weiteres Jahr später, d. h. im Durchschnitt erst mit 20 Jahren wußten die Männer, daß sie homosexuelle sind. Die Studie II betraf überwiegend Männer, die durch eine Annonce einen Partner suchten [26].

Wenn das Coming out zumeist erst spät erlebt wird, dann hat es bereits vorher viele Versuche des Verdrängens gegeben, weil der Betroffene wie die anderen sein wollte, also nicht schwul sein wollte. Sein Verhältnis zum anderen Geschlecht wurde durch den starken sozialen Druck der Klassenkameraden, des Elternhauses und der übrigen sozialen Umwelt beeinflußt. Es ist deshalb nicht verwunderlich, wenn viele homosexuelle Jungen und Männer mit Mädchen bzw. Frauen eine Jugendliebe und Sexualkontakte hatten (Tab. 6).

Manche hatten zuerst heterosexuellen Kontakt, weil es so üblich war, um sich als Mann zu bestätigen, aus Neugier, um es einmal zu probieren oder um Mitreden zu können. Erotische Liebe war jedenfalls nicht das Motiv des Handelns. Rund 40% unserer Gewährspersonen, also soviel wie bei *Dannecker* und *Reiche*, haben keine Koituserfahrungen mit Frauen.

Wir haben die betroffenen Männer auch zu ihren Konflikten gefragt. Auch in der DDR hat fast jeder Homosexuelle irgendwann einmal unangenehme Erlebnisse mit intoleranten Heterosexuellen gehabt: Unverständnis, Beschimpfung, Benachteiligung, Bedrohung, auch Tätlichkeiten sind vorgekommen. Es waren Erlebnisse, die ihn veranlaßt haben, seine Homosexualität nicht zu offenbaren oder sie nur bestimmten Vertrauenspersonen zu nennen (Tab. 7).

Nur jeder 2. homosexuelle Mann schrieb, daß es Verwandte und Bekannte, quasi alle wissen. Also hatten die anderen Angst vor dem Bekanntwerden ihrer Neigung (Tab. 8). Etwa jeder zweite fürchtete sich davor. Von den übrigen schrieben manche, sie haben „nicht mehr“ Angst, um damit auszudrücken, daß sie früher besorgt gewesen sind. Das Angstphänomen spielt ja in einem homosexuellenfeindlichen Milieu jene verheerende Rolle, die bisweilen beim

Tabelle 7 Information der sozialen Umwelt über die eigene Homosexualität (208 Männer)

Informierter Personenkreis	relative Häufigkeit
• niemand weiß es	7%
• nur homosexuelle Freunde und Kollegen	23%
• nur Partnerin	1%
• Eltern (und Geschwister)	21%
• Eltern, Verwandte und Bekannte	36%
• alle wissen es	11%

Tabelle 8 Angst der männlichen Gewährspersonen vor dem Bekanntwerden der homosexuellen Orientierung

Besteht Angst?	relative Häufigkeit
• ja, sehr oder ja, teilweise	43%
• noch etwas	9%
• nein, nicht mehr	48%

n = 208

Betroffenen neurotische Züge einleitet, die Persönlichkeitsentwicklung hemmt, das Sozialverhalten verändert oder gar die Persönlichkeitsstruktur deformiert. Diese Angst wird erzeugt von der sozialen Umwelt, denn die Unwissenheit über Homosexualität ist die Voraussetzung für Intoleranz und Voreingenommenheit.

Wir haben unsere Befragungen zu einer Zeit durchgeführt, als die AIDS-Hysterie und Anti-Schwulen-Demagogie des westlichen Auslandes im vollen Schwange war. AIDS hat auch in der DDR Angst erzeugt. Die Situation unserer homosexuellen Männer ist keine Ausnahme. Solange weder ein vorbeugender Impfstoff noch ein ausheilendes Medikament gegen die HIV-Infektion bekannt sind, wird Angst aus objektiven Gründen bestehen. Das ist verständlich. Aber unverständlich wäre es, wenn Angst aus subjektiven Gründen bestände, wenn es in der DDR nicht gelänge, mehr solides Wissen über die Homosexualität zu verbreiten und Humanismus auch gegenüber homosexuellen Mitbürgern überall durchzusetzen. Da Vorurteile sehr früh entstehen – manchmal bevor das Kind den Sinn des Wortes „schwul" überhaupt begreift –, muß die Aufklärung und Bildung bereits früh einsetzen. Unsere neuen Biologielehrpläne sehen das ab 5. Klasse jetzt vor.

Es gibt keine Gründe, homosexuelle Bürger wegen ihrer gleichgeschlechtlich erotischen Orientierung zu benachteiligen oder zu verfolgen. Mit der Abschaffung des § 175 und des „Verführungsparagrafen 151" wurde in der DDR die rechtliche Gleichstellung heterosexueller und nichtheterosexueller Frauen und

Männer durchgesetzt. Nun gilt es, die Gleichberechtigung im alltäglichen Leben vollständig und überall zu realisieren und die Würde des Menschen vor intoleranten Mitmenschen, die nichts dazu gelernt haben, zu schützen.

Ich bin der Überzeugung, daß unsere Gesellschaftsordnung im Stande ist, die Menschenrechte gleichgeschlechtlich liebender Menschen zu realisieren. Eine solche Forderung war ja nicht einmal in die Schlußakte des KSZE-Treffens von Helsinki aufgenommen worden. Dabei betrachte ich die Befriedigung der sexuellen Bedürfnisse, ob hetero- oder homosexuelle, also in *jedem* Falle als ein Menschenrecht.

Unsere Gesellschaftsordnung hat sich das Ziel gestellt, ihre Bürger im Prinzip nach ihren Beiträgen und Leistungen für den gesellschaftlichen Fortschritt und nicht nach den sexuellen Bedürfnissen zu bewerten. Sie garantiert gleiche Rechte, und zwar unabhängig vom Geschlecht, der Rasse, dem Glauben, der Nationalität oder der sexuellen Orientierung. Und wo das noch nicht im Bewußtsein der Menschen fixiert ist, haben wir Wissenschaftler die Aufgabe, aufklärend und überzeugend zu wirken.

Anmerkungen

[1] *Marx, K.*: Randglossen zum Programm der deutschen Arbeiterpartei. MEW Bd. 19. Berlin 1976, S. 20.

[2] *Engels, F.*: Das Buch der Offenbarung. MEW Bd. 21 Berlin 1962, S. 10.

[3] *Starke, K., Friedrich, W.*: Liebe und Sexualität bis 30. Berlin 1984, S. 61 f.

[3a] *Starke, K.*: Sexuelle Partnerschaft. In: *Aresin, L., Günther, E.*: Sexualmedizin. 3. Aufl. Berlin 1988, S. 21 f.

[4] *Freund, K.*: Die Homosexualität beim Mann. Leipzig 1963.

[5] *Klimmer, R.*: Die Homosexualität als biologisch-soziologische Zeitfrage. Hamburg 1958.

[6] *Kowalski, Gudrun von*: Homosexualität in der DDR. Ein historischer Abriß. Marburg 1987, S. 19.

[7] *Dietz, K., Hesse, P. G.*: Wörterbuch der Sexuologie und ihrer Grenzgebiete. Rudolstadt 1964.

[8] *Grassel, H.*: Sexualerziehung in der DDR. Wissenschaftl. Zschr. d. Universität Rostock *18*, 8/9 (1969) S. 675.

[9] *Grassel, H., Bach, K. R.*: Kinder- und Jugendsexualität. 2. Aufl. Berlin 1985.

[10] *Bach, K. R.*: Homosexualität – Gesellschaft – Sexualerziehung. Biologie in der Schule. 12 (1985) S. 486.

[11] *Borrmann, R.*: Diskussionsbeitrag. Magnus-Hirschfeld-Kolloquium 14. Mai 1988 Berlin.

[12] *Schnabl, S.*: Die Homosexualität. In: *Hesse, P. G. und Mitarb.* Sexuologie. Geschlecht, Mensch, Gesellschaft. Band 1. Leipzig 1974. S. 450 f.

[13] *Schnabl, S.*: Mann und Frau intim. Rudolstadt 1969.

[14] *Klemm, P.*: Die Stellung der sozialistischen Gesellschaft zur Homosexualität. In: *Hesse, P. G. und Mitarb.* (Hrsg.): Sexuologie. Band 3. Leipzig 1978. S. 209 f.

[15] *Fehr, G.*: Homosexualität und Sozialverhalten. II. Venerologie-Symposium Schwerin 17. 10. 1986.

[16] *Resch-Treuwerth, Jutta*: Mein Sohn ist homosexuell. Wochenpost 2 (1986) 30.

[17] *Thinius, H.*: Natürlich anders. Sonntag *49* (1987) 9.

[18] *Schnabl, S.*: Gleichgeschlechtliche Liebe. Für Dich 2 (1986) S. 46.

[19] *Aresin, Lykke*: Homosexualität, Homophilie. In: *Aresin, L., Günther, E.*: Sexualmedizin. 3. Aufl. Berlin 1988 S. 107f.
[20] *Aresin, Lykke, Bach, K., Günther, E.*: Psychosoziale Aspekte der Homosexualität. Jena, FSU 1986.
[21] *Werner, R.*: Homosexualität. Herausforderung an Wissen und Toleranz. Berlin 1987.
[22] Strafrecht. OG-Urteil vom 11. August 1987. Neue Justiz 11 (1987) 467.
[23] *Dörner, G.*: Sexualhormonabhängige Hirndifferenzierung und Sexualität. Jena 1972.
[24] *Clement, U., Starke, K.*: Sexualverhalten und Einstellungen zur Sexualität bei Studenten in der BRD und in der DDR. Ein Vergleich. Z. Sexualforschung 1, 1 (1988) 30–45.
[25] *Schnabl, S.*: Zur Beratung der Homosexuellen in den Ehe- und Sexualberatungsstellen. In: *Aresin, L., K. Bach* u. *E. Günther*: Psychosoziale Aspekte der Homosexualität. Jena 1986.
[26] *Günther, E. und Mitarb.*: Homosexuelle in der DDR. Erste Ergebnisse unserer Coming-out-Studien. Magnus-Hirschfeld-Kolloquium 14. Mai 1988 Berlin.
[27] *Günther, E.*: Schlußwort auf dem II. Workshop „Psychosoziale Aspekte der Homosexualität. 23. April 1988 Karl-Marx-Stadt (Druck in Vorbereitung).
[28] *Bsonek, D.*: Zu Problemen der ethischen Bewertung der Homosexualität in der entwickelten sozialistischen Gesellschaft. In: *Aresin, L. et al.* [20].
[29] *Thinius, H.*: Zu Fragen der Persönlichkeitsentfaltung Homosexueller im Sozialismus. In: *Aresin, L. et al.* [20].
[30] *Bünning, H., J. Büttner und E. Günther*: Einige erste Ergebnisse der Forschungsstudie „Lesbische Liebe". In: *Günther, E. u. K. Bach* (Hrsg.): Psychosoziale Aspekte der Homosexualität. II. Workshop 23.4.88 Karl-Marx-Stadt. Jena (im Druck).
[31] *Günther, E., M. Vogel, H. Hoyer u. K. Bach*: Zum Coming out männlicher Jugendlicher. Ärztl. Jugendkunde (im Druck).
[32] *Aresin, L., E. Günther*: Sexualmedizin. Ein Leitfaden für Studenten. Berlin Volk und Gesundheit. 3. Aufl. 1988.
[33] *Thinius, H., E. Günther*: Promiskuität und Sexualverhalten der Schwulen. humanitas (im Druck).
[34] *Bach, K., E. Günther*: Psychosoziale Aspekte der Homosexualität. II. Workshop. Jena FSU (im Druck).
[35] *Grau, G., E. Günther*: Homosexualität. Wochenpost 44 (1987) 16–17.

Der Beitrag entstand unter Mitarbeit von *Michael Vogel*, *Jacqueline Büttner*, *Heidje Bünning*, *Thomas Broening* und *Bernd Schaum*.

Zur Geschichte der amerikanischen „Schwulenbäder"

Allan Berube

Jahrhundertelang hat die Gesellschaft homosexuelle Männer und Frauen ihrer Sexualität wegen als Sünder, Kriminelle und Kranke gebrandmarkt. Bäder und Bars waren die ersten Institutionen in den Vereinigten Staaten, die homosexuellen Amerikanern ein Gefühl von Selbstvertrauen und Stolz auf ihre eigene Sexualität gaben. In dieser Hinsicht sind Bars und Bäder ein wesentlicher Bestandteil der schwulen politischen Geschichte.

Bevor offen schwule und lesbische Führerfiguren auftraten, bevor schwule politische Clubs, Bücher, Filme, Zeitungen, Geschäfte, Nachbarschaftshilfen und Kirchen oder anerkannte Schwulen-Rechte existierten, haben Generationen von Pionieren immer wieder spontan schwule und lesbische Bäder und Bars ins Leben gerufen. Diese Männer und Frauen riskierten Verhaftung, Gefängnisstrafen, Verlust der Familie und des Berufs. Körperverletzung, Totschlag und Demütigungen, die zum Selbstmord führen konnten, um Bars und Bäder in Schutzräume zu verwandeln, in denen sich Homosexualität in Sicherheit leben ließ. In einem Land, daß seit Generationen seine Institutionen mobilisierte, um Homosexuelle unsichtbar und mundtot zu machen, sie in die Illegalität, Isolation und Unwissenheit zu treiben, wurden Bäder und Bars die erste Station im Kampf um die Bürgerrechte für Homosexuelle in den Vereinigten Staaten.

Für die Schwulen stellen ihre Bäder einen großen Erfolg in dem jahrhundertelangen politischen Kampf dar, ihrer Isolation zu entkommen, Gemeinschaftssinn und Stolz auf ihre Sexualität zu entwickeln, das Recht auf ein sexuelles Privatleben und auf Zusammenschluß in der Öffentlichkeit zu haben und Schutzräume zu schaffen, in denen schwule Männer, die Zärtlichkeiten austauschen und ihre Sexualität ausleben, nur noch minimal von Gewalttätigkeiten, Erpressung, Verlust des Arbeitsplatzes, Verhaftung und Inhaftierung bedroht sind.

Die Anfänge der schwulen Bäderkultur in den Vereinigten Staaten

Die Umwandlung Türkischer, Russischer und anderer öffentlicher Bäder von Kurorten und Heilbädern in schwule Institutionen begann in den Vereinigten Staaten im späten 19. und frühen 20. Jahrhundert. In Kalifornien wie in anderen Bundesstaaten war jeglicher Sexualkontakt zwischen Männern als „Verbrechen wider die Natur" strafbar. Deshalb hatten Männer, die eine sexuelle Beziehung zueinander unterhielten, kein gesetzlich verankertes Recht auf eine Privatsphäre. Um die Jahrhundertwende enthalten die Akten des kalifornischen Appellationsgerichts viele Fälle, in denen Männer verhaftet wurden, nachdem Vermieter, Haushälterinnen, Nachbarn, Polizisten oder Hausmeister von Häusern des Vereins Christlicher Junger Männer kleine Löcher in Wände gebohrt, durch Schlüssellöcher, Oberlichter, Fenster gesehen oder Türen aufgebrochen hatten, um Männer bei sexuellen Kontakten zu überraschen. Da *jede* Art von Sexualität zwischen Männern illegal und daher Gegenstand des öffentlichen Interesses war, wurden schwule Männer gezwungen, als sexuell Gesetzlose zu leben. Sie wurden Experten im Aufspüren gestohlener Augenblicke und gesellschaftlicher Nischen, wo sie einander begegnen konnten, ohne gefaßt zu werden.

Diese „gesellschaftlichen Nischen" vergrößerten sich, als die schnell wachsenden Städte des späten 19. und frühen 20. Jahrhunderts immer mehr öffentliche Areale boten, in denen anonyme Intimkontakte zwischen Männern stattfinden konnten. Dazu gehörten nächtliche Parkanlagen, gewisse Straßen, leere Güterwaggons auf Bahnhöfen, abgelegene Strände, Räume in Häusern des Vereins Christlicher Junger Männer, Dampfräume und Duschkabinen, Toiletten in Warenhäusern, Bahnhöfe, Busdepots, U-Bahnhöfe, öffentliche Bibliotheken, die Ränge wenig besuchter Kinos, billige Hotelzimmer, Autos und Bäder. Diese Orte waren attraktiv, weil sie die Möglichkeit boten, an Sex interessierte Männer zu treffen, den Schutz der Anonymität und ein gewisses Maß an Privatheit gewährten; sie waren gefährlich, weil die Männer dort verhaftet, erpreßt, geschlagen, ausgeraubt oder ermordet werden konnten.

Trotz dieser Gefahren riskierte es eine wachsende Anzahl von Männern, sexuelle Kontakte an diesen halböffentlichen Orten zu haben. In San Francisco gehörten zu diesen frühen populären Begegnungsstätten der Fährenanlegeplatz (Ferry Building), der Union Square, die Market Street vom Embarcadero bis zur 5. Straße, die Ecke Powell-Market Street, das Embarcadero-Haus Christlicher Junger Männer, die Herrentoiletten in großen Kaufhäusern Macy's und Emporium, die Straßen im Amüsierviertel Tenderloin, die Ränge im Unique Theater und in anderen Filmspielhäusern an der Market Street, die Nachtcafés und ihre Toiletten an der Market Street zwischen 5. und 3. Straße, das Hamam-

Bad, das Sutro-Bad (großes, öffentliches Schwimmbad) und seine Umkleidekabinen nahe am Cliff House.

Die Bäder wurden nicht von selbst zu schwulen Institutionen, sondern erst im Kontext einer sexuellen Kultur, die sich allmählich in den großen Städten Amerikas entwickelte. Männer – heterosexuelle ebenso wie homosexuelle – gaben als Treffpunkt den Bädern vor anderen Orten den Vorzug, weil sie ihnen im Hinblick auf Sicherheit und Privatheit überlegen waren.

Historische Aufzeichnungen, die in den neunziger Jahren des 19. Jahrhunderts beginnen, dokumentieren die vier Hauptstadien, in denen sich Bäder zu homosexuellen Institutionen entwickeln.

1. *Gewöhnliche Bäder*: Orte, an denen Männer gelegentlich sexuelle Kontakte hatten, an denen es aber nicht üblich war.

2. *Ideale Treffpunkte*: Diese Bäder – und Häuser des Vereins Christlicher Junger Männer – genossen den Ruf, „ideale Treffpunkte“ für männliche Sexualkontakte zu sein. Es sprach sich herum, daß ein bestimmter Manager, Masseur, Angestellter oder Polizeibeamter während seines Dienstes wegsehen würde oder daß sich Homosexuelle dort zu bestimmten Zeiten – meistens nachmittags oder spät nachts – treffen würden. Manche Privateigentümer von Bädern versuchten zu verhindern, daß ihr Betrieb ein Homosexuellen-Treffpunkt wurde. Sie riefen die Polizei oder engagierten private Wächter. Andere wollten ihre spezielle Klientel nicht abschrecken: Sie bestachen den Polizisten an der nächsten Ecke, verordneten Managern und Angestellten Diskretion und erhöhten ihren Profit.

3. *Frühe Schwulen-Bäder*: weit verbreitet in den zwanziger und dreißiger Jahren. In ihrer Ausstattung glichen sie anderen Türkischen und Russischen Bädern, jedoch waren sexuelle Kontakte in verschlossenen Kabinen gestattet. Allerdings wurden diese Bäder häufig von Razzien der Sittenpolizei heimgesucht, bei denen Angestellte, Manager und Eigentümer sowie Kunden verhaftet wurden. Die Eigentümer versuchten manchmal, ihre Kunden vor Verhaftungen, Erpressung und Gewalt zu schützen, falls dies möglich war, ohne ihr eigenes Geschäft in Mitleidenschaft zu ziehen.

4. *Moderne Schwulen-Bäder* in den fünfziger und sechziger Jahren: Sie waren ausschließlich für Schwule und ihre speziellen sexuellen und sozialen Bedürfnisse bestimmt. Seit Beginn der schwulen Befreiungsbewegung in den siebziger Jahren haben sich diese Bäder dramatisch verändert. Heute gibt es ungefähr 200 Schwulen-Bäder in den Vereinigten Staaten, von Great Falls, Minnesota und Toledo, Ohio bis New York City, Los Angeles und San Francisco.

Viele der Vorzüge moderner Schwulen-Bäder waren bereits in Zeitschriftenartikeln, in medizinischen und juristischen Berichten bekannt, die die „frühen Schwulen-Bäder“ beschreiben:

- *Sicherheit.* Die Kunden fühlten sich in den Bädern vor Erpressungen besser geschützt als an anderen öffentlichen Orten. Die Bäder boten eine Alternative zu sexuellen Kontakten in Parks. Durch ihre eindeutige Identifizierung als Schwulen-Bad und durch die Anzahl Gleichgesinnter gewährten sie zusätzliche Sicherheit, denn diejenigen, die sich durch homosexuelles Verhalten abgestoßen fühlten, würden nicht dorthin gehen oder das Bad wieder verlassen.

- *Demokratie und Kameradschaft.* Manche Berichte beschreiben die „frühen Schwulen-Bäder" als Zufluchtsstätte vor gesellschaftlichen Vorurteilen gegen Homosexuelle, als Oasen der Freiheit und schwulen Kameradschaft. Da Homosexualität das Hauptkriterium der Klientel war, trafen sich Vertreter verschiedenster Klassen und Professionen zu zeitweise „demokratischer" Nacktheit. Da manchmal auch einige Mitglieder des Personals homosexuell waren, entwickelten sich diese „frühen" Bäder zu ersten sozialen und sexuellen Institutionen schwuler Selbstidentifikation.

- *Privatheit.* Die sexuellen Kontakte fanden räumlich getrennt von der übrigen Gesellschaft statt. Dadurch entstanden die ersten Areale der Privatheit und Sicherheit für schwule Männer.

- *Erotische Möglichkeiten.* Alle Kabinen, Dampfräume, Umkleideräume, Pools und Heißlufträume boten Gelegenheit, andere Kunden zu treffen. In den vorwiegend schwulen Betrieben konnten Kunden sicher sein, daß andere an Intimkontakten unter Männern keinen Anstoß nehmen würden.

- *Soziales Umfeld.* Alte Freundschaften konnten wiederbelebt werden, neue Bekanntschaften „lagen immer in der Luft". In den Gemeinschaftsräumen kamen die Kunden einander näher.

- *Schutz.* Management und Angestellte versuchten oft, ihre Kunden vor Erpressung und Gewalttätigkeit zu schützen; die Polizei verzichtete im allgemeinen darauf, die Bäder zu schließen, weil sie diskrete „Ventile für das ausschweifende homosexuelle Leben der großen Städte" waren und weil einige der „hervorragendsten Bürger" ebenfalls dorthin gingen.

Die Anfänge der Schwulen-Bäder in San Francisco

In San Francisco finden sich die ersten Hinweise auf sexuelle Kontakte zwischen Männern in Türkischen Bädern der Stadt in den neunziger Jahren des vorigen Jahrhunderts. In den späten zwanziger und frühen dreißiger Jahren dieses Jahrhunderts verwandelten sich diese „idealen Treffpunkte" in vorwiegend schwule Bäder. Es sind die ersten Schwulen-Bäder in San Francisco, an die sich jemand, der heute noch lebt, erinnern könnte. Eines war bekannt als Palace Bad nahe dem Palace Hotel; ein anderes als Jack's Bad in der 3. Straße nahe der Mission Street.

Das Erscheinen dieser Schwulen-Bäder in den zwanziger und dreißiger Jahren eröffnete homosexuellen Männern neue Möglichkeiten: Sie konnten sich treffen und – zusätzlich zu sexuellen Kontakten mit heterosexuellen Männern in öffentlichen Bädern – auch sexuelle Kontakte im Schwulen-Bad haben. Viele Männer, die sich aus ihrer Isolation hervorwagten, bevor es Schwulen-Bäder gab, verachteten sexuelle Kontakte mit anderen schwulen Männern. Sie zogen es vor, an halböffentlichen Treffpunkten „ganze Kerle“ „zu bedienen“.

Erst eine spätere Generation homosexueller Männer lernte – teilweise durch die Schwulen-Bäder –, sexuelle Beziehungen untereinander zu genießen und andere schwule Männer zu lieben. Zu einer Zeit, in der niemand auf die Idee gekommen wäre, „Schwulsein ist schön“ zu sagen, war die Entstehung einer Institution, in der schwule Männer ermutigt wurden, einander zu achten und zu respektieren, ein riesiger Schritt in die Richtung zur Entwicklung homosexuellen Selbstbewußtseins. Seither haben verschiedene Generationen homosexueller Männer – teilweise auch, weil ihnen die Schwulen-Bäder und später Schwulen-Bars zur Verfügung standen – gelernt, Sexualpartner zu bevorzugen, die ebenfalls homosexuell sind. Der große Wandel im Sexualverhalten und in der Selbstachtung schwuler Männer ist so teilweise in den Bädern begründet.

Diese ersten Schwulen-Bäder in San Francisco waren während des II. Weltkrieges dramatischen Veränderungen unterworfen. Tausende von Soldaten besuchten die Bäder in San Francisco, bevor sie sich nach Übersee einschiffen mußten. Viele hatten Angst, daß sie nie wieder aus dem Pazifik zurückkehren würden, und wollten deshalb die Gelegenheit nicht versäumen, vielleicht zum letzten Mal sexuelle Begegnungen mit anderen Männern frei und ungestört genießen zu können. Die Bäder waren zu einer Zeit, in der es unmöglich war, ein Hotelzimmer zu finden, ein sicherer und privater Freiraum im Gegensatz zum Haupttreffpunkt Homosexueller am Union Square. Sie stellten auch eine bedeutende Alternative zu Schwulen-Bars dar, die in San Francisco während des Krieges allmählich öffneten, weil in vielen der Zutritt für Militärpersonal verboten war.

Während der fünfziger Jahre vollzogen sich zwei wesentliche Veränderungen in den Bädern San Franciscos. Zum ersten Mal wurden Bäder wie das Türkische Club-Bad im Tenderloin-Distrikt eröffnet, die ausschließlich für eine homosexuelle Klientel da waren. Es waren dies die ersten modernen Schwulen-Bäder der Stadt. Inspiriert durch das *McCarthy*-Regime fegte in diesen Jahren eine anti-homosexuelle Hetzwelle über das Land. Bäder und Bars waren bevorzugte Zielscheiben anti-schwuler Aufwallungen und Blitzaktionen. Die schützende

Anonymität der Bäder half vielen schwulen Männern, den Volkszorn dieser Jahre zu überstehen.

Trotz der verstärkten Angriffe auf schwule Bäder und Bars – von manchen Zeitungen als „Krieg gegen Homosexuelle" bezeichnet – öffneten während der fünfziger Jahre allmählich immer mehr Bäder und Bars als ausgesprochen homosexuelle Institutionen. Im Mai 1954 wurde der wahrscheinlich erste Führer für schwule Bäder und Bars gedruckt. Er bestand aus einem vervielfältigten Blatt und wurde bei einem Treffen der *Mattachine*-Gesellschaft verteilt – San Franciscos erster Schwulen-Organisation. Mit der Warnung versehen, daß es sich dabei um „vertrauliche und inoffizielle" Informationen handele, nannte das Blatt Jack's Bad, das türkische Club-Bad, das Palace-Bad in der 3. Straße und das San Francisco Bad in der Ellis Street.

In den sechziger Jahren öffnete eine zweite Generation moderner Schwulen-Bäder, z. B. Dave's Bad am Broadway (das beanspruchte, das erste von schwulen Eigentümern betriebene Bad zu sein), das Bad in der 21. Straße und das Ritch Street-Bad.

In den späten sechziger und während der siebziger Jahre veränderte sich die Situation noch einmal wesentlich. Die Bäder etablierten sich als bedeutende Schwulen-Institution, die die sich schnell vollziehenden sozialen, sexuellen und politischen Wandlungen gleichermaßen initiierten wie auf sie reagierten. Einige der wichtigsten Veränderungen waren folgende:

- San Franciscos Embarcadero-Haus des Vereins Christlicher Junger Männer wie andere dieser Häuser in anderen Städten standen wenigstens seit Beginn des II. Weltkriegs in dem Ruf, „ideale Treffpunkte" für sexuelle Aktivitäten zu sein. Nach Aussagen von Männern, die zu den früheren Besuchern dieser Häuser gehörten, verloren diese in den sechziger Jahren ihre Anziehungskraft als sexuelle Begegnungsstätten. Die befragten Männer schreiben diesen Niedergang der Entstehung der Schwulen-Bäder während dieser Zeit zu.
- Im März 1966, während immer mehr Schwulen-Bäder in San Francisco entstanden, rief der stellvertretende Polizeichef einen „‚Blitzkrieg' ... gegen öffentliche Bäder" aus, die „in Verdacht stehen, ... Homosexuelle zu tolerieren". Die Polizeispitzel nahmen einen Methodisten-Pfarrer im Bad in der 21. Straße wegen „sexueller Annäherungsversuche gegenüber einem Polizisten" fest, außerdem einen Angestellten, der sich weigerte, nach der Festnahme seines Kunden die Polizei zu rufen. Der Blitzkrieg war kurzlebig, und der Prozeß gegen den Pfarrer endete ohne Urteil.
- Als 1967 im „Sommer der Liebe" eine neue Gemeinschaftsethik in der Hippie-Generation entstand, wurden in einigen Bädern „Orgien-Zimmer" eingerichtet, und Gruppensex wurde beliebter.

– Im Januar 1976 wurde in Kalifornien der Gesetzesentwurf „Sexuelle Mündigkeit für Erwachsene“ des Abgeordneten *Willie Brown* verwirklicht mit dem Ergebnis, daß Schwulen-Bäder mit ihren sexuellen Aktivitäten erstmals legal waren.

– Um herauszufinden, ob das neue Gesetz auf die Bäder anwendbar war, drangen im Januar 1978 Polizisten der Nord-Wache in das Liberty-Bad in der Post Street ein und nahmen drei Kunden wegen „Unzucht“ in der Öffentlichkeit fest. Dies war die erste Bad-Razzia seit den Aktionen von 1966; der Polizeipräsident *Charles Gain* leugnete jedoch, daß neue Verfolgungen bevorstünden. Die Staatsanwaltschaft ließ die Anklage gegen die drei Männer fallen. „Zweifellos ist das Bad ein privater Ort“, sagte der Staatsanwalt.

– In den späten siebziger Jahren, als neue Technologien die Projektion von Videofilmen auf große Leinwände ermöglichten, fingen die Bäder an, Video-Räume einzurichten, in denen Kunden allein oder gemeinsam beim Betrachten von Filmen masturbieren konnten. Tatsächlich wurde, teilweise durch diese Videos, die Masturbation ein mehr und mehr akzeptiertes Sexualverhalten in den Bädern.

– In den sechziger, siebziger und achtziger Jahren ermutigten einige Bäder, z. B. Dave's Bad, die Barracken, Liberty-Bad und das Bulldog-Bad, schwule Künstler – Angestellte wie Kunden –, die Wände mit erotischen Bildern zu schmücken. Für einige Maler war dies die erste Gelegenheit, ihre Kunst einem ausschließlich schwulen Publikum zu präsentieren.

– In den siebziger Jahren wurden um den eigentlichen Baderaum herum phantasievoll Räume gestaltet, die immer noch illegale, öffentliche und gefährliche Umgebungen für erotische Situationen imitierten. Enge, düstere Rumpelkammern ersetzten die Toiletten. In Irrgärten erstanden die Parkbüsche und das Unterholz wieder, Dampf- und Gymnastikräume erinnerten an Räumlichkeiten beim Verein Christlicher Junger Männer. Video-Zimmer ahmten die Ränge und Hinterreihen von Kinos nach, während Kabinen Gefängniszellen imitierten, in denen Generationen schwuler Männer für ihre sexuellen Aktivitäten in Toiletten, Parks und Zimmern des Vereins Christlicher Junger Männer gelandet waren.

– In den siebziger Jahren engagierten einige Bäder Entertainer, die bei einem schwulen Publikum Anklang fanden. Am bekanntesten von ihnen ist *Bette Midler*, deren Karriere im Continental Bad in New York City begann. In San Francisco richtete ein Bad das „Starlite Cabaret“ ein, in dem lokale Sänger und Bands auftraten. In einer „Western Nacht“ spielten Country-Western-Gruppen.

dann wurde er so in den Rücken geschlagen, daß zwei seiner Rippen brachen. Dann klingelte das Telephon, dann kamen Polizisten, dann noch mehr Detektive; ein Inspektor und der Anführer der Detektive. ‚Zieht euch an!' Alle, vom Nacht-Manager bis zum kürzlich erst Angekommenen, wurden in den Polizeiwagen gesteckt, zur Wache gefahren und eingesperrt. Gegen Sonntagmittag wurden wir vor den Bezirksrichter an der zweiten Avenue und zweiten Straße gebracht und für Sachen angeklagt, die wir nicht getan hatten. Alle 45 Leute, die da waren, mußten 10 Dollar Strafe zahlen oder für zwei Tage ins Arbeitshaus gehen, außer vieren, die zu sechs Monaten, drei Wochen, zwei Monaten und einem Monat verurteilt wurden ...

Das war die grausamste Behandlung, die ich je erlebt habe", schließt der junge Mann. „Meiner Ansicht nach sind dafür die furchtbare Heuchelei und verlogene Verklemmtheit verantwortlich, die hier in Amerika herrschen ..."

Oberflächlich betrachtet, waren die Ziele der frühen Anti-Bars- und Anti-Bäder-Kampagnen in San Francisco der Schutz der öffentlichen Moral, Gesundheit und Sicherheit durch:

– Zusammentreiben und Verbannung aller Homosexuellen aus der Stadt ein für alle Mal;
– Verhinderung jeder Art sexueller Kontakte zwischen Männern an öffentlichen, halböffentlichen und privaten Orten;
– Unterbindung aller Zusammenkünfte von homosexuellen Männern und Frauen in der Öffentlichkeit.

Kein einziger Feldzug gegen San Franciscos schwule Bars und Bäder hat diese drei Ziele erreicht. Bars und Bäder blieben offen; Homosexuelle waren der Polizei immer eine Nasenlänge voraus, wenn es darum ging, neue Plätze für Begegnungen und sexuelle Kontakte zu finden; Schwule und Lesben waren gezwungen, politisch bewußter und besser organisiert zu werden. Diese Kampagnen waren immer Mißerfolge, weil entweder die sozialen Kosten zu hoch waren oder die verdeckten Ziele schließlich erreicht wurden: ein neues Anti-Schwulen-Gesetz, Aufstockung des Etats, Wahl in ein öffentliches Amt.

Während die Geschichten vom Überleben oder Zugrundegehen schwuler Männer und lesbischer Frauen bei Bad- und Bar-Razzien im allgemeinen Bewußtsein vermutlich schnell vergessen wurden, haben sie sich als Teil der einzigartigen homosexuellen Geschichte und Kultur erhalten, sind über Generationen hinweg in den gleichgeschlechtlichen Gemeinschaften erzählt und wiedererzählt worden. Dies führte u. a. dazu, daß homosexuelle Männer und Frauen gegenüber der Regierung und ihren Versuchen, sich in ihr Leben einzumischen, ein latentes, aber permanentes Mißtrauen hegen. Jede Regierung, die – unter welch gut gewähltem Vorwand auch immer – versucht, Bars und Bäder zu schließen, wird es sich gefallen lassen müssen, in die lange Geschichte der Aggression gegen Homosexuelle integriert zu werden, die soviel Mißtrauen schuf und es am Leben hält.

Außerdem sind solche drastischen Maßnahmen wie die Schließung aller Schwulen-Bäder stets mit hohen Kosten verbunden, die der Stadtregierung, der homosexuellen Gemeinschaft und der allgemeinen Öffentlichkeit bei ähnlichen Hetzkampagnen in der Vergangenheit gleichermaßen geschadet haben.

Aktionen gegen Clubs und Bäder – Historische Übersicht

1918 – Der Baker Street Club in San Francisco

a) Ziele:
Alle Männer und ihre Freunde anzugreifen, die mit dem Club zu tun hatten.

b) Zielgruppen, Zielorte:
Mitglieder des Baker Street Clubs, Pächter wie Kunden, deren Freunde.

c) Im Einsatz:
Sittenpolizei von San Francisco, Militärpolizei, Militärgeheimdienst, Gerichte.

d) Beschreibung der Vorgänge:
1918 mieteten zwei Männer, die sich im Verein Christlicher Junger Männer kennengelernt hatten, in der Baker Street Nr. 2525 zwei Wohnungen, in denen sie private Parties für schwule Männer gaben und ihnen Räume für ungestörte sexuelle Kontakte zur Verfügung stellten. Im Februar begannen die Sittenpolizei San Franciscos und die US-Militärpolizei den Club zu observieren. Als Spion schleusten sie einen Koch ein, der Beweismaterial für sexuelle Aktivitäten sammeln sollte. Am 16. Februar drangen Polizisten in den Club ein und begannen – wie die Zeitungen es nannten – eine „Belagerung der beiden Wohnungen“. 10 Tage lang wurden die Männer, sowie sie das Haus betraten, festgenommen, in Einzelräume gesperrt und solange verhört, bis sie Geständnisse unterschrieben, die Namen ihrer Freunde preisgaben und persönliche Briefe und Adressbücher aushändigten. 11 Männer wurden im Haus festgenommen, unter ihnen der Buchprüfer der Standard Oil Company, Händler und Angestellte, zwei Sänger, ein Makler, ein Soldat und ein Kaufmann im Ruhestand.

Mit den aus den verhafteten Männer herausgepreßten Namen initiierte die Sittenpolizei eine zweite Verhaftungswelle unter Homosexuellen, um noch mehr Namen zu bekommen. Ziel war, alle Homosexuellen ausfindig zu machen. Sie fingen an, Homosexuelle in anderen Städten und auf Militärbasen zu jagen. Schließlich wurden in einer zweiten Verhaftungswelle 20 weitere Männer festgenommen, unter ihnen zwei Polizisten, die ihren Dienst in der Nähe der Baker Street versahen.

e) Sozialer und finanzieller Aufwand:
Gay Community: Wenigstens 31 verhaftete Männer, von denen einige ihren Arbeitsplatz verloren, ins Gefängnis kamen oder Hals über Kopf die Stadt verlassen mußten; zwei Selbstmordversuche.

Die Stadt: Einige Monate lang Prozesse im Obersten Gerichtshof; eine sieben Wochen lang tagende große Untersuchungskommission; Überwachung des Clubs durch Stadt- und Militärpolizei über viele Wochen; eine starke Welle anti-homosexueller Hysterie, die unter Kontrolle gehalten werden mußte.

f) Ergebnisse:
Die Aktion mußte abgebrochen werden, als Namen „prominenter Bürger" in den Gerichtsverhandlungen erwähnt und an die Polizei weitergegeben wurden. Der Baker Street Club wurde geschlossen, der Taylor Street Club blieb jedoch von jeglichen Maßnahmen verschont. Eine kleine Anzahl Angeklagter legten gegen ihre Verurteilung beim Obersten Gerichtshof Kaliforniens Berufung ein und wurden einige Jahre später freigesprochen. Der Oberste Gerichtshof des Staates entschied, daß die Klage gegen die verhafteten Männer, „Fellatio" begangen zu haben, gegenstandslos war, weil das Wort „Fellatio" in englischen Wörterbüchern nicht vorkommt.

1943 – Kampagne im II. Weltkrieg in San Francisco

a) Ziele:
In der Bay Area stationierte Soldaten vor Homosexuellen zu schützen, die sich an öffentlichen Orten trafen.

b) Zielgruppen, Zielorte:
Bars mit homosexueller Kundschaft, Union Square (als Park Haupttreffpunkt der Homosexuellen).

c) Im Einsatz:
Sittenpolizei San Franciscos; ein aus Vertretern des Heeres und der Marine zusammengesetzter Ausschuß für Sittlichkeit, der für den Bezirk zuständige Kommandeur der Militärpolizei, der zuständige Offizier für Sittlichkeit, das Gesundheitsamt San Franciscos, das State Board of Equalization.

d) Beschreibung der Vorgänge:
Im Mai 1943 wurde ein aus Vertretern des Heeres und der Marine zusammengesetzter Ausschuß für Sittlichkeit ins Leben gerufen, um „die Soldaten" vor unsittlichem Verhalten, ansteckenden Krankheiten und Verstößen gegen die Alkoholbestimmungen „zu schützen". Ausgewählte Bars wurden überwacht, und viele verloren ihre Schanklizenz.

Auf dem ersten Höhepunkt der Säuberungswelle wurden fast alle sechs oder sieben Schwulen-Bars in San Francisco dauernd observiert oder verloren ihre Lizenz. Die Kundschaft verlagerte sich schnell in andere Bars, in denen sie akzeptiert wurde. Binnen etwa einer Woche wurden zwei Bars in Chinatown die bevorzugten Treffpunkte. Als die Polizei von dieser Verlagerung nach Chinatown erfuhr, ließen sie die Bars von Zivilpolizisten überwachen. In einer zweiten Aktion zwangen sie das Management des „Li Po", schwulen Kunden den Zugang zu verwehren, was das ganze Wochenendgeschäft der Bar ruinierte. Nach einer Polizeirazzia im „Rikscha" wurden 24 Kunden verhaftet. Zwei Lesbierinnen wehrten sich heftig, und es kam zu einem kleinen Krawall. Die Polizei nahm auch Dutzende von Männern am Union Square fest.

Zwei Wochen lang hatten die Homosexuellen keine Treffpunkte. Schließlich erschienen in einer Sonnabendnacht 50 Schwule im „Top of the Mark", der besten Bar im teuersten Luxushotel, und funktionierten es in eine Schwulen-Bar um. Von da an stand das „Top of the Mark" für den Rest des Krieges in dem Ruf, ein „idealer Treffpunkt" für Homosexuelle zu sein.

e) Sozialer und finanzieller Aufwand:
Die Gay Community: Mindestens 50 Verhaftungen, Verletzungen während Straßenkrawallen, Lizenzentzug oder Geschäftsaufgabe bei ungefähr 10 Bars, in denen schwule Kunden geduldet waren.

Die Stadt: Anstieg der Fluktuation einer zunehmend größeren Anzahl von schwulen Bar-Kunden, die neue Treffpunkte suchten; die Kosten für staatliche, städtische und militärische Mittel und Maßnahmen, um wochenlange Überwachungsaktionen und Massenverhaftungen durchzuführen, und für eine nicht genau bekannte Anzahl von Verhandlungen und Anhörungen vor dem Board of Equalization.

f) Ergebnisse:
Der Union Square blieb während des Krieges der Haupttreffpunkt der Homosexuellen. Im Schwulen-Bad in der Nähe 3. und Mission-Straße wurde keine Razzia durchgeführt, vermutlich in der Hoffnung, daß sich die sexuellen Aktivitäten vom Union Square dorthin verlagern würden. Die Kundschaft der Schwulen-Bars blieb der Polizei eine Nasenlänge voraus: Zuerst fand sie andere Bars in Chinatown, dann ging sie in die besten Hotels, wo sie Belästigungen und Nachstellungen durch die Polizei weniger ausgesetzt war.

1981 – Bad-Razzien in Toronto, Kanada

a) Ziele:
Die Razzien folgten einer wirkungsvollen Anti-Schwulen-Kampagne, in der ein schwulenfreundlicher Bürgermeister seines Amtes enthoben und eine schwulenfeindliche Verwaltung aufgebaut wurde. Die wirklichen Ziele der Razzien, die verdeckte Operationen waren, traten niemals klar zutage. Wahrscheinlich waren sie jedoch ein Versuch herauszufinden, ob die seit kurzem politisch aktive Gay Community durch Angriffe auf ihre Bäder diskreditiert und zerschlagen werden konnte.

b) Zielgruppen, Zielorte:
Alle sechs Schwulen-Bäder in Toronto.

c) Im Einsatz:
Städtische Polizei und Geheimdienst von Toronto, die Staatsanwaltschaft.

d) Beschreibung der Vorgänge:
Am Abend des 5. Februar 1981 führte die Polizei von Toronto in vier der sechs Schwulen-Bäder der Stadt Razzien durch. Zivilfahnder des Geheimdienstes hatten alle Bäder der Stadt sechs Monate lang observiert. Gegen 23.00 Uhr drangen die Zivilfahnder in die Bäder ein und verhafteten in der dreistündigen, stadtweiten Aktion 304 Männer.

Sie wurden in einer angsterregenden, demütigenden Weise zusammengetrieben. Bei einem Bad mußten die Männer, nur mit einem Handtuch bekleidet, im Schnee auf der Straße stehen, während sie verhört wurden. In einem anderen wurden die Kunden wie Vieh in die Duschräume getrieben und mußten sich nackt an den Wänden aufstellen. Einige Kunden berichteten, daß ein Polizist seinen Gefangenen in der Dusche gesagt hatte: „Zu schade, daß aus den Duschen kein Gas kommt." Ein von der Stadt in Auftrag gegebener Bericht enthüllte später, daß einige Polizisten Geschlechtsorgane und Afteröffnungen der verhafteten Männer untersucht hatten.

Am Tag nach den Razzien marschierten 3000 wütende Demonstranten zu der Polizeiwache, die die Razzien durchgeführt hatte. Dann marschierten sie zum Parlament, wo sie wütend versuchten, die Türen aufzubrechen. Erinnerungen wurden wach an den Aufruhr vor der San Francisco City Hall, nachdem das milde Urteil gegen *Dan White* verkündet worden war, den Mörder des schwulen Stadtverordneten *Harvey Milk*. Bei der Demonstration wurden noch mehr Menschen verhaftet.

Von der durch die Protestaktionen aufgebrachten Polizei wurden am 16. Juni auch in den beiden zuerst verschont gebliebenen Bädern Razzien durchgeführt. Noch einmal marschierten 2000 Demonstranten zu der Polizeiwache.

e) Sozialer und finanzieller Aufwand:
Die Gay Community: In den Februar- und Juni-Razzien wurden insgesamt 304 Männer verhaftet. Bei vielen von ihnen rief die Polizei die Arbeitgeber an, um zu fragen, ob sie von der Verhaftung ihrer Angestellten bereits erfahren hatten. Dadurch wurden viele Männer arbeitslos. Ein Bad mußte schließen, weil seine Einrichtung durch die Razzia zu stark beschädigt worden war.

Die Stadt: Schätzungen der Gesamtkosten, die der Steuerzahler für Polizeieinsätze und Gerichtsverhandlungen aufzubringen hatte, belaufen sich auf ca. 10 Mio. Dollar. Darin enthalten sind ca. 35000 Dollar für Sachbeschädigungen durch die Polizei: eingetretene Türen und Wände, ruinierte Schlösser etc. Ein großes Polizeiaufgebot war nötig, um die drei großen Protestdemonstationen unter Kontrolle zu halten. Von der Stadt wurden eine offizielle Untersuchung in Auftrag gegeben, in der die Polizeiaktion scharf verurteilt, das Recht auf freie Entfaltung gleichgeschlechtlicher Beziehungen im privaten Bereich bestätigt und die polizeilichen Überwachungsmaßnahmen in öffentlichen Parkanlagen und Toiletten stark kritisiert wurde. Es kostete die Stadt große Anstrengungen, zwischen sich und der Gay Community wieder ein Klima des Vertrauens und der Kooperationsbereitschaft herzustellen.

f) Ergebnisse:
Unter den 304 festgenommenen Männern war nur ein einziger mit einer kriminellen Vorgeschichte. Die meisten Bäder sind noch geöffnet. Die Razzien haben der Gay Community mehr Beistand und Unterstützung eingetragen, als sie jemals zuvor hatte. Verschiedene Gruppen schlossen sich zur Verteidigung der inhaftierten Männer zusammen, unter ihnen nicht-schwule Rechtsanwälte, Vertreter von Kirchen, Gewerkschaften, Minderheiten und Lehrer-Organisationen. Heute werden die Bad-Razzien als Wendepunkt in der Geschichte der kanadischen Schwulen-Bewegung betrachtet. Sie brachten eine mächtige, organisierte, politisch aktive Gay Community hervor. Ein schwuler Stadtrat von Toronto verglich die Polizeiaktionen mit der „Kristallnacht in Nazi-Deutschland – als den Juden endlich aufging, woran sie waren".

Die Bäder-Schließung in San Francisco 1984

1. Historischer Rückblick

In San Francisco wurde vor 1954 niemals versucht, jedes Schwulen-Bad und jeden Sex-Club zu schließen. Von 1954 bis 1965 jedoch schlossen sich die Polizei, die Staatsanwaltschaft, die staatliche Alkoholkommission, die Zeitschrift „San Francisco Examiner“ und die „Grand Jury“ (Geschworenengericht zur Entscheidung über Anklageerhebung) mit dem Ziel zusammen, alle Schwulen-Bars zu schließen. 1955 erreichte der vereinte Druck dieser Kräfte, daß in Kalifornien ein Gesetz verabschiedet wurde, nachdem die Schanklizenz für Alkohol widerrufen werden konnte, wenn ein Lokal in dem Ruf stand, „sexuell Perverse zu dulden“.

Die Kampagne gegen die Schwulen-Bars begann 1954, weil – wie es der Polizeipräsident *Michael Gaffey* ausdrückt – „ein kleiner Trupp Homosexueller in die Stadt eingefallen war. Viele von ihnen waren offensichtlich deshalb hierher gekommen, weil andere Städte sie durch Razzien und andere Angriffe vertrieben hatten“. Während dieser Jahre kam es in fast allen großen amerikanischen Städten zu massiven Kampagnen gegen schwule und lesbische Bars, nachdem diese sich zu einer zentralen Institution für Homosexuelle entwickelt hatten. Diese nationale Anti-Homosexuellen-Bewegung machte viele Schwule zu Flüchtlingen, die auf der Suche nach einem sicheren Lebensraum von Stadt zu Stadt zogen.

Während der Hauptaktionen in San Francisco, die dem Gesetzestext über die „sexuell Perversen“ folgten, flohen schwule Männer und lesbische Frauen nach Oakland, San Mateo und San José. Leiter der Polizeieinheiten dieser Nachbarstädte klagten daraufhin über einen „großen Zulauf“ „unerwünschter Subjekte“ und fingen an, Überwachungen und Razzien in den örtlichen Bars zu organisieren, die besonders am Wochenende plötzlich mit Massen von Schwulen aus San Francisco überschwemmt wurden.

Jack's Bad in den dreißiger und vierziger Jahren

Ein Mann, der in den zwanziger und dreißiger Jahren häufig in Bäder ging, erinnert sich, daß Jack's Bad „vielleicht ein ‚wirkliches‘, d. h. vom Stil her, Türkisches Bad sein sollte“, sich jedoch schnell in ein Schwulen-Bad verwandelte. „Irgendwann Mitte der dreißiger Jahre öffnete ein Jack G. ein Bad in der Post Street, zwischen Polk und Van Ness. Er hatte sehr viele kleine Kabinen (jede mit einer Liege, einem Stuhl, einem Wandschrank, einer verschließbaren Tür ausgestattet), außerdem einen Dampfraum, einen Wärmeraum, Masseure, Duschen, Toilette, aber kein Schwimmbecken. ... Freitags und sonnabends nachts war das Bad gegen Mitternacht völlig überfüllt ... Jemand hatte das Gerücht verbreitet, daß die University of California-Fußballmannschaft jeden Montagabend von Berkeley herüberkam; im Bad war ein Riesenrummel, obwohl zweifelhaft ist, ob diese Sportler jemals wirklich da waren. Es gab jedoch viele ‚Männer‘ (jung, hübsch, verfügbar, aber noch Männer), die ihre Dienste anboten.“

Jack's Bad ist vielen Soldaten noch gut in Erinnerung, die dorthin kamen, bevor sie im Pazifik in den Krieg ziehen mußten. *Bob Ruffing*, der bei der Kriegsmarine war, erfuhr von Jack's Bad durch einen Kellner im „Claridge Room“, einer heimlichen

Schwulen-Bar, in der viele Seeleute verkehrten. Um sich nicht zu kompromittieren, ignorierte der Kellner Bobs Frage zuerst, dann sagte er vorsichtig: „Manche Leute, die hierher kommen, erzählen manchmal von etwas, das Jack's heißt." „Schließlich bekam ich aus ihm heraus, wo Jack's war", erinnert sich Bob, „und ging sofort hin. Es ist derselbe Jack's, den es noch immer in der Post Street gibt. Damals war er der Beste."

Bob erinnert sich noch immer gern daran, wie Jack's Bad im Krieg war. „Es war gut", sage er mir, „sehr viel los da. Sie hatten da kein Orgien-Zimmer, nur normale Räume. Es war da keine große allgemeine Aktivität; aber Aufreißer im Flur und solche Sachen, oder du hast einfach deine Tür offengelassen. Es war alles sehr ruhig, aber es tat sich viel. Ich glaube, da waren nur Schwule oder wenigstens, daß alle Leute, die dahin gingen, wußten, daß da Schwule waren. Es war nie ein Problem, vorsichtig sein zu müssen, wenn man jemand ansprechen wollte."

Bei einem seiner Besuche in Jack's Bad 1944 traf Bob einen anderen Angehörigen der Kriegsmarine, den er sehr gern mochte. „Das war gut", erinnert sich Bob. „Wir trafen uns einige Male außerhalb von Jack's Bad. Wir gingen zusammen zurück in den Pazifik. Es gefiel uns beiden so gut, daß wir beschlossen, nach dem Krieg zusammenzubleiben, dem eine Chance zu geben. Und es wurde schließlich eine 15jährige Liebesbeziehung, die wichtigste Liebesbeziehung meines Lebens. Zu solch hübschen Geschichten können Bäder-Besuche führen."

Bob erinnert sich, wie sich die Bäder in San Francisco im politischen Klima der fünfziger Jahre veränderten. „Im Krieg ging ich immer unter meinem richtigen Namen zu Jack's", erzählt er. „Im Krieg gab es keine Razzien. Ich bin sicher, daß die Militärs wußten, was in Jack's Bad los war, so wie sie wußten, daß es Bordelle gab und daß sie einen Zweck erfüllten. Nein, damals gab es keine Razzien. Die kamen erst später. Einige Male haben sie die Bäder überfallen. Wenn du (in den fünfziger Jahren) in ein Bad gingst, hast du schon automatisch – ich wenigstens – einen falschen Namen angegeben und niemals mit deinem richtigen unterschrieben. Denn wenn sie in den Bädern und Bars Razzien machten, haben sie hinterher in Zeitungen, z. B. im „Examiner", eine vollständige Namensliste von den Leuten veröffentlicht, die sie fort geschnappt hatten. Das war eine widerliche Zeit, die fünfziger und die frühen sechziger Jahre."

Luxusdampf wärmt warme Brüder

(Kleiner Klatsch vom Broadway, New Yorker Revolverblatt, 1933)

Die warmen Brüder der Nation – aus New York, Philadelphia und San Francisco – sind ganz verrückt auf Türkische Bäder. Verdampfte Bumslokale dieser Städte sind Sammelplätze der Perversen …

Häufig wissen die Eigentümer gar nicht, was in ihren Etablissements vorgeht. Doch jetzt können einige Orte, die das öffentliche Bedürfnis nach Dampfbädern erfüllen, sich glücklich schätzen, Schutzräume ihrer schwulen Klientel zu sein, vorausgesetzt, daß ihrem Treiben nicht durch Polizeiaktionen Einhalt geboten wird … Selten wird im schwülen Dampf Türkischer Bäder erfolgreich gefummelt, ohne daß ein schlauer Manager beide Augen zudrückt, was ihm gewöhnlich ein dickes Trinkgeld seiner degenerierten Kunden einträgt …

In San Francisco kann man ein Bad finden, wo sich die Schwuchteln treffen, die mit diesem reizenden Liebesnest prahlen, und, obwohl das Management versucht, solche Kundschaft fernzuhalten, wird heimlich fröhlich weitergefummelt, begleitet von Warnungen durch und für schwule Kunden ... (Die Homosexuellen sagen zueinander:) „Das Bad ist o.k., aber man muß sich vor dem Manager in Acht nehmen, der ist grob" ... und nicht nur er! Schon manche Schwuchtel, bei einem Annäherungsversuch ertappt, wurde von einer Bande jugendlicher Erpresser hinausgeworfen, die das Bad in ihrer Freizeit „beschützen" und damit ihre windigen Geschäfte machen. Ein Märtyrer unter den Schwulen ist jener Bursche, der vor einigen Jahren an einem Schädelbruch starb. Während er „badete", wurde er mit einer Gin-Flasche auf den Kopf erschlagen. Er wurde noch posthum wegen des Versuchs angeklagt, er habe seine Angreifer zu unnatürlichem Sexualkontakt verführen wollen.

Dampfbäder

Edward Stevenson, ein schwuler, in Europa lebender New Yorker, beschreibt schwule Bäder in seinem 1908 erschienenen Buch „The Intersexes": „Bestimmte Orte in Dampfbädern", schreibt er, „sind sehr bekannt – den Eingeweihten. An vielen dieser Orte mischt sich die Polizei nicht ein, obwohl Vorgänge und Kundschaft, alles, was Nacht für Nacht, Tag für Tag dort passiert, vollkommen bekannt ist. Die Dampfbäder (in den großen Städten) sind besonders geeignet für homosexuelle Kontakte, weil sie in Amerika gut besucht/geschützt und lange offen sind, die ganze Nacht über bis in die frühen Morgenstunden; manche schließen überhaupt nie; in vielen ist doppeltes Personal beschäftigt. In den meisten dieser Bäder hat jeder Kunde einen eigenen Umkleideraum, gewöhnlich mit einer Couch ausgestattet. Was „los ist", vollzieht sich hinter verschlossenen Türen, ohne Überwachung. New York, Boston, Washington, Chicago, St. Louis, San Francisco, Milwaukee, New Orleans, Philadelphia sind die „homosexuellen Hauptstädte".

1958 hatten in San Francisco 15 von 20 Schwulen-Bars die Lizenz verloren, und hunderte ihrer Kunden waren verhaftet worden. 1959 klagte ein Bar-Eigentümer erfolgreich beim Obersten Gerichtshof des Staates Kalifornien, der entschied, daß Homosexuelle das Recht haben, in der Öffentlichkeit zusammenzukommen und daß ihre Bars geöffnet bleiben können. Doch die Verhaftungen und Razzien setzten sich in den frühen sechziger Jahren fort; Polizisten in Zivil fahndeten weiter nach „unzüchtigen Akten" in den Bars. Etwa 1965, als bereits hunderte von Barkunden verhaftet worden waren, begann sich die öffentliche Meinung gegen die Polizei zu wenden und die Ansicht zu vertreten, daß man die Schwulen-Bars in Ruhe lassen sollte. Während viele einflußreiche Personen des öffentlichen Lebens noch immer versuchten, sie alle zu schließen, entwickelte sich allmählich eine pragmatische orientierte Betrachtungsweise, die ein Staatsanwalt folgendermaßen zusammenfaßte: „Es ist besser, die Homosexuellen an einem bestimmten Ort zu haben als über die ganze Stadt verteilt."

Ein unvorhergesehenes Ergebnis dieser 10jährigen Bemühungen, alle Schwulen-Bars zu schließen, war die Verwandlung der schwulen Gemeinschaft in eine politisch bewußte Minderheit innerhalb der Stadtpolitik. Während der Schwulen-Bewegung zur Verteidigung der Bars bildete sich die „Tavernen-Gilde“ als schwule Geschäftsorganisation, erschienen schwule Zeitungen, die in Bädern und Bars verteilt wurden, entstanden Verteidigungskomitees, lernten die Verhafteten, sich vor Gericht „nicht schuldig“ zu bekennen, wurde der „Rat für Religion und Homosexualität“ ins Leben gerufen. 1965 begriffen Politiker und Polizei endlich, daß die Schwulen-Bars ein fester Bestandteil der Stadt waren, der nicht ohne einen gigantischen sozialen und finanziellen Aufwand, nicht ohne auf Kosten der Menschlichkeit zu gehen, beseitigt werden konnte. Heute gibt es in San Francisco über 120 schwule und lesbische Bars.

Sollte San Francisco die Schwulen-Clubs schließen?

(San Francisco Chronicle, September 1961)

Cy ..., Elektroingenieur, 50 Plaza, Mill Valley: „Sie sollten offen bleiben für die, die sie wollen. Die Regierung sollte ihre Nase nicht in die Privatangelegenheiten der Leute stecken. Wenn sie keinen Platz haben, wo sie sich treffen können, werden sie dorthin gehen, wo sie nicht erwünscht sind. Moral ist eine Sache, die dem einzelnen überlassen bleiben sollte.“

Elizabeth ..., Telefonistin, 1700 El Camino Real, S.S.F.: „Ja. An jedem Ort, der anständigen Leuten zugänglich ist, sollte unmoralisches Verhalten verboten sein. Viele junge Leute gehen dahin, weil sie es aufregend finden oder aus Neugier, und das ist nicht gut. Auf einige von ihnen wird das einen sehr schlechten Einfluß haben.“

Richard ..., Chef-Buchhalter, 4148 Opal, Oakland: „Ich denke, daß Leute, die sich abnorm verhalten, nicht das Recht haben sollten, sich an öffentlichen Orten zu treffen, wo andere Opfer unsittlicher Annäherungen werden könnten. Diese Leute brauchen psychiatrische Hilfe, um ihre Gefühle wieder zurechtgerückt zu bekommen.“

Jim ..., Börsenmakler, 2408 96 Ave., Oakland: „Es sollten Anstrengungen unternommen werden, diese Orte vorsichtiger zu überwachen, doch wenn sie ein Problem bleiben, sollten sie geschlossen werden. Das Benehmen bestimmter Leute an diesen Orten könnte für junge Paare, die zufällig vorbeikommen, sehr demoralisierend sein.“

Olga ..., Telefonistin, 850 43rd Ave.: „Ich war immer der Ansicht, daß Leute das tun sollten, was sie wollen, aber Clubs, die zu unmoralischem Verhalten animieren, sollten ihre Lizenz verlieren. In San Francisco leben soviele Menschen mit abweichendem Sexualverhalten, daß sie einige Orte brauchen, um sich treffen zu können, aber das sollten nicht öffentliche Nachtclubs sein.“

Ena ..., Büroangestellte, 335 Park: „Wenn das Verhalten der Kunden in diesen Etablissements wirklich unmoralisch ist, sollten sie geschlossen werden. Menschen können sich nicht wiederholt so verhalten ohne Wissen und Zustimmung des Besitzers. Solche Orte schaden dem Image der Stadt.“

John ..., Elektroingenieur, 469 Chestnut: „Die Stadt sollte diese Orte in Ruhe lassen. Die, die dort hingehen, sind nicht übernacht so geworden. Was immer ihre Moralbegriffe sind, es sind ihre eigenen, und solange sie nicht versuchen, diese anderen Leuten aufzuzwingen, akzeptiere ich sie vollkommen.“

Jim ..., Buchhalter, 388 Orange, Oakland: „Jeder Ort, der der Allgemeinheit zugänglich ist, sollte nicht offen bleiben dürfen, wenn an ihm unmoralisches oder anstößiges Verhalten toleriert wird. Es scheint genug dieser Leute zu geben und sie scheinen gut genug organisiert zu sein, um sich eigene Privatclubs einzurichten.“

2. Die gegenwärtige Schließung

Es ist unmöglich vorauszusehen, wie hoch der soziale, finanzielle und gesundheitliche Preis für die gegenwärtige Schließung der Bäder für San Francisco sein wird. In den letzten zwei Wochen seit der Schließung beginnt sich jedoch abzuzeichnen, daß der unerwartete soziale und finanzielle Aufwand für die Stadt – wie bei den letzten Feldzügen gegen die Bars – sehr hoch zu werden droht:

Ziele:
die Ausbreitung von AIDS zu stoppen, indem man schwule Männer davon abbringt, sich auf riskante Sexualpraktiken einzulassen.
Zielgebiet:
Schwulen-Bäder, Sex-Clubs und Sex-Shops mit Videokabinen.
Im Einsatz:
Gesundheitsamt von San Francisco, Büro des Bürgermeisters, Privatdetektive, Polizei, Gerichte.

Sozialer und finanzieller Aufwand:

1. Vertreibung der Kundschaft von Schwulen-Bädern:

Außerhalb von San Francisco: Ein Badbesitzer in Oakland berichtet, daß er an dem Wochenende nach der Schließung der Bäder einen zusätzlichen Profit von 142% machte, was zeigt, daß – ähnlich wie nach der Schließung der Schwulen-Bars 1956 – die Kunden ihre sexuellen Aktivitäten in andere, noch offene Bäder verlegten. Damit wird die Aufgabe, das Sexualverhalten der Einwohner San Franciscos zu verändern, auf die benachbarten Stadtregierungen verlagert.

Zurück zu den alten Orten sexueller Aktivitäten: Historisch gesehen, bot die Entwicklung der Schwulen-Bäder den Homosexuellen und der Polizei eine praktische Lösung für die Gefahren und Probleme des Gesetzesvollzugs, die mit Sex an öffentlich zugänglichen Orten verbunden sind. Die Schließung der Schwulen-Bäder führte daher zu der Wiederherstellung einer sexuellen Landschaft, wie sie vor den Bädern bestand. Berichte darüber sind bereits in der Schwulen-Presse erschienen, und in der Gay Community kursieren Geschichten, daß die Zahl der Festnahmen in den schwulen Zentren Polk Street und südlich der Market Street angestiegen sind und berittene Polizei die Überwachung des Buena-Vista-Parks verstärkt hat. Dies legt die Annahme nahe, daß sexuelle Aktivitäten, die zuvor auf die Bäder beschränkt blieben, häufiger in Parks und Straßen vorkommen und daß die Aufgabe, diese Verhaltensweisen zu kontrollieren, der Polizei aufgebürdet wird. Wenn dies so ist, dann werden Männer, deren sexuelle Aktivitäten sich zuvor im gesetzlichen Rahmen bewegten, zu kriminellen Verhaltensweisen getrieben. Die Schließung der Bäder schafft die legale Alternative zu „ungesetzlichem" Sex ab und fördert sexuelle Aktivitäten jenseits der Legalität.

Ein anderes „altes Territorium" sind die Häuser des Vereins Christlicher Junger Männer. Weil dort die sexuellen Aktivitäten zurückgingen, als die Bäder öffneten, könnte man erwarten, daß dieser Trend sich nun wieder umkehrt. Dieses vorhersehbare Ergebnis ist eingetroffen. Als Reaktion darauf wurden am 1. November in den Dampf- und Trockenräumen des Zentral-Hauses des Vereins Christlicher Junger Männer Schilder angebracht, auf denen zu lesen war: „Das Zentral-Haus des Vereins Christlicher Junger Männer ist kein Bad. Es soll nicht in diesem Sinne benutzt werden." Am nächsten Tag waren der Dampf- und Trockenraum geschlossen. Am 3. November wurden sie wieder geöffnet, von diesem Tag an jedoch unter ständiger Überwachung.

2. Kosten:

Gemäß einer nachträglichen Haushaltsforderung des Gesundheitsamtes betrugen die Ausgaben für Detektive, die die Bäder überwachten und so zu ihrer Schließung beitrugen, 35000 Dollar; weitere 25000 Dollar wurden beantragt, um die Überwachung fortzusetzen. Zusätzlich müssen die Kosten für die Zivilfahnder berücksichtigt werden, die in den Bädern für den „Geheimen Sex-Bericht" im März recherchierten. Dazu kommen Gerichtskosten für die Prozesse, die den Verhaftungen folgten, Ausgaben für den Papierkrieg der Stadt gegen die Bäder und für die fortgesetzten Bestrebungen, die Bäder gerichtlich schließen zu lassen, obwohl sie möglicherweise geöffnet bleiben.

3. Politische Konsequenzen:

Wie zu erwarten war, hat die Schließung der Bäder Teile der Gay Community bereits dazu gezwungen, sich zur Verteidigung der Bäder zu organisieren – ebenso wie sie es früher getan hatten, um die Bars in San Francisco und die Bäder in Toronto zu verteidigen. Zu den neuen Schwulen-Organisationen gehören die „Northern California Bathhouse Owner's Association", die „Adult Entertainment Association", die „Community Partnership" (ein Zusammenschluß verschiedener Gruppen der Gay Community) und das „Committee to

Preserve Our Sexual and Civil Liberties“. Außerdem haben anti-schwule Organisationen wie die „Moral Majority“, die „Cops for Christ“ und eine Gruppe in San Antonio, Texas, angefangen, die Schließung der Bäder für ihre antischwulen Kampagnen auszuschlachten.

Schlußfolgerungen

Als Historiker, dessen Forschung sich auf die Angriffe gegen schwule Institutionen in der Vergangenheit konzentriert, ist mir völlig klar, daß die anvisierte Schließung der Bäder die sexuellen Aktivitäten, die in ihnen stattfanden, an andere Orte verschieben wird. Außerdem wird der Preis, den die Gay Community, die Stadt und die Öffentlichkeit für unerwartete soziale, finanzielle und gesundheitliche Aufwendungen zu zahlen haben wird, hoch sein. Die Schließung der Bäder wird mehr Probleme schaffen als lösen.

Um unerwartete soziale Probleme zu vermeiden und wirkungsvolle Maßnahmen gegen die Ausbreitung von AIDS zu ergreifen, schlage ich folgendes vor:

1. *Bäder sollten als Einrichtungen der Gay Community genutzt werden, in denen Safe Sex und Aufklärung gefördert wird.*

Die Bäder haben in den letzten hundert Jahren dramatische Veränderungen erlebt, Veränderungen, für die schwule Männer manchmal ihr Leben riskiert oder verloren haben, um sie durchzusetzen. Sie sind zu einem wesentlichen Bestandteil der Gay Community geworden. Im letzten Jahr haben sie sich durch Maßnahmen, die Safe-Sex-Praktiken und Aufklärung fördern, noch viel weitgehender verändert. Die Bäder sollten die Chance haben, in dieser Richtung weiterzumachen, um den Bedürfnissen der Allgemeinheit in der gegenwärtigen Gesundheitskrise zu entsprechen. Sie sollten Anziehungspunkte für schwule Männer sein, besonders für die, die sich auf riskante sexuelle Praktiken einlassen, damit sie für Safe-Sex-Aufklärungsmaßnahmen erreichbar werden. Sie sollten erotische Freiräume sein, in denen Safe Sex gefördert wird und Männer sexuelle Intimitäten und Affekte in einer Umgebung ausleben können, die sicher, sauber und proschwul ist.

2. *Solange schwule Männer wegen ihrer Sexualität angegriffen werden, sollten die Bäder als Schutzzonen für Sicherheit, Privatheit und gegenseitige Unterstützung erhalten bleiben.*

Harvey Milk nannte unsere Gesellschaft einmal „grausam heterosexuell“, ein gefährlicher Ort, um schwul zu sein. Seit seiner Ermordung im November 1978 hat sich nichts verändert. Schwule Männer und lesbische Frauen werden tagtäglich wegen ihrer Sexualität beleidigt und angegriffen. Eine kürzlich durchgeführte Umfrage ergab, daß 90% aller Schwulen und Lesben schon mindestens einmal körperlich oder anderweitig angegriffen wurden. Die Schwulen-Bäder gehören zu den seltenen Orten, wo schwule Männer sich der anti-schwulen Feindseligkeit entziehen können, die in unserer Stadt und in unserem Land noch immer an der Tagesordnung sind.

3. *Eine funktionierende, von Kooperation und Vertrauen geprägte Beziehung zwischen der Stadt und der Gay Community ist im Kampf gegen AIDS von entscheidender Bedeutung.*

Die Schließung der Bäder, verbunden mit sexuell motivierten Festnahmen und politischen Rückschlägen, die dies wahrscheinlich nach sich zieht, werden die Stadtbehörden und die Gay Community wieder zu Feinden machen. Dies wird das Mißtrauen verstärken und die Unterstützung von gesundheitspolitischen Maßnahmen der Regierung untergraben. Bis vor kurzem war die beispiellose Zusammenarbeit zwischen der Regierung und der Gay Community ein bemerkenswerter Aspekt im Kampf gegen AIDS. Ein Zusammenbruch dieser Beziehung wird Leben gefährden und notwendige Maßnahmen verhindern, die die Verbreitung von AIDS aufhalten könnten.

Um die Schließung der Bäder zu verteidigen, hat das Gesundheitsamt bereits begonnen, Teile der Gay Community zu stigmatisieren. Es hat Besitzer von Bädern als „Todeskrämer" bezeichnet und ihre Kunden als „Hasardeure". Es hat auch die alte Rhetorik von Verbrechen und Krankheit wiederbelebt, die benutzt wurde, um gegen die Bars vorzugehen. Dazu gehörten z. B. Formulierungen wie, daß „kranke" Leute in die Bars gehen, um die „Krankheit" Homosexualität zu verbreiten. In der Presseerklärung, in der die Schließung der Bäder bekanntgegeben wurde, wurden diese in ähnlicher Weise als „nicht förderlich für die Schwulen-Befreiung", sondern „förderlich für Krankheit und Tod" diffamiert. In solchen Hetztiraden zum Sündenbock gestempelt, wächst in der Gay Community die Angst, wieder unter Beschuß zu geraten.

Erst kürzlich wurde die Angst der schwulen Männer vor Verfolgung durch die Regierung von Berichten geschürt, nach denen die Centers for Disease Control erwägen, HIV-Infizierte namentlich zu registrieren. Durch diese Befürchtungen könnte eine epidemiologische Studie der Universität von Berkeley, die für die Gay Community sehr wichtig ist, am Mangel an Freiwilligen scheitern. Außerdem verstärkt die Schließung der Bäder das Mißtrauen gegenüber den Gesundheitsbehörden. Es wurden Befürchtungen laut, daß vertrauliche Mitgliederverzeichnisse von Bädern dazu benutzt werden, diese Männer zu diskriminieren.

Meine Untersuchungen in den letzten fünf Jahren haben ergeben, daß die Befürchtungen der Gay Community, die Regierung werde Namenslisten zusammenstellen, Quarantänen verhängen und Internierungslager für Homosexuelle einrichten, gerechtfertigt sind. Die Armee und die Kriegsmarine hatten nach dem II. Weltkrieg die Namen von über 10 000 Männern zusammengetragen, die im Verdacht standen, homosexuell zu sein. 1956 stellte das FBI eine 53seitige Liste mit Namen von Homosexuellen und deren Freunden in San Francisco zusammen. Die Bundesregierung hat diese Listen immer noch. Während des II. Weltkriegs wurde in der Leitung der Kriegsmarine mehrmals der Plan erwogen, Internierungslager einzurichten, wo von den Militärbehörden identifizierte Homosexuelle für die Dauer des Krieges festgehalten werden sollten, nicht um sie zu bestrafen, sondern um die Nation vor ihnen zu schützen.

Als Historiker sehe ich jedoch deutlich, daß eine wiederholte Regierungskampagne gegen die schwulen Institutionen – wenn auch als gutbegründeter Versuch geführt, die Verbreitung von AIDS aufzuhalten – fehlschlagen muß. Stattdessen sollte sich die Stadt mit der Gay Community zusammentun, um diese Institutionen konstruktiv zu nutzen. Die Stadtpolitik sollte sich in folgender Richtung bewegen: (1) die Befürchtungen zerstreuen, daß die Stadt die Gay Community attackiert, (2) eine von Vertrauen und Kooperation geprägte funktionierende Beziehung zur Gay Community wiederherstellen und (3) die Schwulen nicht mehr als Sündenböcke benutzen. Schließung der Bäder, Überwachung sexueller Aktivitäten und damit begründete Festnahmen, die Erstellung von Namenslisten, die Stigmatisierung als Sündenböcke wird diese Ziele unterlaufen.

Anstatt Zeit mit der Verteidigung ihrer Bäder, Bars und ihrem Existenzrecht zu vergeuden, muß die Gay Community die Chance haben, alle ihre Energien, einschließlich der Bäder, in die Unterstützung von Forschung, Gesundheitsprogrammen und Safe-Sex-Aufklärungsmaßnahmen zu investieren, was Leben retten wird.

Anmerkungen

Dieser Beitrag ist die überarbeitete Fassung eines umfangreichen Gutachtens für den Superior Court von Kalifornien, das am 5.11.1984 dem Gericht vorgelegt und einen Monat später in der Zeitschrift „Coming Up!“ (San Francisco) publiziert wurde. Er beschreibt die Geschichte der Schwulenbäder und unterstützt die Interessen der Badehauskundschaft. Damals war der Streit um die Schließung der Bäder zwecks AIDS-Prävention auf seinem Höhepunkt; eine erste Schließung war amtlich angeordnet worden. Diese war aber nicht von Dauer. Die endgültige Schließung erfolgte später durch die Besitzer selbst – wegen ausbleibender Kundschaft.

Aus dem Amerikanischen von Sabrina Hausdörfer

Die Schließung der „Schwulenbäder“ in San Francisco

Erwin J. Haeberle

Der voraufgehende Aufsatz von *Allan Berube* wurde auf dem Höhepunkt einer Kontroverse geschrieben, die nach mehreren Hoch- und Tiefpunkten erst mit der unwiderruflichen Schließung aller „Schwulenbäder“ in San Francisco ein Ende fand. Dies Ende kam aber auf so eigentümliche, unvermutete Weise zustande, daß es sich lohnt, die Geschichte kurz nachzuerzählen. Sie enthüllt einige der Wechselwirkungen und Rückkoppelungen, die in der Sexualpolitik zwischen Mehrheit und Minderheiten, repressiven und liberalen Strömungen, Bürokratie und Basisgruppen, Recht und Sitte, Wissenschaft und Lebenspraxis, Moral und Kommerz bestehen.

Die erste amtliche Schließung durch das Gesundheitsamt vom Oktober 1984, von der *Berube* noch selbst berichtet, war nicht lange aufrechtzuerhalten, da die Rechtsanwälte der Badbesitzer bis zur gerichtlichen Klärung der Situation einfach den Weiterbetrieb empfahlen und ermöglichten. Als es dann schließlich zum Prozeß kam, fiel das Urteil anders aus, als die streitenden Parteien erwartet hatten. Aber der Reihe nach:

In den frühen achtziger Jahren, als – unter zunächst verschiedenen Namen – die neue Krankheit AIDS zum erstenmal in den USA auftauchte, gab es in San Francisco 11 schwule Bäder und Sex-Clubs: das *Hot House*, das *Sutro, Dave's Bath*, die *Liberty Baths, Ritch Street Baths, Club Baths, 21. Street Baths*, das *Cauldron, Animals, Bootcamp* und *Slot*.

Wie schon beschrieben, waren diese Einrichtungen teilweise recht groß und luxuriös ausgestattet. Einige boten mehreren hundert Kunden Platz und waren fast jede Nacht, an Wochenenden aber auch tagsüber voll belegt. Der Eintrittspreis für je 24 Stunden betrug in den sechziger und siebziger Jahren etwa 5 Dollar und stieg später auf 8–10 Dollar. Wenn man bedenkt, daß man für diese bescheidene Summe nicht nur eine Schlafkabine mit Bett bekam, sondern auch noch die Whirlpools, Dampfbäder, Duschen, Sonnendecks, Fitness- und Fernsehräume nutzen konnte, so wird verständlich, daß viele Besucher San Franciscos die „Schwulenbäder“ jedem Hotel vorzogen und teilweise mehrere Urlaubstage dort verbrachten. Dies war umso eher möglich, als einige Bäder auch einfache Gerichte sowie Kaffee, Tee und Soft Drinks servierten. Und selbstverständlich kam als Hauptattraktion noch das sexuelle Abenteuer hinzu.

Gerade in San Francisco wurden die „Bäder" von Männern jedes Alters, jeder Herkunft und jeder Hautfarbe besucht, von Einheimischen sowohl wie von Touristen aus aller Welt. Kein Treffpunkt hätte zivilisierter und egalitärer, ja demokratischer und – wenn man die Leistung betrachtet – billiger sein können. Was Wunder also, daß die „Bäder" den meisten Besuchern wie fast paradiesische Freiräume erschienen, wie verborgene Inseln der Seligen inmitten der zunehmend häßlicher, grausamer werdenden Konkurrenzgesellschaft. In der Tat, dieser Gesellschaft blieb die schöne, neue Welt paradiesischer Nacktheit und Lust, schneller Verbrüderung und leichter Trennung, schuldfrei erlebter Genüsse und orgiastischer Selbstvergessenheit so gut wie unbekannt.

Der amerikanische Durchschnittsbürger, ja sogar die meisten Bürger San Franciscos ahnten nicht, daß in ihrer Mitte spontane adamitische Riten und dionysische Sinnenräusche erlebbar geworden und daß nicht nur eine mittelalterliche, praktische Ketzerei, sondern der antike Hedonismus selbst wieder auferstanden waren.

Allerdings begannen schon in den siebziger Jahren einige Wermutstropfen in den immer höher geschwungenen Freudenbecher zu fallen. Zunächst waren die früher gefürchteten sexuell übertragbaren Krankheiten wie Gonorrhoe und Syphilis, da leicht heilbar, keine wirklichen Hemmnisse gewesen, das Reich der Sinne gemeinsam neu zu erobern. Die gut informierte Schwulenszene selbst sorgte dafür, daß die Symptome schnell erkannt und die Ursachen behandelt wurden, so daß die Angst vor Ansteckung mit Recht als Störfaktor so gut wie ausgeschaltet blieb. Mit der Zeit aber stellten sich neue Gefahren ein wie Hepatitis B, Herpes und eine Reihe von parasitären Darmerkrankungen, für die man den bezeichnenden Sammelnamen „Gay Bowel Syndrome" („Schwulen-Darm-Syndrom") erfand. Daß auch diese Gefahren in der Schwulenszene schnell erkannt wurden, war vor allem dem Aktivismus schwuler Ärzte zu verdanken, die sich in eigenen Organisationen zusammenschlossen und auch ihre heterosexuellen Kollegen in Wort und Schrift über homosexuelles Verhalten und seine Ansteckungsrisiken aufklärten.

Auch die „Schwulenpresse" leistete eine erhebliche Aufklärungsarbeit, so daß viele Leser vorsichtiger wurden und zum ersten Mal – wenn auch nur vereinzelt – der Gebrauch von Kondomen selbst in den Bädern beobachtet werden konnte.

Dennoch wäre es falsch zu sagen, daß es vor AIDS schon etwas Ähnliches wie die „Safe-Sex-Leitlinien" gab. Im großen und ganzen wurden weder die „klassischen" noch die neuen sexuell übertragbaren Krankheiten sehr ernst genommen. Man vertraute eben grundsätzlich auf die ärztliche Kunst, die auch im schlimmsten Fall die Rettung bringen würde.

Das wurde erst anders, als Anfang der achtziger Jahre AIDS zu diesen Krankheiten trat. Sobald seine sexuelle Übertragbarkeit und seine Unheilbarkeit erwiesen waren, mußte dies eine Rückwirkung auf die anscheinend noch heile Welt der Bäder haben.

Wiederum war es die schwule Ärzteschaft – in San Francisco die Vereinigung „Bay Area Physicians for Human Rights (BAPHR)“ –, die den Ernst der Lage erkannte und sich für eine intensive Aufklärung einsetzte. Sie entwickelte daher die schon erwähnten Leitlinien, die alle denkbaren homosexuellen Handlungen in drei Gruppen einteilte: unsafe, possibly safe und safe.

Im Sommer 1984, also zu der Zeit, als der Streit um die Bäderschließung am heftigsten tobte, nannte BAPHR die folgenden Praktiken „unsafe“ (risikoreich): „Oral-Anal-Kontakt, Faustfick, Blutkontakt, gemeinsames Benutzen von sexuellen Hilfsmitteln (wie Penisattrappen u. ä.), Samen und Urin im Mund, Analverkehr ohne Kondom.“

Als „safe“ (risikofrei) wurden bezeichnet: „Massage, Umarmungen, gegenseitige Masturbation, trockene Küsse, Frottage (das Aneinanderreiben der Körper).“ Alles andere galt als „possibly safe“ (risikoarm) [1].

Wie man sieht, versuchten die schwulen Ärzte „auf Nummer sicher“ zu gehen und empfahlen implizit nur Sexualpraktiken, die auf keinen Fall zur Ansteckung führen konnten. Die Leitlinien wurden sofort von der San Francisco AIDS-Foundation übernommen, die versuchte, sie „vor Ort“ in der Schwulenszene zu propagieren, unter anderem auch durch mobile Teams in den Bädern und Sex-Clubs selber. Diese Veranstaltungen stießen dort auf großes Interesse und bereitwillige Zustimmung. Sie führten aber auch dazu, daß einer wachsenden Zahl von Besuchern Zweifel am Sinn der ganzen Bäderszene kamen. Ein drastisches Absinken der Kundenzahl führte dann bald auch zur Geschäftsaufgabe der ersten Clubs (Sutro-Bad und Cauldron).

Die Geschäftseinbußen wiederum ließen die Badbesitzer auf Distanz gehen, und ihr Enthusiasmus für die Vorbeugung schwand. Als eine „schwule“ Zeitung („Coming Up!“) die Bäder unter diesem Gesichtspunkt explorierte und rezensierte, mußte sie feststellen, daß bei den meisten von der Befolgung der „Safe-Sex-Leitlinien“ keine Rede war. Die Zeitung riet ihren Lesern deshalb ausdrücklich vom Besuch ab. Andererseits versuchten schwule Aktivisten wie *Allan Berube* mit seinem historischen Aufsatz, vor einer amtlichen Schließung zu warnen, da sonst risikoreiches Sexualverhalten in dunkle Straßenecken, öffentliche Toiletten und Stadtparkbüsche verlagert würde. In den Bädern habe man dagegen – wenigstens potentiell – fast ideale Aufklärungsorte, falls die Badbesitzer wirklich kooperierten. Ich selbst vertrat dieses Argument, als ich mit *Wardell B. Pomeroy* und anderen Kollegen vom Institute for Advanced Study of Human Sexuality einen offenen Brief an das städtische Gesundheitsamt schrieb [2].

Der Leiter des Gesundheitsamtes, Dr. *Mervyn Silverman*, hatte inzwischen aber ganz andere Sorgen. Nicht nur war die „Schwulenszene" San Franciscos in dieser Frage gespalten, sondern ein älterer Schwulenaktivist mit unbestreitbaren langjährigen Verdiensten namens *Lary Littlejohn* hatte eine Automatik in Bewegung gesetzt, die eine schnelle Entscheidung erzwang.

Littlejohn gehörte, zusammen mit dem schwulen Stadtrat *Harry Britt* und dem schwulen Journalisten *Randy Shilts*, zu denjenigen, die lautstark eine sofortige Schließung der Bäder verlangten, da jedes Zögern nur den vermeidbaren Tod weiterer schwuler Männer bedeute. Angesichts dieser Gefahr müßten alle anderen Überlegungen zurückstehen. *Littlejohn* blieb aber nicht bei bloßen Worten, sondern schritt zur Tat: Er kündigte eine Unterschriftensammlung an, die erlaubten sollte, das ganze Problem im November 1984 den Wählern zur Abstimmung vorzulegen. Jeder konnte sich ausmalen, wie eine solche Wählerentscheidung aussehen würde – sie mußte zur vollständigen Niederlage der Badbesitzer führen und hätte auf dem Wege dorthin alle bisher öffentlich kaum bekannten sexuellen Details im Wahlkampf ausgebreitet – mit sehr schädlichen Folgen für alle Schwulen San Franciscos.

Dr. *Silverman* saß also auf einer Art tickender Zeitbombe und mußte sich entscheiden. Ja, die Entscheidung war ihm durch *Littlejohn* praktisch abgenommen: Eine Wählerentscheidung, also eine rein politische Lösung, war nur durch eine vorherige gesundheitspolizeiliche – und damit auch viel enger begründete – Schließung zu verhindern. *Silverman* versuchte also, auch unter seinen schwulen Gegnern, für diese unausweichliche Entscheidung zu werben. Als er glaubte, genügend Unterstützung zu haben, berief er eine Pressekonferenz ein, um die Schließung zu verkünden. Zur vollständigen Überraschung aller verkündete er aber nur, daß ihm neue Zweifel gekommen seien und er die Entscheidung vertagen müsse.

Nun hatte er es mit allen verdorben. Zwei Wochen später verfügte er dann, daß die Bäder zwar geöffnet bleiben könnten, daß aber jede sexuelle Aktivität dort zu unterbleiben habe. Diese „Zwischenlösung" brachte ihm nur noch Hohn und Spott, sogar von Seiten der konservativen Presse, ein. Die „San Francisco Chronicle" etwa druckte die Karikatur eines Polizisten, der mit einem Notizblock bewaffnet in einem Schwulenbad durchs Schlüsselloch schaut. Die Zeitung illustrierte damit die Absurdität des Verbots, dessen Einhaltung gar nicht zu kontrollieren sei.

Ironischerweise kam nun aber Dr. *Silvermans* nächste Aktion dieser Karikatur sehr nahe. Er schickte nämlich Privatdetektive in die Bäder, die dort unerkannt im Schutz ihrer zivilen Nacktheit Beobachtungen anstellten und diese dann schriftlich niederlegten. Niemand war überrascht, als die Berichte vielfach risikoreiche Sexualpraktiken bestätigten. Die Bäder, Sex-Clubs und andere Einrichtungen, in denen dies beobachtet worden war, wurden mit Namen und Adresse genannt. Nun glaubte Dr. *Silverman*, die nötigen Beweise in Händen zu haben, um den lange aufgeschobenen Schritt zu tun: Er verkündete die Schließung der Etablissements, die von den Detektiven genannt worden waren. Als einige sich widersetzten, rief er die Gerichte an.

In dieser Situation schrieb *Allan Berube* den vorstehenden Aufsatz, und nicht nur er, sondern ganz San Francisco erwartete mit Spannung ein Urteil. Als der Richter schließlich dieses Urteil sprach, überraschte es jeden: Die Bäder können geöffnet bleiben, aber mit gewissen Auflagen: Die Badbesitzer müssen für je 20 Kunden einen Aufpasser bestellen, der die sexuellen Aktivitäten beobachtet und diejenigen Kunden des Hauses verweist, die „unsafe" (risikoreichen) Sex praktizieren. Was unter „unsafe Sex" zu verstehen ist, entscheidet die San Francisco AIDS Foundation (die sich, wie bereits ausgeführt, dabei auf die schwule Ärztevereinigung BAPHR stützt). Damit waren damals *de facto* Fellatio und Analverkehr ohne Kondom in den Bädern nicht mehr zugelassen. (Alles andere blieb aber implizit gestattet.) Um die lückenlose Beobachtung möglich zu machen, mußten alle Türen von den Kabinen entfernt und alle Räume hell ausgeleuchtet werden.

Dies Urteil wurde von der Öffentlichkeit mit Verblüffung aufgenommen. Die juristischen Implikationen sind musterhaft in einem Aufsatz der „Yale Law and Policy Review" dargelegt, der, obwohl äußerst kritisch, auch eine faire Zusammenfassung der ganzen Kontroverse liefert [3].

Als unmittelbar entscheidend erweisen sich jedoch die praktischen Implikationen dieser Gerichtsentscheidung. Obwohl den Badbesitzern der Betrieb weiterhin erlaubt war, gaben sie bald auf oder „warfen das Handtuch", wie eine Zeitung ironisch bemerkte. Der Grund dafür waren aber nicht etwa die von der Presse als grotesk und von ihnen selbst als lästig empfundenen Auflagen, sondern das inzwischen veränderte Sexualverhalten ihrer früheren Kundschaft. In der Tat, die meisten Männer, die früher die Bäder bevölkert hatten, blieben nun aus und entzogen ihnen damit die geschäftliche Grundlage. Einige Badbesitzer verkauften ihre Immobilien schnell mit Gewinn, andere stellten den Betrieb völlig um und wieder andere schlossen einfach und warteten ab. Ein großes Bad wurde zum Obdachlosenheim der Episkopalkirche, ein anderes wurde zur Disco, ein drittes zum Jazz-Club, ein weiteres zum Bürogebäude. All diese Nutzungen waren nun einträglicher als das ursprüngliche Geschäft, denn, wie gesagt, die Kundschaft hatte sich verlagert.

Es war aber auch nicht sonderlich schwer herauszufinden, warum und wohin sie sich verlagert hatte. Die Gründe waren für jedermann in der örtlichen Schwulenpresse zu lesen. Ein Zitat macht das klar:

„Geil und risikofrei: Sex-Clubs wieder in Siedehitze mit Freuden des Neuen Zeitalters

> Ein Hinweisschild im 1808-Club warnt: „Köpfe über der Gürtellinie oder ihr fliegt raus!" Im Campus Theater läuft es über Lautsprecher: „Stadt und Landkreis San Francisco erlauben nicht, das Gesäß oder die Genitalien der Darsteller zu berühren." Im Circle-J-Club erscheint ein besonderes Video auf der Leinwand, sobald „unsafe sex" praktiziert wird, und ermahnt die Kundschaft, zu risikofreien Praktiken überzugehen. In welcher Form auch immer, die Botschaft signalisiert eine neue Disziplin und ein neues Zeitalter der schwulen Sex-Clubs. Eine von sexuell übertragbaren Krankheiten verwüstete Szene fängt wieder an, Sex positiv zu bewerten. Das Resultat sind erfolgreiche Versuche mit risikofreien und lustvollen sexuellen Aktivitäten in sicherer Umgebung. *Larry Creson* arbeitet im 1808-Club. Er sagt, er habe besonders während der 2. Schwulen Olympischen Spiele (Gay Games II) eine große Zunahme der Kundschaft beobachtet. Er glaubt, daß die Spiele den Schwulen ein neues Selbstwertgefühl und neue Lebensfreude gebracht hätten ... Seither ist der Club jede Nacht voll von Männern, die „Safe Sex" suchen. „Unsafe Sex" wird so gut wie nie beobachtet, sagt *Creson.* Obwohl Aufpasser im großen Masturbationsraum vorhanden sind, praktizieren alle Kunden freiwillig nur sexuelle Techniken, bei denen eine Infektion ausgeschlossen ist. Viele besuchen den Club wegen der anonymen Sexualkontakte, aber viele andere sehen dort auch die Gelegenheit, Bekanntschaften zu schließen und Beziehungen zum Zwecke sonstiger Geselligkeit aufzubauen ..." [4].

Der Artikel fährt in diesem Sinne noch über mehrere Spalten fort und nennt zum Schluß zwei weitere ähnliche Clubs. Tatsächlich aber erschöpft auch diese Aufzählung das Angebot nicht, denn es gab und gibt noch weitere „Safe-Sex"-Treffpunkte, von einer Organisation, den „San Francisco Jacks", die wöchentlich große Masturbationsabende mit 100–200 Teilnehmern veranstaltet, bis zur „Kirche des Hl. Priapus", bei denen die regelmäßigen Masturbationsriten sakralen Charakter haben.

Diese Treffen und Begegnungsstätten sind ohne Vorbild in den USA. Sie wurden erst dadurch möglich, daß sich die Schwulenszene selbst über die Infektionsgefahr mit HIV, dem AIDS-Virus, aufklärte und eine entsprechende Verhaltensänderung anstrebte.

Diese Änderung wiederum vollzog sich vor, während und nach der Kontroverse um die Bäderschließung. Während also Lokalpolitiker, Schwulenführer, Rechtsanwälte und letztendlich ein Richter das Problem auf ihre Weise angingen, löste es sich von selbst „von der Basis her". Zum Zeitpunkt des Urteils hatte es sich praktisch erledigt. Es zeigte sich also im Nachhinein, daß alle streitenden Parteien sowohl Recht wie Unrecht gehabt hatten. Vor allem erwies sich, daß der von allen geschmähte Direktor des Gesundheitsamtes, Dr. *Silverman*, sehr klug gehandelt hatte. Sein Zögern, seine anscheinende Unentschlossenheit, sein ständiges Verhandeln hinter den Kulissen – all das hatte dazu gedient, die Situation soweit reifen zu lassen, daß es zu einer echten und dauerhaften Lösung kam. Als der Richter endlich sein kontroverses Urteil sprach, war es praktisch gegenstandslos geworden. Die Hauptkontroverse hatte aufgehört.

Das allerdings wäre nicht möglich gewesen ohne die beispiellosen Anstrengungen der Schwulen San Franciscos, wirkliche Alternativen zu den Bädern zu entwickeln. Jedem von ihnen war klar geworden, daß auch sie, wie die schwulen Bars und Vereine, ungewollt dazu beigetragen hatten, daß AIDS sich so rapide ausbreiten konnte. Die bittere Ironie, daß ausgerechnet die größten Errungenschaften schwuler Freiheit allzulange unbemerkt zur größten Bedrohung schwulen Lebens geworden waren, war niemandem mehr verborgen.

Daneben nahmen sich die vielen kleinen Ironien der Entwicklung nachträglich fast versöhnlich-heiter aus, z. B.: Die Ersetzung romantisch-schmusiger Beleuchtung durch strahlende Helle, die Abschaffung aller Einzelkabinen, der zunächst als Karikaturalptraum entworfene Aufpasser, der über risikofreien Sex wacht – sie sind nun alle Wirklichkeit und zwar auf Wunsch der Schwulen selbst.

Dabei hat sich, wie von selbst, auch im Sexuellen ein neues Gruppengefühl eingestellt, eine Solidarität selbst bei anonymen Begegnungen, die ja nun häufiger sozusagen „im größeren Kreise" stattfinden. Hier paßt daher auch der überkommene (niemals sehr instruktive) Begriff der Promiskuität nicht mehr. Diese neuen Formen schwuler Sexualität sind aber noch kaum erforscht, und es wird sicher noch eine Weile dauern, bis ein anderer *Allan Berube* (oder vielleicht er selbst?) ihre Geschichte schreiben kann.

Anmerkungen

[1] *Bay Area Physician for Human Rights*: „AIDS Safe-Sex Guidelines", Juni 1984, verteilt von der San Francisco AIDS Foundation.

[2] Siehe *Ronald Bayer*: „Private Acts, Social Consequences: AIDS and the Politics of Public Health", New York/London 1989, S. 35–36. Der Brief war unterzeichnet von Wardell B. Pomeroy, Erwin J. Haeberle, Ted McIlvenna, Phyllis Lyon, Maggie Rubenstein und anderen Mitgliedern des Lehrkörpers. Lesenswert ist Bayers ganzes Kapitel „Sex and the Bathhouses: The Politics of Privacy", S. 20–71.

[3] *Scott Burris*: „Fear Itself: AIDS, Herpes and Public Health Decisions", in: Yale Law and Policy Review, III (2): S. 479–518, (Frühjahr 1985).

[4] *Allen White*: „Hot and Safe: Sex Clubs Sizzling Again with New Age Pleasures", in: Bay Area Reporter (BAR), 18. September 1986, S. 14.
Die klassische, erste wissenschaftliche Studie der Schwulenbäder stammt von Martin Weinberg und Colin J. Williams, ‚Gay Baths and the Social Organization of Impersonal Sex', in Social Problems, vol. 23 (1976), S. 124–136.

Die Kontroverse um die Schließung der Schwulenbäder in San Francisco ist nicht nur von *Ronald Bayer* und *Scott Burris* (s. o.) ausführlich und fair dargestellt worden, sondern auch von *Frances FitzGerald* in „Cities on the Hill: A Journey through Contemporary American Cultures", New

York 1986, s. das Kapitel „The Castro", S. 25–119. FitzGerald stellt in ihrem ausgezeichneten Buch nicht nur die Bäderschließung in den größeren Kontext der Schwulenbefreiung, sondern auch diese selbst wiederum in den noch größeren Kontext amerikanischer utopischer Kommunen. Wichtig in diesem Zusammenhang ist natürlich auch das Buch von *Randy Shilts* „And the Band Played On: Politics, People and the AIDS Epidemic", New York 1987. Shilts gehörte zu den lautstärksten Rufern nach der Bäderschließung, und er geht im Laufe seines sehr umfangreichen chronologisch aufgebauten Buchs immer wieder auf das Thema ein.

Schwule katholische Priester in den USA: Empirische Untersuchung einer Dissonanz zwischen Pflicht und Neigung

Richard Wagner

Das katholische Dogma

Am 15. Januar 1976 gab das Heilige Offizium für Glaubenslehre ein Dokument heraus, das den Titel trug: „Erklärung zu einigen Fragen der Sexualethik“. Dieses Schriftstück hatte den folgenden Absatz als Vorwort zur Diskussion homosexuellen Verhaltens:

> „Gegenwärtig gibt es jene, die – gestützt auf psychologische Beobachtungen – homosexuelle Beziehungen zwischen gewissen Menschen nachsichtig beurteilen und sogar vollkommen entschuldigen. Sie tun dies im Widerspruch zu der konstanten Lehre des Heiligen Stuhls und den Moralbegriffen christlicher Menschen“ [1].

Ich werde später noch auf dieses Dokument zurückkommen. Für den Augenblick jedoch mag dieser Absatz ein angemessener Ausgangspunkt für diese Studie über schwule katholische Priester sein. Die ganze Darstellung wird versuchen, Dissonanzen bzw. Konfliktbereiche im Denken wie im Fühlen herauszuarbeiten, die sich im Leben schwuler Priester finden. Dieser Aspekt wird ergänzt durch die eingehende Betrachtung persönlicher innerer Kämpfe einzelner Priester, die in der vorliegenden Studie enthalten sind. Zwei Ergebnisse sind für diese Priester gleichermaßen wichtig. Die Untersuchung wird die Konflikte hervorheben, die diese Männer durchmachen, nicht nur, weil sie schwul sind, sondern auch, weil sie bei ihrer Ordination das Gelübde des Zölibats abgelegt haben.

Bis zum heutigen Tage gibt es keine Veröffentlichung über sexuelle Neigungen oder Verhaltensweisen bei katholischen Priestern, die öffentlich arbeiten. Der geheimnisvolle Schleier, der die Priesterweihe umgibt, wie die verbreitete Annahme, daß alle Priester sexuell abstinent leben, dienen dem sexuell aktiven Priester als Tarnung. Doch, wie die Studie zeigen wird, ist diese Situation nicht ohne negative Auswirkungen. Der sexuell aktive Priester sieht sich mit einem Paradoxon konfrontiert. Dieselben Umstände, die Heimlichkeit garantieren, machen sie auch immer wieder notwendig.

Als Einleitung beginnen wir mit einem kurzen historischen Überblick über die Entwicklung des Denkens im Hinblick auf Homosexualität und Zölibat in der römisch-katholischen Tradition. Damit soll die Verwirrung aufgezeigt werden, die die theologische Spekulation über diese beiden Streitpunkte umgibt. Die Übersicht beginnt mit der Bibel, führt dann über die Urchristen zu *Thomas von Aquin* und schließt mit gegenwärtigen Positionen.

Zuerst die Homosexualität. Sechs Passagen in der Bibel werden traditionell als Behandlung homosexueller Aktivitäten verstanden. Im folgenden wird nach der Neuen Amerikanischen Bibel zitiert. Der wichtigste Text dazu ist vielleicht die Geschichte über Sodom und Gomorrah in der Genesis 19, 4–11:

> „Bevor sie schlafen gingen, begaben sich alle Männer der Stadt Sodom, die jungen wie die alten – alle bis zum letzten Mann – zu *Lots* Haus. Sie riefen ihn und sprachen: ‚Wo sind die Männer, die letzte Nacht zu dir kamen? Bring sie heraus zu uns, damit wir Umgang mit ihnen haben können.' *Lot* ging zu ihnen vor die Tür. Als er sie hinter sich geschlossen hatte, sagte er: ‚Brüder, ich bitte Euch, tut diese bösen Dinge nicht. Ich habe zwei Töchter, die noch nie bei einem Mann gelegen haben. Laßt mich sie Euch bringen, und ihr könnt mit ihnen tun, was ihr begehrt. Aber tut diesen Männern nichts, denn sie haben Schutz unter meinem Dach gefunden.' Sie antworteten: ‚Aus dem Weg! – Dieser Bursche', spotteten sie, ‚ist ein Fremdling in unserem Land und wagt, uns zu befehlen! Wir werden dich schlimmer behandeln als sie!' Während sie dies sprachen, bedrängten sie *Lot* hart und kamen näher, um die Tür aufzubrechen. Doch *Lots* Gäste streckten ihre Hände heraus, zogen ihn hinein und schlossen die Tür; im selben Augenblick blendeten sie die Männer am Eingang mit einem solchen Blitz, daß es ihnen vollkommen unmöglich war, die Tür zu erreichen."

Eine andere Stelle, die zum Beweis allgemeiner Verdammung homosexuellen Verhaltens angeführt wird, findet sich im Alten Testament, 3. Buch Mose, 18, 22 und 20, 13:

> „Du sollst nicht beim Mann liegen wie bei einer Frau; dieses ist ein Greuel."
>
> „Wenn ein Mann bei einem Manne liegt wie bei einer Frau, so sollen beide für diese Greueltat des Todes sein; sie haben ihr Leben verwirkt."

Im Neuen Testament werden die beiden griechischen Worte „malakoi" und „arsenokoitai" im allgemeinen als direkte Anspielung auf homosexuelles Verhalten übersetzt. Diese Worte erscheinen im 1. Korinther 6, 9 und im 1. Timotheus 1, 10:

> „Kannst du nicht erkennen, daß die Gottlosen das Königreich Gottes nicht erben werden? Betrüge dich nicht selbst: kein Hurenbock, kein Götzenanbeter oder Ehebrecher, kein Sodomit ..."
>
> „keiner, der Unzucht treibt, kein geschlechtlich Verderbter, kein Menschenräuber, Lügner, Verleumder und keiner von denen, die auf andere Weise die wahre Lehre verspotten ..."

Schließlich findet sich die stärkste Verdammung homosexuellen Verhaltens in den Römerbriefen 1, 26–27:

„Deshalb überließ Gott sie schändlichen Gelüsten. Ihre Frauen vertauschten den natürlichen Umgang mit dem unnatürlichen, und die Männer gaben den natürlichen Umgang mit den Frauen auf und entbrannten in Lust füreinander. Männer taten schändliche Dinge mit Männern, und so empfingen sie am eigenen Leib die Strafe für ihre Verderbtheit."

In der Patristen-Zeit herrschte unter den führenden Kirchenvätern Einmütigkeit über die Sündhaftigkeit homosexuellen Verhaltens. Ihre Angriffe basierten auf der allgemeinen Ansicht, nach der homosexuelle Kontakte unnatürlich waren, weil sie nicht der Fortpflanzung dienten. *Johannes Chrysostomus* hat homosexuelle Praktiken besonders leidenschaftlich als unnatürlich gebrandmarkt.

„Eine gewisse neue verbotene Liebe ist in unser Leben getreten, eine häßliche und unheilbare Krankheit ist erschienen, die schrecklichste aller Plagen ist über uns gekommen, ein neues und unerträgliches Verbrechen ist ersonnen worden, und nicht nur werden alle (vom Menschen erschaffenen) gültigen Gesetze über den Haufen geworfen, sondern die der Natur selbst" [2].

Augustinus eifert, daß homosexuelles Verhalten gegen das Gebot der Liebe zu Gott und zum Nächsten verstößt:

„... diese schändlichen Vergehen gegen die Natur, die in Sodom begangen wurden, sollten überall und immer verabscheut und bestraft werden" [3].

Im 13. Jahrhundert wurde die durch kirchliche Erlasse und nationale Sitten erzeugte soziale Repression gegen die Homosexualität im kanonischen Recht festgeschrieben. Viel von dem Verdienst, die Kirche in diese Richtung dirigiert zu haben, kommt *Thomas von Aquin* und seiner „Summa Theologica" zu. Er statuiert, daß homosexuelle Kontakte unnatürlich sind, weil sie gegen die Vernunft verstoßen und weil sie im Tierreich nicht vorkommen.

„Man muß erkennen, daß man von der Natur des Menschen sprechen muß als einer, die dem Menschen eigentümlich ist, und demgemäß sind alle Sünden, die gegen die Vernunft verstoßen, wider die Natur (wie schon *Damascenus* lehrt); oder, insofern Mensch und Tier etwas gemeinsam haben, werden gewisse besondere Sünden als widernatürlich bezeichnet, etwa der Umgang zwischen Männern (den man ganz besonders als Verbrechen wider die Natur betrachtet), der das Gegenteil der Einheit von Mann und Frau ist, was allen Tieren natürlich ist" [4].

Diese Position ist innerhalb der Kirche bis in die zweite Hälfte dieses Jahrhunderts nie ernsthaft in Frage gestellt worden. Die Veröffentlichung des Bruders *Charles Curran* „Katholische Moraltheologie im Dialog" (Catholic Moral Theology in Dialogue) von 1972 stellt in typischer Weise die gegenwärtige vorsichtige Wiederannäherung an Homosexualität dar:

„Der Homosexuelle ist im allgemeinen für seine Veranlagung nicht verantwortlich. ... Eine Therapie als Versuch, den Homosexuellen in einen Heterosexuellen zu verwandeln, ist für die meisten Homosexuellen nicht sehr vielversprechend. Abstinenz und Sublimierung sind für den Homosexuellen nicht immer möglich oder sogar nicht einmal wünschenswert. Es gibt einige entsprechende Verbindungen, die den Partnern menschliche Erfüllung und Zufriedenheit ermöglichen. Natürlich sind solche Beziehungen besser als homosexuelle Promiskuität ... der einzelne Homosexuelle kann moralisch zu dem Schluß kommen, daß eine Dauerbeziehung der beste und manchmal einzige Weg für ihn ist, ein menschliches Leben zu verwirklichen. Homosexualität kann jedoch niemals ein Ideal werden. Anstrengungen sollten unternommen werden, diese Veranlagung – falls möglich – zu überwinden; mit der Zeit wird man jedoch widerstrebend homosexuelle Partnerschaften als einzige Möglichkeit akzeptieren müssen, in der einige Menschen ein befriedigendes menschliches Leben finden können" [5].

1976 veröffentlichte der Jesuit *John McNeill* sein Buch „Die Kirche und der Homosexuelle" (The Church and the Homosexual) und griff damit erstmals systematisch die exegetischen und theologischen Voraussetzungen für die Verdammung der Homosexualität an.

„Es kann jedoch argumentiert werden, daß 1. das, worauf, besonders im Neuen Testament, unter der Kategorie Homosexualität verwiesen wird, überhaupt nicht dieselbe Realität ist, oder daß 2. die biblischen Autoren nicht dasselbe Verständnis von Homosexualität zum Ausdruck brachten, das wir heute haben. Weiterhin kann ernsthaft bezweifelt werden, ob das, was man heute als wirkliche Homosexualität und homosexuelles Handeln bezeichnet, jemals Gegenstand ausdrücklicher moralischer Verdammung in der Heiligen Schrift war" [6].

„Im ganzen Alten Testament wird auf Sodom verwiesen als ein Symbol äußerster Verderbtheit, hervorgerufen durch Sünden solch gigantischen Ausmaßes, daß sie eine exemplarische Bestrafung verdienen. Nirgends im Alten Testament wird jedoch diese Sündhaftigkeit ausdrücklich mit homosexuellem Verhalten identifiziert" [7].

„Es gibt keinen Grund anzunehmen, daß *Thomas von Aquin* bessere Einsicht in das Wesen der Homosexualität hatte als die Kirchenväter. Es ist vielmehr fast sicher, daß er in seinen Anspielungen auf homosexuelles Verhalten annimmt, dieses wäre eine bloße sexuelle Zügellosigkeit, der sich ansonsten heterosexuelle Personen aus reiner Wollust hingeben" [8].

„Der größere Teil moralischen und psychologischen Philosophierens über Homosexualität tendiert dazu, in Vorurteilen zu gründen, denn es beruht auf einer höchst zweifelhaften Voraussetzung. Diese – häufig ausgesprochene – Annahme hält die heterosexuelle Veranlagung irgendwie für das eigentliche Wesen und das eigentliche Zentrum einer reifen menschlichen Persönlichkeit" [9].

„Wenn die Ergebnisse dieser Untersuchung richtig sind, dann ist die Haltung der Kirche gegenüber Homosexuellen nur ein anderes Beispiel organisierter sozialer Ungerechtigkeit, gleichermaßen fundiert in fragwürdiger Exegetik, Vorurteilen, blindem Sich-Anklammern an bloß menschlichen Traditionen, die fälschlicherweise als Natur- und Gottesgesetz interpretiert wurden. Tatsächlich unterliegt, wie wir gesehen haben, der Homosexuelle derselben jahrhundertealten Tradition männlicher Dominanz, Kontrolle und Unterdrückung wie die Frauen" [10].

Trotz des Versuchs, einen Dialog zu eröffnen, bleibt die offizielle Verlautbarung des Vatikans diese „Erklärung zu einigen Fragen der Sexualethik". Bemerkenswert daran ist, daß dies die erste offizielle Stellungnahme zur Homosexualität ist, die die Möglichkeit einer homosexuellen Orientierung einräumt, obwohl sie daran festhält, Homosexualität als pathologisches Verhalten zu betrachten. So heißt es in der Erklärung:

> „Es gibt eine klare Unterscheidung, und, wie es scheint, mit guten Gründen, zwischen Homosexuellen, deren Neigung von falscher Erziehung, einem Mangel an normaler sexueller Entwicklung, von Gewohnheit, schlechten Beispielen oder ähnlichen Ursachen herrührt und die nur ein Übergangsstadium oder wenigstens nicht unheilbar ist, und Homosexuellen, die durch eingeborenen Instinkt oder eine pathologische Konstitution dies im strengen Sinne sind und als unheilbar gelten.
>
> Im Hinblick auf diese zweite Kategorie von Subjekten glauben manche Menschen, daß ihre Neigung so natürlich ist, daß sie in diesem Fall homosexuelle Beziehungen innerhalb einer ernsthaften Lebens- und Liebesgemeinschaft, der Ehe vergleichbar, rechtfertigt, wenn solche Homosexuellen nicht fähig sind, ein einsames Leben zu ertragen.
>
> Im Bereich der Seelsorge müssen diese Homosexuellen sicherlich mit Verständnis behandelt und in der Hoffnung bestärkt werden, ihr persönliches Problem und ihre Unfähigkeit, sich der Gesellschaft anzupassen, überwinden zu können. Ihre Schuldhaftigkeit wird mit Klugheit zu beurteilen sein. Es darf jedoch keine Form seelsorgerischer Betreuung geübt werden, die solche Akte auf der Basis, daß sie der natürlichen Veranlagung dieser Leute entsprechen, rechtfertigt. Denn gemessen an der objektiv gültigen moralischen Ordnung entbehren homosexuelle Beziehungen einer wesentlichen und unabdingbaren Zweckbestimmtheit. In der Heiligen Schrift werden sie als ernsthaftes Vergehen verdammt und sogar als trauriges Ergebnis der Ablehnung Gottes dargestellt. Dieses Urteil der Schrift erlaubt uns selbstverständlich nicht die Schlußfolgerung, daß alle, die an dieser Anomalie leiden, dafür auch selbst verantwortlich sind, es bezeugt jedoch die Tatsache, daß homosexuelle Akte ihrem Wesen nach eine Verirrung sind, die keinesfalls gebilligt werden kann" [11].

Die das Zölibat betreffende Geschichte theologischer Spekulationen und Kirchenreformen ist eine ebenso komplexe Angelegenheit. Die Autoren gehen oft recht wahllos mit spirituellen und asketischen Begriffen wie Keuschheit, Jungfräulichkeit und sexueller Enthaltsamkeit um, wenn sie das Zölibat definieren, obwohl das Wort selbst einfach Eheverzicht bedeutet. Deshalb ist es oft unmöglich, die genauen kirchlichen Erwartungen, die mit dem Zölibat verbunden sind, zu bestimmen. Muß man annehmen, daß ein öffentliches Bekenntnis zum Zölibat mehr beinhaltet als das Bekenntnis allein zu bleiben? Während diese Frage unbeantwortet bleibt, herrscht weiterhin die populäre Interpretation: Zölibat bedeutet sexuelle Abstinenz.

Über das ehelose Leben gibt es einen bemerkenswerten Unterschied zwischen dem Alten und Neuen Testament. Das Alte Testament betont die Tugend vorehelicher Unberührtheit, während es die Werte des Ehelebens hervorhebt. Die Ehe wird für alle als ehrbar und verpflichtend betrachtet, unverheiratet und kinderlos zu sein gilt als schmachvoll. Demgegenüber akzentuiert das Neue Testament den Wert permanenter Jungfräulichkeit als Mittel des Gottesdienstes.

> „Manche Männer sind von Geburt an zum sexuellen Umgang unfähig; manche sind aus Vorsatz so geworden; und manche haben dem Geschlechtlichen um der Liebe

zu Gottes Herrschaft willen entsagt. Wem es gegeben ist, der nehme diese Lehre an" [12].

Paulus preist Ehelosigkeit und Jungfräulichkeit als vollkommenere Lebensformen, weil sie Voraussetzungen einer inbrünstigeren Hingabe an Gott sind.

„Bist du an ein Weib gebunden? Dann suche nicht nach deiner Freiheit. Bist du frei vom Weibe? Wenn dem so ist, so geh nicht, eines zu suchen. Solltest du heiraten, wirst du keine Sünde begehen. Auch eine Jungfrau sündigt nicht, wenn sie heiratet. Aber diese Menschen werden in ihrem Leben Prüfungen zu bestehen haben, und diese will ich dir ersparen" [13].

In der patristischen Zeit, in den ersten drei oder vier christlichen Jahrhunderten, wurden keine Gesetze gegen die klerikale Ehe verkündet.

„*Clemens von Alexandrien* stellte in seinem Kommentar der paulinischen Texte fest, daß die Ehe, wenn sie anständig geführt wird, ein Weg des Heils für alle ist: für Priester, Diakone und Laien" [14].

Die erste Gesetzgebung datiert aus dem vierten Jahrhundert. Der Spanische Rat von Elvira erläßt 305 das Gesetz, daß alle Geistlichen ihren Frauen entsagen sollen. Das Gesetz verbietet die Eheschließung nicht; es verlangt einfach Abstinenz.

„Wir ordnen an, daß allen Bischöfen, Priestern und Diakonen, und allen Kirchenmännern, die ein geistliches Amt bekleiden, gänzlich untersagt ist, mit ihren Frauen zu leben und Kinder zu zeugen. Wer es dennoch tut, wird seine geistlichen Würden verlieren" [15].

Die Betonung des Zölibats begleitete das Aufkommen des Mönchtums, das das Martyrium als höchstgeachtete Form der Nachfolge Jesu ersetzt. Die erste ökumenische und universale Synode, auf der das Zölibat gefordert wurde, war das Erste Lateranische Konzil 1123. Es verbot die Eheschließung für Geistliche und verlangte die Auflösung bereits bestehender Ehen. Die endgültige Formulierung des Gebots der Ehelosigkeit für Geistliche kam bei der Reformation im Konzil von Trient 1563 zustande.

Während die Kontroverse um das Zöibat in der Kirche noch immer ein Thema ist, haben nur sehr wenige zeitgenössische Gedanken in die Diskussion Eingang gefunden. Eine Ausnahme ist *Donald Goergens* Werk: „The Sexual Celibate". Der Autor verbindet in seiner Auseinandersetzung mit dem ehelosen Leben zeitgenössische Psychologie und traditionelle Theologie. *Goergen* behauptet, daß der Geistliche, der der Ehe abschwört, dennoch die Freiheit hat, liebevolle Freundschaften zu entwickeln. *Goergen* will nicht die Auffassung vermitteln, daß Geschlechtsverkehr dem Zölibat angemessen ist, aber er vertritt die Ansicht, daß Ehelosigkeit nicht bedeutet, asexuell zu sein.

„Das Sexualleben einer zölibatär lebenden Person wird sich hauptsächlich in liebevollen Bindungen dauerhafter und treuer Freundschaften manifestieren, die beispielhaft für Gottes Art der Liebe sind" [16].

Das wichtigste Anliegen dieses Teils ist die Geschichte des klerikalen Zölibats gewesen. Aber man darf dabei nicht die Forderung der Kirche nach sexueller Abstinenz für alle Mitglieder, die nicht rechtsgültig verheiratet sind, übersehen. Diese Implikation ist besonders für den Homosexuellen bedeutungsvoll. 1973 hat das Kommitee für seelsorgerische Forschung und Praxis der Nationalen Konferenz der Katholischen Bischöfe ein Papier für die Verteilung gebilligt und veröffentlicht, betitelt: „Grundsätze zur Führung der Beichtväter in Fragen der Homosexualität (Principles to Guide Confessors in Questions of Homosexuality)." Es dient heute als genaue Anweisung für die offizielle katholische Lehre und die seelsorgerische Arbeit zur Homosexualität.

> „Da alle homosexuellen Akte grundsätzlich – abgesehen von allem anderen – als Sünde wider die Natur zu betrachten sind, wird den Beichtvätern empfohlen, Homosexuellen dabei behilflich zu sein, einen „asketischen Lebensplan" zu entwickeln. Jeder Homosexuelle ist verpflichtet, seine Neigung durch jedes ihm verfügbare Mittel, besonders durch psychologische und spirituelle Hilfestellungen, zu bekämpfen. Es ist schwer für den Homosexuellen, in seiner Umgebung keusch zu bleiben, und er kann durch vielerlei Anlässe in Sünde fallen, z. B. durch Einsamkeit, inneren Zwang, den Einfluß homosexueller Bekannter. Aber grundsätzlich ist er für seine Handlungen verantwortlich" [17].

Ein Großteil des Dilemmas, in dem sich der schwule Priester befindet, der Disharmonie in Einsicht und Gefühl, basiert auf der Verwirrung, die die Begriffe Homosexualität und Zölibat und ihre moralischen und theologischen Implikationen umgibt. Fragwürdige Interpretationen der Schrift, zweifelhafte Begriffe und diffuse Vorurteile und Ängste haben zu dieser Verwirrung beigetragen. Die Schwierigkeiten genau zu bestimmen, denen schwule Priester im persönlichen Zusammenprall mit theologischen Spekulationen und seelsorgerischen Direktiven über Homosexualität und Zölibat begegnen, ist eine der Intentionen der folgenden Untersuchung.

Methodischer Grundriß

Ziel und Zweck der Untersuchung

Die vorliegende Untersuchung wurde mit verschiedenen Zielsetzungen verfaßt. Am Anfang stand der Versuch, die vielfältigen sexuellen Dimensionen in einer Stichprobe von 50 Priestern der römisch-katholischen Kirche aufzuzeigen, die sich selbst als schwul bezeichnen. Das umfaßt mehr als eine Übersicht über Art und Häufigkeit des sexuellen Verhaltens des einzelnen. Es war auch der Versuch, etwas von dem Gefühl jedes Befragten für die Entwicklung seiner Selbsteinschätzung als sexuelles Wesen einzufangen. Zweitens stand das Bemühen im Vordergrund, Bereiche der Zwiespältigkeit oder des Konflikts im

Denken und Fühlen des schwulen Priesters im Hinblick auf seine „doppelte" soziale und kulturelle Identität zu untersuchen. Drittens wurde all dies unternommen als ein Schritt zum Verständnis der einzigartigen Position eines schwulen Priesters.

Es muß gleich einleitend unterstrichen werden, daß die Untersuchung nicht darauf abzielt, einen Schluß auf die Anzahl schwuler Männer in der römisch-katholischen Priesterschaft zu ziehen oder auf den Grad – falls vorhanden –, in dem sie besondere Verhaltensweisen oder Besonderheiten zeigen. Im Gegenteil: Die fehlende Repräsentativität der Stichprobe verbietet jede Verallgemeinerung.

Es sollte auch etwas über den Gebrauch des Begriffs „schwul" (gay) gesagt werden. Daß ihm gegenüber den allgemein üblichen „homosexuell" und „homophil" der Vorzug gegeben wurde, ist mehr als eine persönliche Vorliebe. Er wird dazu benutzt, einen höheren Grad homoerotischer Selbstbewußtheit zu verdeutlichen. Jemand kann homoerotische Gefühle haben und ihnen sogar physischen Ausdruck verleihen, ohne daß man deshalb den Begriff „schwul" verwenden würde, um ihn zu charakterisieren – es sei denn, die Homoerotik ist ein Teil seiner Selbstidentifikation. Mit anderen Worten, der Begriff „schwul" wird verwendet, um die bewußten Bemühungen einer Person zu bezeichnen, die homosexuelle Orientierung in die übrige Persönlichkeit zu integrieren. Diese bewußte Bemühung setzt die Konzeption eines Systems von Begriffen voraus, mit denen die Person versucht, sich selbst zu verstehen und mit anderen in Beziehung zu treten. Es ist wichtig hervorzuheben, daß diese Definition nicht notwendigerweise einen sexuell aktiven Lebensstil beinhaltet. Es ist für den einzelnen durchaus möglich, sich selbst als schwul zu identifizieren, ohne jemals eine einzige gleichgeschlechtliche Erfahrung gemacht zu haben.

Verfahrensweise

Die Untersuchung gliedert sich in zwei große Teile, die den Mitteln korrespondieren, mit denen die Befragung durchgeführt wurde. Der erste Teil behandelt die Sexualgeschichte der Befragten, während der zweite sich mit der Haltung der Befragten gegenüber ihrer doppelten Identität als schwule Priester befaßt.

Die Sexualgeschichte wurde in Anlehnung an die von *Kinsey* entwickelte Interview-Methode aufgezeichnet. Ihre Form ermöglicht eine weitreichende Bestimmung des jetzigen Verhaltens eines jeden einzelnen wie auch des biographischen Kontextes, aus dem heraus er gegenwärtig agiert. Die Aufzeichnung der Sexualgeschichte basiert jeweils auf einem persönlichen Interview, das durchschnittlich etwa 90 Minuten dauerte, sowie auf einem Fragebogen zur Einstellung und Haltung mit 34 Fragen. Diese waren in vier Hauptaspekte unterteilt:

- Konflikte in den Überzeugungen,
- Konflikte im Lebensstil,
- Identitätskonflikte und
- Konflikte im Sexualverhalten,

abgerundet durch einleitende und zusammenfassende Fragestellungen.

Dem Befragten wurde der Fragebogen am Ende des Interviews mit der Anweisung ausgehändigt, ihn ausgefüllt per Post dem Interviewer zuzusenden. Die Aufzeichnung der Sexualgeschichte und der Fragebogen waren beide mit identischen Code-Nummern versehen, um die Übereinstimmung der Angaben sicherzustellen.

Ich war mir bewußt, daß Form und Länge des Fragebogens zu Einstellung und Haltung einige Probleme bei der Auswertung der gesammelten Daten mit sich bringen würden. Andererseits würden die ausführlichen Antworten zu den Fragen für den einzigartigen Gegenstand dieser Untersuchung viel erhellender wirken. Dem Befragten würde ein sehr viel größerer Spielraum an Ausdrucksmöglichkeiten eingeräumt werden als bei einem statistisch besser auswertbaren Multiple-Choice Fragebogen.

Zur Statistik

Eine Stichprobe von 50 schwulen Priestern zusammenzubekommen, war der schwierigste Teil des Unternehmens. Die Umstände, die sich negativ auf die Teilnahme von schwulen Laien an Untersuchungen zu sexueller Einstellung und Sexualverhalten auswirken, traten in diesem Kontext potenziert auf. Die Angst vor Entdeckung, möglichen Repressionen, zwiespältige Haltungen und Schuldgefühle waren nur einige der Hindernisse. Tatsächlich war es nur ein Umstand, der die Untersuchung überhaupt ermöglichte. Der schwule Priester braucht, wie jedes Mitglied einer Randgruppe, ein Hilfssystem. Es gibt ein informelles Netzwerk der schwulen Priester in nahezu jeder Gegend des Landes. Es war dieses Netzwerk, das benutzt wurde, um die Befragten für die Untersuchung zu gewinnen. Ein erheblicher Aufwand an Zeit und Energie war erforderlich, um eine Stichprobe mit einer möglichst breiten geographischen Streuung zusammenzustellen. Es begann damit, in verschiedenen Teilen des Landes mit Priestern, die in den Netzwerken Schlüsselpositionen innehaben, Kontakt aufzunehmen. Diese fungierten dann in ihrer Umgebung als Vermittler. Sie erhielten Kopien einer Kurzbeschreibung der beabsichtigten Untersuchung und wurden gebeten, diese an die ihnen bekannten entsprechenden Personen zu verteilen. Wenn jemand Interesse zeigte, an der Untersuchung mitzuwirken, wurden Name, Adresse und Telefonnummer an den Interviewer weitergegeben. Dann wurde ein erster persönlicher Kontakt aufgenommen, um den Termin für das Interview festzulegen. In einigen Fällen wurde die für die Region zur Verfügung stehende Zeit von Fahrplänen diktiert.

Bei der schließlich zustandegekommenen Stichprobe von 50 schwulen Priestern handelt es sich um 68% der ursprünglich 73 angesprochenen Personen. Die 23 nicht berücksichtigten Personen waren aus verschiedenen Gründen nicht in der Lage, an der Untersuchung teilzunehmen. Fünf konnten wegen fahrplantechnischen Komplikationen nicht aufgesucht werden. 12 konnten nicht miteinbezogen werden, weil ihnen schließlich doch das Risiko als zu hoch erschien und sie sich weigerten, das Interview zu geben. Vier Personen, die das Interview zu ihrer Sexualgeschichte bereitwillig gegeben hatten, schlossen sich selbst aus, weil sie den Fragebogen nicht zurückschickten. Und schließlich mußte der Interviewer selbst zwei Befragte ausschließen: einen, weil er nicht mehr als Priester öffentlich tätig war, und einen, weil er sich fälschlicherweise als Priester ausgegeben hatte.

Die Stichprobe

Dieses Kapitel soll einen Überblick geben über die grundlegenden demographischen Besonderheiten, Aspekte der sexuellen Entwicklung und das gegenwärtige Sexualverhalten der in dieser Untersuchung Befragten.

Im Text wird häufig auf *Gebhard* und *Johnson: „The Kinsey Data: Marginal Tabulations of the 1938–1963 Interviews Conducted by the Institute for Sex Research"* (Philadelphia: W. B. Saunders, 1979) rekurriert. Der Gebrauch der in diesem Band beschriebenen statistischen Methode gestattet die Vergleichbarkeit mit der Stichprobe der römisch-katholischen Priester.

Obwohl die Stichprobe der Befragten notwendigerweise nicht repräsentativ war, wurden größere Anstrengungen unternommen, Teilnehmer aus allen Gebieten der Vereinigten Staaten zu gewinnen. Die meisten, 21 (42%), leben in Kalifornien, 17 (34%) im Nordosten – sieben in Massachusetts, fünf in Pennsylvania, drei in New York, zwei in New Jersey. Weitere sieben Teilnehmer (14%) leben im mittleren Westen – einer in Minnesota, einer in Michigan, vier in Illinois und einer in Iowa. Die übrigen fünf Teilnehmer (10%) wohnen im Nordwesten – drei in Idaho und zwei in Washington.

Bis auf zwei Teilnehmer waren alle weiß; einer war schwarz und einer bezeichnete sich selbst als braun.

Das Alter der Befragten variierte von 27 bis 58 Jahre. Das Durchschnittsalter betrug 36,4 Jahre, der Medianwert lag bei 35 Jahren, der Modalwert bei 32 Jahren. Da alle Befragten den Beruf des römisch-katholischen Priesters ausübten, ist das Bildungsniveau bei allen hoch. 31 (62%) haben nicht nur den für die Ordination zum Priester obligatorischen Magister-Grad erworben. 18 (36%) hatten zwei, fünf (10%) drei Magister-Titel. Acht (16%) hatten promoviert.

Sexuelle Entwicklung

Das Interview begann mit der Bestimmung gewohnheitsmäßiger Freizeitaktivitäten. Dem Befragten wurden 11 verschiedene Möglichkeiten vorgelegt. Er wurde dann gefragt, wie häufig er sich den verschiedenen Aktivitäten widmet.

Vier der Befragten (8%) gaben an, ehemalige Alkoholiker zu sein. Es war nicht möglich, den Prozentsatz bei den anderen zu ermitteln, die vielleicht gegenwärtig Alkoholprobleme haben. Die Stichprobe im ganzen zeigte jedoch einen hohen Grad an Bewußtheit gegenüber den Gefahren der Alkoholabhängigkeit in der Gay Community wie auch in der eigenen Berufsgruppe. Noch ausgeprägter war die Einsicht in die Gefährdung durch andere Drogen, obwohl der Gebrauch von Marijuana als am wenigsten gefährlich betrachtet wurde. Interessant ist, daß die in Kalifornien beheimateten Befragten über eine größere Vertrautheit mit den aufgeführten Drogen und deren persönlichen Konsum berichteten. Als verbreitetste Freizeitbeschäftigung wurde Lesen genannt. Darauf folgte Kochen, sogar bei Befragten, die wenig Gelegenheit dazu haben.

Der nächste Teil des Interviews betraf den familiären Hintergrund. Nur sieben der Befragten (14%) berichteten, daß sie länger als ein Jahr auf dem Lande gelebt hätten. Die meisten Befragten hatten ihr Leben in Städten, Vororten oder Kleinstädten verbracht. 30 Befragte (60%) berichteten, daß ihre Väter noch lebten; bei 38 (76%) waren auch die Mütter noch am Leben. In zwei Fällen waren die Mütter gestorben, bevor die Befragten das Jugendalter erreicht hatten; einer berichtete, daß der Vater vor diesem Zeitraum die Familie verlassen hatte. Die anderen 47 Befragten konnten die Fragen nach der Qualität ihrer Beziehung zu ihren Eltern wie auch nach der Beziehung der Eltern untereinander beantworten. Die Tabellen 2–4 zeigen die Antworten zu diesen Fragen, sowohl im Hinblick auf die zwischenelterlichen Beziehungen wie auf die zwischen dem Befragten und jedem einzelnen Elternteil. Die Einschätzung basiert auf der Erinnerung der Befragten an ihre Jugendzeit.

Im allgemeinen schätzten die Befragten die Qualität der Beziehung zwischen ihren Eltern in ihrer Jugendzeit zwischen durchschnittlich gut und überdurchschnittlich gut ein. Im Hinblick auf die Beziehung zwischen Eltern und Sohn wurden im allgemeinen die emotionalen Bindungen an die Mutter als gesünder und stärker erlebt als die zum Vater. Von den 47 Befragten, die in der Lage waren, beides zu vergleichen, schätzten 51,1% die Beziehung zur Mutter höher ein, während nur 4,2% die zum Vater höher bewerteten. 44,7% schätzten beide gleich ein.

Fünf Befragte (10%) waren Einzelkinder. Die 45 Befragten, die Geschwister hatten, gaben die Zahl anderer Kinder in der Familie mit 1 bis 13 an. Die durchschnittliche Geschwisterzahl betrug 2,9%. Acht Befragte (16%) wußten, daß sie nicht die einzigen Schwulen unter ihren nächsten Familienangehörigen waren. Fünf hatten schwule Brüder, drei lesbische Schwestern.

Nach der Ermittlung des Familienhintergrundes wurden Fragen zur Sexualerziehung gestellt. Es wurde zuerst nach dem Alter gefragt, in dem der Betreffende erstmals bewußt mit einem sexuellen Thema konfrontiert worden war. Darauf folgte die Frage nach der Informationsquelle zu jedem dieser Themen.

Für diese Stichprobe waren überwiegend gleichgeschlechtliche kindliche Bezugsgruppen für diese frühen Informationen über Sexualität verantwortlich. Die einzige signifikante Ausnahme war die Menstruation, von der die meisten erstmals zu Hause gehört hatten. Auf die Frage nach dem Ausmaß einer mehr formalen Sexualerziehung in der Schule konnten sich nur 16 (32%) erinnern, eine solche erhalten zu haben. Davon waren die häufigst genannten Unterrichtsformen Kurse in „Familienleben" in der High School oder „Sittlichkeit" im Graduate Level College. Nur 17 der Befragten (34%) betrachteten ein Elternteil oder beide Eltern als einflußreich für ihre Sexualerziehung. Mütter dominierten dabei etwas über die Väter.

Anschließend wurden die Befragten aufgefordert, das ungefähre Alter anzugeben, in dem erste Anzeichen für den Beginn der Pubertät aufgetreten waren. Jeder wurde darum gebeten, sich zu erinnern, in welchem Alter die erste Schambehaarung, der Stimmbruch und die erste Ejakulation aufgetreten waren und wann der Wachstumsschub endete. Von dieser Information ausgehend, wurde eine weitere Abschätzung des ungefähren Pubertätsbeginns eines jeden Befragten vorgenommen. Das Durchschnittsalter für den Beginn der Pubertät lag demnach bei der Stichprobe bei 13,9 Jahren; der Medianwert war 13 Jahre. Diese Zahlen entsprechen dem von Kinsey geschätzten Durchschnittsalter von 13,7 Jahren [18]. Zusätzlich zu dieser Frage wurde jeder Befragte aufgefordert, sich an die Gefühle zu erinnern, die den pubertären Wandel begleitet hatten. Die Mehrheit, 30 (60%), erinnerte sich an negative Gefühle. Diese Gefühle variierten von einem allgemeinen Unbehagen bei einigen bis hin zu wirklicher Angst bei anderen. Die positiven Gefühle, von denen die restlichen 20 Befragten (40%) berichteten, variierten ebenfalls. Einige erinnerten sich daran, sich einfach „okay" gefühlt zu haben, während andere von der Vorfreude auf die bevorstehende Männlichkeit überwältigt waren.

Es wurde auch nach dem Ausmaß sexueller Spiele im Vorerwachsenenalter gefragt. 20 Befragte (40%) gaben an, vor dem Erreichen der Pubertät an heterosexuellen Spielen beteiligt gewesen zu sein. Das Durchschnittsalter für den Beginn dieser Aktivitäten lag bei 6,9 Jahren. Alle damaligen Partner der Befragten waren etwa im gleichen Alter (± 1 Jahr). Die angewandten Techniken waren auf das Zeigen der Genitalien oder auf eine Kombination aus Zeigen und Berühren beschränkt. Die Häufigkeit variierte von 1 bis 15mal, die Mehrheit berichtete jedoch nur über ein bis zwei solcher Vorkommnisse. Leicht höher war die Anzahl homosexueller Betätigungen im Vorerwachsenenalter. 27 der Befragten (54%) berichteten von einem solchen Verhalten. Das Durchschnittsalter des Beginns lag bei 7,8 Jahren, und auch hier waren die Partner innerhalb einer Jahresspanne gleichaltrig; im allgemeinen beschränkten sich die Techniken auf Zeigen und gegenseitiges Berühren der Genitalien. Vier Befragte berichteten jedoch von oralgenitalen Kontakten und/oder Analverkehr. Die Häufigkeit variierte von einem einzigen Vorkommnis bis zu einmal pro Woche über drei Jahre. Die meisten Befragten berichteten jedoch von weniger als fünf Vorfällen dieser Art im ganzen. Diese Zahlen sind mit den 54,4% der *Kinsey*-Stichprobe vergleichbar [19]. In dieser lag das Durchschnittsalter für den Beginn sexueller Spiele bei 9,21 Jahren.

Die Teilnehmer der Studie wurden auch nach sexuellen Kontakten mit Erwachsenen im präadoleszenten Alter gefragt. Fünf Befragte (10%) gaben an, solche Kontakte gehabt zu haben; sie waren alle gleichgeschlechtlich. Drei dieser Befragten gaben je ein Erlebnis dieser Art an. Es war mit einem Fremden zustande gekommen, der die Betreffenden an öffentlichen Orten, z. B. im Kino oder im Park, angesprochen hatte. Es kam dabei zu gegenseitigem Zeigen und Berühren der Genitalien und zur Masturbation auf Seiten des Erwachsenen. Dieses Erlebnis löste bei allen drei Befragten ähnliche Reaktionen aus. Sie bestanden aus einer Mischung aus Furcht und Erregung.

Die anderen beiden Befragten, die über sexuelle Kontakte mit Erwachsenen im präadoleszenten Alter berichteten, hatten diese mit einem älteren Bruder. Die Häufigkeit dieser Kontakte lag bei beiden bei wenigstens zweimal im Monat über einen Zeitraum von über einem Jahr. Einer der beiden gab an, zu den Aktivitäten gezwungen worden zu sein und sie unbefriedigend gefunden zu haben. Der andere berichtete jedoch über sehr positive Gefühle, weil das sexuelle Interesse auf Gegenseitigkeit basierte.

Sexualverhalten

Die Teilnehmer wurden nach dem Alter des Beginns und der gegenwärtigen Häufigkeit der Masturbation gefragt. Das Durchschnittsalter bei der ersten Masturbation lag in der Stichprobe bei 13,1 Jahren. Bei 33 (66%) der Befragten kam es durch eigene Entdeckung zur ersten Masturbation. 17 (34%) erlernten sie durch die Anleitung anderer. Nur sieben der Befragten erinnerten sich daran, nach der Masturbation physische Beeinträchtigungen gefürchtet zu haben, und alle sieben verloren ihre Ängste innerhalb der nächsten zwei Jahre nach der ersten Masturbation. Nach Schuldgefühlen im Zusammenhang mit der Masturbation befragt, gaben nur sieben an, sich von Anfang an frei davon gefühlt zu haben. Von den 43 anderen, die zu Beginn Schuldgefühle hatten, haben alle bis auf sechs diese gegenwärtig verloren. Interessant ist, daß die 37, die anfangs Schuldgefühle hatten und sie dann überwanden, durchschnittlich erst im Alter von 23,7 Jahren dazu in der Lage waren.

Die gegenwärtige Häufigkeit der Masturbation in der Stichprobe variiert stark. Ein Befragter gab sie mit dreimal täglich an, während zwei andere nicht öfter als einmal im Monat masturbieren. Nur ein Befragter gab an, gegenwärtig abstinent zu sein. Bei den Befragten, die z. Z. masturbieren, liegt die durchschnittliche Häufigkeit bei 3,45mal wöchentlich, der Medianwert liegt bei dreimal wöchentlich, der Modalwert bei einmal pro Woche. Durch Vergleich gelangte *Kinsey* bei Männern mit einer College-Ausbildung im Alter von 26 bis 30 Jahren zu einer durchschnittlichen Häufigkeit von 1,42mal pro Woche und einer medianen von 0,73mal wöchentlich [20].

Nur wenige der gesamten Stichprobe, 14 (28%), hatten jemals heterosexuellen Verkehr gehabt. Keiner von ihnen hatte einen heterosexuellen Kontakt im vergangenen Jahr. Das Durchschnittsalter für den ersten Koitus lag bei dieser Gruppe bei 26,7 Jahren. Sechs der Befragten gaben an, nur einen andersgeschlechtlichen Partner gehabt zu haben – die höchste Anzahl waren vier. Außer einem gaben alle der 14 Befragten an, zum Koitus eine neutrale bis negative Einstellung zu haben. Der eine Befragte, der eine positive Einstellung zum Ausdruck brachte, glaubte, daß er sich vielleicht auch in Zukunft bemühen würde, heterosexuelle Kontakte herzustellen. Die meisten von denen, die ihre Einstellung als negativ oder neutral bezeichnet hatten, sahen ihre heterosexuellen Erfahrungen durch den Wunsch motiviert, ihre Männlichkeit zu beweisen oder ihre Angst, schwul zu sein, zu überwinden. Andere berichteten, sie hätten aufgehört, heterosexuelle Partner zu suchen, weil diese Art von Kontakten für sie weniger befriedigend wären als die gleichgeschlechtlichen.

Während des Interviews wurde auch nach Auslöser und Ausmaß sexueller Erregung gefragt. Es überrascht nicht, daß die psychosexuelle Reaktion vorwiegend homoerotisch war. Interessant ist auch, daß bei sexuellen Stimuli, die nicht eindeutig anders- oder gleichgeschlechtlich bestimmt waren, die Befragten ihre Vorliebe deutlich machten. Die überwiegende Mehrheit der Befragten, die angab, durch eindeutig sexuelle Fotos und Filme, Sex-Shows und die Lektüre von Liebesgeschichten erregt zu werden, bezeichnete die Stimuli nur dann als erregend, wenn sie homoerotischer Natur waren.

Der Interviewer fragte auch nach Vorkommen und Ausmaß der Teilnahme an eher exotischen sexuellen Aktivitäten, z. B. Sex im Zusammenhang mit körperlicher Gewalt, Exhibitionismus, Voyeurismus, Tierkontakten und Fetischismus. Die einzigen Bereiche, die, außer Neugier zu evozieren, positiv beantwortet wurden, waren sexuelle Kontakte mit Tieren und Fetischismus. Elf Befragte (22%) gaben an, daß sie wenigstens einen nachpubertären sexuellen Kontakt mit einem Tier hatten. Niemand berichtete jedoch von mehr als drei solcher Kontakte. Nach *Kinsey* hatten 22,4% seiner Stichprobe sexuellen Kontakt mit Tieren. In dieser Stichprobe handelte es sich dabei ausschließlich um Haustiere, in erster Linie um Hunde. Der am häufigsten berichtete Kontakt bestand darin, das Tier die Genitalien lecken zu lassen.

12 der Befragten (24%) gaben an, einen Fetisch zu haben. Von diesen hatten sieben Kleiderfetische. Die am meisten genannten waren Suspensorien, Schwimmbekleidung und Lederartikel. Vier andere berichteten von Fetischen für Körperteile, besonders für Hände und Füße. Schließlich berichtete einer von einem Fetisch aus dem Bereich der Fesselungs- und Disziplinierungsgegenstände.

Die nächste Phase des Interviews beschäftigte sich direkt mit dem homosexuellen Verhalten der Befragten, angefangen vom ersten postpubertären gleichgeschlechtlichen Kontakt bis hin zum gegenwärtigen Sexualverhalten. Es wurde zuerst nach Beginn, Art und Häufigkeit der gleichgeschlechtlichen Kontakte gefragt. Das Durchschnittsalter für den ersten postpubertären Kontakt lag in dieser Gruppe bei 19,9 Jahren, der Medianwert lag bei 16 Jahren, der Modalwert bei 12 Jahren. Acht Befragte (16%) berichteten, daß ihr erster gleichgeschlechtlicher Kontakt mit einem Fremden zustande kam: eine Zufallsbekanntschaft in der Bar, Stricher o. ä. Dies ist mit den 12% in der Kinsey-Stichprobe vergleichbar [21]. Die anderen 42 (84%) berichteten, daß sie ihren ersten homosexuellen Kontakt mit einem Freund hatten.

Zur Technik dieser ersten Begegnung gaben 33 (66%) an, daß es dabei zu gegenseitiger Masturbation gekommen war, 10 (20%) berichteten von oral-genitalen Kontakten, sechs (12%) von Frictatio (Aneinanderreiben). Dem stehen in *Kinseys* Stichprobe 59,7% gegenseitige Masturbation, 6,2% oral-genitale Kontakte und 5,8% Frictatio gegenüber [22]. Nur eine Person berichtete, daß der erste gleichgeschlechtliche Kontakt im sado-masochistischen Milieu stattgefunden hat.

48 der Befragten (96%) hatten ihr erstes gleichgeschlechtliches Erlebnis als erfreulich in Erinnerung. Die beiden, bei denen dies nicht so war, gaben als Grund dafür die unbefriedigende Persönlichkeit ihrer Partner an. Doch obwohl die überwiegende Mehrheit diese erste Begegnung als angenehmes Erlebnis bewerteten, war es zugleich eine Quelle von Schuldgefühlen. Nur elf (22%) berichteten, bei ihrer ersten gleichgeschlechtlichen Erfahrung keine Schuld empfunden zu haben.

Danach fragte der Interviewer nach dem Alter, in dem die Befragten erstmals mit bestimmten Techniken konfrontiert worden waren. Bemerkenswert ist, daß bei den Techniken, die eine größere physische Nähe erfordern, das Medianalter progressiv ansteigt, während die Anzahl der Befragten, die sich darauf eingelassen haben, graduell abnimmt. So haben fast alle Befragten, 49, einen aktiven Part in der Masturbation eines Partners übernommen, doch nur 35 den passiven beim Analverkehr – und dies erst in einem bemerkenswert höheren Alter. Die meisten derjenigen, die die vorgegebenen Techniken nie praktiziert hatten, gaben, nach den Gründen befragt, an, daß einige Techniken (besonders der Analverkehr) eine stärkere persönliche Bindung erfordern. Wie ein Befragter es ausdrückte: „Es ist wie das Coming-out. Je mehr du dich mit deiner Sexualität wohlfühlst, je mehr Lust hast du, neue Wege für ihren Ausdruck zu suchen."

Nach der Bestimmung des Alters, in dem jeder Befragte seinen ersten gleichgeschlechtlichen Kontakt mit verschiedenen ausgewählten Techniken hatte, wurde er nach der Häufigkeit gefragt, mit der er sich auf bestimmte Praktiken einläßt. Küssen war die Aktivität, auf die sich die Befragten am häufigsten einließen. Die nächsthäufigste war die aktive Teilnahme am oral-genitalen Kontakt. Am wenigsten häufig wurden sado-masochistische Techniken wie Fesselung und körperliche Züchtigung angewandt.

Anschließend wurde nach der gegenwärtig beliebtesten Technik gefragt, derjenigen, die der Befragte gern in jeder sexuellen Begegnung anwenden würde. Die Ergebnisse waren: oral-genitaler Kontakt 24 (48%), Analverkehr 9 (18%), Frictatio 6 (12%), Masturbation 5 (10%), Küssen 3 (6%), Fesselung 1 (2%), Anilinctus 1 (2%) und „Faustficken" 1 (2%).

Das Interview wurde fortgesetzt mit Fragen nach der Häufigkeit gleichgeschlechtlicher Kontakte in der High-School, im College und gegenwärtig. Gegenwärtig liegt die durchschnittliche Häufigkeit homosexueller Kontakte bei zweimal wöchentlich. Nur zwei Befragte gaben an, gegenwärtig abstinent zu sein. Danach wurde nach der Gesamtzahl gleichgeschlechtlicher Kontakte im ganzen Lebenslauf gefragt. In vielen Fällen mußte diese Zahl geschätzt werden, besonders wenn sie 100 Partner überschritt. Für die 50 Befragten der Stichprobe ergab sich ein Durchschnittswert von 226,8 Partnern. Dabei ist bemerkenswert, daß neun Befragte (18%) insgesamt nicht mehr als 10 Partner hatten, während 11 (22%) von 500 oder mehr berichteten. In *Kinseys* Stichprobe waren es 39,2%, die nicht mehr als 10 Partner hatten, und 8,4% mit mehr als 500 [23].

30 Befragte (60%) gaben an, daß die Mehrzahl ihrer Partner ungefähr so alt wie sie selbst waren. Nur drei Befragte (6%) berichteten, daß die Mehrzahl ihrer Partner wesentlich älter und 17 (34%) daß ihre Partner wesentlich jünger als sie selbst waren. Anschließend wurde nach dem Ausmaß sexueller Kontakte mit Männern gefragt, die in einer heterosexuellen Beziehung leben. 25 der

Befragten (50%) hatten solche Partner gehabt, im Durchschnitt 6,4. Jeder Teilnehmer wurde nach dem Umfang seiner sexuellen Kontakte mit homosexuellen „Jungfrauen" gefragt, d. h. nach Männern, für die der Kontakt mit dem Befragten die erste gleichgeschlechtliche Erfahrung überhaupt war. 22 (44%) erinnerten sich an solche Kontakte; hier lag der Durchschnittswert bei 4,6. Interessant ist, daß die Mehrzahl der Befragten, die ihre Sexualität in eher anonymen Situationen (z. B. Bädern und Schwulentreffs) ausleben, es schwierig fand, auf diese Fragen präzise zu antworten.

Jeder Teilnehmer wurde nach der Dauer seiner längsten sexuellen Beziehung gefragt. 40 der Befragten (80%) berichteten von wenigstens einer Beziehung, die länger als einen Monat dauerte. Die durchschnittliche Dauer lag bei etwas über zwei Jahren, nämlich 24,3 Monaten. Die durchschnittliche Anzahl derjenigen Partner, in die die Befragten verliebt waren, lag bei 5,2. Sieben der Befragten gaben an, nie in einen ihrer Partner verliebt gewesen zu sein.

31 (62%) sagten, daß sie mit Gruppen-Sex vertraut wären. Von diesen nehmen gegenwärtig 17 regelmäßig an solchen Aktivitäten teil. Nach der Art ihrer Gruppen-Sex-Kontakte gefragt, gaben die meisten Erfahrungen in Bädern und/oder Zusammenkünfte mit zwei Freunden an. 23 (72,2%) gaben an, diese Erfahrungen als sehr lustvoll erlebt zu haben und dieses Verhalten sehr wahrscheinlich wiederholen zu wollen, falls sich dazu eine passende Gelegenheit bieten würde. Die restlichen 8 (34,6%) fanden ihre Erfahrungen mit Gruppen-Sex unbefriedigend und meinten, daß sie derartige Kontakte in Zukunft höchstwahrscheinlich nicht wieder suchen würden.

Jeder Teilnehmer wurde nach seinen Kontakten mit männlichen Prostituierten befragt. 12 (24%) gaben an, die Dienste von Strichern in Anspruch genommen zu haben. Fünf von diesen berichteten, daß die Gesamtzahl dieser Kontakte nicht höher als zwei oder drei wäre, während vier andere sagten, daß diese Art sexueller Begegnung den Hauptanteil ihrer gleichgeschlechtlichen Kontakte ausmache. Bei der Person mit den häufigsten Kontakten mit männlichen Prostituierten kamen diese zwei Jahre hindurch zweimal monatlich zustande. Es wurde auch nach sexuellen Kontakten in besonders ungeschützten Bereichen gefragt, z. B. Porno-Buchhandlungen, öffentliche Toiletten, Parkanlagen u. ä. 23 (46%) bejahten diese Frage, doch nur sieben von ihnen fanden diese Art von Kontakten lustvoll und suchten sie auch gegenwärtig noch. Die Teilnehmer wurden gefragt, ob sie wegen ihres Schwulseins jemals von der Polizei belästigt worden waren oder mit ihr Schwierigkeiten gehabt hatten. Sechs (12%) bejahten diese Frage. Alle gaben an, daß diese Belästigungen mit Kontaktaufnahmen in öffentlichen Orten in Zusammenhang gestanden hätten. Zwei Befragte gaben an, in einer sexuellen Situation festgenommen worden zu sein. Es wurde jedoch keine Anklage erhoben, und beide wurden wieder freigelassen.

Es wurde auch der Prozentsatz der schwulen Freunde der Befragten ermittelt. Der Durchschnittswert lag bei 53,8%. Die Befragten sollten auch den Anteil derjenigen Freunde angeben, die nicht schwul waren, aber von der Homosexualität des Befragten wußten. Der Durchschnittswert lag hier bei 36,6%.

Der Interviewer machte die Befragten dann mit der Heterosexuell-Homosexuell-Sieben-Punkte-Skala (0 – 6) von *Kinsey* vertraut. Jeder Befragte sollte sich dann nach dieser Skala einstufen und dabei sowohl sein tatsächliches Verhalten wie seine Phantasien berücksichtigen. Gleichzeitig schätzte der Interviewer seinen Gesprächspartner auf der Basis der zuvor erhaltenen Informationen ein. Es ist bemerkenswert, daß der Interviewer bei 40% der Befragten nicht mit deren Selbsteinschätzung übereinstimmte und in jedem Fall der Ansicht war, daß der Betreffende sich näher am homosexuellen Ende der Skala hätte einordnen sollen. Z. B. kann jemand, der nur wenige oder gar keine heterosexuellen Kontakte und ausschließlich homoerotische Phantasien hat, kein Kinsey „4" sein, selbst wenn er sich selbst als solchen betrachtet. Der Interviewer würde den Betreffenden eher als Kinsey „5" oder „6" einschätzen.

Zum Abschluß der Sexualgeschichte wurden einige allgemeine Fragen zur Einstellung der Befragten gegenüber der eigenen Homosexualität gestellt. 16 (32%) gaben an, dies niemals bedauert zu haben. 19 (38%) sagten, daß sie es früher einmal bedauert hätten, schwul zu sein, dies jetzt aber nicht mehr so wäre. Die übrigen 15 (30%) bedauern dies auch gegenwärtig. Als Gründe dafür nannten sie Einsamkeit und die Mißbilligung der Gesellschaft, am häufigsten jedoch, daß ihr schwules Leben mit allgemein anerkannten religiösen Grundsätzen kollidiert.

Dann wurden einige Fragen im Hinblick auf die schwule Identität gestellt. Zuerst, ob die Befragten glauben, ihr schwules Leben auch in Zukunft fortzusetzen. 49 (98%) gaben an, dies zu beabsichtigen. Dann wurde gefragt, ob der Betreffende seine schwule Disposition ändern würde, wenn er dazu in der Lage wäre. Auch hier gaben 49 (98%) an, dies nicht tun zu wollen, selbst wenn sie könnten. Schließlich wurde nach der Möglichkeit gefragt, die schwule Orientierung aus freiem Willen aufzugeben. Eine etwas kleinere Anzahl 45 (90%) waren der Ansicht, dies nicht zu können, selbst wenn sie wollten. Es ist interessant, daß Kinsey eine wesentlich kleinere Prozentzahl ermittelte; 58,2% seiner Stichprobe hatten nicht den Wunsch, ihre Orientierung zu ändern; 53,3% glaubten, daß sie sie nicht ändern könnten, selbst wenn sie wollten [24].

Schließlich sollte jeder Befragte angeben, wodurch er seiner Meinung nach schwul geworden wäre. 20 (40%) hatten keine Vorstellungen über den Ursprung ihrer Homosexualität. 10 (20%) glaubten, daß ihr Schwulsein biologisch begründet wäre, d. h. daß sie so geboren wurden oder daß es „sich einfach natürlich so entwickelt hat". 15 (30%) führten ihre Homosexualität auf psychologische Ursachen zurück, d. h. auf einen abwesenden Vater, eine dominante Mutter oder eine unvollkommene psychosexuelle Entwicklung. Sieben Befragte (14%) glaubten, daß am meisten der Umstand, in einer rein männlichen Umgebung zu leben, dazu beigetragen hätte. Und vier (8%) nahmen an, daß sie ihre sexuelle Orientierung ebenso wie deren Ausdrucksformen zufällig gelernt hätten.

Diskussion der Fragen und Ergebnisse

Als die Aufnahme der Sexualgeschichte abgeschlossen war, erhielt jeder der Befragten einen Fragebogen zu Einstellungen und Verhaltensweisen. Jedem wurden Anweisungen zum Ausfüllen erteilt, und er wurde gebeten, ihn dem Interviewer per Post zurückzusenden. Sexualgeschichte und Fragebogen trugen identische Code-Nummern, um die korrekte Zuordnung der erhaltenen Daten sicherzustellen. Als alle Fragebögen vorlagen, wurden die Antworten zunächst statistisch ausgewertet. Eine zweite Lektüre diente dem Zweck, eine Auswahl von Antworten für die folgenden Ausführungen zusammenzustellen.

Wichtig ist, darauf hinzuweisen, daß die Analyse der Antworten schwierig war, weil der Fragebogen dazu konzipiert war, den Befragten Gedanken und Gefühle zu bestimmten Problemen zu entlocken und die Antworten deshalb teilweise sehr subjektiv ausfielen. Die Entscheidung über die Zuordnung der Antworten zu bestimmten möglichen Kategorien war deshalb gelegentlich willkürlich. Überlegungen in dieser Hinsicht dienten jedoch dem Ziel, die Einstellungen des Befragten möglichst getreu wiederzugeben.

Der Fragebogen besteht aus 34 Fragen. 12 davon gehören zu einführenden und abschließenden Teilen. Die restlichen 22 sind auf vier verschiedene Gebiete verteilt, in denen mögliche Dissonanzen festgestellt werden können. Diese Gebiete sind folgendermaßen definiert:

a) *Überzeugungskonflikte*
Eine Untersuchung möglicher Bereiche von Dissonanzen, die sich für den Befragten ergeben können, wenn er seine eigenen Gedanken und Gefühle an der traditionellen Kirchenlehre mißt. Die Befragten wurden gebeten, ihre Gedanken und Gefühle hinsichtlich der offiziellen Haltung der Kirche zu Homosexualität und dem Gebot der Ehelosigkeit für Priester zu bestimmen. Jeder sollte seine eigene Einstellung zum Zölibat bewerten, d. h. angeben, was ein Leben in Ehelosigkeit für ihn persönlich bedeutet. Weitere Fragen konzentrierten sich auf die mögliche Erfahrung von Schuld, sollten die persönlichen Ansichten des Befragten nicht den traditionellen kirchlichen Lehren entsprechen.

b) *Konflikte im Lebensstil*
Eine Befragung zu möglichen Dissonanzen, wenn der Befragte sich den traditionellen Erwartungen an ein priesterliches Leben gegenübersieht. Die Befragten sollten angeben, ob sie innerhalb der Grenzen einer etablierten Gemeinschaft oder in Ordenshäusern leben und ob sie lieber allein leben würden. Jeder wurde gefragt, in welchem Maß sein Leben als Priester seinen Bedürfnissen nach Privatheit entspricht. Weitere Fragen behandelten die Freiheit des priesterlichen Lebens der Befragten im Vergleich zur Freiheit schwuler Laien.

c) *Identitätskonflikte*
Eine Untersuchung denkbarer Dissonanzen, die der Betroffene in seiner doppelten Identität als Priester und schwuler Mann erfahren könnte. Die Befragten sollten angeben, ob es sie stören würde, wenn andere Priester von ihrer Homosexualität oder schwule Laien von ihrem Priesteramt wüßten. Jeder wurde nach der Art seiner Beziehungen zur Gay Community gefragt und danach, ob er aufgrund dessen Erpressungen oder andere Repressalien befürchte.

d) *Konflikte im Sexualverhalten*
Eine Untersuchung möglicher Dissonanzen für den Befragten, wenn er seine sexuellen Bedürfnisse und Wünsche vor dem Hintergrund des tatsächlich Realisierten betrachtet. Die Befragten sollten darüber Auskunft geben, ob ihr Priesteramt sich verstärkend oder vermindernd auf ihre Sexualität auswirkt. Befragt wurden diejenigen, die Partner hatten; die ohne Partner sollten angeben, in welchem Ausmaß sie versuchen, eine Beziehung aufzubauen. Besondere Aufmerksamkeit galt dabei der Beständigkeit bzw. Entwicklungsmöglichkeit monogamer Beziehungen.

Eine vollständige statistische Auswertung aller Fragen folgt im Anhang.

Zu Beginn des Fragebogens befinden sich acht einführende Fragen zum demographischen, religiösen und sexuellen Hintergrund. Die statistische Auswertung im Anhang gibt eine Analyse der Antworten zu jeder dieser Fragen.

Die 50 Befragten leben in vier großen geographischen Gebieten: im Nordosten, im Mittleren Westen, im Nordwesten und Westen der USA. 16 der Befragten (32%) traten nach ihrer High School-Zeit ins Seminar ein; 24 (48%) nach dem College und 10 (20%) nach einem weiterführenden Studium („postgrads"). Der Medianwert des Alters der Befragten zum Zeitpunkt ihrer Ordination liegt bei 26 Jahren (Variationsbreite von 24 bis 42 Jahren). Der Medianwert des Alters, in dem die Befragten sich erstmals selbst als schwul identifizierten, liegt bei 23,1 Jahren (Variationsbreite von 11 bis 45 Jahren). Der Medianwert des Alters, in dem die Befragten sich anderen als schwul zu erkennen gaben, liegt bei 27,3 Jahren. Für die meisten war dies ein langsamer und vorsichtiger Prozeß. Nur 6 (12%) gaben an, daß sie gleichzeitig erkannten, homosexuell zu sein und dies auch vor anderen nicht verheimlichten. Die längste Zeitspanne zwischen Selbstidentifikation und offenem Bekenntnis waren 26 Jahre. Die Homosexualität dieses Befragten blieb zwischen seinem 13. und seinem 39. Lebensjahr sein Geheimnis. Die Mehrheit der Befragten hatte nie mit ihren Eltern bzw. einem Elternteil oder mit ihren kirchlichen Vorgesetzten über ihre schwule Identität gesprochen. Nur 14 (28%) hatten ihren Eltern ihre sexuelle Orientierung mitgeteilt. (Bei 4 Befragten waren die Eltern gestorben, bevor die Betreffenden mit ihnen darüber sprechen konnten.) Und nur 18 (36%) hatten sich gegenüber ihren Bischöfen oder Provinzialoberen als schwul zu erkennen gegeben.

Im folgenden werden einzelne Fragen zusammen mit Auswertungen und ausgewählten Antworten erörtert (Beginn bei Frage 7):

Frage 7:
Wenn Sie sich im Priesterseminar Ihrer Homosexualität bewußt waren, haben Sie deshalb jemals das Seminar verlassen oder zumindest daran gedacht, dies zu tun?

31 der Befragten (62%) berichteten, sich über ihre homosexuelle Orientierung im Seminar im klaren gewesen zu sein. Die restlichen 18 (38%) waren sich dessen zu dieser Zeit noch nicht bewußt.

Von den Befragten, die sich ihrer Homosexualität bewußt waren, zogen es 24 ernsthaft in Erwägung, das Seminar zu verlassen, oder verließen es tatsächlich eine Zeit lang aufgrund ihrer sexuellen Orientierung. Einige, die darüber nachdachten oder es auch tatsächlich taten, glaubten, für einen weiteren Besuch des Seminars ungeeignet zu sein.

> „Ich zog in Erwägung, das Seminar zu verlassen, aus Verantwortungsgefühl gegenüber der Kirche und dem Festhalten an existierenden Moralvorstellungen. Ein nobles Opfer."
>
> „Ich dachte oft darüber nach, das Seminar zu verlassen, weil ich schwul war. Ich tat es nicht, weil niemand, dem ich es erzählte, es glaubte; sie dachten, ich würde darüber hinwegkommen."
>
> „Ich dachte nicht nur darüber nach, sondern verließ das Seminar tatsächlich nach drei Jahren. Nachdem ich mir über einige Sachen klar geworden war, konnte ich wieder zurückgehen, und ich bin froh über meine Entscheidung weiterzumachen."

Andere erwogen, das Seminar zu verlassen, oder verließen es tatsächlich, weil sie sich verliebt hatten oder während dieser Zeit sexuell aktiv waren.

> „Ich war fasziniert von einem Seminaristen eine Klasse über mir. Ich verließ das Seminar für zwei Jahre."
>
> „Ich verließ das Seminar nicht, gab aber die aktive Amtsausübung für zwei Jahre wegen meines Sexuallebens auf."
>
> „Ich entschied mich dafür, die aktive Amtsausübung eine Zeit lang aufzugeben, weil ich in einen anderen Priester verliebt war."

Von den Befragten, die sich ihrer homosexuellen Orientierung während ihrer Seminarzeit bewußt waren, dachten nur sieben niemals daran, das Seminar zu verlassen.

„Ich war mir dieser Tendenzen bewußt, doch ich schrieb sie der Umgebung und dem System zu und blieb."

„Ich dachte niemals ernsthaft darüber nach, das Seminar zu verlassen, weil Ehelosigkeit für einen schwulen Mann der einzige offene Weg war – im Seminar oder draußen."

„Im Gegenteil, ich fühlte mich aufrichtiger in meiner Entscheidung für das Priesteramt."

„Es gab dort zu viele wie mich, um das Gefühl zu haben, gehen zu müssen; so blieb ich."

Einige der 19 Befragten, denen ihre homosexuelle Orientierung während des Seminars nicht bewußt war, gaben an, daß sie gegangen wären, hätten sie sich selbst als schwul identifiziert.

„Sie sagten uns, wenn du schwul wärst, wäre dies ein Zeichen von Gott, daß du gehen sollst. Ich wäre wirklich gegangen, hätte ich zu dieser Zeit geglaubt, schwul zu sein. Diese Einstellung im Seminar war verantwortlich für die unglaubliche Verdrängung, die bis vor kurzem in meinem Leben herrschte."

Frage 8:
Hatten Sie jemals gleichgeschlechtliche Kontakte im Seminar? Was empfanden Sie damals dabei? Und wie denken Sie heute darüber?

28 Befragte (56%) berichteten, mindestens eine gleichgeschlechtliche Erfahrung im Seminar gemacht zu haben. Die restlichen 22 (44%) gaben an, keine gleichgeschlechtlichen Kontakte gehabt zu haben.

Die Mehrheit der Befragten, die von gleichgeschlechtlichen Kontakten während des Seminars berichteten, erinnerten sich in Verbindung mit ihnen an negative Gefühle, betrachten sie jedoch jetzt als Erfahrungen, an denen sie innerlich gewachsen sind und aus denen sie etwas gelernt haben.

„Ich fühlte mich erst schuldig. Jetzt begreife ich es als Ausdruck echten Gefühls. Es war eine bereichernde Erfahrung, die ich brauchte."

„Zuerst fühlte ich mich deswegen sehr schlecht. Allmählich wurde ich reifer und akzeptierte diese Erfahrungen. Jetzt betrachte ich sie als diejenigen Erfahrungen, durch die ich lernte, mich anderen in einer Liebesbeziehung anzuvertrauen."

„Ich hatte Angst, daß es herauskommen würde. Ich dachte, es würde bedeuten, daß ich nicht wirklich berufen wäre. Heute lache ich bloß noch darüber."

Andere erinnerten sich daran, damals gemischte Gefühle gegenüber ihren gleichgeschlechtlichen Kontakten gehabt zu haben, sehen diese Erlebnisse heute jedoch positiv.

„Ich hatte einige Male Sex. Ich fühlte mich schuldig, aber gleichzeitig glücklich darüber, daß jemand mich so sehr lieben konnte. Heute bin ich dankbar dafür. Diese Erfahrungen haben mir meine Fähigkeit gezeigt, freundlich und liebevoll zu sein."

„Ich hatte Sex mit zwei Seminaristen aus meiner Klasse. Ich fühlte mich freier werden, aber auch sehr verwirrt. Heute betrachte ich diese Erfahrungen als ‚gesegnete' Erlebnisse. Ich habe ihnen gegenüber heute ein gutes Gefühl."

Zwei Befragte erinnerten sich im Zusammenhang mit ihren gleichgeschlechtlichen Kontakten an negative Gefühle und sehen diese Erfahrungen auch heute noch negativ.

> „Ich hatte Angst, das Seminar verlassen zu müssen, weil wir erwischt wurden. Wenn ich heute daran zurückdenke, wünsche ich mir, es wäre eine schönere Erfahrung gewesen."

> „Es gab Umarmungen im Dunkel. Ich ließ mich küssen und bat einen Freund, mich in sein Bett zu lassen. Letzteres ruinierte unsere Freundschaft. Es ist mir immer noch schmerzlich, daran zu denken."

Einige der Befragten, die keine gleichgeschlechtlichen Kontakte im Seminar hatten, kommentierten diese Tatsache.

> „Ich hatte keinen Sex während der Zeit im Seminar. Ich bin glücklich, daß ich mich vor meiner Ordination nicht mit meiner Sexualität beschäftigen mußte."

> „Ich hatte keinen Sex während der Zeit im Seminar – nur in den Ferien mit Leuten, die nicht zum Seminar gehörten. Als ich herausfand, was im Seminar alles vor sich ging, war ich etwas enttäuscht."

Im folgenden werden vier Hauptgruppen von Konflikten untersucht.

1. Überzeugungskonflikte

Frage 9:
Was ist Ihre Einstellung gegenüber der offiziellen Haltung der Kirche zur Homosexualität?

Die Antworten auf diese Frage zeigen eine fast einhellige Mißbilligung der offiziellen kirchlichen Haltung zur Homosexualität. 46 der Befragten (92%) brachten eine starke Ablehnung der gegenwärtigen kirchlichen Position zum Ausdruck. Die restlichen 4 (8%) artikulierten gemischte Gefühle.

Die Mehrheit der Befragten lehnt die Einstellung der Kirche zur Homosexualität wegen ihrer Engstirnigkeit ab, besonders im Zusammenhang mit der rigiden Haltung gegenüber Sexualität im allgemeinen.

> „Ich finde sie sehr eng und rigide, eine Haltung, die den Ansichten der Kirche über Sexualität im allgemeinen nicht unähnlich ist. Es ist in der Tat die mangelnde Bereitschaft der Kirche, die Sexualität unter neuen Aspekten zu betrachten, was mir das Gefühl der Freiheit verleiht, dies selbst zu tun."

> „Wir werden als Geiseln festgehalten wegen des wichtigsten Anliegens der Kirche: eheliche (d.h. heterosexuelle) Sexualität. Jedes „Zugeständnis" an uns würde das wichtigste Kriterium für die Ehe zu Fall bringen ..."

> „Homosexualität als eine gegebene Kondition des menschlichen Lebens zu akzeptieren, würde für die Kirche bedeuten, ihre Einstellung gegenüber der gesamten Sexualität überdenken und revidieren zu müssen."

„Ich glaube, die Position der Kirche muß dahingehend erweitert werden, die Rechtmäßigkeit und Heiligkeit einer Sexualität einzuschließen, die nicht der Fortpflanzung dient."

Andere Befragte begründeten ihre Ablehnung der kirchlichen Haltung mit dem Mangel an Mitgefühl oder mangelndem Wissen über den Gegenstand; während einige meinten, daß die Position der Kirche eher politisch und ökonomisch als moralisch motiviert ist.

„Es ist traurig und ein Skandal, daß Liebe und Mitgefühl der Kirche sich öffentlich nur extrem selten auf sexuelle Minderheiten erstrecken."

„Ich erinnere mich, wie ich die offizielle Position intellektuell verinnerlicht und vor Gemeindemitgliedern und in der Beichte gelehrt habe, bevor ich soweit war, meine eigene Sexualität zu akzeptieren. In einem Vakuum jenseits aller Erfahrung erscheint dies sinnvoll. Jetzt betrachte ich die offizielle Lehre als vollständige Irrlehre."

„Vor dem Hintergrund dessen, was wir aus den Naturwissenschaften und der Schriftexegese wissen, liegen die Ansichten der Kirche völlig daneben. Sie fahren einfach fort, extrem bedrückend zu sein."

„Ich sehe in der gegenwärtigen Position der Kirche zur Homosexualität eher einen politisch/ökonomischen Tatbestand als einen moralischen."

Vier Befragte zeigten gemischte Gefühle:

„Es gibt einen Anfang im Mitgefühl, aber es ist noch weit entfernt davon, Menschen wirklich zu akzeptieren als das, was sie sind."

„Meine Einstellung ist ambivalent. Es ist unrealistisch für die Kirche, Homosexuelle als Menschen zu akzeptieren, und gleichzeitig die gefühlsmäßigen, psychologischen und physischen Ausdrucksformen dieser Veranlagung zu verdammen. Ich glaube auch, daß es positive christliche Werte hinsichtlich Leben und Sexualität gibt, die die Kirche der Gay Community anbieten könnte, die bestenfalls neurotisch ist. Leider ist die Kirche nicht glaubwürdig, wenn sie über Sexualität spricht."

Frage 10:
Wie ist Ihre Einstellung zur offiziellen Haltung der Kirche zum obligatorischen Zölibat für Priester?

45 der Befragten (90%) lehnten das von der Kirche gebotene obligatorische Zölibat für Priester strikt ab, während 4 (8%) ihre Nichtübereinstimmung modifizierten. Nur einer der Befragten war mit dem obligatorischen Zölibat uneingeschränkt einverstanden.

Die Ablehnung hatte verschiedene Gründe; am häufigsten wurde genannt, daß Tugend nicht verordnet werden könne oder solle.

„Ich bin ziemlich davon überzeugt, daß den Ehelosen in unserer Kultur eine wertvolle und notwendige Rolle als Zeugen zukommt. Ehelosigkeit sollte jedoch nicht verordnet werden."

„Als frei gewählte Lebensform *könnte* die Ehelosigkeit vielleicht sinnvoll sein; erzwungen ist sie es nicht."

„Obligatorische Ehelosigkeit ist ein Widerspruch in sich. Wie kann eine Gabe oder ein Charisma erzwungen werden?“

„Das ist ein Teil jener Idiotie, die in der Kirche in überreichem Maße zu finden ist. Ich sehe nicht, daß diese Praxis irgendwo in der Schrift oder theologisch vernünftig begründet ist. Ich finde, man sollte wählen können.“

Andere waren mit der Tradition des Zölibats nicht einverstanden, weil es gegenwärtig auf alle Priester angewandt wird. Diese Befragten glaubten, daß die Ehelosigkeit von Ordenspriestern als Ausdruck ihrer speziellen Bindung an die Kirche gefordert werden sollte, daß es aber Weltgeistlichen gestattet sein solle, frei zu wählen.

„Ich glaube, daß Ehelosigkeit ein Geschenk Gottes ist, daß man in einem religiösen Leben einfach annehmen kann. Es sollte jedoch kein Zwang für Weltgeistliche sein.“

„Ich denke, daß die Verpflichtung zur Ehelosigkeit sowohl bei einer heterosexuellen wie einer homosexuellen Person, die in einem religiösen Orden oder einer Gemeinschaft lebt, legitim ist. Für Priester, die in einer Diözese leben, sollte die Ehelosigkeit freiwillig sein.“

Einige der Befragten vertraten die Ansicht, daß das Gebot der Ehelosigkeit sinnlos sei, weil es doch nicht befolgt würde.

„Ich finde, das Gebot sollte so bald wie möglich abgeschafft werden. Wir leben sowieso nicht danach. In einem Schwulen-Hotel stieß ich auf einen Hilfsbischof, und den Ordinarius einer Diözese sah ich in einer Schwulen-Bar auf dem Lande.“

Ein Befragter empfand das ehelose Leben als vollkommen angemessen für das Amt des Priesters.

„Ich unterstütze das Gebot der Ehelosigkeit für Priester um so mehr, als die Amtsausübung nicht mehr nur auf die Priesterschaft begrenzt ist. Ich wäre dafür, die mit Opfern und Sakramenten verbundenen Aspekte der Amtsausübung einem Geistlichen vorzubehalten, dessen Lebensweise vollständige Hingabe an Christus und die Kirche verkörpert.“

Frage 11:
Wie verstehen Sie Ihre Verpflichtung zum Zölibat?

Die Antworten zu dieser Frage verteilen sich auf fünf ziemlich verschiedene Kategorien. Es ist wichtig festzustellen, daß einige der Befragten „Ehelosigkeit“ mit „Keuschheit“ gleichsetzen und andere nicht.

Für 11 der Befragten (22%) ist Ehelosigkeit mit vollständiger sexueller Enthaltsamkeit identisch. Einige von ihnen gaben an, Ehelosigkeit zwar so zu verstehen, damit jedoch nicht einverstanden zu sein oder die Verbindlichkeit dieses Gebots nicht zu akzeptieren.

„Ehelosigkeit bedeutet, keine genitalen Kontakte zu haben, mit wem auch immer und wie auch immer. Das ist mein Anspruch. Ich hoffe, er wird mich dazu bringen, freundlicher und liebevoller zu werden.“

„Wie es allgemein verstanden wird, im physischen Sinne. Das heißt, keine genitalen Aktivitäten mit anderen oder an sich selbst."

„Im traditionellen Sinn, das heißt, keine sexuellen Aktivitäten. Ich fange an, diese Bedeutung in Frage zu stellen. Wenn eine warme, liebevolle sexuelle Beziehung einem Priester dabei hilft, seiner Gemeinde besser dienen zu können, warum soll er sie dann nicht – auch um seiner selbst willen – eingehen?"

„So wie bei den Laien – das geht nicht für Priester. Das stellt für mein Leben einen unmittelbaren Konflikt dar, weil mein Lebensstil das nicht widerspiegelt. Ich lebe jedoch lieber in dem Konflikt, als mit mir selbst und anderen theologische Spiele geistiger Onanie zu treiben."

11 andere (22%) verstanden Ehelosigkeit als Verzicht auf die traditionelle heterosexuelle Ehe oder das homosexuelle Äquivalent dazu, d. h. auf eine dauerhafte, ausschließliche Beziehung.

„Ich legte das Gelübde der Ehelosigkeit ab, was nach der Lehre der Kirche bedeutet, nicht zu heiraten. Ich halte dieses Gelübde."

„Ehelosigkeit bedeutet für mich: keine heterosexuelle Ehe – das ist alles, was ich mir jemals darunter vorgestellt habe."

„Für mich bedeutet mein Gelübde der Ehelosigkeit, daß ich meinem Bischof versprochen habe, mich nicht zu verheiraten."

„Es bedeutet, daß ich mich nicht mit einer Frau verheiraten werde. Ein lächerliches Gebot für mich, einen schwulen Mann."

„Es heißt, keine physisch-psychische Bindung mit einem anderen Menschen einzugehen."

„Ich verstehe Zölibat als unheiratbar (im schwulen Sprachgebrauch: nicht als lebenslanger Liebhaber geeignet)."

„Ich verstehe unter Zölibat die Verpflichtung des Priesters, unverheiratet zu bleiben, was für mich als schwulen Mann bedeutet, keinen Liebhaber im genitalen, sexuellen Sinne zu haben."

13 der Befragten (26%) verstanden Ehelosigkeit als Verpflichtung, mit ihrer Sexualität im Rahmen allgemeiner christlicher Wertvorstellungen zurechtzukommen, ohne dabei sexuelle Ausdrucksformen auszuschließen.

„Ich verstehe mein Gelübde der Ehelosigkeit als eine Verpflichtung, meine Sexualität an den personenbezogenen und liebebezogenen Maximen des Evangeliums auszurichten."

„Nach meinem Verständnis haben Ehelosigkeit oder Keuschheit wenig oder gar nichts mit meinen Geschlechtsorganen zu tun. Sie unter einem genitalen Aspekt zu betrachten, heißt die Werte dieser Tugenden herabzusetzen. Das ist so, als würde man einen Pazifisten definieren als jemanden, der kein Gewehr trägt. Offensichtlich ist es mehr als das. Pazifismus, wie Ehelosigkeit und Keuschheit, ist ein ganzes Kontinuum von Verhaltensweisen, eine Art, die Welt zu sehen."

„Keuschheit bedeutet zu lernen, Menschen wirklich zu lieben. Meiner Ansicht nach gibt es viele Situationen, wo die wirkliche Liebe zu einem Menschen nicht genital ist, meine Mutter zum Beispiel. Gleichzeitig gibt es aber auch viele Situationen, in denen sexuelle Ausdrucksformen erforderlich und angemessen wären."

> „Ich verstehe mein Gelübde der Ehelosigkeit in erster Linie als gefühlsmäßige und psychologische Freiheit, ein Zeuge und Diener der Liebe Gottes in der Welt zu sein. Mein Verständnis dieser Tugend schließt genitale Sexualität nicht aus."

Acht der Befragten (16%) verstanden Ehelosigkeit als Bindung an Gott, an die Werte des Evangeliums, als Verpflichtung zu einer mehr als gewöhnlichen Offenheit den Bedürfnissen anderer gegenüber, ohne explizit auf die Rolle einzugehen, die Sexualität, wenn überhaupt, in einer solchen Auffassung spielt.

> „Ich verstehe es ganz klar im Sinne einer Verfügbarkeit für viele Menschen. Ich sehe es auch als ein Mysterium des Glaubens: als ein Widerspruch zu so Vielem, das menschlich ist."
>
> „Für mich ist es ein Zeichen der Größe von Gottes Liebe. Genauso wie ich die Ehe als ein Zeichen der Tiefe seiner Liebe betrachte. Wenn ich ganz aufrichtig in Ehelosigkeit lebe, sollte ich am meisten offen und verfügbar sein für die Bedürfnisse derer, mit denen ich zusammenkomme."
>
> „Der Ruf, tief ins Leben einzudringen, der mich zu Teilnahme und ‚Einlässigkeit' aufruft, der Fähigkeit, betroffen zu sein."
>
> „Dem Herrn sagen: ‚Sei mir alles'."

Schließlich zeigten sich sieben der Befragten (14%) von dem Thema Ehelosigkeit verwirrt oder brachten das Gefühl zum Ausdruck, zwischen verschiedenen widersprüchlichen Interpretationen hin und her gerissen zu sein. Einige hatten keine bestimmte Meinung zu dem Thema.

> „Ich bin nie so weit gekommen, es zu verstehen. Alles, was ich weiß, ist, daß ich geweiht wurde, Gottes Menschen zu dienen."
>
> „Was für eine riesige Verwirrung! Das Ideal könnte gut sein oder könnte an einem bestimmten Punkt der Geschichte gut gewesen sein, aber jetzt weckt es furchtbare politische und manipulative Assoziationen. Die beste Art, es zu verstehen, die ich kenne, ist – als einen Prozeß, in dem ich ‚werde' und auf keinen Fall ‚stecken bleibe'."
>
> „Ganz ernsthaft, ich kann das nicht so einfach beantworten. Ich sehe Keuschheit als ein Ideal; ich arbeite daran, mich ihm zu nähern. Ich bin gegenwärtig sexuell aktiv, und ich betrachte das als eine wesentliche Phase meines Reifens und meiner Entwicklung. Ich habe die innere Gewißheit, daß ich geistlich und menschlich soviel besser beieinander bin als zu Zeiten, in denen ich versuchte, jedes sexuelle Begehren und alle Phantasien zu unterdrücken."
>
> „Es ist dieser eine Bereich, der mich quält. Ich weiß, daß Keuschheit traditionell, als ein öffentliches Gelübde, mit Ehelosigkeit gleichgesetzt wurde. Ich weiß, daß Keuschheit und Ehelosigkeit nicht wirklich dasselbe sind. Ich glaube, ich habe im Moment nicht den Mut, eine Unterscheidung zu treffen."

Frage 12:
Fühlen Sie sich schuldig, wenn Sie die Haltung der Kirche zu Homosexualität und Ehelosigkeit mit Ihrer eigenen Lebensweise in Einklang zu bringen versuchen? Wenn nicht, wie verbinden Sie diese Dinge?

Die Mehrheit der Befragten, 30 (60%), gab an, gegenwärtig bei der Verbindung der kirchlichen Haltung mit ihrer eigenen Lebensweise keine Schuldgefühle zu haben.

> „Da ist keine Schuld. Die Kirche hat unrecht. Der Gott, an den ich glaube, ist ein Gott, der von Liebe und Annahme redet, besonders von Beziehungsfähigkeit. Die beiden Male, als ich ernsthaft versucht war, mich umzubringen, weil ich schwul bin, waren sündhaft, die Liebesbeziehungen, die ich versuche mit anderen aufzubauen, sind es nicht. Ich gehe jetzt aus einer Beziehung menschlicher, lebendiger, geistlich gestärkt hervor."

> „Nein, ich fühle mich nicht schuldig. Ich habe viel Arbeit investiert, um mich selbst kennen und akzeptieren zu lernen. Ich übernehme die Verantwortung für mein Leben und folge meinem Gewissen, nachdem ich viel über die Lehren der Kirche nachgedacht habe."

> „Mit Hilfe einer zweijährigen Therapie und nach vielem Nachdenken fühle ich mich nicht mehr schuldig."

> „Nein, aber ich versuche auch nicht das Unversöhnliche zu versöhnen. Ich versuche, mein berufliches und privates Leben auseinander, aber im Gleichgewicht zu halten."

Nur zwei gaben ausdrücklich an, keine Schuld zu empfinden, seit sie sexuell enthaltsam leben.

> „Im Moment bin ich nur meiner Veranlagung nach ein Homosexueller, nicht in meiner Lebensweise. Solange ich abstinent bleibe, gibt es keine Schuld, unabhängig von meiner persönlichen Meinung zu den offiziellen kirchlichen Lehren."

Einige der Befragten erklärten, keine Schuld zu empfinden, erwähnten aber verschiedene andere Sorgen und Bedenken.

> „Schuld, nein. Aber Bedauern, daß ich nicht offener und ehrlicher sein kann. Ich bedaure zutiefst die notwendige Heuchelei, die mich im öffentlichen Leben als dem Zölibat verpflichtet erscheinen läßt, wo ich es nicht bin. Aber nur wenige Schwule in unserer Gesellschaft können sich den Luxus vollkommener Aufrichtigkeit leisten. ‚Abweichung in der und für die Kirche' ist nicht nur einfach ein Gegenstand theologischer Spekulation; es hat immer auch praktische Bedeutung gehabt. Wie alle Menschen brauche ich Bestätigung und Unterstützung, doch Billigung gehört nicht zu meinen dringenden Bedürfnissen."

> „Keine Schuld. Jedoch Angst davor, daß meine sexuelle Aktivität entdeckt werden könnte. Alles in allem – die Kirche hat ihre Ansicht und ich meine. Ich betrachte meine Auffassung als gesund und in Einklang mit der intelligenteren Betrachtungsweise der Schrift und der Psychologie."

> „Ich empfinde keine Schuld, aber ich fühle mich selbstsüchtig und außerhalb des Hauptstroms. Diese Spannung muß sich bald irgendwie lösen."

> „Ich denke, daß die Kirche im Hinblick auf Homosexualität unrecht hat und deshalb fühle ich mich in dieser Hinsicht nicht schuldig. Ich wäre eher geneigt, mich hinsichtlich der Wahl des Zölibats schuldig zu fühlen. Ich empfinde Unbefriedigtsein, Empörung, Zorn, Verwirrung und Angst."

Sieben der Befragten (14%) gaben an, sich in geringem Maß schuldig zu fühlen.

„Da ist nur eine geringe bis gar keine Schuld, seit ich in der traditionellen Bedeutung des Begriffs zölibatär lebe.“

„Nur sehr wenig. Ich lebe momentan relativ abstinent. Ich habe dreieinhalb Jahre Therapie hinter mir und viel über dieses Thema gelesen.“

„Nur sehr wenig Schuld. Ich kann die traditionelle ‚Weisheit‘ überhaupt nicht zu meinen Lebenserfahrungen und meiner Erfahrung Gottes in Beziehung setzen. Nachdem ich mich jedoch mit einigen unbefriedigenden Aspekten des Lebens als Schwuler herumgeschlagen habe, fühle ich mich versucht, zum traditionellen Zölibat zurückzukehren. Ich fühle mich auch unbehaglich bei dem Gedanken, eine tiefe Beziehung zu einem anderen Menschen einzugehen, weil ich darin eine Gefährdung meiner Bindung an Gott und die Kirche sehe. Da mir jedoch mein Leben als Schwuler sehr viel geholfen hat, ein liebevoller Mensch zu werden, ist dadurch auch mein Leben als Priester bereichert worden, und ich muß auch diesen Faktor in Rechnung stellen.“

13 der Befragten (26%) gaben an, daß sie sich in größerem Maße schuldig fühlen, wenn sie versuchen, die Position der Kirche zur Ehelosigkeit und/oder zur Homosexualität mit ihrer eigenen Lebensweise zu versöhnen.

„Ich fühle mich nur dann schuldig, wenn ich meine Lebensweise mit dem vergleiche, was ein ‚typischer‘ Katholik von einem Priester erwartet. Ich empfinde keine Schuld, wenn ich mich selbst und mein Leben mit meinen eigenen Erwartungen oder denen des Evangeliums vergleiche.“

„Da ist einige Schuld, ja. Dennoch fühle ich mich psychologisch gezwungen zu tun, was ich tue. Ich wünschte, ich könnte dies mit meinem öffentlichen Bekenntnis und mit meiner Aufgabe, für Keuschheit und Ehelosigkeit Zeugnis abzulegen, versöhnen.“

„Ich fühle keine Schuld, wenn ich die Position der Kirche mit meiner Veranlagung versöhne. Ich fühle mich schuldig, wenn ich versuche, die Position der Kirche mit meinem Handeln in Einklang zu bringen; besonders wenn ich an den möglichen Skandal denke.“

„Meine einzige Schuld ist, daß meine Einhaltung des Zölibats vielleicht nur eine Flucht vor mir selbst ist.“

Frage 13:
Wie würden Sie den Unterschied zwischen der Einstellung der Kirche zur Sexualität und der der Gay Community charakterisieren?

Alle bis auf vier der Befragten gaben in ihrer Charakterisierung der Haltungen der Kirche und der Gay Community zur Sexualität Werturteile ab. Die Vier, die keine Werturteile abgaben, erklärten, was sie als Unterschied beider Haltungen ansahen, äußerten jedoch keine persönliche Meinung über deren relative Verdienste.

Die 46 Antworten, die Werturteile enthielten, lassen sich in vier Kategorien unterteilen. Die erste ist bestimmt durch eine negative Bewertung der Haltung der Kirche und eine positive Bewertung der Haltung der Gay Community. 18 der Befragten (36%) charakterisierten den Unterschied folgendermaßen.

„Kirchenführer betonen, daß die einzige wertvolle und verantwortungsvolle Form der Sexualität die ist, die der Fortpflanzung dient. Die Gay Community betrachtet Sexualität großzügiger; d. h. der Wert der Sexualität liegt in der Liebe.“

„Ich sehe die Mitglieder der Gay Community als Menschen, die sich selber akzeptieren, die sich von Gott geliebt und so erschaffen fühlen und die versuchen, ihre Sexualität in ihr ganzes Leben zu integrieren. Sexualität ist ein großes Plus für Schwule; für die Kirche ist es ein Minus, eingeschränkt und schlecht.“

„Die Kirche sieht Sexualität als Quelle vieler böser Dinge; die Gay Community, trotz ihrer vielen Schwächen, sieht Sexualität als befreiende Kraft.“

„Die Kirche ist überhaupt nicht glücklich mit Sex. Tatsächlich haben wir wohl mehr Hemmungen beim Thema Sex als bei Krieg und Rassismus. In dieser Hinsicht stellt die Gay Community eine Herausforderung für Kirche und Gesellschaft dar.“

„Die Kirche ist ‚sicher‘, ohne verantwortlich informiert zu sein. Die Gay Community ist eine sich entwickelnde, befreite Minderheit mit allen möglichen unglücklichen Exzessen, Ereignissen und Gefühlen, die eine enthusiastische, sich neu konstituierende Gruppe auszeichnen.“

Die zweite Kategorie zeigte eine positive Bewertung der Haltung der Kirche und eine negative Bewertung der Haltung der Gay Community. Nur ein Befragter formulierte den Unterschied in dieser Weise.

„Die Kirche scheint im Recht zu sein, wenn sie betont, daß Liebe und Sexualität viel mehr sind als Genitalität. Die Gay Community scheint in dieser Hinsicht sehr unreif zu sein.“

In der dritten Kategorie werden sowohl bei der Kirche als auch bei der Gay Community die negativen Aspekte hervorgehoben. 26 der Befragten (52%) gaben solche Charakterisierungen ab.

„So wie ich die Gay Community erfahren habe, gesteht sie ihren Mitgliedern viel mehr Freiheiten zu als die Kirche den ihren. Abgesehen davon bin ich überrascht, wie sehr beide einander gleichen. Bei beiden gibt es ein erstaunliches Ausmaß an Schuld, Negativität gegenüber dem Sexuellen und viele ‚aufgeknallte Hörer‘ zwischen ihnen.“

„Die Kirche beschäftigt sich mit Idealen bis zum Ausschluß der Realität; die Gay Community macht es genau umgekehrt.“

„Die Haltung der Kirche wie die der Gay Community sind sehr unrealistisch. Die Kirche idealisiert Sex als den höchsten Ausdruck gegenseitiger Liebe zwischen einem Mann und einer Frau in der Ehe, während sie andere emotionale und psychologische Ausdrucksformen von Sexualität ignoriert, die auch legitim menschlich sind. Andererseits scheint es, daß die Gay Community alle Formen von Sexualität toleriert und verteidigt, selbst wenn sie neurotisch, unmenschlich oder gar psychotisch sind.“

„Ich glaube nicht, daß es da viele Unterschiede gibt. Beide scheinen Sexualität als isolierten genitalen Akt zu betrachten.“

„Während die Kirche übertrieben damit beschäftigt ist, alle möglichen Grenzen zu ziehen, zieht die Gay Community überhaupt keine.“

„Die Gay Community verfügt über eine große Palette an Erfahrungen, die sie nicht reflektiert. Die Kirche dagegen ergeht sich in Reflexionen über verflucht wenig Erfahrung.“

Die vierte Kategorie betont die positiven Aspekte sowohl in der Kirche wie in der Gay Community. Nur ein Befragter charakterisierte beide folgendermaßen.

> „Die Haltung der Kirche zur Sexualität ist von biologischen Gegebenheiten im Rahmen des Naturgesetzes bestimmt. Die Gay Community versteht Sexualität im persönlichen Kontext. Für mich sind beides gültige Auffassungen.“

Die vier Befragten (8%), die kein persönliches Werturteil abgaben, hoben die Besonderheiten der Haltungen hervor, so wie sie sie verstanden hatten.

> „Die offizielle Lehre der Kirche verbietet jeden genitalen Sex außerhalb der Ehe. Die Gay Community gestattet dagegen jede Art sexueller Aktivität; einige betonen die Treue, andere sind tolerant oder ermutigen sogar zur Sexualität, unabhängig von einer möglichen früheren Verpflichtung des Betreffenden.“

Frage 14:
Haben Sie von den folgenden Büchern etwas gelesen? Wenn ja, geben Sie bitte an, wie hilfreich sie für Sie waren. 1) sehr hilfreich, 2) hilfreich, 3) nicht sehr hilfreich, 4) überhaupt nicht hilfreich

(a) *John McNeill SJ*: The Church and the Homosexual; Sheed Andrews & McMeel, Kansas City 1976
(b) *Richard Woods OP*: Another Kind of Love; The Thomas Moore Press, Chicago 1977
(c) *Tom Horner*: Jonathan Loved David, Homosexuality in Biblical Times; The Westminster Press, Philadelphia 1978
(d) *Ramey-Mollenklott, Scanzoni*: Is the Homosexual My Neighbor? Another Christian View; Harper & Row, New York 1978
(e) *Donald Goergen OP*: The Sexual Celibate; Seabury Press, New York 1974

Während der vergangenen zehn Jahre ist eine Anzahl von Büchern erschienen, die sich mit dem Thema Homosexualität und Christlichkeit befassen. Wie die oben erwähnten, stellen diese Bücher jedoch die „traditionelle Weisheit“ in Frage. Sie haben eine große Leserschaft gefunden. Frage 14 wurde in der Absicht formuliert, ggf. eine Beziehung zwischen den angegebenen Büchern und der Entwicklung der Einstellung der Befragten aufzuzeigen.

Die Befragten zeigten eine bemerkenswerte Vertrautheit mit den genannten Publikationen und fanden sie größtenteils hilfreich für die Entwicklung und Befestigung ihrer eigenen Einstellung. Eine Mehrheit gab an, drei der fünf Bücher gelesen zu haben. Das meist gelesene war *McNeills* „The Church and the Homosexual“. 44 der Befragten (88%) lasen das Buch, und 95,5% von ihnen fanden es hilfreich oder sehr hilfreich. „The Sexual Celibate“ und „Another Kind of Love“ waren die nächst häufigst gelesenen, wie 40 (80%) und 30 (60%) angaben. Auch hier fand die Mehrzahl der Leser die Bücher hilfreich. Das am wenigsten gelesene Buch war auch, proportional zur Anzahl seiner Leser, das am wenigsten hilfreichste. „Jonathan Loved David“ hatte nur 10 Leser (20%), von denen vier angaben, daß sie es nicht sehr hilfreich oder überhaupt nicht hilfreich fanden.

2. Konflikte im Lebensstil

Frage 15:
Leben Sie in einer Gemeinschaft? Gibt es dort andere schwule Mitglieder?

Gegenwärtig leben 31 der Befragten (62%) in formell etablierten kirchlichen Gemeinschaftseinrichtungen. Die übrigen 19 (38%) leben in anderen Wohnverhältnissen wie Studentenheimen oder Privatwohnungen. Etwas über die Hälfte der Befragten [25], die in einer religiösen Gemeinschaft leben, berichteten, daß es dort andere schwule Priester oder Geistliche gibt. Die anderen 15 Befragten waren sich nicht bewußt, mit anderen Schwulen zusammenzuleben.

Frage 16:
Würden Sie lieber allein leben? Was wären die Vor- und Nachteile?

Sowohl die allein Lebenden wie die gegenwärtig nicht allein Lebenden nannten ähnliche Vor- und Nachteile. Die am häufigsten genannten Vorteile des Alleinlebens waren Privatheit und Bewegungsfreiheit, der am häufigsten genannte Nachteil Einsamkeit. 25 der Befragten (50%) gaben an, lieber allein zu leben.

> „Ich lebe lieber allein, weil ich so meinen persönlichen Lebensstil frei entfalten kann. Dennoch denke ich dabei an die Kosten; die Hilfe durch andere.“
>
> „Von den letzten zehn Jahren habe ich zwei allein gelebt. Ich ziehe diese Lebensweise vor. Vorteile: Einsamkeit, die mir meine Arbeit, das Beten und Nachdenken erleichtert – Nachteile: Ich lebe gern mit Menschen zusammen, mit denen ich teilen kann.“

Fünf der Befragten (10%) gaben an, lieber allein zu leben, begründeten dies jedoch in erster Linie mit dem Wunsch, mit einem Liebhaber oder engen Freund zusammenzuleben.

> „Ich würde gern mit einem Liebhaber allein leben. Allein zu leben, hätte den Vorteil, freier kommen und gehen zu können. Ich würde mich auch in Hinsicht darauf, wer mich besuchen kommen kann, weniger eingeschränkt fühlen.“
>
> „Ich würde es wirklich genießen, allein zu leben, aber noch lieber wäre mir das Zusammenleben mit einem Freund um des Glückes willen, mit jemandem zusammenzusein, den ich sehr liebe.“

20 der Befragten (40%) lehnten die Idee, allein zu leben, ab.

> „Ich möchte nicht lieber allein leben. Der einzige Vorteil wäre Privatheit. Nachteile – mögliche Einsamkeit, viel intensiver, als ich sie jetzt manchmal in der Gemeinschaft erlebe, und nicht die Unterstützung im gemeinsamen Gebet.“
>
> „Ich möchte nicht allein leben. Für mich wiegen die Nachteile eines leeren Hauses, in dem man sich nicht mal über jemanden aufregen kann, schwerer als die Vorteile der Freiheit.“

Frage 17:
Gibt es persönliche Bedürfnisse, die Sie haben und die durch Ihr priesterliches oder geistliches Leben nicht erfüllt werden?

44 der Befragten (88%) bejahten diese Frage. Die anderen 6 (12%) gaben an, im allgemeinen zufrieden zu sein.

Die Frustration in den Antworten derjenigen, die von unerfüllten persönlichen Bedürfnissen berichteten, war beträchtlich. Die häufigsten Gründe dafür lagen in den folgenden Bereichen.

a) Unangemessenheit der jeweiligen Lebensumstände

> „Ich habe nicht einmal ein Zuhause. Ich lebe in einem Gemeinschaftshaus. Ich kann nie zum Vergnügen oder einfach so Freunde nach Hause mitbringen. Ich kann nicht einmal selbst zu Hause sein."

b) Der Wunsch nach einem Liebhaber

> „Ich wüßte nicht, wie mein Bedürfnis nach Privatheit und persönlicher Erfüllung, der Wunsch, zu lieben und geliebt zu werden, in der (traditionellen) zölibatären Lebensweise befriedigt werden könnte. Die traditionellen Erwartungen gestatten mir nur ein steriles, rationales, effizientes, gefühlloses Leben, das ich inzwischen als inhuman betrachte."
>
> „Ich habe das Bedürfnis und die Sehnsucht nach einer sehr engen und liebevollen Beziehung mit einem anderen Mann. Ich bin nicht sicher, ob ich das immer brauchen würde, aber ich brauche diese Erfahrung gerade jetzt in dieser Phase meines Lebens, in der ich mich gegenwärtig befinde."
>
> „Ich habe das Bedürfnis, gebraucht zu werden. Ich möchte für jemand anderen etwas Besonderes bedeuten. Dieses Bedürfnis wird in meinem Leben als Priester nicht erfüllt. Wenn überhaupt irgendetwas, so hat mir meine Erfahrung als Priester gezeigt, daß ich entbehrlich bin."

c) Das Bedürfnis nach einer vertrauten, nicht-sexuellen Beziehung

> „Ich möchte gehalten und berührt werden. Ich brauche offene Zuwendung von Männern wie von Frauen. Dies würde nicht notwendigerweise genitale Sexualität beinhalten."

d) Das Bedürfnis nach der Gesellschaft von Frauen und Kindern

> „Ich habe den Wunsch, mit Frauen und Kindern zusammenzusein."

e) Das Bedürfnis, selbstbestimmt zu leben

> „Das grundsätzliche persönliche Bedürfnis, das in meinem geistlichen Leben nicht erfüllt wird, ist, ernstgenommen zu werden. Meine Vorgesetzten und Ordensbrüder verstehen nicht, daß ich gerne mitreden würde, wenn es um mein Bestes geht."

Es wurde auch allgemeine Unzufriedenheit zum Ausdruck gebracht.

> „Alle meine persönlichen Bedürfnisse werden von Menschen außerhalb meines geistlichen Lebens befriedigt. Hätte ich darauf gewartet, daß dies auch in meiner Gemeinschaft geschieht, wäre ich wohl über das Warten gestorben."
>
> „Das geistliche Leben erfüllt *nicht ein einziges* meiner persönlichen Bedürfnisse."

Die restlichen 6 Befragten (12%) gaben an, im allgemeinen mit ihrem priesterlichen und geistlichen Leben zufrieden zu sein.

„Gegenwärtig gibt es mit bescheidenem Erfolg wachsende Anstrengungen, die Ideale der Gemeinschaft und religiöser Privatheit mit meinen eigenen emotionalen Bedürfnissen, Wünschen und Ansprüchen zu verbinden.“

Frage 18:
Beneiden Sie schwule Laien um ihre Freiheit? Wie würden Sie diese Freiheit beschreiben – politisch, psychologisch, sexuell?

Die Antworten zu dieser Frage lassen sich in drei große Kategorien unterteilen. Die erste umfaßt diejenigen Befragten, die die schwulen Laien ihrer Altersgruppe in wenigstens einer Hinsicht um ihre Freiheit beneideten; die zweite Kategorie versammelt jene, die keinen Neid empfanden; die dritte Kategorie besteht aus jenen, die gemischte Gefühle äußerten.

18 der Befragten (36%) gaben an, schwule Laien ihrer Altersgruppe in wenigstens einer Hinsicht zu beneiden. Viele von ihnen betonten die sexuelle Freiheit.

„Schwule Laien haben eine größere sexuelle Freiheit (einen Liebhaber zu finden).“

„Ich denke, ein Laie hat genügend Freiraum, sexuelle Reife zu entwickeln, während ich um denselben Freiraum kämpfen muß.“

„Ich beneide schwule Laien manchmal um ihre sexuelle Freiheit. Das beinhaltet für mich auch, von den Erwartungen anderer Leute und von meiner Funktion als öffentliche Person befreit zu sein.“

„Ich glaube, schwule Laien haben größere sexuelle Freiheit. Politische, geistige und psychologische Freiheit hängen vom Individuum ab. Ich glaube, diese Freiheiten zu haben.“

Andere in dieser Gruppe betrachteten die politische Freiheit als beneidenswert: entweder die, sich offen mit Schwulen zu solidarisieren und politisch in ihrem Sinne zu handeln, oder die Freiheit von politischen Einschränkungen, die das Leben in der Kirche mit sich bringt.

„Wenn ich kein Priester in meiner gegenwärtigen Position wäre, würde ich mich gerne politisch mit den Angelegenheiten der Schwulen befassen.“

„Schwule Laien haben mehr Möglichkeiten, sich öffentlich agitierenden Schwulen-Gruppen anzuschließen. In dieser Diözese würde ich vom Dienst suspendiert werden, wenn man mich dabei erwischen würde, daß ich öffentlich irgendetwas Pro-Schwules tue.“

„Ich beneide sie in der Hinsicht, daß sie im persönlichen und beruflichen Leben nicht die restriktiven Strukturen der Kirche ertragen müssen. In dieser Diözese wird uns vorgeschrieben, wo wir leben müssen, und wir werden sehr schlecht bezahlt. Es besteht nur wenig, wenn überhaupt, Interesse am einzelnen Priester.“

22 der Befragten (44%) gaben an, ihre schwulen Altersgenossen um nichts zu beneiden.

„Früher beneidete ich schwule Laien, bevor ich den Orden für einige Zeit verließ. Ich fand heraus, daß ich genau soviel Freiheit oder einen ebenso großen Mangel daran hatte."

„Ich habe dieselben Freiheiten wie sie."

„Ich beneide keinen schwulen Laien um seine Freiheit, weil ich mir dieselbe für mich erkämpft habe."

„Die einzige Freiheit, die meines Erachtens schwule Laien haben, ist eine innere Freiheit, die ich schon empfinde. Meine Grenzen sind selbstgesetzt und frei gewählt."

„Welche Freiheit? In unserer Gesellschaft schwul zu sein, heißt versklavt zu sein."

Die restlichen 10 Befragten (20%) zeigten ambivalente Reaktionen. Oft drücken diese Antworten Neid aus, werden jedoch durch die Feststellung näher modifiziert, daß dieser Neid unbegründet ist.

„Ich beneide schwule Laien um ihre Freiheit, doch oft denke ich, daß meine Beurteilung ihrer Freiheit zu simpel ist."

„Oft beneide ich jüngere schwule Laien, weil ich mir wünsche, daß ich mich mit dem Schwulen-Problem beschäftigt hätte, als ich so alt war. Ich sehe darin jedoch auch eine Illusion, weil ich dazu neige, das Leben junger Schwuler heutzutage zu romantisieren. Sie haben auch ihre Krisen."

„Neid empfinde ich nur, wenn meine schwulen sexuellen Bedürfnisse die Oberhand gewinnen, z. B. wenn ich betrunken oder geil bin oder ins Village (Greenwich Village: Schwulenbezirk in New York) gehe."

Frage 19:
Betrachten Sie Ihr Leben im Zölibat als befreiende Erfahrung – politisch, psychologisch, sexuell, geistlich etc.?

Die Antworten auf diese Fragen lassen sich ebenfalls in drei Hauptgruppen unterteilen. Die erste enthält die Antworten, in denen das zölibatäre Leben in der einen oder anderen Hinsicht als befreiende Erfahrung bezeichnet wird; die zweite diejenigen, die es überhaupt nicht als befreiende Erfahrung empfinden; in der dritten befinden sich die Antworten, die gemischte Gefühle ausdrücken.

20 der Befragten (40%) betrachten ihr zölibatäres Leben in der einen oder anderen Hinsicht als befreiende Erfahrung. Der häufigst genannte Grund dafür war die Befreiung von der traditionellen heterosexuellen Ehe.

„Ich empfinde das Zölibat als befreiende Erfahrung, weil ich nie das Gefühl hatte, eine Frau heiraten zu müssen, um in der Gesellschaft keinen Verdacht zu erregen. Ich habe die Freiheit, mich in der Öffentlichkeit mit anderen Männern zu zeigen, weil von einem Priester erwartet wird, daß er sich in Gesellschaft anderer Männer befindet."

„Ich würde mich wie im Gefängnis fühlen, wenn ich verheiratet wäre."

Damit korrespondieren die Antworten, die generell die Freiheit von einer intensiven menschlichen Beziehung betonen.

> „Ich habe die Grenzen, die eine Beziehung setzt, erfahren. Verkündigung kann nur von einer vollkommen freien Person ausgehen; und Beziehungen schränken diese Freiheit ein."
>
> „Ich fühle mich jetzt frei. Im Alter von 33 Jahren empfinde ich besondere Erleichterung darüber, daß ich nicht in eine intensive Beziehung eingebunden bin."

Andere betonten ganz allgemein, daß das Zölibat ihnen bessere Möglichkeiten gibt, ihr Amt auszuüben.

> „Ja, ich empfinde es als befreiend. Es macht mich freier, anderen zu dienen."
>
> „Ich empfinde das Zölibat als befreiend, weil ich meine Kräfte so besser in den Dienst anderer stellen kann. Es befreit mich außerdem von der Entscheidung, wie ich meine Zeit, meine Energie und meine Kräfte richtig einsetzen soll."

18 der Befragten (36%) betrachten das Zölibat nicht als befreiende Erfahrung. Als Antwort auf diese Frage schrieb die Mehrzahl einfach „nein". Die meisten, die ausführlicher antworteten, gaben dafür sexuelle und/oder politische Restriktionen an.

> „Ich fühle mich sexuell und politisch eingeengt."
>
> „Ich fühle mich politisch unfrei in dem Sinne, daß ich mich gern in der schwulen Befreiungsbewegung engagieren würde."
>
> „Ich betrachte eine solche Lebensweise in gar keiner Hinsicht als befreiend."

12 der Befragten (24%) gaben an, daß das Zölibat in gewisser Hinsicht befreiend wäre, modifizierten dies jedoch folgendermaßen.

> „Als jemand, der im Zölibat lebt, fühle ich mich freier, mich in meinen Gebeten auf den mich liebenden Gott zu konzentrieren. Meine Aufmerksamkeit ist ungeteilt. Das heißt aber nicht, daß meine Fähigkeit zum Gebet leiden würde, wenn ich einen Liebhaber hätte. Im Gegenteil, sie könnte durch einen Liebhaber verstärkt werden."
>
> „Das Zölibat ist die Freiheit dazu, nicht heiraten zu müssen. Als Lebensform wäre es mir jedoch lieber, einen Partner zu haben, der mit mir lebt und mein Leben mit mir teilt."

3. Identitätskonflikte

Frage 20:
Würde es Ihnen etwas ausmachen, wenn andere Priester oder andere Mitglieder Ihres Ordens wüßten, daß Sie homosexuell sind?

Alle Befragten gaben an, sich bis zu einem gewissen Grad darüber Sorgen zu machen, daß andere Priester oder Ordensbrüder von ihrer Homosexualität erfahren könnten. 26 der Befragten (52%) äußerten sich darüber eindeutig besorgt; das Spektrum reichte dabei von der Furcht vor möglichen Repressalien bis zu der Angst, mit Stereotypen gebrandmarkt zu werden und/oder die Achtung der anderen zu verlieren.

„Ich fühle mich dazu berufen, mein Amt an der High School auszuüben. Wenn bekannt würde, daß ich schwul bin, müßte ich diese Tätigkeit sicherlich aufgeben."

„Ich bin sicher, ich würde meine gegenwärtige Position verlieren, wenn sie es wüßten."

„Sie könnten mißtrauisch werden, wenn ich Besuch von Männern bekomme."

„Bei den meisten meiner Priester-Kollegen möchte ich nicht, daß sie wissen, daß ich schwul bin. Ich glaube, sie würden mich verachten, meine Arbeit in Verruf bringen und die Positionen, die ich zu verschiedenen Themen einnehme, falsch interpretieren. Ich vertraue den meisten Priestern einfach nicht."

„Ich fürchte, mit den Klischees über Schwule etikettiert zu werden. Ich würde es nicht wollen, nur als ‚schwul' gesehen zu werden, als wäre das alles, was ich bin."

Die anderen 24 der Befragten (48%) antworteten differenzierter. Sie zeigten eine größere Offenheit gegenüber ihrer sexuellen Veranlagung, brachten jedoch auch Sorge über das Bekanntwerden ihrer sexuellen Identität zum Ausdruck. Diese Sorgen variierten von der Befürchtung, bei ihren Mitbrüdern Feindschaft und Mißtrauen zu erregen, bis zu der Annahme, von ihnen mit ungewöhnlichen Forderungen oder Erwartungen überhäuft zu werden.

„Ich bin so offen, wie ich kann. Doch ich bezahle einen hohen Preis dafür. Viele meiner Priester-Kollegen fühlen sich unbehaglich mit mir, andere sind unverhohlen feindlich. Diejenigen, die sich mit mir einlassen, tun dies auf ihre Kosten; Schuld durch Verbindung."

„Ich bin ziemlich offen über mein Schwulsein und mache mir im allgemeinen keine Sorgen deswegen, obwohl es eine beträchtliche Anzahl von Priester-Kollegen gibt, denen ich überhaupt nichts anvertrauen würde, ganz zu schweigen von dieser Information."

„Es macht mir nicht sehr viel aus, wenn andere Priester wissen, daß ich schwul bin. Es macht mir aber etwas aus, wenn andere Priester, die sich nicht zu ihrer Homosexualität bekennen und es herausgefunden haben, mich ‚anmachen'. Das ist sehr unangenehm, weil einige von ihnen sehr mächtige Leute sind, und wenn ich nicht mit ihnen in Kontakt bleibe, gefährde ich meine Position in der Diözese."

„Meine Offenheit hat mir die Bekanntschaft vieler anderer Priester eingetragen, die sich mit ihrer eigenen Homosexualität herumschlagen. Ein Problem dabei ist, daß sie dazu neigen, mich als eine Art Ersatz für ihre eigenen Schwierigkeiten zu betrachten, statt für sich selbst zu leben."

Frage 21:
Haben Sie jemals Feindseligkeit oder Ablehnung von Ihren Mitbrüdern oder Vorgesetzten erfahren, wenn diese herausgefunden hatten, daß Sie schwul sind?

30 der Befragten (60%) gaben an, niemals Feindseligkeit oder Ablehnung wegen ihrer Homosexualität von ihren Vorgesetzten oder Mitbrüdern erfahren zu haben. Es muß dabei jedoch berücksichtigt werden, daß bei den meisten, die diese Frage ausführlicher beantworteten, die Verneinung diskriminierender Erfahrungen im Verbergen ihrer sexuellen Identität begründet war oder in sorgfältiger Auswahl derjenigen, die sie darüber informiert hatten.

„Ich bin niemals offen feindlich oder ablehnend behandelt worden. Natürlich wissen die meisten nichts über mich."

„Ich habe nie Feindseligkeit erfahren; aber ich habe mir sehr sorgfältig überlegt, wem ich mitteile, daß ich schwul bin.“

„Ich gebe diese Information über mich nur an jemand weiter, bei dem ich sicher bin, daß er damit umgehen kann. Gibt es nur den kleinsten Anhaltspunkt dafür, daß jemand dazu nicht in der Lage ist, sage ich nichts. Das reduziert die Gefahr von Feindschaft und Ablehnung erheblich.“

15 der Befragten (30%) gaben an, Feindseligkeit und Ablehnung erfahren zu haben. Manche beschrieben dies sehr genau.

„Ich stehe offen zu meiner Veranlagung. Von Vorgesetzten und Kollegen wurde mir sehr viel Feindseligkeit entgegengebracht. Die Offenheit ist dies alles jedoch wert, damit andere, die gehemmter sind als ich, sehen, daß es möglich ist, so zu leben.“

„Nachdem jemand aus meinem Orden unserem Superior gesteckt hatte, daß ich mit einigen Mitbrüdern in einer Schwulen-Bar gewesen war, wurde mir die Gehorsamspflicht auferlegt, mich von solchen Orten fernzuhalten. Seither behandeln mich einige der Männer, mit denen ich zusammenlebe, mit Kälte.“

„Ich habe zur Zeit keine Position in einer Diözese, weil ich schwul bin und dazu stehe.“

„Ich bin nur von einem Mitbruder feindselig behandelt worden, der selber schwul ist, aber nicht dazu steht.“

Die restlichen 5 (10%) äußerten sich ambivalent.

„Ich habe schon Feindseligkeit erfahren, aber im allgemeinen akzeptieren die Leute mich. Wenn man als Schwarzer in der Kirche ist, fühlen sich andere sowieso zum Kurzschluß auf jede Merkwürdigkeit berechtigt.“

Frage 22:
Würde es Ihnen etwas ausmachen, wenn ein schwuler Laie erfahren würde, daß Sie ein Priester sind?

Ein großer Teil der Befragten gab an, daß es ihnen – zumindest bis zu einem gewissen Grad – schon etwas ausmachen würde, wenn schwule Laien wüßten, daß sie Priester sind. 28 (56%) äußerten sich darüber eindeutig besorgt. Die Bedenken variierten von Unbehagen, für Laien möglicherweise eine skandalöse Erscheinung zu sein, bis zu Schwierigkeiten, Beziehungen einzugehen.

„Ich fühle mich unbehaglich, wenn ein schwuler Laie herausfindet, daß ich ein Priester bin, wenn ich Kontakte suche. Ich möchte nicht, daß die Kirche oder meine Religion anderen, die kein Verständnis für die komplexe Situation haben, mit der ich fertig werden muß, als etwas Schlechtes erscheint.“

„In mancher Hinsicht ist es für mich schwieriger gewesen, mich in der Gay Community als Priester zu erkennen zu geben als überhaupt als Schwuler. Ich habe immer noch Bedenken, es einem sexuellen Partner beim ersten Treffen zu sagen, doch in erster Linie deswegen, ob er damit umgehen kann oder nicht.“

„Ich habe festgestellt, daß schwule Laien dazu neigen, eine schwule Beziehung mit einem Priester sehr distanziert zu betrachten.“

20 der Befragten (40%) zeigten größere Offenheit über ihre Identität als Priester, die sie aber von einem gewissen Maß von Unterstützung und Vertrauen abhängig machten.

> „Ich lasse mir Zeit damit, einem schwulen Laien zu sagen, daß ich ein Priester bin, bis sich ein gewisses Maß an Vertrauen entwickelt hat. Bis jetzt ist die Reaktion in einigen Fällen die gewesen: ‚Was macht es schon, daß du ein Priester bist, du bist auch ein Mann und ein sexuelles Wesen.' Ich habe mich durch diese Akzeptanz sehr bestätigt gefühlt, auch als Mensch, nicht nur als Geistlicher."

> „Ich habe gute wie schlechte Erfahrungen gemacht. Ein Risiko besteht immer. Doch das Bedürfnis, mit jemandem zusammenzusein, überwiegt das Risiko meistens."

> „Es macht mir nichts aus, wenn sie den Mund halten."

Nur zwei der Antworten (4%) lassen den Schluß zu, daß es für die Betreffenden kein Problem ist, ihre Identität als Priester offenzulegen, oder daß dies für ihr Wohlbefinden sogar erforderlich ist.

> „In sozialen Kontexten macht es mir überhaupt nichts aus, mich als Priester zu erkennen zu geben. Im Berufsleben behalte ich mein Privatleben jedoch lieber für mich."

> „Ich fühle mich zunehmend wohl mit Laien, die wissen, daß ich ein Priester bin."

Frage 23:
Haben Sie jemals Feindseligkeit oder Ablehnung von schwulen Laien in ihrer Bezugsgruppe erfahren, die herausgefunden hatten, daß Sie ein Priester sind?

30 der Befragten (60%) gaben an, dies niemals erlebt zu haben. Wie bei Frage 21 fügten jedoch viele schnell hinzu, daß das wahrscheinlich in der Geheimhaltung ihres Priesteramtes oder in sorgfältiger Auswahl der Personen, denen sie sich zu erkennen gegeben hatten, begründet lag.

> „Ich habe niemals Feindseligkeit erlebt, aber es wissen auch nur wenige, daß ich ein Priester bin."

> „Nur drei Laien wissen, daß ich Priester bin. Sie sind alle sehr verständnisvoll gewesen. Das Risiko muß minimal sein, bevor ich überhaupt anfange, über diese Enthüllung nachzudenken."

17 der Befragten (34%) äußerten, in einem gewissen Umfang Feindseligkeit und Ablehnung erlebt zu haben. Die dafür am häufigsten genannten Gründe waren die sexuelle Ambivalenz der schwulen Laien, oder daß im Hinblick auf die Befragten mit zweierlei Maß gemessen wurde.

> „Ja, habe ich. Ich kann jedoch sicher sagen, daß die Mehrheit derjenigen, die meine Sexualität kontrollieren wollen, auch diejenigen sind, die vor ihrer eigenen Angst haben."

> „Die Feindseligkeit, die ich bei schwulen Laien erlebt habe, hängt im allgemeinen damit zusammen, daß sie Sexualität nicht als eine Gabe zu schätzen wissen. Würden sie ihre eigene Sexualität als gesund und integer betrachten, wären sie sicher nicht schockiert herauszufinden, daß ihre Priester diese Gabe mit ihnen teilen."

„Was Sexualität angeht, wurden zwei verschiedene Maßstäbe angelegt. Einer für sie und einer für mich."

„Manche, vielleicht aus Furcht oder Neid, wollen, daß ihr Hirte ‚gut' ist, nicht so ‚schlecht' wie sie selber."

Drei der Befragten (6%) schließlich gaben unpräzise oder flüchtige Antworten.

„Ich habe nichts anderes erlebt als die stereotypen Erwartungen, die auf jedem Geistlichen lasten."

Frage 24:
Fürchten Sie eine offene Verbindung mit der Gay Community?

32 der Befragten (64%) gaben an, dies nicht zu fürchten. Einige deuteten an, daß die Gay Community die einzige wirkliche Gemeinschaft wäre, die sie hätten.

„Ich weiß, daß ich eingehen und sterben würde, hätte ich nicht eine lockere Verbindung mit der Gay Community. Die Zugehörigkeit, die ich durch meine Sexualität empfinde, ist viel stärker als die Zugehörigkeit durch meine religiösen Bindungen."

„Ich fürchte die Verbindung mit der Gay Community nicht, weil sie die einzige *wirkliche* Gemeinschaft ist, die ich habe. Die Kirche ist der Unterdrücker; die Gay Community ist oft meine einzige Unterstützung."

18 der Befragten (36%) äußerten ein gewisses Maß an Furcht oder Vorsicht. Vertrauenswürdigkeit war ein häufig genannter Grund.

„Könnte ich sicher sein, daß die Schwulen, mit denen ich zusammen bin, mein Vertrauen verdienen, hätte ich weniger Angst."

„Ich traue der Gay Community einfach nicht."

„Ich bin vorsichtig, aber ich verstecke mich nicht."

Andere in der selben Gruppe gaben verschiedene Gründe an, z. B. die Angst, heterosexuelle Freunde zu enttäuschen oder die Furcht vor sexueller Versuchung in der Gay Community.

„Es ist mir nicht peinlich, als Priester Kontakte zur Gay Community zu haben. Ich sehe keine Gefahr in dieser Art Beziehung. Ich fürchte mich jedoch vor der Versuchung, wenn ich mit attraktiven schwulen Männern zusammenkomme. Ich fürchte dann, mein Gelübde zu brechen."

„Ich möchte meine heterosexuellen Freunde nicht verletzen, besonders die Frauen nicht, die falsche Vorstellungen von mir haben."

Frage 25:
Fürchten Sie sich vor Erpressungen?

43 der Befragten (86%) gaben an, sich nicht davor zu fürchten. Die anderen 7 (14%) glaubten Gründe zu haben, sich davor fürchten zu müssen. Obwohl die meisten diese Frage mit einem einfachen „Ja" oder „Nein" beantworteten, äußerten sich einige ausführlicher.

„Meine Familie ist sehr reich, und ich würde jeden einzelnen Cent dazu benutzen, jeden, der versucht, mich zu erpressen, in Grund und Boden zu prozessieren. Wir leben in Amerika, nicht im Mittelalter oder in Nazi-Deutschland. Als freier Bürger habe ich Rechte, und ich werde niemals in Angst leben."

„Früher hatte ich Angst vor Erpressung, aber jetzt nicht mehr. Ich weiß aber nicht, wie ich reagieren würde, sollte mir das jemals passieren."

Frage 26:
Sind Sie aktiv in der Gay Community – politisch, geistlich, sozial?

Alle Befragten gaben an, in einem oder mehreren der genannten Bereiche aktiv zu sein. Die Mehrheit gab an, in allen drei aktiv zu sein. 31 der Befragten (62%) berichteten von politischen, 40 (80%) von geistlichen und 39 (78%) von sozialen Aktivitäten. Nur wenige führten ihre einfachen „Ja"- oder „Nein"-Antworten zu den drei genannten Bereichen näher aus, doch diejenigen, die es taten, rückten persönliche und gemeinschaftliche Bedürfnisse in den Vordergrund.

„Ich engagiere mich immer für schwule Angelegenheiten. Ich würde jederzeit einen schwulen Priester oder Laien beraten, um ihm zu helfen, als Mensch und als Christ zurechtzukommen."

„Ich bin aktiv in *„Dignity"* [27] – als Mitglied, Geistlicher und Berater. Ich bin auch unabhängig von *„Dignity"* viel mit den Menschen zusammen. Ich fange an, politisch aktiv zu werden. Da muß noch furchtbar viel getan werden."

„Es quält mich sehr, daß ich politisch nicht aktiver sein kann, obwohl ich sehe, daß dort noch sehr viel zu tun ist. Ich würde eine Konfrontation mit meinem Bischof riskieren, der solche Aktivitäten ausdrücklich verboten hat."

Einer der Befragten berichtete von einer nur beiläufigen sozialen Aktivität.

„Ich habe intensiveren Kontakt mit anderen Schwulen in anderen Städten, nicht in der, in der ich arbeite."

4. Konflikte im Sexualverhalten

Frage 27:
Hat der Umstand, daß Sie Priester sind, auf Ihre Sexualität einen verstärkenden oder beeinträchtigenden Einfluß? In welcher Weise?

18 der Befragten (36%) empfanden ihr Priesteramt als verstärkenden Einfluß auf ihre Sexualität, 15 (30%) empfanden es als beeinträchtigend, und 17 (34%) empfanden beides in je verschiedener Weise. Man sollte sich dabei vergegenwärtigen, daß Sexualität in vielen Antworten nicht notwendigerweise mit genitaler Aktivität identisch ist, obwohl dies in vielen Aussagen der Fall ist.

Die 18, die ihre Sexualität durch ihr Priesteramt als gesteigert erlebten, nannten dafür ähnliche Gründe. Meistens wird dabei betont, daß Priesterschaft und

Sexualität sich in der Gesamtpersönlichkeit gegenseitig ergänzen und bereichern.

„Meine Sexualität ist ich. Mein Priesteramt ist ich. Sie brauchen nicht geteilt zu werden. Früher habe ich meine schwule Sexualität als etwas betrachtet, das ich – je nachdem – wegstecken oder herausholen konnte; jetzt habe ich gelernt, mein Priestersein und meine Sexualität in meiner Persönlichkeit zu verbinden."

„Ein Priester zu sein, schränkt meine Sexualität nicht ein. Mein Priesteramt bereichert mein Leben und mein ganzes Selbst. Das ist es, was ich mit anderen teile. Es ist eine Gabe."

„Ein Priester zu sein, hat mich dazu befähigt, meine persönlichen Gaben und Talente, die mich als Menschen wertvoll machen, zu entdecken und zu gebrauchen, und dabei hat sich meine Sexualität verstärkt."

„Ich glaube, es verstärkt sie, weil es mir ermöglicht, Sexualität und geistliches Leben miteinander zu verbinden."

„Meine Sexualität ist stärker geworden, weil ich jetzt mehr dazu bereit bin, sie einzubeziehen in meine Gebete und den Dienst an mir selbst und an anderen, die in mir einen Lehrer und Führer sehen."

Einer der Befragten gab an, daß seine Befähigung zur Priesterschaft gewachsen wäre, weil sie ihm ermöglicht, den Stereotypen heterosexueller Männlichkeit zu entgehen.

„Es verstärkt meine Sexualität, wenn ich meine Männlichkeit von den heterosexuellen Stereotypen genitaler Sexualität trennen kann."

Die 15 Befragten, die angaben, sich durch ihr Priesteramt in ihrer Sexualität beeinträchtigt zu fühlen, nannten als häufigsten Grund die unrealistischen Erwartungen, die sich an ihren Beruf knüpfen.

„Das Priesteramt beeinträchtigt meine Sexualität. Es schleppt eine Menge Gepäck mit sich: Schuld, Verdrängung, Unterdrückung, Angst, sozialen Druck und völlig unrealistische Erwartungen."

„Nach meinen bisherigen Erfahrungen ist es nur sehr selten möglich, daß jemand zu mir einfach als zu einem anderen Menschen eine Beziehung hat, ohne daß die Tatsache, daß ich ein Priester bin, die Beziehung überschattet. Deshalb lehne ich die Erwartungen, die mit dem Priesteramt verbunden sind, ab; ich fühle mich als gebrandmarkter Mann, und ich wünsche, ich könnte befreit werden."

Andere Befragte in dieser Gruppe berichteten, daß ihr Priesteramt ihre Fähigkeit, ihre Sexualität zu akzeptieren oder lustvoll auszuleben, in vielfältiger Weise verringere.

„Ich habe meinem Priesteramt gestattet, ein Verleumder meiner Sexualität zu sein."

„Soweit ich sehe, verstärkt es sie in keiner Weise. Es behindert mich dabei, in entspannter Weise sexuell aktiv zu sein, so, wie ich es gerne wäre."

„Ganz allgemein scheint das Zölibat des Priesters meine Sexualität zu beeinträchtigen aufgrund der Einsamkeit, die dadurch entsteht, daß meine sexuellen Energien so wenig Entfaltungsmöglichkeiten haben."

Sieben der Befragten, die angaben, daß ihr Priesteramt ihre Sexualität sowohl verstärke wie beeinträchtige, assoziierten oft die Fähigkeit, für andere dazusein und zu lieben, die ihre Berufung hervorbringt, mit dem Mangel an Gelegenheiten, verschiedene Formen der Sexualität zu erforschen.

„Ein Priester zu sein, zwingt mich dazu, nach der Bedeutung der Sexualität jenseits einer rein genitalen Angelegenheit zu fragen. Andererseits habe ich wenig Gelegenheit für sexuelle Erfahrungen."

„Mein Priesteramt verstärkt meine Sexualität im Hinblick auf die Tiefe des Füreinanderdaseins; es behindert mich jedoch, in meiner Freiheit zu handeln."

Einige in dieser Gruppe charakterisierten die Situation eher unter praktischen Gesichtspunkten.

„Daß ich ein Priester bin, macht einige ziemlich an; für andere ist es gerade ein Grund, abzuhauen."

Frage 28:
Haben Sie sich jemals als heterosexuell ausgegeben? Wann? Warum? Was empfanden Sie dabei?

29 der Befragten (58%) berichteten, daß sie sich nicht als heterosexuell ausgeben. Viele von ihnen modifizierten ihre Antwort jedoch dahingehend, daß sie der Annahme nicht widersprechen, wenn andere sie für heterosexuell halten.

„Ich wurde nie gefragt, ob ich schwul oder heterosexuell bin. Allgemein wird letzteres angenommen. Ich habe es nie für nötig gehalten, meine sexuelle Orientierung publik zu machen. Ich bin einfach ich selbst – oder ich versuche dies zumindest."

„Manchmal widerspreche ich der Annahme nicht, heterosexuell zu sein, aber ich gebe nicht vor, es zu sein."

„Ich bin mir keiner Täuschungsmanöver bewußt, da die Frage meiner sexuellen Orientierung bisher noch nicht aufgetaucht ist."

„Da ich in der Lage bin, ohne Schwierigkeiten durchzukommen, habe ich in letzter Zeit keine Notwendigkeit gesehen, mich als heterosexuell auszugeben. Offensichtlich bin ich nicht fähig, anderen gegenüber vollkommen ehrlich zu sein. Ich finde das nicht gut."

12 der Befragten (24%) berichteten, daß sie sich meistens und besonders in beruflichen Situationen als heterosexuell ausgeben.

„Gelegentlich gebe ich mich als heterosexuell aus. Ich tue dies immer dann, wenn mir meine Position als gefährdet erscheint oder wenn ich das Gefühl habe, daß Menschen mich ablehnen könnten."

„Ich tue das, wenn ich beruflich handle. Gewöhnlich fühle ich mich hinterher erschöpft, weil es sehr viel Energie kostet."

„Ich gebe mich als heterosexuell aus, wenn ich mit Gemeindemitgliedern zusammen bin, aber ich habe nicht das Gefühl, den ungehobelten, groben ‚Macho' imitieren zu müssen."

„Soviele Aspekte des schwulen Lebens, die Schmierigkeit und Tuntenhaftigkeit, sind negativ und destruktiv, weshalb es mir lieber ist, mich ‚heterosexuell' zu verhalten, sogar in der Schwulen-Szene."

Sieben (14%) gaben an, manchmal oder bestimmten Leuten gegenüber vorzugeben, heterosexuell zu sein.

„Ich tue das meist Frauen gegenüber. Sie interpretieren mein Interesse und meine Äußerungen als heterosexuell."

„Ich tue das immer, wenn ich mit heterosexuellen Menschen zusammen bin. Ich komme mir dabei verlogen vor."

„Ich tue so bei verheirateten Freunden. Ich fühle mich dabei unehrlich."

Zwei der Befragten (4%) lassen sich aufgrund ihrer ambivalenten Antworten in keine der vorhergehenden Kategorien einordnen.

„Ich gebe mich nicht als heterosexuell aus, doch in beruflichen Situationen spiele ich den Naiven im Bezug auf sexuelle Erfahrungen. Ich glaube, daß es notwendig ist, dieses Spiel gelegentlich zu spielen."

„Allgemein halten mich meine Altersgenossen für heterosexuell. Bei einigen Gelegenheiten habe ich meine Beziehungen zu Frauen sogar zur Schau gestellt, um mein heterosexuelles Image abzusichern. Ich bin jetzt weniger geneigt, so zu handeln. Ich habe keine Angst mehr davor, in Gesellschaft Schwuler gesehen zu werden. Das scheint direkt proportional dazu zu sein, daß ich mich als Schwuler mit mir selbst wohl fühle."

Frage 29:
Haben Sie einen festen Partner? Erwarten Sie von dieser Beziehung, daß sie monogam ist?

13 der Befragten (26%) berichteten, in der letzten Zeit einen festen Partner gehabt zu haben. Fast die Hälfte von ihnen (6) erwarten dabei eine monogame Beziehung:

„Ich versuch's, aber ich glaube, er fühlt sich schuldig. Ich versuche, ihn zu verstehen, aber er belastet mich mit seinen Problemen. Wer will das schon! Wir sind monogam gewesen, wenigstens weiß ich von mir, daß ich es war."

Die übrigen sieben Befragten äußerten eine Vorliebe für eine „offene" Beziehung.

„Ja, ich habe einen festen Partner. Wir haben uns vor dreieinhalb Jahren in einer Schwulen-Bar in der Nähe getroffen. Wir haben für zweieinhalb Jahre zusammengelebt. Wir haben uns auf eine offene Beziehung geeinigt, geknüpft an die gegenseitige Erwartung offener Kommunikation miteinander."

„Ich habe seit zwei Jahren einen festen Partner. Unser Arrangement hat sich für uns beide gut entwickelt. Die Monogamie, die wir erwarten, ist eine des Herzens und Geistes, keine genitale."

„Ja, wir haben uns im Juni getroffen. Wir verstehen unsere Beziehung so, daß wir frei entscheiden können, wie sexuelle Ausdrucksformen in andere Freundschaften passen. Wenn einer von uns beiden sich entschließt, auch in einer Freundschaft außerhalb unserer Hauptbeziehung sexuell aktiv zu werden, glaube ich nicht, daß dies unsere Beziehung durcheinander bringt."

Frage 30:
Falls Sie keinen festen Partner haben, hätten Sie gern einen? Warum? Würden Sie von dieser Beziehung erwarten, daß sie monogam ist?

37 der Befragten (74%) gaben an, in der letzten Zeit keinen festen Partner gehabt zu haben. 25 von ihnen äußerten den Wunsch, einen festen Partner zu haben. 12 hatten kein Interesse an einer Beziehung. Von den 25 Befragten, die gerne einen festen Partner hätten, gaben 13 an, daß sie von der Beziehung Monogamie erwarten würden.

„Unbedingt, mehr als irgendetwas anderes, hätte ich gern einen festen Partner. Ich fühle ein starkes Bedürfnis danach. Ich bin sehr allein und unausgefüllt ohne festen Partner. Ich würde erwarten, ja fordern, daß die Beziehung monogam ist."

„Die Unterstützung und Geborgenheit und permanente Gegenwart erscheinen sehr attraktiv. Ich würde hoffen, daß die Beziehung sexuell monogam ist, solange sie dauert."

„Ich glaube, daß meine eigene Fähigkeit, zu lieben und geliebt zu werden, sich am besten in einer Liebesbeziehung mit einem anderen Mann realisieren ließe. Ich würde in dieser Beziehung monogam leben."

„Ja; es ist mir ein bißchen peinlich zuzugeben, daß ich gern einen festen Partner hätte. Ich habe für anonymen Sex Geld ausgegeben, und ich habe gute Freunde, die jedoch nicht an einer sexuellen Beziehung interessiert sind. Das einzige, was ich wirklich sehr gern hätte, wäre ein enger Freund, bei dem auch Sexualität ein Ausdruck der Freundschaft ist. Ich bin sicher, ich würde eine monogame Beziehung wollen."

12 der Befragten, die gerne einen festen Partner hätten, gaben an, daß Monogamie für sie kein Muß wäre.

„Ja; ich bemühe mich sehr um einen festen Partner. Ich brauche ein bedeutungsvolles Gegenüber in meinem Leben. Das ist für mich ein tiefes psychologisches Bedürfnis. Ich würde von einem festen Partner nie erwarten, daß er monogam ist."

„Es ist etwas sehr Belebendes, einen Menschen zu haben, mit dem ich mein Leben teilen kann. In mir ist eine tiefe Sehnsucht nach solch einem Menschen. Ich würde nicht erwarten, daß unsere Beziehung automatisch monogam ist."

„Ich glaube, ich hätte gern einen Freund, wo es eine gewisse sexuelle Anziehungskraft zwischen uns gibt (vielleicht sogar genitale Ausdrucksformen). Monogamie für mich, aber nicht unbedingt für meinen Partner."

Die 12 Befragten, die an einem festen Partner nicht interessiert waren, gaben als Gründe dafür an: das traditionelle Zölibat, Verpflichtung ihrem Amt gegenüber oder die Angst vor den Konsequenzen einer solchen Beziehung.

„Ich suche nicht mehr nach einem festen Partner, weil es mit meinem Verständnis des Zölibats nicht vereinbar ist."

„Da mir meine Arbeit das Wichtigste ist und meine gesamte Zeit in Anspruch nimmt, sehe ich nicht, wie ich einen festen Partner haben und der Beziehung gerecht werden könnte."

„Ich denke nicht über einen festen Partner nach. Ich hätte Angst davor, was es bei uns beiden anrichten könnte, bei mir als Priester und bei ihm in seiner Beziehung zu Gott.“

Zusammenfassend schloß der Fragebogen mit vier Fragen, die das in den vorhergehenden 30 Fragen gewonnene Bild der Einstellungen und Verhaltensweisen abrunden sollten.

Frage 31:
Glauben Sie, daß es heutzutage einfach ist, schwul zu sein?

Die Mehrheit der Befragten, 40 (80%), waren nicht dieser Ansicht. Die dafür genannten Gründe waren so vielfältig wie die Antworten selber.

„Es ist heute schwerer als jemals zuvor. Weil das, was die Gay Community erreicht hat, uns in Selbstgefälligkeit eingelullt hat. Wir können jetzt nicht aufhören.“

„Schwul zu sein, ist fünfmal schwieriger als heterosexuell zu sein; wenn man katholisch ist, multipliziert sich das um das Fünffache; wenn man ein katholischer Priester ist, multipliziert sich das noch einmal um das Fünffache.“

„Es ist schwer, zwei Leben zu leben – eines mit schwulen Freunden, ein andere mit allen anderen.“

„Sie machen Witze! Sogar an einem Ort wie San Francisco ist es ziemlich schwer. Zu viele Erwartungen, stereotype Vorurteile, gar nicht zu reden vom sozialen Druck.“

„Ich glaube, es ist eine schwere Last, die uns nur der Tod abnimmt.“

Die anderen 10 (20%) fanden es leicht oder leichter, heutzutage schwul zu sein.

„Es ist heute einfacher, sexuelle Kontakte herzustellen. Es ist einfacher, als schwul akzeptiert zu werden.“

„Ich beneide die Schwulen von heute. Sie haben wenigstens eine Wahl. In meiner Jugend wußte ich nicht einmal, daß man wählen kann.“

Frage 32:
Glauben Sie, daß es heutzutage einfach ist, ein Priester zu sein?

Die überwältigende Mehrheit der Befragten, 47 (94%), fanden es überhaupt nicht einfach, heutzutage ein Priester zu sein. Die meisten Antworten spiegeln Gefühle wider, die schon andernorts in dieser Untersuchung ausgedrückt wurden.

„In vielerlei Hinsicht ist die Kirche eine unterdrückerische Institution. Andere sind das auch, aber wenigstens gestatten sie ihren Mitgliedern ein Privatleben, in dem man man selbst sein und Unterstützung finden kann. Es scheint so, daß das Priesteramt von einem Mann alles fordert und gleichzeitig nur sehr wenig Unterstützung bietet.“

„Eindeutig nicht. Es ist heute akzeptabler, das Priesteramt aufzugeben, und es ist weniger empfehlenswert, sich darauf einzulassen. Heute braucht ein Priester viel mehr persönliche Überzeugung und starke persönliche Werte. Das ‚System‘ trägt ihn nicht mehr wie früher.“

„Mein Amt ist eine Herausforderung, aber der Lebensstil des Priesters ist unterentwickelt und der menschlichen Reife nicht sehr dienlich."

Drei der Befragten fanden es relativ einfach, heute ein Priester zu sein.

„Ja, zu leicht. Es gibt keine wirklichen Herausforderungen oder Belohnungen."

„Nur, wenn man sich selbst nicht zu ernst nimmt. Ich liebe meinen Beruf mit seinen Höhen und Tiefen."

„Es ist heute einfacher, ein Priester zu sein, als früher. Ich bin sehr dankbar, in einer Zeit zu leben, in der die Kirche theologisch und sozial offener ist. Die engen, stereotypen Erwartungen der Gesellschaft an den Priester gehen allmählich zurück."

Frage 33:
Was halten Sie für die wichtigsten Veränderungen, die von den Schwulen oder der heterosexuellen Gesellschaft oder von beiden Seiten vorgenommen werden müssen, um die Lebensumstände für Schwule zu verbessern?

Um dem Befragten die Antwort zu erleichtern, waren sieben allgemeine Kategorien vorgegeben. Der Befragte wurde gebeten, die Aussagen zu bestätigen, von denen er annahm, daß sie den gewünschten Effekt hervorbringen würden – die Verbesserung der Lebensumstände für Schwule.

Die zwei am häufigsten bestätigten Aussagen thematisieren das Bedürfnis nach Aufklärung. 47 der Befragten (94%) bestätigten die Aussage: „Die Leute über die wahre Natur der Homosexualität aufklären". Und 37 (74%) unterstützten die Aussage: „Religiöse Tabus sollten aufgehoben werden".

Andererseits waren die am wenigsten gewählten Kategorien diejenigen, die eine Aufrechterhaltung traditioneller Sitten befürworten. Nur acht der Befragten (16%) bestätigten die Aussage: „Schwule sollten sich in der Öffentlichkeit besser benehmen". Und nur vier (8%) unterstützten die Aussage: „Sexualität überhaupt weniger stark betonen / sich mehr an traditionelle Sitten halten".

Frage 34:
Betrachten Sie sich selbst als glücklich?

Mit dieser Frage schloß der Fragebogen. Die Befragten hatten eine letzte Gelegenheit, ihre Gefühle allgemein zu äußern. Die Mehrheit der Befragten, 37 (74%), gab an, mit ihrem Leben „glücklich" zu sein.

„Seit ich mein Schwulsein akzeptiert und es in mein Priesteramt und meine eigene psychologische Situation integriert habe, würde ich das eindeutig bejahen. Das einzige, was ich gern verbessern würde, ist, daß ich gern einen Liebhaber finden würde."

„In dem Maße, wie ich in meiner Selbsterkenntnis vorankomme und mich selbst annehme, wie ich bin, werde ich mit meinem Schmerz fertig werden. Ich gehe daraus als ein glücklicherer Mensch hervor."

„Sehr glücklich. Ich ging durch die Hölle, um dorthin zu gelangen. Es ist noch nicht perfekt, aber ich arbeite weiter daran."

„Ja, ich lebe in einem Netz warmherziger und hilfreicher Freunde, und meine Arbeit gilt mir enorm viel. Ich finde das Leben interessant und lebenswert. Ich glaube, daß ich wirklich gesegnet bin (auch als Schwuler)."

Sechs der Befragten (12%) schätzten sich als „ziemlich glücklich" ein.

„Prinzipiell, ja. Ich bin jedoch überrascht, wieviel Zorn und Feindschaft der Kirche gegenüber noch in mir ist. Ich bereue die Jahre, die ich als eine Art ‚Pflegekind' verbracht habe, eine Lebensform, die einen völligen Mangel an Eigenverantwortlichkeit unterstützt."

Die anderen sieben der Befragten (14%) gaben an, daß sie weniger als zufrieden mit ihrem Leben sind. Vier der Befragten bezeichneten sich als „ziemlich unglücklich":

„Ich bin ein Romantiker, der sich in einen Realisten (oder Zyniker) verwandelt hat. Ich bin zufrieden mit mir und meinem Leben. Glücklich – was bedeutet das?"

„Ich wäre viel glücklicher mit einem Liebhaber."

„Ich weiß nicht. Ich bin nicht unglücklich, doch es gibt einiges, was mich am Glücklichsein hindert, z. B. das Zölibat, daß andere nichts von meinem Schwulsein wissen, Mißverständnisse mit Menschen in meiner Gemeinschaft. Ich denke, es ist mein Glaube, der mich das alles überstehen läßt."

Drei der Befragten schätzten sich als „unglücklich" ein:

„Ich bin überhaupt nicht glücklich. Ich glaube, das liegt an vielen persönlichen Problemen, nicht unbedingt daran, daß ich schwul bin."

„Nein, tue ich nicht. Ich habe den alltäglichen Kleinkrieg satt, mein privates Leben hinter Gittern, meine abgekapselte Existenz."

Zusammenfassung

Das Gesamtbild des sexuellen Verhaltens dieser Stichprobe von 50 schwulen Priestern zeigt sie als sexuell aktive Menschen. 49 (98%) der Befragten masturbieren fast dreimal so häufig wie der von Kinsey in „Sexual Behavior in The Human Male" [26] ermittelte Durchschnitt. 14 (28%) Befragte hatten Erfahrungen im heterosexuellen Koitus. Acht gaben an, daß dieser Kontakt nach der Ordination zustande kam; keiner berichtete von einem solchen Ereignis im vergangenen Jahr. 48 (96%) hatten durchschnittlich zweimal wöchentlich gleichgeschlechtlichen Kontakt. Die übrigen beiden leben gerade abstinent. Interessant ist, daß in dieser Stichprobe fünfmal mehr Befragte angaben, insgesamt 500 oder mehr Partner gehabt zu haben, als in Kinseys Stichprobe. Im ganzen betrachtet, erleben die Befragten ihre sexuelle Aktivität als lustvoll und leiden dabei nur minimal unter damit verbundenen Schuldgefühlen. Es zeigte sich, daß 50% der Befragten ihre ersten postpubertären gleichgeschlechtlichen Kontakte hatten, bevor sie ins Seminar eintraten; weitere 26% machten ihre ersten Erfahrungen in ihrer Seminarzeit. Die Mehrzahl der Befragten, 62%, haben sich selbst vor ihrer Ordination als schwul identifiziert, doch nur 46% teilten diese Identität in der gleichen Zeit mit jemand anders.

Die Befragten waren sich fast alle einig in ihrer Ablehnung der offiziellen kirchlichen Position zu Homosexualität und obligatorischem Zölibat für Priester. Gleichzeitig fühlt sich fast die Hälfte der Befragten etwas schuldig, weil ihr Lebensstil nicht den kirchlichen Erwartungen entspricht. Bis auf sechs berichteten alle, durch ihre priesterliche oder religiöse Lebensführung im Hinblick auf intime Bedürfnisse unzufrieden zu sein. Eng damit verknüpft zieht sich durch die Antworten leitmotivisch der Wunsch nach einem festen Lebenspartner bei der Mehrzahl derjenigen, die z. Z. keinen haben. Nur 13 (26%) der Befragten gaben an, derzeit einen festen Freund zu haben.

Die Fragen, die sich mit der doppelten Identität der Priester beschäftigten, waren besonders aufschlußreich für die Dissonanz in ihrem Leben. Das Ausmaß der Diskriminierung, die die Befragten erfahren hatten, sei es als Schwuler in der Kirche oder als Priester in der Gay Community, stehen in direkt proportionalem Verhältnis dazu, wie die Betreffenden in jeder der beiden Gruppen „out" sind. D. h., wenn die Mehrzahl der Befragten aussagt, daß sie niemals Feindschaft oder Ablehnung von der Kirche oder der Gay Community erfahren haben, dann größenteils deshalb, weil sie immer noch im stillen Kämmerchen, „im Wandschrank" leben [28]. Der Weg, den die Befragten in dieser Hinsicht am häufigsten wählen, ist der, sich in der Kirche nicht als schwul und in der Gay Community nicht als Priester zu erkennen zu geben. Diesem Konflikt entspringen sehr viel persönliches Leid und Enttäuschung.

Die Untersuchung zeigt eine Gruppe von Männern, die beruflich wie sexuell gleichermaßen stark motiviert sind. Die Befragten suchen Integration und Erfüllung in ihrem persönlichen Leben wie in ihrer Arbeit, doch sie sind oft frustriert durch die erdrückenden Rollenerwartungen, die Kirche wie Gay Community gleichermaßen an sie stellen. Während sie schnell dabei sind, die Mängel beider zu kritisieren, wird doch in ihren Aussagen eine gewisse Loyalität und Zuneigung für beide spürbar. Es ist so, als ob beide Gemeinschaften eine ausschließliche Hingabe verlangen, auf die sich einzulassen, die Verleugnung eines integralen Bestandteils ihrer Identität bedeuten würde. Diese Dissonanz wird verstärkt durch die Weigerung der Befragten, dem einen oder anderen Anspruch ganz nachzukommen. Im angestrengten Versuch, diesen Konflikt zu verringern, sind sie in einem intensiven Prozeß der Auseinandersetzung mit der Moraltheologie wie mit der Neuinterpretation des zölibatären Lebens begriffen. Leider spielt sich diese Auseinandersetzung im Geheimen ab. Die Angst vor Entdeckung und Repressalien macht diesen Kampf zu einem einsamen Unterfangen.

Weitere Forschung

Weitere Forschung auf diesem Gebiet könnte einer Reihe von Wegen folgen. Zwei mögliche werden im folgenden vorgeschlagen:

1. *Eine Langzeitstudie*: Eine solche Studie könnte die Strukturen enthüllen, die sich in Lebensführung und Sexualität eines schwulen Priesters entwickeln. Von besonderem Interesse dabei wäre – über einen längeren Zeitraum hinweg – die Bewertung der Beziehung des schwulen Priesters *gegenüber der Kirche* und *gegenüber der Gay Community*. Könnte der Identitätskonflikt durch einen Rückzug von der einen oder anderen Gemeinschaft endgültig gelöst werden? Welche Auswirkung hätte die kontinuierliche Entwicklung der Theologie und die schwule Befreiungsbewegung auf den homosexuellen Priester? Welche Auswirkungen hat die Zeit auf die sexuellen Partnerschaften des schwulen Priesters? Wenn er sich auf einen Liebhaber zubewegt, würde die Intimität dieser Beziehung sein Bedürfnis nach Priesterschaft oder religiösem Leben aufheben?
2. *Eine vergleichende Untersuchung*: Eine Gruppe sexuell aktiver homosexueller Priester mit einer Gruppe sexuell aktiver heterosexueller Priester zu vergleichen, würde die einzigartigen Probleme enthüllen, denen beide sich gegenüber sehen. Ein Hauptinteresse dabei wäre der Unterschied zwischen den Mustern sexueller Partnerschaften bei dem heterosexuellen im Vergleich zu dem schwulen Priester. Entsteht durch das der Homosexualität anhaftende soziale Stigma für den schwulen Priester ein spannungsgeladenereres Umfeld als für sein heterosexuelles Gegenstück? Besteht ein stärkerer Druck, die Arbeit als Priester aufzugeben, wenn die Möglichkeit von Kindern eine Rolle spielt? Was wäre der Unterschied in der Einstellung, die jede Gruppe im Hinblick auf ihre doppelte Loyalität formulieren würde?

Anmerkungen

Der Autor, Master of Divinity (etwa: Diplom-Theologe), katholischer Priester und promovierter Sexualwissenschaftler, trat im Alter von 17 Jahren in den Orden der Unbefleckten Maria (O. M. I.) ein, dem er als offen Schwuler noch heute angehört. 1981, sechs Jahre nach seiner Priesterweihe und kurz nach Abschluß seiner Promotion am Institute for Advanced Study of Human Sexuality in San Francisco, setzte ihn ein Brief seines Ordens-Priors davon in Kenntnis, daß er, seit er sich als schwul zu erkennen gegeben habe, in Verletzung seiner Gelübde lebe. Es wurde ihm nahegelegt, den Orden sofort zu verlassen und sein religiöses Leben aufzugeben, andernfalls er mit seiner Exkommunizierung zu rechnen habe. Er wurde beschuldigt, „ein sündiges Leben zu führen" und „gottgefällige Menschen zu schockieren". Der Autor widersprach und insistierte auf dem Unterschied zwischen sexueller Orientierung und sexueller Aktivität; seine Selbstidentifikation als schwul schlösse nicht zwangsläufig auch die sexuelle Praxis ein. Dennoch entzog ihm die Ordensgemeinschaft, die zuvor auch sein sexualwissenschaftliches Studium finanziert hatte, jede materielle Unterstützung einschließlich seiner Krankenversicherung. Der Erzbischof enthob ihn seiner Ämter, wodurch er nicht mehr als Priester arbeiten konnte. Er kämpfte acht Jahre um Anerkennung seiner Position und Wiederherstellung seines guten Rufes, wobei es ihm nie gelang, mit seinen Anklägern von Angesicht zu Angesicht zu sprechen oder einer angemessenen Verhandlung gewürdigt zu werden. – Die Wende kam 1988; er erhielt einen Entschuldigungsbrief aus Rom. Ein neuer Ordens-Prior akzeptierte endlich seine Position und schrieb: „Es ist mein innigster Wunsch, daß Ihre Reputation und Glaubwürdigkeit wiederhergestellt werden, sowohl als Bruder wie als Priester ... Ich umarme Sie als meinen Bruder und stelle hiermit ausdrücklich fest, daß Sie alle Rechte, Verantwortungen und Privilegien der Mitgliedschaft in unserem Orden in vollem Umfang genießen."

[1] *Kosnik, A., Carrol, W., Cunningham, A., Modras, R., Schulte, J.*: Human Sexuality. New Directions in American Catholic Thought. New York: Paulist Press 1977, S. 304. – Zur Kritik dieser „Erklärung" vgl. auch *Gindorf, R.*: Die Sexualethik des Vatikan. Anmerkungen zur sozialen Produktion von Scham und Schuld. In: *I. Kerscher* (Hrsg.): Konfliktfeld Sexualität. Neuwied und Darmstadt: Luchterhand 1977, S. 43–47.

[2] *Boswell, J.*: Christianity, Social Tolerance, and Homosexuality. Chicago: University of Chicago Press 1980, S. 362.

[3] *Baily, D. S.*: Homosexuality and the Western Christian Tradition. London: Archon Books 1975, S. 83.

[4] *Boswell* 1980, a. a. O., S. 328.

[5] *Curran, C.*: Catholic Moral Theology in Dialogue. Notre Dame, IN.: Fides Press 1972, S. 217.

[6] *McNeill, J.*: The Church and the Homosexual. Kansas City: Sheed Andrews & McMeel 1976, S. 39.

[7] a. a. O., S. 46.

[8] a. a. O., S. 96.

[9] a. a. O., S. 129.

[10] a. a. O., S. 189.

[11] *Kosnik u. a.* 1977, a. a. O., S. 304 f.

[12] Mt. 19:12 (Evangelienzitate nach The New American Bible. New York: Benziger 1970).

[13] 1. Kor. 7:27–28.

[14] *Delhaye, P.*: History of Celibacy. In: The Catholic Encyclopedia, Vol. 3. New York: McGraw-Hill 1967, S. 369 f.

[15] a. a. O., S. 371.

[16] *Goergen, D.*: The Sexual Celibate. New York: Seabury Press 1974, S. 225.

[17] *Kosnik u. a.* 1977, a. a. O., S. 210.

[18] *Kinsey, A., Pomeroy, W., Martin, C.*: The Sexual Behavior in the Human Male. Philadelphia: W. B. Saunders 1948, S. 187.

[19] *Gebhard, P., Johnson, A.*: The Kinsey Data. Marginal Tabulations of the 1938–1963 Interviews Conducted by the Institute for Sex Research. Philadelphia: W. B. Saunders 1979, S. 188.

[20] *Kinsey u. a. 1948*, a. a. O., S. 340.

[21] *Gebhard & Johnson 1979*, a. a. O., S. 496.

[22] a. a. O., S. 497.

[23] a. a. O., S. 511.

[24] a. a. O., S. 614 f.

[25] a. a. O., S. 455–460

[26] *Kinsey u. a.* 1948, a. a. O., S. 340.

[27] „Dignity" (dts.: Würde) ist eine Organisation schwuler Katholiken.

[28] „Out of the closets into the streets!" – „Aus den Wandschränken auf die Straße!" war der Schlachtruf der schwulen Befreiungsbewegung in den siebziger Jahren; Anm. d. Ü.

Literatur

Horner, T.: Jonathan Loved David. Homosexuality in Biblical Times. Philadelphia: The Westminster Press 1978.

Scanzoni, L., Ramey-Mollenkott, V.: Is the Homosexual My Neighbor? San Francisco: Harper & Row 1978.

Woods, R.: Another Kind of Love. Homosexuality and Spirituality. Chicago: Thomas Moore Press 1977.

Aus dem Amerikanischen von Sabrina Hausdörfer.

Anhang

Fragebogen zu Verhalten und Einstellungen

1. In welchem Bundesstaat leben Sie?

Idaho	3 (6%)	Michigan	1 (2%)
Illinois	4 (8%)	Minnesota	1 (2%)
Iowa	1 (2%)	New Jersey	2 (4%)
Kalifornien	21 (42%)	New York	3 (6%)
Massachusetts	7 (14%)	Washington	2 (4%)
		Andere	5 (10%)

2. Mit welchem Schul-Abschluß traten Sie in das Priesterseminar ein?

High School	16 (32%)
College	24 (48%)
Graduate School	10 (20%)

3. Wie alt waren Sie, als sie ordiniert wurden?

24 J.	2 (4%)	27 J.	6 (12%)	30 J.	4 (8%)	41 J.	1 (2%)
25 J.	9 (18%)	28 J.	3 (6%)	31 J.	5 (10%)	42 J.	1 (2%)
26 J.	15 (30%)	29 J.	3 (6%)	32 J.	1 (2%)		

4. In welchem Alter begannen Sie, sich selbst Ihre homosexuelle Orientierung einzugestehen?

10–15 J.	10 (20%)	26–30 J.	17 (34%)
16–20 J.	11 (22%)	31–35 J.	6 (12%)
21–25 J.	4 (8%)	36–40 J.	1 (2%)
		41–45 J.	1 (2%)

5. In welchem Alter teilten Sie dies anderen mit?

10–15 J.	3 (6%)	31–35 J.	4 (8%)
16–20 J.	9 (18%)	36–40 J.	5 (10%)
21–25 J.	8 (16%)	41–45 J.	1 (2%)
26–30 J.	18 (36%)	46–50 J.	2 (4%)

6. Wissen Ihre Eltern bescheid? Ihr Prior? Ihr Bischof?

Eltern?		Prior, Bischof?	
Ja:	14 (28%)	Ja:	18 (36%)
Nein:	32 (64%)	Nein:	32 (64%)
keine Angaben:	4 (8%)		

7. Wenn Sie sich im Priesterseminar Ihrer Homosexualität bewußt waren, haben Sie es deshalb jemals verlassen oder erwogen, es zu verlassen?

Verlassen oder daran gedacht	24 (48%)
Niemals daran gedacht	7 (14%)
Der Homosexualität nicht bewußt gewesen	19 (38%)

8. Hatten Sie jemals gleichgeschlechtliche Kontakte im Seminar? Was empfanden Sie damals dabei? Und wie denken Sie heute darüber?

Hatte gleichgeschlechtliche Kontakte im Seminar	28 (56%)
Empfand sie damals als positiv	2 (4%)
Empfand sie damals als negativ	26 (52%)
Empfinde sie heute als positiv	27 (54%)
Empfinde sie heute als negativ	1 (2%)
Keine gleichgeschlechtlichen Kontakte	22 (44%)

9. Wie ist Ihre Einstellung zur offiziellen Haltung der Kirche zur Homosexualität?

Starke Ablehnung	46 (92%)
Gemischte Gefühle	4 (8%)

10. Was ist Ihre Einstellung zur offiziellen Haltung der Kirche zum obligatorischen Zölibat für Priester?

Starke Ablehnung	45 (90%)
Ablehnung	4 (8%)
Zustimmung	1 (2%)

11. Wie verstehen Sie Ihre Verpflichtung zum Zölibat?

Totale sexuelle Abstinenz	11 (22%)
Verzicht auf traditionelle Ehe oder homosexuelles Äquivalent	11 (22%)
Sexualität in den Bereich allgemeiner christlicher Werte integrieren, ohne zu glauben, daß dies sexuelle Ausdrucksformen ausschließt	13 (26%)
Eine Beziehung zu Gott, die Werte des Evangeliums, Verfügbarkeit	8 (16%)
Weiß nicht	7 (14%)

12. Fühlen Sie sich schuldig, wenn Sie die Haltung der Kirche zu Homosexualität und Ehelosigkeit mit Ihrer eigenen Lebensweise in Einklang zu bringen versuchen? Wenn nicht, wie verbinden Sie diese Dinge?

Nicht schuldig	30 (60%)
Etwas schuldig	7 (14%)
Schuldig	13 (20%)

13. Wie würden Sie den Unterschied zwischen der Einstellung der Kirche zur Sexualität und der der Gay Community charakterisieren?

Einstellung der Kirche positiv / der Gay Community negativ	1 (2%
Einstellung der Kirche negativ / der Gay Community positiv	18 (36%)
Beide Einstellungen positiv	1 (2%)
Beide Einstellungen negativ	26 (52%)
Keine Meinung	4 (8%)

14. Haben Sie von den folgenden Büchern etwas gelesen? Wenn ja, geben Sie bitte an, wie hilfreich Sie für Sie waren.

1 = sehr hilfreich
2 = hilfreich
3 = nicht sehr hilfreich
4 = überhaupt nicht hilfreich

	gelesen	(1)	(2)	(3)	(4)
The Church and the Homosexual	44 (88%)	25	17	2	–
Another Kind of Love	30 (60%)	7	13	9	1
Jonathan Loved David	10 (20%)	3	3	3	1
Is the Homosexual My Neighbor?	14 (28%)	8	6	–	–
The Sexual Celibate	40 (80%)	15	14	9	2

15. Leben Sie in einer religiösen Gemeinschaft? Gibt es dort andere schwule Mitglieder?

Lebe in keiner Gemeinschaft	19 (38%)
Lebe in einer Gemeinschaft	31 (62%)
Zusammen mit anderen schwulen Mitgliedern	16 (32%)

16. Würden Sie lieber allein leben? Was wären die Vor- und Nachteile?

Würde lieber allein leben	30 (60%)
Würde nicht gern allein leben	20 (40%)

17. Gibt es persönliche Bedürfnisse, die Sie haben und die durch Ihr priesterliches oder geistliches Leben nicht erfüllt werden?

Bedürfnisse, die nicht erfüllt werden	44 (88%)
Bedürfnisse werden generell erfüllt	6 (12%)

18. Beneiden Sie schwule Laien um ihre Freiheit? Wie würden Sie diese Freiheit beschreiben – politisch, psychologisch, sexuell?

Beneide sie um ihre Freiheit	18 (36%)
Beneide sie nicht um ihre Freiheit	22 (44%)
Gemischte Gefühle	10 (20%)

19. Betrachten Sie Ihr Leben im Zölibat als befreiende Erfahrung – politisch, psychologisch, sexuell, geistlich etc.?

Zölibat als befreiende Erfahrung	20 (40%)
Zölibat nicht als befreiende Erfahrung	18 (36%)
Gemischte Gefühle	12 (24%)

20. Würde es Ihnen etwas ausmachen, wenn andere Priester oder andere Mitglieder Ihres Ordens wüßten, daß Sie homosexuell sind?

Würde mir bestimmt etwas ausmachen	26 (52%)
Gemischte Gefühle	24 (48%)

21. Haben Sie jemals Feindseligkeit oder Ablehnung von Ihren Mitbrüdern oder von Vorgesetzten erfahren, wenn diese herausgefunden hatten, daß Sie schwul sind?

Nie	30 (60%)
Manchmal	15 (30%)
Zwiespältig	5 (10%)

22. Würde es Ihnen etwas ausmachen, wenn ein schwuler Laie erfahren würde, daß Sie ein Priester sind?

Würde mir bestimmt etwas ausmachen	28 (56%)
Würde mir ein bißchen etwas ausmachen	20 (40%)
Würde mir fast nichts oder überhaupt nichts ausmachen	2 (4%)

23. Haben Sie jemals Feindseligkeit oder Ablehnung von schwulen Laien in Ihrer Bezugsgruppe erfahren, wenn diese herausgefunden hatten, daß sie ein Priester sind?

Nie	30 (60%)
Manchmal	17 (34%)
Zwiespältig	3 (6%)

24. Fürchten Sie eine offene Verbindung mit der Gay Community?

Nein	32 (64%)
Etwas	18 (36%)

25. Fürchten Sie sich vor Erpressungen?

Nein	43 (86%)
Ja	7 (14%)

26. Sind Sie aktiv in der Gay Community – politisch, geistlich, sozial?

	Ja	Nein
Politisch	31 (62%)	19 (38%)
Geistlich	40 (80%)	10 (20%)
Sozial	39 (78%)	11 (22%)

27. Hat der Umstand, daß Sie Priester sind, auf Ihre Sexualität einen verstärkenden oder beeinträchtigenden Einfluß? In welcher Weise?

Verstärkenden	18 (36%)
Beeinträchtigenden	15 (30%)
Beides	17 (34%)

28. Haben Sie sich jemals als heterosexuell ausgegeben? Wann? Warum? Was empfanden Sie dabei?

Ich gebe nicht vor, heterosexuell zu sein	29 (58%)
Ich gebe meistens vor, heterosexuell zu sein	12 (24%)
Ich gebe manchmal vor, heterosexuell zu sein	7 (14%)
Zwiespältig	2 (4%)

29. Haben Sie einen festen Partner? Erwarten Sie von dieser Beziehung, daß sie monogam ist?

Ich habe einen festen Partner	13 (26%)
Monogam	6 (12%)
Nichtmonogam	7 (14%)

30. Falls Sie keinen festen Partner haben, hätten Sie gern einen? Warum? Würden Sie von dieser Beziehung erwarten, daß Sie monogam ist?

Bin an einem festen Partner nicht interessiert	12 (24%)
Bin an einem festen Partner interessiert	25 (50%)
Monogam	13 (26%)
Nichtmonogam	12 (24%)

31. Glauben Sie, daß es heutzutage einfach ist, schwul zu sein?

Nein	40 (80%)
Ja	10 (20%)

32. Glauben Sie, daß es heutzutage einfach ist, ein Priester zu sein?

Ja	3 (6%)
Nein	47 (94%)

33. Was halten Sie für die wichtigsten Veränderungen, die von Schwulen oder der heterosexuellen Gesellschaft oder von beiden Seiten vorgenommen werden müssen, um die Lebensumstände für Schwule zu verbessern?

(a) Die Leute über die wahre Natur der Homosexualität aufklären	47 (94%)
(b) Grundsätzliche Veränderungen des sozialen Klimas müßten stattfinden	33 (66%)
(c) Politische Aktivitäten müßten stattfinden	31 (62%)
(d) Sexualität überhaupt weniger stark betonen/sich mehr an traditionelle Sitten halten	4 (8%)
(e) Die Schwulen sollten sich bemühen, selbst besser zu werden	12 (24%)
(f) Schwule sollten sich in der Öffentlichkeit besser benehmen	8 (16%)
(g) Religiöse Tabus sollten aufgehoben werden	37 (74%)

34. Betrachten Sie sich selbst als glücklich?

Glücklich	37 (74%)
Ziemlich glücklich	6 (12%)
Ziemlich unglücklich	4 (8%)
Unglücklich	3 (6%)

Homosexualität als Essentialismus oder Konstruktionismus: Forschung, Lehre, Publikationen und Politik

John P. De Cecco

Die meisten Menschen bevorzugen sexuelle Beziehungen mit Menschen des anderen Geschlechts. Viele mögen beide Geschlechter. Viele andere ziehen ihr eigenes Geschlecht vor. Die Vielfältigkeit des Geschmacks ist ein Bestandteil der menschlichen Natur und erfordert an sich keine weitere Erklärung als die Vorliebe für Partner, die Hängebusen oder -hoden, einen unbeschnittenen Penis, haarlose Schamlippen oder ein gutgeformtes Gesäß haben. Es stimmt auch, daß die Vorliebe für das eine oder andere Geschlecht bei den meisten Menschen ein Leben lang dauert. Bei einigen ändert sich dies, manchmal einmal im Leben, bei anderen so häufig wie die Windrichtung im März.

Es ist eine historische Tatsache, daß die westliche Welt seit über 2000 Jahren von Heterosexualisten regiert wird. *Gore Vidal* (1979/1983) folgend, werde ich „heterosexuell" und später „homosexuell" um „heterosexualistisch" bzw. „homosexualistisch" ergänzen, um Glauben und Ideologie von sexuellen Wünschen und Verhaltensweisen zu unterscheiden. Der Heterosexualist glaubt, daß der einzige Grund, sich dem Fleisch zu unterwerfen, darin besteht, Kinder zu produzieren, um dadurch den Planeten (über)bevölkert zu halten. Nicht alle Menschen, die das andere Geschlecht bevorzugen, sind Heterosexualisten. Viele betrachten die heterosexuelle Vorliebe als eine unter möglichen Alternativen. Einige wenige glauben, daß ihr keine besondere Priorität zugestanden werden sollte.

Heterosexualisten haben versucht, ihre Vorliebe für die gesamte Menschheit als verbindlich festzuschreiben, indem sie sich an eine höhere Autorität als das Individuum wandten. Im Juden- und Christentum war diese Autorität der monotheistische Gott, ein ferner, strenger Vater, der großzügig im Züchtigen war. Diese religiöse Tradition, wie sie sich in den Gesetzen und der Medizin verkörpert, hat die homosexuelle Neigung zum Gegenstand äußerster Furcht und Hysterie gemacht. Der hl. Paulus, den *Vidal* als einen besonders hysterischen Heterosexualisten beschreibt, drohte mit seiner Phobie vor Sex und feurigen Leidenschaften all denen mit dem ewigen Höllenfeuer, die „bei ihrem eigenen Geschlecht liegen". Im christlichen Dogma nannte man derartig heiße

Paarungen Sünde der Sodomie, woraus im Laufe der Zeit, als der Staat die Verantwortung für die Überwachung des Sexualverhaltens von der Kirche übernahm, das Verbrechen der Sodomie wurde. In der Hälfte der 50 Staaten unserer großen amerikanischen Republik hat es seinen kriminellen Status bis heute behalten.

Es war die Medizin des 19. Jahrhunderts, besonders der Zweig, der als ihre moralische Waffe fungiert – die Psychiatrie –, die die Sodomie in ein „Wesensmerkmal", d. h. in den Ausdruck eines inneren Zustands umwandelte. Dieser Zustand wurde beschrieben als eine Form der Degeneration, ein Rückfall in einen atavistischen Hermaphroditismus, den monogame, kinderproduzierende Paare, die vermeintlichen Ergebnisse natürlicher Evolution und sozialen Fortschritts, weit hinter sich gelassen hätten, in den Höhlen und heidnischen Tempeln vorchristlicher Geschichte. Ein deutlicher Hinweis darauf, daß mit diesem Zustand böse Geister heraufbeschworen wurden, ist die Tatsache, daß die Psychiatrie eine ungeheure Zeit damit verbracht hat, sich für ihn einen Namen einfallen zu lassen. Man hat ihn Päderastie, konträre Sexualempfindung, seelischen Hermaphroditismus, „l'amore invertito", „sexual inversion", Homosexualität und vor kurzem Störung der sexuellen Orientierung und egodystonische Homosexualität genannt (vgl. z. B. *Money*, 1988).

Die Verdammung der Homosexualität als Sünde, Verbrechen, Krankheit ist natürlich purer Aberglaube und Irrsinn. Um diese Homophobie zu bekämpfen, haben Homosexualisten, die Stichworte der Psychiatrie aufgreifend, eine politische Bewegung ins Leben gerufen, um homosexuelle Verhaltensweisen in ein festes Rollenverhalten zu verwandeln und so das Adverb „homosexuell" in das Substantiv „der Homosexuelle" umzuformen. Der Homosexualist vertritt die Auffassung, daß der Homosexuelle eine besondere Art der menschlichen Rasse verkörpert. Der Homosexuelle als Person ist eine Idee, die eben jenem Vorurteil entspringt, das mit ihr bekämpft werden soll. Eine „positive" Identität wird einer „negativen" gegenüber aufgerichtet als Mittel, gegen die Homophobie vorzugehen. In *Vidals* Worten: „So erzeugt ein Irrsinn den anderen".

Die Verwandlung von homosexuellen Wünschen und Verhaltensweisen in eine Persönlichkeitsdefinition ist die Grundlage einer Wesensbestimmung. Diese Wesensbestimmung basiert auf dem Glauben, daß der Homosexuelle eine besondere und universelle menschliche Spezies verkörpert, die nicht nur in allen Kulturen und zu allen Zeiten, sondern auch außerhalb der Zeit als eine platonische Wesenheit existiert. *Karl Heinrich Ulrichs*, vielleicht der erste Homosexualist des 19. Jahrhunderts (*Kennedy*, 1988), begann das Spiel der Namensgebung mit „Urningen" und der Idee eines „dritten Geschlechts", denen *Kertbeny* (*Herzer*, 1985) bald die „Homosexuellen" zurechnete. Seither sind Heterosexualisten wie Homosexualisten mit Bezeichnungen wie „gay", „fag", „queer", „queen", „Homo", „Schwuler", „Lesbe", „Tunte", „Schwuchtel",

„warmer Bruder", „kesser Vater" stark beschäftigt gewesen. Trotz der Verunglimpfung der Weiblichkeit und Männlichkeit derjenigen, auf die diese Ausdrücke angewendet werden, und obwohl sie verurteilt werden, wenn Heterosexualisten sie benutzen, werden diese Schimpfworte von Homosexualisten oft liebevoll gehätschelt. Dieses alternierende Feiern und Verdammen desselben Wortes ist das unvermeidliche Resultat des Versuchs, ein Paradies mit den Bestandteilen der Hölle zu errichten. Nach dem II. Weltkrieg wurden die Ausdrücke ‚*Lesben*' und ‚*Schwule*' – wenigstens in der Wahrnehmung der Homosexualisten – unterstützt, weil sie von Schande und der Stigmatisierung als Kranke befreit erschienen. Dennoch werden diese Worte heute von Heterosexualisten, besonders von denen, die von amerikanischen Fernsehkanzeln predigen, mit durchdringenden Stimmen und gespitzten Lippen ausgesprochen.

Worin genau das Wesen des Homosexuellen besteht, ist von den Homosexualisten niemals deutlich dargelegt worden. *Ulrichs* betrachtete es als einen Geisteszustand, der bereits im Embryo angelegt ist. *Magnus Hirschfeld* hielt es für hormonell bedingt. Gegenwärtige Essentialisten nennen dieses Wesen „emotionelle Neigung" (*Dynes*, 1987), und romantische Theoretiker „Liebe" (*Boswell*, 1980). In der amerikanischen „Faerie"-Bewegung wird ihm in der Ekstase an Freudenfeuern als „Geist des Schwulen" gehuldigt (*Thompson*, 1987), und diejenigen, die diese unbeschreibliche Qualität besitzen, sind die Priester und Propheten unserer Zeit. In Literatur und Kunst wird sie „schwule Sensibilität" genannt, eine Fähigkeit zur Intuition, Wahrnehmung und zum Ausdruck, über die allein Schwule verfügen.

Im essentiellen Glaubensbekenntnis gibt es einen mysteriösen Riß zwischen sexuellen Wünschen und Handlungen. Wie in keinem anderen Reich menschlicher Erfahrung können diese Elemente vollkommen unabhängig voneinander existieren. Es ist möglich, daß homosexuelle Sehnsüchte ein Leben lang leidenschaftlich brennen in völliger Abwesenheit homosexuellen Verhaltens, und daß homosexuelles Verhalten in völliger Abwesenheit homosexueller Sehnsüchte praktiziert wird. Man kann daher ein Homosexueller sein, ohne jemals eine einzige homosexuelle Erfahrung gemacht zu haben. Tatsächlich kann so ein „eigentlich Schwuler" immer nur mit dem anderen Geschlecht sexuelle Kontakte gehabt haben. In einer ähnlich abstrakten Umkehrung kann jemand, der ausschließlich homosexuelle Erfahrungen hat, in Wirklichkeit ein Heterosexueller sein, also der anderen und zahlreicheren menschlichen Unterart in diesem erotischen Klassifizierungssystem angehören.

Homosexuelle Neigung wird als immun gegenüber der Erfahrung dargestellt: Sie kann die Erfahrung prägen, ohne jedoch selbst von der Erfahrung verändert zu werden. So kann z. B. keine noch so große Anzahl heterosexueller Sexualkontakte – selbst unter Betreuung des engagiertesten und teuersten Psychoanalytikers – einen wirklichen Homosexuellen in einen wirklichen Heterosexuellen verwandeln. Seit der Essentialismus die These „einmal heterosexuell – immer heterosexuell" impliziert, ist er von den Liberalen der heterosexuellen Fraktion gut aufgenommen worden, die schon lange Freuds Konzeption der Bisexualität und der unbewußten oder latenten Homosexualität als Ausdruck eines schlechten theoretischen Geschmacks betrachtet haben.

Die meisten Essentialisten, von *Ulrichs* bis *Money*, haben sich früher oder später Theorien angeschlossen, die das Homosexuell-Sein als biologisches Phänomen behandeln. Gegenwärtig sind diejenigen Theorien populär, nach denen die Neigung in „schwulen" Genen ihren Ursprung hat, wie in den Geschwister-Studien und dem grandiosen Theoretisieren von *Pillard* und *Weinrich* (1988), in denen tierische und menschliche Biologie hoffnungslos durcheinandergebracht wird, der pränatalen hormonellen Gehirnprägungs-Studie *Dörners* (1987), die vollkommen durch die endokrinologische Forschung von *Louis Gooren* (1988) und den post mortem durchgeführten Hirnuntersuchungen von *D. F. Schwab* und *Fliers* (1985) in den Niederlanden widerlegt wird. Homosexualisten, die biologischen Theorien beipflichten, scheuen sich, die Tatsache zur Kenntnis zu nehmen, daß alle diese Theorien homosexuelles Verhalten als Ergebnis einer Abnormität oder Anomalie der pränatalen Entwicklung betrachten, für die Reproduktionsverhalten die Norm abgibt. Schließlich versuchen sie, aus einem uterinen Unfall einen Homosexuellen zu erschaffen, der von aller Pathologie aufs Großartigste befreit ist.

Die meisten der Gesellschaftskonstruktionisten fingen in den 70ern als Essentialisten an. In ihrer historischen und anthropologischen Forschung über homosexuelles Verhalten suchten sie nach schwulen Männern und lesbischen Frauen, die den Weg ihrer Vorfahren bevölkert hatten, z. B. nach schwulen Heiligen, Herrschern, Geistlichen, Generälen, Komponisten und Dichtern unter ihren Stammesvorfahren oder Verwandten, nach schwulen Zigeunern, Wahrsagern, Hexen, Berdachen antiker, mittelalterlicher und Stammes-Gesellschaften. Einige suchten nach den ursprünglichen Gay Communities, die sie elliptisch als „Subkulturen" bezeichneten.

Sie wurden Konstruktionisten, als sie entdeckten, daß 1. homosexuelles – wie heterosexuelles – Verhalten soviele Geschmacksrichtungen hat wie italienisches Eis, von melanesischen Pubertätsriten, bei denen der Junge von einem jungen Mann inseminiert wird, bis zu den „Clones" [1] der schwulen Bars variierend; daß 2. jede Art ihre Ausdrucksform, Bedeutung und ihre Zulässigkeit vom politischen und kulturellen Kontext herleitet, dem sie entspringt, wodurch das, was in der melanesischen Kultur den Jungen zum Mann machen soll, in modernen westlichen Kulturen hysterisch als Kinderschändung verdammt wird; und daß 3. der Homosexuelle des 19. und 20. Jahrhunderts leider keine universelle Form war – es gab keine Schwulen-Bars oder lesbischen Cafés, die von griechischen Homosexuellen im antiken Athen aufgesucht wurden, und keine schwulen Beratungsstellen für die Berdachen bei den nordamerikanischen Indianern.

Angeführt von Sexualsoziologen, wie z. B. *Simon* und *Gagnon* (1967), *McIntosh* (1968), *Plummer* (1975), *Weeks* (1977) und dem Geschichtsphilosophen *Michel Foucault* (1976), kamen die Gesellschaftskonstruktionisten zu dem Schluß, daß das, was die Leute Sexualität nennen, nicht rein biologisch bedingt, sondern ein Produkt menschlicher Erfindung ist. *Foucault* schloß aus seiner Analyse der frühen Geschichte des modernen Europas, daß Sexualität als ein bewußt abgegrenzter Bereich der menschlichen Erfahrung vor dem 18. Jahrhundert nicht existierte. Diese Autoren fanden heraus, daß die Zwecke der Sexualität – Reproduktion, Liebesverbindung oder die Suche nach Vergnügen – zeitlich und kulturell variierten, und daß diese Zwecke durch nicht-sexuelle Faktoren beeinflußt wurden, z. B. durch Wirtschaft, Klassenzugehörigkeit, Familienstrukturen, Ungleichheiten zwischen den Geschlechtern und der ‚guten alten' Machtpolitik. Die Soziologen erklärten, daß sexuelle Wünsche und Verhaltensweisen von der Gesellschaft als Textbücher, Rollen und Identitäten vorgegeben waren, die bestimmten, was das Individuum fühlte und tat. *Weeks* (1977) und *Hekma* (1987) beschrieben, wie die Psychiatrie im 19. Jahrhundert die Idee einer homosexuellen Persönlichkeit entwickelte, die, wie ich bereits gezeigt habe, in den 125 Jahren der homosexuellen Befreiungsbewegung als homosexuelle Identität rekonstruiert wurde. Die Konstruktionisten kamen zu dem Ergebnis, daß der Stellenwert, den Sexualität in unserem Leben einnimmt, und die Bedeutung, die wir ihr verleihen, genauso wie Arbeiten, Essen und Reisen dem sozialen Kontext entspringt, in dem unsere Wünsche und Verhaltensweisen entstehen.

Die Konstruktionisten wiesen auch auf die soziale Erfindung des Geschlechts hin. In der Natur gibt es nur weiblich und männlich. Im Geschlecht wird jedoch sichtbar, wie die Gesellschaft jeder biologisch sexuellen Zugehörigkeit ihre Grenzen vorgibt. Für jede definiert sie Beschränkungen des Gefühls und der Ausdrucksformen, sie fabriziert Rollen, durch die das Verhalten vorgeschrieben und in zulässigen Grenzen gehalten wird, und sie ordnet diese Rollen im Hinblick auf Privilegien und Macht. Grenzziehungen und Rollen haben sich im Laufe der Geschichte verändert. In der Antike und in vielen Stammesgesellschaften gab es eine bemerkenswerte Offenheit. So wurde z. B. Zeus als alleiniger Erzeuger der Athene und des Dyonisos betrachtet. Viele Stammesgesellschaften erfanden die Rolle des Berdachen, die Männern wie Frauen ermöglichte, Rollen einzunehmen, die dem anderen Geschlecht oder beiden Geschlechtern zugeschrieben waren. Noch im Frankreich des frühen 18. Jahrhunderts stach eine Dame der Gesellschaft oder eine Äbtissin einen reichen Pariser Bankier aus.

Nach Historikern, die sich mit geschlechtsspezifischem Rollenverständnis befassen, z. B. *Foucault* (1976) und *Trumbach* (1977), wurden erst in der Zeit zwischen der Mitte des 18. und der des 19. Jahrhunderts die Kategorien des Männlichen und Weiblichen als fundamentale Unterteilung der Menschheit festgelegt. Natürlich war dabei das Männliche dem Weiblichen überlegen, weil die neue Teilung von der männlichen Bourgeoisie erfunden worden war, die darauf erpicht war, durch die Akkumulation von Reichtum Macht zu erlangen, während es den Ehefrauen überlassen blieb, eine Welt anheimelnd-liebenswürdiger Häuslichkeit zu erschaffen.

Von *Charles Darwin*, der ein sehr viel besserer Biologe als Interpret des Gesellschaftlichen war, wurde ein Deckmantel wissenschaftlicher Wahrheit über dieses System geschlechtsspezifischer Rollenzuweisung gebreitet. Wie andere Genies war auch er zu grandiosem Unsinn befähigt. Als Erbe des Aufklärungsglaubens an den unaufhaltsamen Fortschritt der Menschheitsgeschichte war er davon überzeugt, daß eine historisch spätere Entwicklungsstufe immer eine Verbesserung gegenüber der Vergangenheit darstellt. In *Darwins* Denken war die Differenzierung der Geschlechter ein Meilenstein im Fortschritt der Evolution. Die Männer galten jedoch als differenzierter als die Frauen, so daß die Männer auf einer höheren Sprosse der evolutionären Leiter standen. Für *Darwins* „wissenschaftlichen" Blick war dies unmittelbar offensichtlich (alle Vorurteile erscheinen denjenigen, die an sie glauben, als Tatsachen). Waren Frauen nicht schließlich körperlich und geistig den Kindern sehr viel ähnlicher? Liegt denn nicht tatsächlich die Größe ihres Schädels in der Mitte zwischen dem des Mannes und dem des Kindes? Haben sich nicht die typisch männlichen Eigenschaften aus den weiblichen heraus entwickelt und stellen deshalb ein fortgeschritteneres und komplexeres biologisches Stadium dar? War nicht die Frau, die Hüterin der Saat und der Brut, schwerfälliger, weniger beweglich und von Natur aus konservativer, die Männer dagegen ungeduldiger, aktiver, konkurrenzfähiger, kurz gesagt, klüger? So wurde *Darwins* sexistischer Unsinn von *Pillard* und *Weinrich* gegen Ende unseres Jahrhunderts wiederbelebt.

Als sich die konzeptionelle Unterscheidung zwischen Männern und Frauen verschärfte, wurde die Sexualität erotischer Paarbeziehungen in einem Maße eingeschränkt, wie dies nicht einmal im Mittelalter unter der von der christlichen Kirche ausgeübten moralischen Hegemonie der Fall war. Mit dem zurückgehenden Einfluß der Kirche wurde die Aufgabe, die Partner in schicklicher Weise beieinander zu halten, der Medizin aufgetragen, einer vollkommen bürgerlichen Institution, die sich als Wissenschaft aufspielte, jedoch an ihren alten magischen Riten der Wahr-Sagung festhielt und denen Heilung anbot, deren sexuelle Neigungen die ökonomische, auf der Mehrheit der Brüter, Arbeiter und Konsumenten basierende Ordnung bedrohten.

Die Auseinandersetzung zwischen Gesellschaftskonstruktionisten und Essentialisten ist mehr als eitles Geschwätz. Die eine oder andere Ansicht herrscht in den publizierten Forschungsarbeiten vor. Die historischen Untersuchungen der 70er Jahre waren essentialistisch fundiert. Mit dem unersättlichen Appetit der Sensationsblättchen für sexuelle Skandalhistörchen überfielen essentialistische Historiker die alten Archive und rissen der Vergangenheit die Bettdecke weg, um ihre „schwulen" Ahnen zu ent-decken. Um die Wahrheit des Slogans „Gay is good" („Schwul ist gut") zu beweisen, war die Entdeckung reicher, berühmter oder mächtiger Homosexueller, wie z. B. *Julius Caesar* oder *Lord Byron*, Anlaß zum Jubeln. *Boswell* (1982) behauptete, ein Paar heiliggesprochener Schwuler entdeckt zu haben, die Liebhaber waren. Andere Essentialisten, die von der Existenz einer verfolgten schwulen Minderheit ausgingen, suchten mit geradezu gespenstigem Eifer nach jedem winzigsten Fetzchen antischwuler Gesetzgebung und kämmten Kirchen- und Staatsakten bis ins 13. Jahrhundert zurück nach Fällen durch, bei denen ein Sodomit getötet worden war. Andere, die annahmen, daß die Biologie jedes Jahrhundert mit seinem Quantum an Schwulen ausgestattet hatte, glaubten, daß Homosexuelle überall dort gefunden werden könnten, wo ausschließlich weibliche oder männliche Gruppen existierten – im Harem, im Konvent, im Kloster, im Gefängnis, in der Armee, der Marine usw. Ein Essentialist schrieb ein ganzes Buch über schwule Piraten, obwohl er nicht den winzigsten dokumentarischen Beleg über das Sexualverhalten auf hoher See vorlegen konnte.

Die gesellschaftskonstruktionistischen Historiker der 80er Jahre, wie z. B. *Theo van der Meer* (1984), der die Sodomie im Holland des 18. Jahrhunderts untersucht hatte, sind mehr als nur ein bißchen verlegen durch die Extravaganz ihrer essentialistischen Kollegen. Sie weisen auf Fakten wie die folgenden hin: Menschen wurden verfolgt für das, was sie taten, nicht für das, was sie waren. Die holländischen Gerichtshöfe ließen sich oft viel Zeit, um die saftigen Fakten in Erfahrung zu bringen. So mußte z. B. im frühen 18. Jahrhundert in den Niederlanden das Gericht, um Sodomie nachzuweisen, die Evidenz erbringen, daß es tatsächlich zum Analverkehr gekommen war und daß die Ejakulation stattgefunden hatte, während der Penis noch im Anus war. *Van der Meer* hat gezeigt, daß der Erlaß eines anti-sodomitischen Gesetzes nicht zwangsläufig zu seiner Vollstreckung führte.

Obwohl der Essentialismus damit in historischer und anthropologischer Forschung ernsthaft herausgefordert ist, tummelt er sich weiterhin auf seinen alten fröhlichen Wegen in einer biologisierten Psychiatrie, in der Psychologie und in promisken Beziehungen von Biologie und Sozialwissenschaften, zur Soziobiologie aufgeblasen.

In diesen Bereichen bewegen sich die Forschungen über Homosexualität gegenwärtig in drei Richtungen.

Erstens wird die *Pathologisierung* der Homosexualität fortgesetzt, doch der Angriff richtet sich nicht mehr gegen die Libido, sondern gegen das Geschlecht:

Homosexuelle sind jetzt eher geschlechtskrank als liebeskrank – das Versagen der Homosexuellen, einen vollkommen männlichen oder weiblichen Status in ihrem jeweiligen Geschlecht zu erreichen. Wir sind wieder bei Sissies und Tomboys, bei Tunten und kessen Vätern.

Zweitens gibt es die *Opferrolle*, so daß Homosexuelle zu Zielscheiben blinder und ungemilderter sozialer Intoleranz und Verfolgung werden – nicht mehr die Opfer einer Geistes-, sondern die einer sozialen Krankheit.

Schließlich, wenn gar nichts mehr hilft, Homosexuelle als Studienobjekte zu gebrauchen, gibt es wenigstens noch die *Normalisierung*. Hier zeigt die Forschung, wie gut sie sich heterosexuellen Standards einer idealen Vorortehe anpassen kann – sexuelle Treue, lebenslange Hypothekenzahlungen, Barbecues auf der Terrasse, dauerhafte Beziehungen und sogar Elternschaft, wenn nicht bei angenommenen Kindern, dann wenigstens bei Haustieren und Pflanzen.

In den angeführten Untersuchungen werden die sogenannten homosexuellen Studienteilnehmer auf sehr mysteriöse Weise rekrutiert (*Shively, Jones & De Cecco*, 1983/1984). Sie können, wie z. B. in *Dörners* Forschung, Syphilispatienten in der Ost-Berliner Charité sein, Animiertunten in den Bars von Manila und Guatemala-City (*Whitam & Mathy*, 1986), Mitglieder schwuler politischer Gruppen, Klienten schwuler Beratungsstellen, Stricher in Toiletten oder Fernfahrerraststätten usw. Um sich für die Teilnahme an einer Studie zu qualifizieren, muß der Betreffende nur bereit sein, sich selbst als Homosexueller „zu identifizieren", was angenehmerweise die Verantwortung für die Definition vom Forscher zum Studienteilnehmer verschiebt. Einige Studien benutzen die *Kinsey*-Skala mit dem fließenden Übergang zwischen homosexuell und heterosexuell, die, ironisch genug, explizit dazu entworfen wurde, die Klassifizierung von Menschen unter sexuellen Etiketten zu vermeiden (*De Cecco*, 1989). Bei diesen Studienteilnehmern fehlt natürlich die große Gruppe derjenigen, die einfach sexuelle Beziehungen mit Menschen ihres eigenen Geschlechts eingehen, aber dieses niemandem außer ihren Partnern mitteilen.

Unter dem Einfluß der ehrwürdigen darwinistischen Konzeption, daß jede Form der Sexualität dem Zwecke der Reproduktion dienen müsse, haben am Rande ihrer eigentlichen wissenschaftlichen Disziplin arbeitende Psychiater und medizinische Psychologen mit Unterstützung von Endokrinologen und Biologen sich der Biologie zugewandt, um herauszufinden, was bei den Brutverweigerern nicht stimmt. Weil sie Brutverhalten zum Kennzeichen richtiger Männer und Frauen gemacht haben, müssen in ihren Köpfen die Brutverweigerer mißlungene Personifikationen ihres angeblichen Geschlechts sein. Da aber die Brutverweigerer, falls sie sich nicht selbst überzeugt haben, daß sie eine besondere Spezies mit eigener Stimmlage und eigenen Manieriertheiten sind, wie die Brüter aussehen, muß der Grund für ihre Zeugungswiderspenstigkeit unter der

Oberfläche von Erscheinung und Verhalten gefunden werden. Diese unter der Oberfläche liegende Erklärung, auf die sich medizinische Pseudowissenschaft immer zurückzieht, ist derjenige Teil der menschlichen Anatomie und Physiologie, über den am wenigsten bekannt ist: das menschliche Gehirn und die Gene. So versuchen die „Biologen" der Homosexualität jetzt die Existenz von „schwulen Genen" oder eines ungenügend „entweiblichten" oder „vermännlichten" Gehirns nachzuweisen. Einige Forscher dieser Fraktion haben in der Hoffnung, das Biologische mit dem Psychologischen zu kombinieren, wieder an den versunkenen Küsten der ödipalen Theorie angelegt, so wie *Green* (1987) in seiner Untersuchung dessen, was er so rührend „Sissy-Boy-Syndrom" nennt. *Biebers* besitzergreifender, festhaltender, zu naher Mutter setzt *Green* brillant den abwesenden, feindlichen oder zu kühlen Vater entgegen und liefert so eine hollywoodreife Neuauflage der niemals endenden Suche nach der Ätiologie der Homosexualität – oder, präziser ausgedrückt, der „Sissiness", der Effeminierung.

In den 70er Jahren, als die Bundesregierung in Washington beschloß, die Existenz homosexuellen Verhaltens in der großen amerikanischen Republik anzuerkennen, gelang es mir, Geldmittel zu erhalten, um die verschiedenen Formen der Opferrolle der schwulen Spezies zu untersuchen, besonders Diskriminierung, Vergewaltigung im Gefängnis und die negativen Auswirkungen des Alters. Als ich mich um Mittel bewarb, die möglichen Vorteile schwuler Therapeuten für die Behandlung schwuler Patienten (ich befand mich damals in meinen unbehaglichen Essentialistentagen) zu untersuchen, um damit etwas über den möglichen Erfolg sexuell nicht-exklusiver Beziehungen schwuler Paare herauszufinden, fand das Gutachterkommittee der Regierung schwerwiegende Fehler in der methodischen Konzeption, die nicht so schrecklich verschieden von der im geförderten Projekt war. Man kann noch Geldmittel bekommen für Studien über lesbischen Alkoholismus, lesbische Mütter und schwule Väter, die ihre eigenen Kinder erziehen, vorausgesetzt, die Sprößlinge stellen sich als richtig geschlechtlich sozialisierte Männer und Frauen heraus, die sich der Fortpflanzung widmen. Die Regierung beabsichtigt nicht, eine Studie über die Neigung zur Monogamie zu fördern.

Die meisten gegenwärtig geförderten Studien zur Homosexualität in den USA widmen sich der letzten Variante der Opferrolle – AIDS, der nicht-schwulen, aber irgendwie doch-schwulen Krankheit (*De Cecco*, 1988 b). In den epidemiologischen Studien werden die vermeintlichen homosexuellen Fälle mehr denn je durch die Einbeziehung der sogenannten „Bisexuellen" verschleiert. Die „Heterosexuellen" werden in anderen Studien untersucht – eine symbolische Barriere gegen Ansteckung. Obwohl inzwischen grundsätzlich klar ist, daß die sexuelle Übertragung der Krankheit nicht davon abhängt, mit wem man Sexualkontakte hat, sondern wie, sind die AIDS-Statistiken, die an die Öffentlichkeit dringen, in Gruppen eingeteilt, Homosexuelle/Bisexuelle in einer Kategorie zusammengeworfen. Da Menschen mit einer bisexuellen Präferenz am häufigsten mit dem anderen Geschlecht Sexualkontakte haben können, was wahrscheinlich auf die Verheirateten zutrifft – warum werden sie nicht zu den Heterosexuellen gerechnet? Und welche eigenen Interessen glauben schwule politische und im Gesundheitsbereich aktive Gruppen zu schützen, wenn sie nicht gegen diese anscheinend inflationäre Statistik und weitere Stigmatisierung der Homosexuellen als sogenannte „Risikogruppe" protestieren?

Der Essentialismus durchdringt auch die Lehre, Forschungsprogramme und Publikationen, die entwickelt wurden, um Toleranz gegenüber der Homosexualität zu gewinnen. An ethnischen und Frauen-Studien orientiert, sind an einigen holländischen und wenigen amerikanischen Universitäten Untersuchungen über Lesben und Schwule (oder „Homostudien" – so der bizarre Ausdruck in Utrecht) angelaufen. Der Konkurrenzkampf um Regierungsgelder und internationale Beziehungen kommt der halsabschneiderischen Rivalität europäischer Fußball-Vereine und amerikanischer Football-Teams ziemlich nahe. Im Dezember 1987 führte dies zu zwei internationalen Konferenzen in Amsterdam, die innerhalb weniger Tage aufeinander folgten (*De Cecco*, 1988 a). Es kam zu Fehden zwischen den Initiatoren von Programmen an der Yale University und der City University in New York, bevor die Programme überhaupt angelaufen waren.

Einige Streitigkeiten, die sich auch auf diesem neuen Feld austoben, wurzeln in der schmerzlich vertrauten akademischen Karriere- und Geldpolitik. Außerdem ist da der ständige Sexismus, denn die Organisatoren von Programmen sind in der Regel Männer mit sicheren Positionen in der Universität, die mit männlichen graduierten Studenten zusammenarbeiten und die Frauen ignorieren. Auch Rassismus und Klassenbewußtsein heben die Köpfe, da die weißen Gesichter der Mittel- und oberen Mittelschicht die organisatorische Führung an sich gerissen haben. Zusätzlich besteht Uneinigkeit über die zukünftigen Lehrkräfte und die Studenten. Sollen sie „schwul" sein, oder können Programme entworfen werden, die auch den ungewaschenen „Hetero"-Wissenschaftsjünger anziehen?

Der Essentialismus diktiert dem Programm Inhalt und Zwecke. Seit „schwul" eine politische Kategorie ist, tendieren Forschung und Lehre dazu, larmoyant, defensiv oder polemisch zu sein. Wie Frauen und ethnische Gruppen werden „schwule Menschen" der Vergangenheit als kulturelle Minderheiten mit eigenen kulturellen Eigenheiten und Traditionen behandelt. Als universelle Gruppe mit einer ungebrochenen Geschichte betrachtet, werden sie dann entweder als kultureller Gipel ihrer Epoche oder als Opfer erbarmungsloser Intoleranz beschrieben. Der Programminhalt wird von verschiedenen anderen Disziplinen übernommen, ist jedoch häufig von den interpretativen Traditionen und den wissenschaftlichen Alarmanlagen dieser Disziplinen geschieden. „Schwule Geschichte“ und „schwule Sozialwissenschaft“ erinnern deshalb an diese grauenhaften patriotischen Geschichtsklitterungen, die Nationen erfanden, um Helden aus jenen Anführern zu machen, deren Politik gut in die Tagesordnung derer paßt, die heute an der Macht sind, um die als falsche Propheten und Tyrannen zu verdammen, deren politische Ziele für das gegenwärtige Regime unbehaglich und peinlich sind, und um zu zeigen, wie die Nation immer mutig, obgleich nie grausam, an der Seite von Wahrheit und Ehre gehandelt hat.

Universitätsverwaltungen und Regierungskomissionen sind jetzt, nachdem sie sich in den 70er und 80er Jahren mit Feministinnen und politischen Ansprüchen von Volksgruppen herumgeschlagen haben, gut darin trainiert, wie den Forderungen neuer Gruppen von Essentialisten zu begegnen ist: Gib jeder Gruppe den Minimalbetrag an Geld, Zeit und Raum, der notwendig ist, die Stimmen ihrer lärmenden Repräsentanten verstummen zu lassen. Auf diese Weise wird jede Reform eines versteinerten Lehrplans vermieden und die alteingesessenen Professoren können in aller Ruhe ihrem gutgepolsterten Altersruhestand entgegendösen.

Ich hoffe, daß der Konkurrenzkampf der Universitäten nicht um die Studenten geführt wird, denn nach meiner Kenntnis und Erfahrung sind die in den USA noch nicht aufgewacht. Studenten schreiben sich manchmal in großer Anzahl für interessante, verständliche Kurse über Sexualität ein, jedoch nicht in solche, die sich auf sogenannte „schwule“ Themen und Angelegenheiten beschränken. Die meisten Studenten bereiten sich für die professionellen, technologischen und kommerziellen Sklavenmärkte vor, und auf diesen Märkten grassiert – auch nach 125 Jahren Kampf für die Rechte der Homosexuellen – Homophobie. Auch „schwule“ Studenten sind ziemlich gelangweilt durch die Schulzimmerselbstdarstellungen einer „Community“, die sie zu bekannt oder zu aufdringlich finden, die oft frustrierend ist und jetzt ernsthaft bedroht durch eine Epidemie.

Größtenteils sind die Darstellungen über die Erforschung der Homosexualität in biomedizinischen und psychologischen Fachzeitschriften und in den Newsletters medizinischer, psychologischer und psychiatrischer Organisationen ideologisch essentialistisch. Die meisten Mitglieder sexologischer Gesellschaften, wie z. B. der „International Academy of Sex Research“ und der „Society for the Scientific Study of Sex“, die einerseits noch immer unter dem Einfluß der Reproduktionsideologie des 19. Jahrhunderts stehen und andererseits völlig mit ihrem Job, einer Festanstellung, Förderungsmöglichkeiten und „wissenschaftlicher Anerkennung“ beschäftigt sind, haben nur eine vage Ahnung von der Auseinandersetzung zwischen Essentialismus und Konstruktionismus. Erhielten sie mehr Informationen darüber, würden die meisten von ihnen dies lediglich für eine Neuauflage der „Natur-versus-Kultur-Debatte“ halten, die sie offensichtlich nie verstanden oder gelöst haben.

In den Fachzeitschriften dieser Organisationen, die von Psychologen und Psychiatern beherrscht werden, werden so eifrig Forschungsergebnisse publiziert, die zeigen sollen, daß der essentielle Homosexuelle pränatal in seiner Geschlechtsentwicklung geschädigt ist, oder daß auch er – wie Heterosexuelle – zu einer dauerhaften Liebesbeziehung fähig ist, daß niemand überhaupt mehr die Frage stellt, ob „Homosexuelle“ – oder „Heterosexuelle“ – tatsächlich existieren.

Sie suchen lieber weiter nach den Ursachen der Homosexualität – eine implizit homophobe Frage, auf die es nur homophobe Antworten gibt. Warum existieren irgendwelche menschlichen Vorlieben für eine bestimmte Nahrung, für das Böse, für das Leben, für den Tod und – für Sex? Solche Fragen haben die Menschheit seit Anbeginn der Zivilisation verwirrt und sind Anlaß zur Entwicklung ganzer Philosophien und Religionen gewesen. Der Versuch, sie auf Mechanismen der Biologie und Verhaltenspsychologie zu reduzieren, offenbart eine abgrundtiefe Unwissenheit über die Komplexität von Individuen und ihre Erfahrungen. Weiterhin ist jede Untersuchung der biologischen Ursachen des Verhaltens von Menschen in stigmatisierten Gruppen eine Anstrengung zu ihrer Ausrottung oder Ausdruck eines sozialen Konservatismus, wie wir dies gegenüber Schwarzen, Frauen, Kindern und anderen Minderheiten gesehen haben.

Die psychologischen, beratenden und psychiatrischen Publikationen bleiben unerschütterlich essentialistisch aus zwei Gründen: 1. Sie sind eingebunden in pseudowissenschaftliche Methodologien, die die klare Abgrenzung von „Stichproben“ erfordern, und 2. sie sind auf Therapeuten zugeschnitten, die einen stetigen Strom leicht identifizierbarer Klienten brauchen, um stabile Einkünfte zu haben.

All dieser Essentialismus, obwohl er kaum anhand bestimmter Individuen, die jemals existiert haben, beschrieben werden kann, ist jenen pragmatisch Herrschenden höchst willkommen, die wissen, daß durch Konfrontation und Widerstand mehr verloren werden kann als durch den Prozeß einer langsamen Absorbierung, in dem homosexuelles Verhalten normalisiert, eingelullt und für Heterosexualisten verdaubar gemacht wird. Schwule Romanzen und Ehen (einschließlich der Kinder), Terrassenfeste und Picknicks, Staatsgelder und „Communities“ ermöglichen exakte Kopien und sogar exemplarische Modelle von „Die Familie“, ironischerweise zu einer Zeit, in der ihre Kernform sich in einem rapiden Zersetzungsprozeß befindet. Man hat festgestellt, daß die Konvertierten in Eifer und Dogmatismus häufig jene überholen, die gelernt haben, die Konturen moralischer Verabsolutierungen aufzuweichen, um mit ihnen leben zu können.

Eine Ausnahme in der essentialistischen Ideologie bilden die wenigen Zeitschriften und Newsletters, die soziologische, historische, anthropologische und literarische Untersuchungen veröffentlichen. Indem sie sich verschiedenen Gruppen, Epochen und Kulturen widmen, haben ihre Beiträger die peinliche Gewohnheit, Fragen wie die folgenden aufzuwerfen: „Wie nahm der Berdache die Geschlechtsgrenzen wahr?“ und „Was genau bedeutet das Wort „sexuell“ im islamischen Kulturkreis?“

Im Beantworten solcher Fragen sind aber auch die Konstruktionisten durch die verfügbaren Indizien und kulturellen Artefakte beschränkt. Obwohl sie diese Indizien frei bewerten und interpretieren können, sollten sie sie nicht ignorieren. Geschichte und Sozialwissenschaft werden nicht in einem Vakuum geschrieben. Es sind Disziplinen *mit Perspektive.* Wie sich die Perspektiven ihrer Autoren mit ihrer eigenen Geschichte ändern, werden sie in der Vergangenheit Bedeutungen finden, die ihre Vorgänger übersehen haben. Deshalb wird Geschichte von jeder Generation neu geschrieben. Veränderungen der Perspektive bedeuten nicht, daß es nicht mehr oder weniger verläßliche Berichte über die Vergangenheit gibt, die auf den Fakten basieren, auf die man sich geeinigt hat. Historiker mit größerem Wissen, höherer Intelligenz und besseren literarischen Fähigkeiten werden die Indizien umfassender, geschickter und kritischer behandeln als andere. Sie werden nach dem Einzigartigen der Vergangenheit suchen und es nicht zugunsten von Aktualitätsbezügen verdrehen.

Ich möchte nicht den Eindruck hinterlassen, daß Gesellschaftskonstruktionisten das letzte Wort über die Natur der menschlichen Sexualität gesprochen haben. Wenn die essentialistischen Berichte einfach simpel-naiv und einfältig erscheinen, mangelt denen der Konstruktionisten vielleicht alles, was nach Schweiß riecht, vor Wollust und Leidenschaft vibriert oder sinnlich wahrnehmbar ist. Wenn die Essentialisten sich endlich mit Geschichte, Politik und Sozialstrukturen befassen sollten, dann sollten die Konstruktionisten sich wieder mit dem lebendigen, sinnlichen Körper und mit Geist und Charakter, die zu ihm gehören, vertraut machen.

Um auf den Körper zu kommen: Immer in der Geschichte hat die Menschheit Sexualität mit physischer Anziehungskraft des Partners, genitalem Kontakt, Liebestechnik (z. B. *Ars amatoria*), Höhepunkt und Orgasmus assoziiert. Im Bemühen, dem Sexualverhalten eine historische Kulisse zu malen, unterschlägt der Konstruktionist manchmal den Schauspieler und die Handlung. Die Requisiten liegen bereit, doch die Schauspieler erscheinen niemals, obwohl man manchmal hinter den Kulissen ihre Stimmen hören kann. Wo die biomedizinischen Essentialisten pornographisch sind in ihrer Besessenheit, die Anschwellung des Penis und die Ausdehnung der Scheide zu messen, scheinen die Konstruktionisten puritanisch in ihrer Weigerung, sich mit dem Körper zu beschäftigen – seiner zufälligen Schönheit und seinen überwältigenden erotischen und Bewegungs-Möglichkeiten.

Wenn, wie die Konstruktionisten behaupten, die menschliche Sexualität eher eine Kulturleistung ist als ein Vermächtnis der Natur oder Gottes oder des Kosmos, muß sie menschliche Akteure haben. Doch wir hören sehr wenig darüber, wer diese Leute sind, besonders diejenigen, die den Verlauf der Geschichte der Sexualität beeinflußten. Die Konstruktionisten sind wirklich gut, wenn sie über menschliche Sexualität in den großen Linien kultureller Normen und Tabus, über Rollen und Gesellschaftssysteme, über politische und soziale Prozesse schreiben. Die Veränderungen von Maßstäben und Praktiken werden jedoch von einzelnen Individuen durchgesetzt, die Traditionen in Frage stellen oder sich über Grenzen hinwegsetzen. Konstruktionisten sagen wenig über diese „Schöpfer" unserer Sexualität. Wie abstoßend wir vielleicht auch *de Sades* Erforschung des destruktiven Potentials menschlicher Sexualität finden mögen – die Tatsache, daß er lebte und über seine quälerischen Heldentaten und Phantasien schrieb und Anhänger fand, hat – schon vor *Freud* – die Darstellung sexueller Erfahrung als reine, nicht mit Begierden und Macht versetzte Liebe für immer unglaubwürdig gemacht. Im Beschreiben der Strukturen von Sexualität muß mehr darüber gesagt werden, wer sie entwickelt hat.

Wenn Aufklärung, Forschung und Publikationen über homosexuelles Verhalten weiterhin im essentialistischen Fahrwasser bleiben, werden sie in dem Maße sterbenslangweilig und überflüssig, in dem die Leute die endlosen Spekulationen und Beschreibungen satt haben, wie der vermeintliche Homosexuelle krank, Opfer sein, ins Normale integriert oder spiritualisiert werden kann. Das nachlassende Interesse der Studenten an Kursen über schwule Themen und der sich verringernde Zustrom von Manuskripten zu den essentialistischen Zeitschriften signalisieren bereits den Niedergang des Essentialismus. Die Artikel und Bücher, die weiterhin erscheinen, werden, so glaube ich, ein immer kleiner werdendes Publikum interessieren und ihre Autoren in ihren schwulen Enklaven isolieren.

Nur als politische Bewegung wird sich der Essentialismus am Leben erhalten können. Ironischerweise ist es die Homophobie, die den Glauben an „den Homosexuellen" nicht sterben läßt. Homosexuelles Verhalten zu personifizieren ist für die, die es praktizieren, ein Mittel, ihre Sexualität zu schützen. Obwohl die AIDS-Epidemie ein Traum aller Homophoben ist, könnte sie auch das Totengeläut des Essentialismus sein, jedoch nicht wegen des tragischen Endes seiner schwulen Anhänger. Die beiden Human-Immundefekt-Viren (HIVs), von denen man annimmt, daß sie AIDS verursachen, werden wie radioaktive Isotope, die man dem Körper injiziert, um bestimmte Teile des Gewebes sichtbar zu machen, das Vorhandensein homosexueller Verhaltensweisen weit entfernt von städtischen Schwulen-Enklaven enthüllen, wo Essentialisten dies am wenigsten vermuten. Das trifft besonders auf die südlichen Gebiete des Planeten zu, wo alte Traditionen Männern und Frauen die Zuwendung zu beiden Geschlechtern gestatten, sogar zu Heranwachsenden, sofern die Privatsphäre geschützt bleibt und gegenseitige Zustimmung zwischen den Partnern besteht. Es ist der kalte, düstere Norden, der Kategorien aufstellen und Berge versetzen mußte, um bürgerliche Schuldgefühle zu überwinden und eine armselige Nachsicht für einen winzigen Aspekt seiner natürlichen Sexualität zu rechtfertigen.

Was die Gesellschaftskonstruktionisten anbieten, ist ein Verständnis von homosexuellem Verhalten, das eine politische Perspektive für die Kritik heterosexualistischer Institutionen liefert, die die Produktion von mehr und mehr Kindern durch mehr und mehr Eltern fördern. Die Eltern, die vielleicht lieber ihren eigenen Intentionen gemäß lebten, fühlen sich überfordert durch Kinder, für die sie kein wirkliches Verständnis haben und für die sie nicht wirklich angemessen sorgen können. Die Propagierung von „Die Familie“ und „Romantische Liebe“ ist kein Zufall: Die Herrschenden, denen die Medien gehören, verkaufen dies, um sich mit mehr Arbeitenden und mehr Konsumenten zu versorgen. Durch diese Versklavung behalten sie ihren Reichtum und ihre Macht.

Da homosexuelles Verhalten niemals zu Kindern führt, ist seine bloße Existenz eine Kritik der Heterosexualisten und ihrer Institutionen, weshalb es von ihnen so erbarmungslos und wild attackiert wird. Die Untersuchung homosexuellen Verhaltens legt nicht nur die Schattenseiten der Ökonomie und Politik des Sexuellen bloß, sondern ist auch das geeignete Medium, Einsichten in alle Formen menschlicher Erfahrung zu gewinnen, die sich nicht der Reproduktionssexualität unterwerfen, was die meisten heterosexuellen Verhaltensweisen einschließt. Eine derartige menschliche Vielfalt gibt es schon lange, und es wird sie weiterhin geben, was auch immer die Widerstände der Politik und gesellschaftlicher Normen sein mögen.

Anmerkung

[1] Der Ausdruck „clones“ bzw. „Castro clones“ bezieht sich auf das betont männliche Erscheinungsbild (kurze Haare, Schnurrbart, Flanellhemd, Jeans, dicksohlige Schnürschuhe), das in den späten 70er und frühen 80er Jahren von vielen amerikanischen Homosexuellen, zunächst besonders im Schwulen-Ghetto der Castro Street in San Francisco, kultiviert wurde.

Literatur

Boswell, J. (1980): Christianity, social tolerance, and homosexuality: Gay people from the beginning of the Christian era to the fourteenth century. Chicago, IL, University of Chicago Press.

– (1982): Rediscovering gay history: Archetypes of gay love in Christian history. The fifth Michael Harding memorial address. London: Gay Christian Movement (in xerox).

De Cecco, J. P. (1986 a): Homosexuality's brief recovery: From sickness to health and back again. Journal of Sex Research 23, S. 106–114.

– (1986 b): Two views of Meyer-Bahlburg: A rejoinder. Journal of Sex Research 23, 127–131.

– (1988 a): Splash and crash in Amsterdam: Essentialismus vs. Konstruktivismus und zwei Kongresse über Homosexualität. Zeitschrift für Sexualforschung 1 (2), S. 146–153.

– (1988 b): Gay politics and AIDS politics: Confusing the actor with the acts. Paper represented for the symposium „Sexuality in a Theoretical Perspective" (Faces of AIDS), Fourth International AIDS Conference, Stockholm, 13. Juni.

– (1989): Sex and More Sex: A Critique of the Kinsey Conception of Human Sexuality. In: Homosexuality/Heterosexuality: Concepts of Sexual Orientation. Eds.: *D. P. McWhirter, Sanders, S. A., Reinisch, J. M.*, New York, Oxford University Press.

Dynes, W. (1987): Wrestling with the social boa constructor. Paper distributed at the international conference „Homosexuality, Which Homosexuality", Amsterdam, Dezember 1987.

Dörner, G. et al. (1987): Sexual ... secretion, sexual orientation, and gender role behavior. Journal of Steroid Biochemistry 27, S. 1081–1087.

Foucault, M. (1976): La volonté de savoir. Paris, Edition Gallimard.

Green, R. (1987): The Sissy Boy Syndrome and the Development of Homosexuality. New Haven, Yale University Press.

Gooren, L. J. G. (1988): Biomedizinische Theorien zur Entstehung der Homosexualität: Eine Kritik. Zeitschrift für Sexualforschung 1 (2), 132–145.

Hekma, G. (1987): Homosexualiteit, een medische reputatie: die uitdoktering van de homoseksueel in negentiende-eews Nederland. Amsterdam. Uitgeverij Sua.

Herzer, M. (1985): Kertbeny and the nameless love. Journal of Homosexuality 12 (1), S. 1–26.

Kennedy, H. (1988): Ulrichs: The Life and Works of Karl Heinrich Ulrichs, Pioneer of the Modern Gay Movement. Boston, Alyson Publications, Inc.

McIntosh, M. (1968): The homosexual role. Social Problems 15 (2), S. 182–192.

Money, J. (1988): Gay, Straight, and In-Between: The Sexology of Erotic Orientation. New York, Oxford University Press.

Pillard, R. C, Weinrich, J. D. (1987): The periodic table model of gender transpositions: Part I. A theory based on the masculinization and feminization of the brain. Journal of Sex Research 23, S. 425–454.

Plummer, K. (1975): Sexual Stigma. London, Routledge & Kegan Paul.

Shively, M. G., Jones, C., De Cecco, J. P. (1983/84): Research on sexual orientation: Definitions and methods. Journal of Homosexuality 9 (2/3), S. 127–136.

Schwab, D. F., Fliers, E. A. (1985): A sexually dimorphic nucleus in the brain. Science 228, S. 1112–1115.

Simon, W. Gagnon, J. H. (1967): Homosexuality: The formulation of a sociological perspective. Journal of Health and Social Behavior 8, S. 177–185.

Thompson, M. (1987): Gay Spirit: Myth and Meaning. New York, St. Martin's Press.

Trumbach, R. (1977): London sodomites: homosexual behavior and western culture in the eighteenth century. Journal of Social History 9, S. 1–33.

van der Meer, T. (1984): De Wesentlijke Sonde van Sodomie en Andere Vuyligheeden: Sodomietenvervolgingen in Amsterdam, 1730–1811. Amsterdam, Uitgeversmaatschappij Tabula.

Vidal, G. (1979/83): Sex is politics. The Second American Revolution and Other Essays, 1976–1982. New York, Vintage, S. 149–165 (zuerst in: Playboy, Januar 1979).

Weeks, J. (1977): Coming Out: Homosexual Politics in Britain from the Nineteen Century to the Present. London, Quartet Books.

Whitam, F. L., Mathy, R. M. (1986): Male Homosexuality in Four Societies: Brazil, Guatemala, the Phillipines, and the United States. New York, Praeger.

Aus dem Amerikanischen von Sabina Hausdörfer.

Teil IV:

Sexualwissenschaft und Sexualpolitik: AIDS

Verhüten sollen die Anderen! Sexualverhalten und AIDS in der Bundesrepublik Deutschland

Gunter Runkel

Es wird häufig beklagt, daß keine verläßlichen Daten über das Sexualverhalten der Bundesbürger vorhanden sind [1]. Es bedarf also sexualsoziologischer Daten, um u. a. Prognosen über die Ausbreitung der Immunschwäche AIDS aufstellen zu können, denn es ist offensichtlich, daß bei der zahlenmäßigen Entwicklung einer im wesentlich sexuell übertragbaren Krankheit das Sexualverhalten eine grundlegende Variable darstellt. Das weitgehende Fehlen einer empirisch ausgerichteten Sexualforschung in der Bundesrepublik Deutschland hängt auch damit zusammen, daß die aufblühende deutsche Sexualforschung der Weimarer Republik von den Nazis liquidiert und nach dem 2. Weltkrieg nur in rudimentären Resten um den verstorbenen Sexualforscher *Hans Giese*, dessen Schüler ich war, wieder aufgebaut wurde. Durch die Studentenbewegung der 60er Jahre hat eine Renaissance sexualwissenschaftlichen Denkens durch die Rezeption der Schriften von *Sigmund Freud, Wilhelm Reich* und *Herbert Marcuse* [2] eingesetzt, die jedoch nur zu einer geringen Institutionalisierung der Sexualforschung in der Bundesrepublik Deutschland geführt hat, so daß kaum Sexualforscher ausgebildet wurden. Dadurch gibt es nur wenige geschulte Sexualpädagogen und AIDS-Berater, die sich u. a. fundiert mit Sexualaufklärung und den sexuellen Aspekten von AIDS beschäftigen können.

Empirische Methoden

Um zu gesichertem empirischen Wissen über AIDS und das Sexualverhalten der Bevölkerung der Bundesrepublik Deutschland zu gelangen, habe ich eine empirische Erhebung eines repräsentativen Querschnitts der Bevölkerung der Bundesrepublik Deutschland durchgeführt [3].
Durch ein Zufallsverfahren wurden 4000 Bundesbürger ausgewählt, denen von August 1986 bis April 1987 Fragebögen zu persönlichen Daten, ihrem eigenen Sexualverhalten und ihrer Einstellung zu AIDS zugeschickt wurden. Die Rück-

laufquote beträgt 1500 gültige Antworten. Die Auswertung bezieht sich auf die gültigen Fälle. Bearbeitet wurde die Erhebung auf der HSL-Siemens-Rechner-Anlage BS 2000 mit SPSS.

Für die empirische Untersuchung wurden zuerst zwei schriftliche Pretests mit Studenten durchgeführt. Nach Diskussionen über diese Tests in einer AIDS-Veranstaltung der Universität Lüneburg und durch mündliche Pretests mit sonstigen Bürgern wurde der Fragebogen so konstruiert, daß er verständlich und in sich schlüssig war.

Ich entschied mich für ein Auswahlverfahren. Der Vorteil einstufiger Verfahren besteht darin, daß man direkt Elemente der Grundgesamtheit erhebt. Die Zielpopulation der Erhebung sind die Einwohner der Bundesrepublik Deutschland. Ausgewählt wurden Haushalte mit Telefon. Das Telefonauswahlverfahren ist sinnvoll, weil mittlerweile fast alle Haushalte über Telefon verfügen. Das Auswahlverfahren stellt eine systematische Zufallsauswahl aus der Grundgesamtheit aller Haushalte mit Telefonanschluß dar. Das systematische Zufallsverfahren ist dadurch gerechtfertigt, daß es keine Beziehungen gibt zwischen den Auswahlkriterien (jede n. Seite, die Person letzte Zeile rechts) und der Anordnung der Haushalte im Telefonbuch. Ein leichter Quota-Effekt ergibt sich dadurch, daß, wenn ein männlicher und weiblicher Vorname aufgeführt waren, die Ehefrauen angeschrieben wurden, weil sie sonst unterrepräsentiert wären.

Des weiteren untersuchte ich die Eckdaten wie

- Geschlecht
- Alter
- Familienstand
- Konfession
- Bildungsabschluß
- Berufstätigkeit.

Die gefundenen Daten stimmen mit dem Jahrbuch 1987 des Statistischen Bundesamtes überein.

Da Intimdaten erhoben wurden, ist der Rücklauf von ca. 38% sehr gut. Vergleichbare Studien im Bereich der Sexualwissenschaft haben geringere Rücklaufquoten. Trotz der Diskussion um die Volkszählung, die seinerzeit empirische Arbeit erschwerte, ist die Beantwortung für eine Befragung aus Intimbereichen erfreulich hoch. Die Gültigkeit ergibt sich durch die Belege von allgemein geprüften Thesen (z. B. die Verbindung von politischer Einstellung und geforderten staatlichen Maßnahmen) und weiteren externen Kriterien. Eine direkte Zuverlässigkeitsberechnung wurde nicht durchgeführt, da diese nur für latente Variablen mit indirektem empirischen Bezug sinnvoll ist. Doch es wurden manifeste Variablen mit direktem empirischen Bezug ausgewählt.

Empirisches Instrumentarium

Der Fragebogen gliedert sich in mehrere Teile. Einige Fragen sind geschlossen formuliert, andere offen. Dies hat zum einen den Vorteil, daß die Befragten frei ihre Meinung äußern können, zum anderen werden bei Fragestellungen, für die bislang keinerlei Vergleichsmaßstäbe anhand anderer sexualwissenschaftlicher Untersuchungen vorliegen, keine einengenden oder u. U. unzutreffende Kategorisierungen vorgegeben. Insbesondere ist dies für die Erhebung der Daten über die Anzahl verschiedener Sexualpartner oder die Häufigkeit des Geschlechtsverkehrs in einem bestimmten Zeitraum sinnvoll.

Der Fragebogen setzt sich zusammen aus der Erhebung persönlicher Daten (Alter, Geschlecht, Familienstand, Beruf, Bildungsabschluß usw.), Fragen nach der Konfession und der politischen Einstellung, Art und Umfang persönlicher Informationsquellen und gesundheitlicher Präventionsmaßnahmen. Es schließen Fragen an, die sich auf die Erhebung von Kenntnissen der Krankheit AIDS beziehen, sowie Fragen, die Auskunft geben über die Einschätzung der Gefahren von AIDS für die Gesellschaft, einzelne gesellschaftliche Gruppen und für den Befragten selbst. Ein weiterer Teil beinhaltet Fragen nach dem eigenen Sexualverhalten (Sexuelle Orientierung), Häufigkeit des Geschlechtsverkehrs, Anzahl verschiedener Partner (männlich, weiblich oder beides), dem sexuellen Kontakt zu Risikogruppen, der Art und des Umfangs der Veränderung des Sexualverhaltens auf Grund einer Gefährdung durch AIDS sowie des angestrebten Verhaltens nach einer möglichen Infektion oder deren Bekanntwerden bei Kontaktpersonen.

Der letzte Teil des Fragebogens dient der Erhebung der Meinung der Bevölkerung darüber, welche gesundheitspolitischen und gesetzgeberischen Maßnahmen von den politischen Stellen getroffen werden sollten.

Die hier vorliegende Auswertung bezieht sich in erster Linie auf das Sexualverhalten und auf die Reaktionen angesichts von AIDS der Bürger der Bundesrepublik Deutschland, da es dort an Daten mangelt.

Allgemein kann man feststellen, daß sich die Repräsentativität der vorliegenden Daten, mit den bei jeder Repräsentativerhebung üblichen Einschränkungen, ergibt. In der Literatur wird das Problem der Repräsentativität unter unterschiedlichen Aspekten diskutiert [4]. Entscheidend ist dabei die Frage, für welche Grundgesamtheit überhaupt eine Aussage gemacht werden soll [5]. Die Konstruktion einer Stichprobe verlangt, daß die Einheit definiert ist. Geht man davon aus, daß man aus der Bevölkerung der Bundesrepublik Deutschland eine Stichprobe von 2000 zieht, wird das Ergebnis meist nur annähernd repräsentativ. Die vorliegende Befragung ist deshalb repräsentativ, weil sie einer genau definierten Grundgesamtheit und einer Zufallsstichprobe entspricht. Die definierte Grundgesamtheit beinhaltet alle Telefonbesitzer. Jeder hatte die gleiche Chance, in die Auswahl genommen zu werden [6]. Bei großen Stichproben läßt sich der Bruttostichprobensatz nicht realisieren, weil Probanden nicht erreicht werden und immer eine Anzahl von Verweigerern vorhanden ist [7].

Über die Repräsentativität einer Stichprobe für die Grundgesamtheit lassen sich Aussagen treffen, wenn man die tatsächliche Verteilung derjenigen Variablen in der Grundgesamtheit kennt, für die die Stichprobe repräsentativ ist. Von daher bietet sich ein *Quotenvergleich* an zwischen den Daten des letzten Jahrbuches des Statistischen Bundesamtes von 1987, das sich teilweise auf ältere Daten, wie die Volkszählung von 1970, stützt, und den von mir erhobenen Eckdaten. Dieser Quotenvergleich zeigt, daß die offiziellen Eckdaten mit den durch die Umfrage erhobenen Daten weitgehend übereinstimmen. Der durchgeführte Quotenvergleich umfaßt die korrelierten Variablen Geschlecht, Alter, Familienstand, Konfession, Schulbildung, Berufstätigkeit und Beruf.

Es wurden nicht nur die reinen Häufigkeitsverteilungen aufgeführt, sondern diese Verteilungen mit zwei oder drei zusätzlichen Variablen kombiniert, so daß man die jeweiligen Kohorten vergleichen kann.

Aus all dem ergibt sich, daß in der vorliegenden Untersuchung die Repräsentativität gegeben ist und sich von daher die Möglichkeit der Verallgemeinerung ergibt.

Die Gefahr einer breit angelegten empirischen Feldforschung besteht u. a. darin, daß man sich in ein undurchschaubares Feld verirrt und nicht wieder zurückfindet. Um einen solchen Irrweg zu vermeiden, reduziere ich die Komplexität des Problems auf die Bereiche

a) Daten zum Sexualverhalten der Bundesbürger
b) Daten zur Änderung des Sexualverhaltens der Bundesbürger
c) Geforderte staatliche Maßnahmen zur AIDS-Bekämpfung.

a) Sexualverhalten der Deutschen

Im folgenden wird das Sexualverhalten der Deutschen dargestellt. Von den Männern sind 92,9% hetero-, 3,8% homo- und 3,4% bisexuell; von den Frauen 93,9% hetero-, 1,6% homo- und 4,5% nach Selbstdefinition bisexuell ausgerichtet (Diagramm 1).

Damit gibt es zum ersten Mal eine Übersicht über die Anzahl der Hetero-, Homo- und Bisexuellen in der Bundesrepublik Deutschland. Die Zahl der Homo- und Bisexuellen ist insgesamt niedriger als diejenige des Kinsey-Reports. Jedoch gingen in die vorliegende Untersuchung nur diejenigen ein, die sich selbst in der vorgegebenen Weise definieren.

Diagramm 1 Sexuelle Orientierung in Abhängigkeit vom Geschlecht.

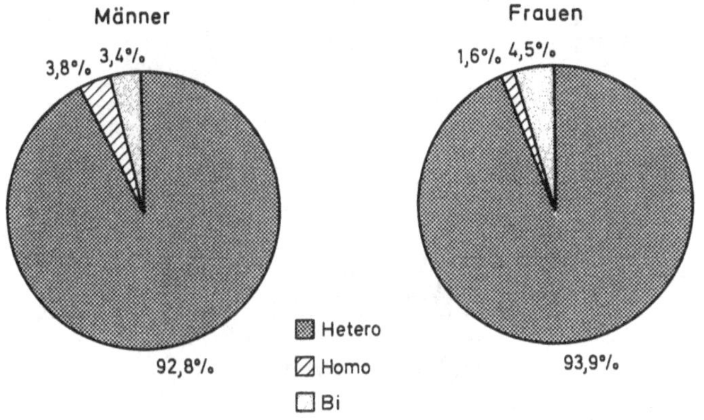

In der Beantwortung der Frage nach der kumulativen Verbreitung des Sexualverkehrs in Abhängigkeit von der sexuellen Orientierung wird deutlich, daß die überwiegende Mehrheit der Männer (97,5%) wie der Frauen (94,6%) schon einmal in ihrem Leben Sexualverkehr hatten (Diagramm 2).

Diagramm 2 Kumulative Verbreitung des Sexualverkehrs.
In Abhängigkeit von der sexuellen Orientierung hatten schon einmal Geschlechtsverkehr:

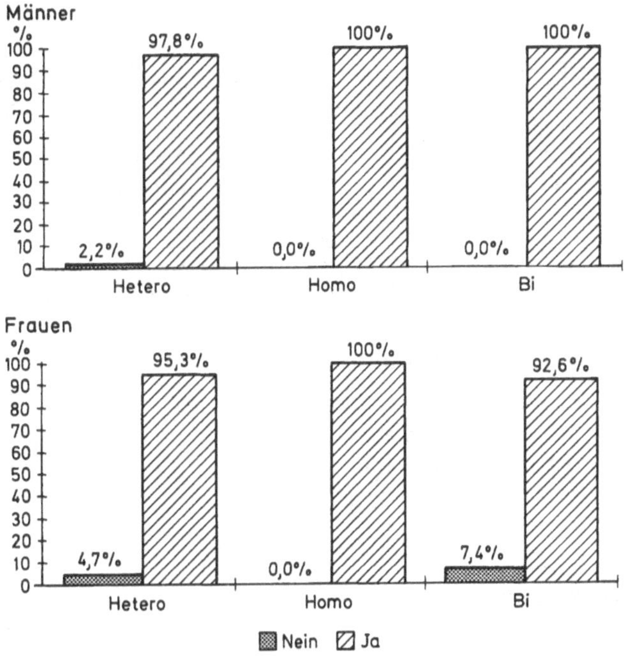

Diagramm 3 Häufigkeit des Geschlechtsverkehrs in der Woche in Abhängigkeit von der sexuellen Orientierung.

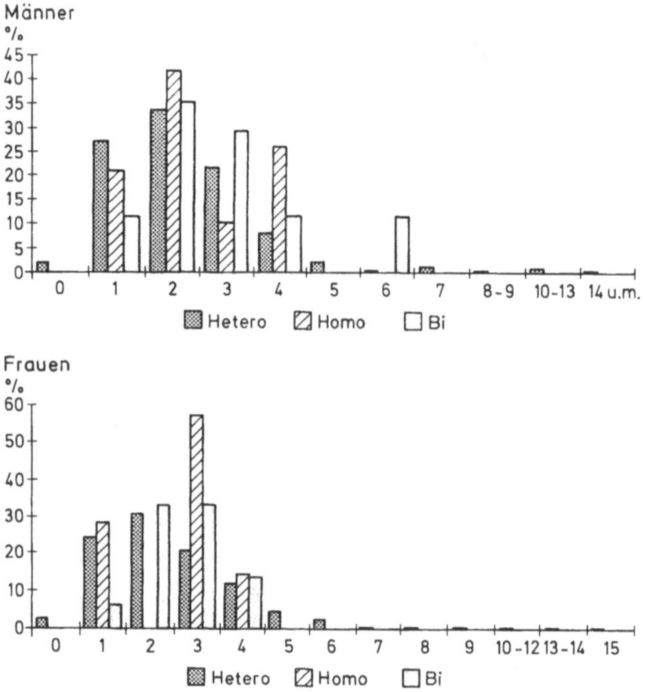

Von denjenigen, die überhaupt schon einmal Geschlechtsverkehr hatten, hatten im letzten Jahr 83,5% der Frauen und 91,0% der Männer Geschlechtsverkehr.

Die Häufigkeit des Geschlechtsverkehrs in der Woche zeigt, daß homo- und bisexuelle Männer und Frauen sexuell aktiver sind als die Heterosexuellen (Diagramm 3).

Außerdem ist die Zahl der andersgeschlechtlichen Sexualpartner niedriger als die Zahl der gleichgeschlechtlichen (Diagramm 4). Dies steht in Übereinstimmung mit anderen Untersuchungen über die Häufigkeit des Geschlechtsverkehrs homo- und bisexueller Männer und Frauen [8].

Bei der Häufigkeit des Geschlechtsverkehrs in der Woche von denjenigen, die angeben, im letzten Jahr Geschlechtsverkehr gehabt zu haben, in Abhängigkeit von der sexuellen Orientierung sieht man, daß die Regel von *Martin Luther*

> „In der Woche zwier
> Schadet weder Dir noch mir“

noch heute weitgehende Gültigkeit besitzt.

Die durchschnittliche Koitusfrequenz liegt bei 2,45 pro Woche.

Diagramm 4 Anzahl der Sexualpartner in Abhängigkeit von der sexuellen Orientierung.

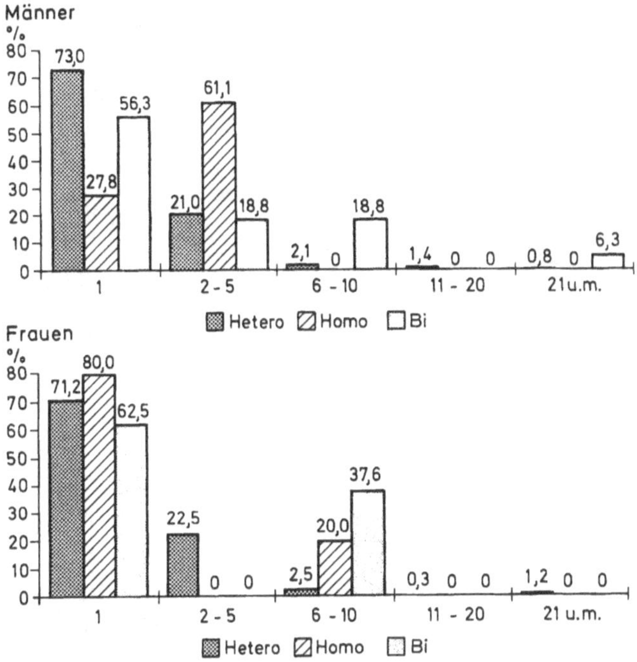

b) Daten zur Änderung des Sexualverhaltens der Bundesbürger

Die tatsächliche Änderung des Sexualverhaltens ist bei den Heterosexuellen in den letzten Jahren gering ausgeprägt. So erklären 8,5% der heterosexuellen Männer und 8,8% der heterosexuellen Frauen, daß sie ihr Sexualverhalten geändert haben. Bei den Schwulen ist die Änderung stärker ausgeprägt (75%) und bei den Lesbierinnen wegen einer geringen Infektionswahrscheinlichkeit durch AIDS gering (Diagramm 5).

Eine wesentliche Änderung des Sexualverhaltens bei denen, die angeben, überhaupt etwas geändert zu haben, besteht in der Verringerung der Anzahl der Partner bei ungefähr ¼ der heterosexuellen und ca. ⅔ der homo- und bisexuellen Männer. Bei den Frauen reduzieren eher die bisexuellen als die heterosexuellen die Anzahl der Partner (Diagramm 6).

Die Verringerung der Anzahl der Partner findet besonders bei denjenigen statt, die eine mittlere Zahl von Partnern hatten, aber nicht bei denen, die im letzten Jahr mehr als 10 Partner hatten (Diagramm 7).

Von den männlichen Hetero- und Bisexuellen benutzen ca 70% nie Kondome, wogegen bei den männlichen Homosexuellen 37% niemals Präservative ge-

Diagramm 5 Änderung des Sexualverhaltens in Abhängigkeit von der sexuellen Orientierung.

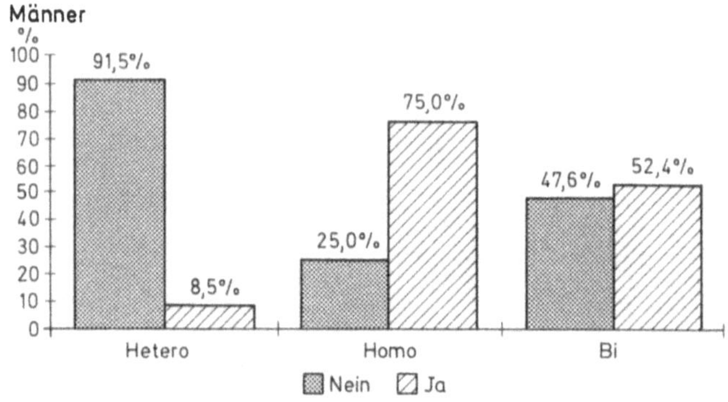

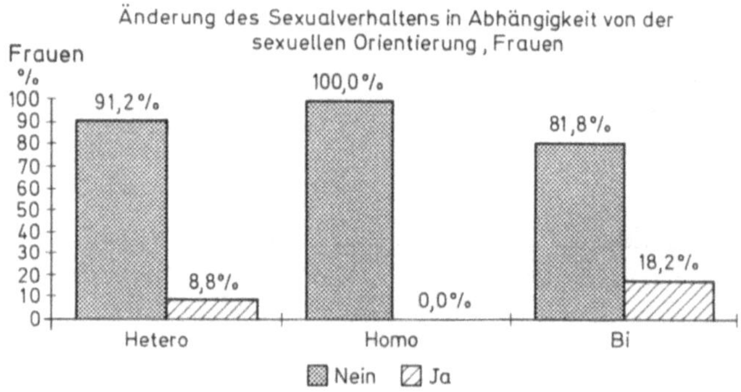

brauchen (Diagramm 8 M). Bei den Frauen ist der Kondomgebrauch gering ausgeprägt (Diagramm 8 F).

Bei Männern und Frauen benutzen diejenigen mit einem/r Partner/in selten Kondome. Dagegen steigt die Häufigkeit des Kondomgebrauchs bei denjenigen, die eine mittlere Anzahl von Partnern oder Partnerinnen (2–5) haben. Diese Zahl sinkt bei denjenigen mit mehr als 5 Partnern oder Partnerinnen (Diagramm 9).

Es haben mehr Homosexuelle die Zahl der Sexualkontakte reduziert (44,0%) als die Hetero- und Bisexuellen (16,1% bzw. 25,0%). Im Gegensatz zu homo- (66,7%) und bisexuellen (62,5%) Männern haben nur 22,8% der heterosexuellen Männer die Anzahl der Partner/innen reduziert.

Homo- und bisexuelle Männer würden bei Verdacht einer HIV-Infektion nur zu 75,0% bzw. zu 72,0% einen Arzt aufsuchen, wohl deshalb, weil sie Diskriminierungen fürchten. 90,7% der heterosexuellen Männer würden zum Arzt gehen (Diagramm 10).

Diagramm 6 Verringerung der Anzahl der Partner in Abhängigkeit von der sexuellen Orientierung.

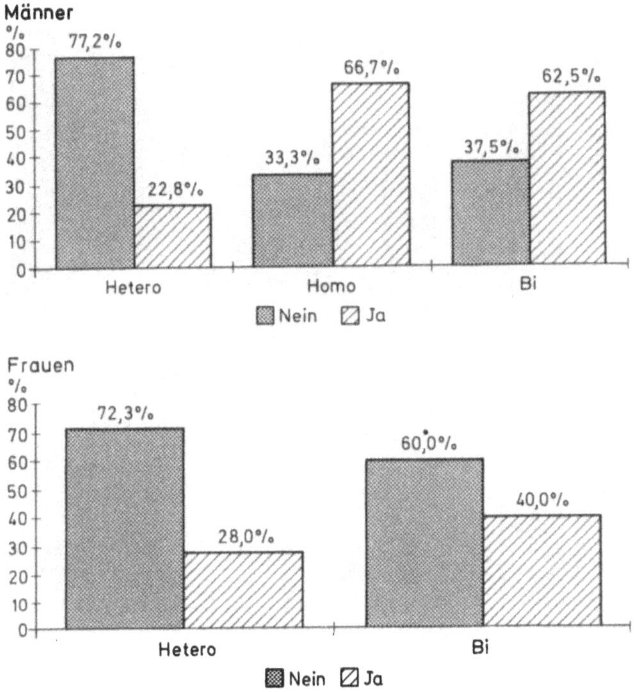

Der Vergleich der Männer unterschiedlicher sexueller Orientierung zeigt, daß Männer, die Hochrisikogruppen angehören, sehr viel vorsichtiger sind oder geworden sind, allerdings wohl nicht im ausreichenden Maße. Man kann davon ausgehen, daß auch hetero- und bisexuelle Männer ihr Verhalten ändern, wenn die Zahl der Infizierten ähnlich ansteigt wie in der homosexuellen Szene.

c) Geforderte staatliche Maßnahmen zur AIDS-Bekämpfung

Bei den *gewünschten staatlichen Maßnahmen zur AIDS-Bekämpfung* ist zu konstatieren, daß die Mehrheit der westdeutschen Bevölkerung in dem Zeitraum Mitte 1986 bis Anfang 1987 für die Einführung härterer staatlicher Maßnahmen eintritt. So fordern 60,2% der männlichen und 50,0% der weiblichen hetero- und 35,7% der männlichen und 50,0% der weiblichen Homosexuellen, daß AIDS nach dem Bundesseuchengesetz behandelt werden soll.

Für die Einführung der Meldepflicht für HIV-Positive plädieren 74% der männlichen und 67,0% der weiblichen Hetero- und 25,0% der männlichen und 90,1% der weiblichen Homosexuellen.

Diagramm 7 Verringerung der Anzahl der Partner in Abhängigkeit von der Anzahl der Partner.

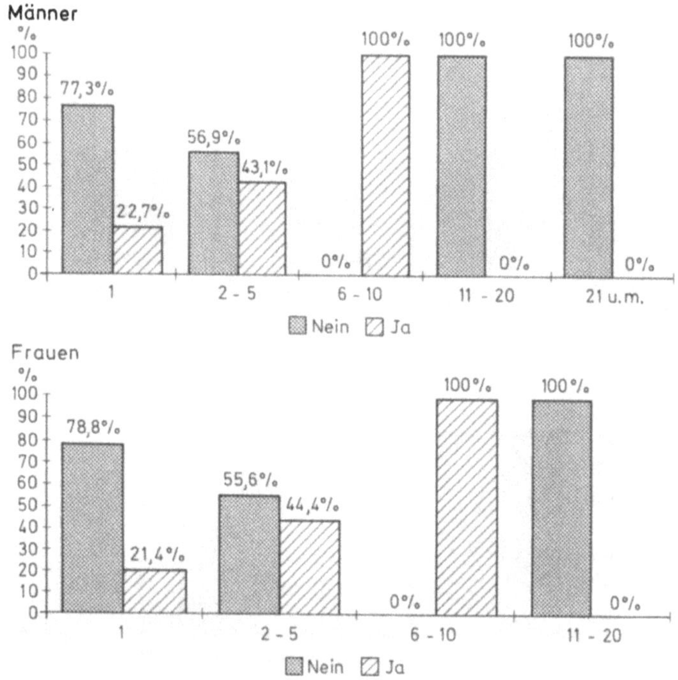

Bei der Forderung der Meldepflicht für AIDS-Fälle steigen die Zahlen auf 78% der männlichen und 73,4% der weiblichen Hetero- und 48,8% der männlichen und 25% der weiblichen Homosexuellen. Für die Einführung eines Tests für die gesamte Bevölkerung (screening) sprechen sich 51,1% der männlichen und 57,8% der weiblichen Hetero- und 38,5% der männlichen und 80,0% der weiblichen Homosexuellen aus. Für die Durchführung eines obligatorischen Antikörpertests für einreisende Ausländer sind 64,4% der männlichen und 64,2% der weiblichen Hetero- und 67,9% der männlichen und 70,0% der weiblichen Homosexuellen.

Die Forderung nach härteren staatlichen Maßnahmen korreliert mit dem *Familienstand*, da Verheiratete, Verwitwete, Geschiedene und mit Partner Lebende härtere Maßnahmen fordern als die Ledigen (Diagramm 12) und mit der *Parteipräferenz*, die hier anhand der Forderung nach Einführung der Meldepflicht für HIV-Positive aufgeführt wird (Diagramm 13). Dagegen hat die Konfessionszugehörigkeit keinen Einfluß auf die Forderung nach staatlichen Maßnahmen.

Diagramm 8 In Abhängigkeit von der sexuellen Orientierung benutzen Präservative:

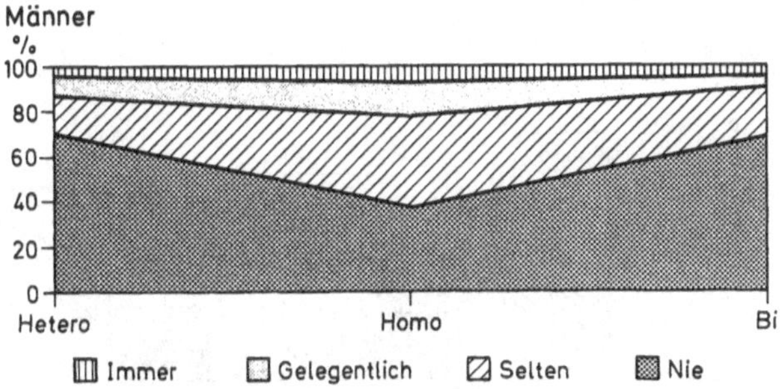

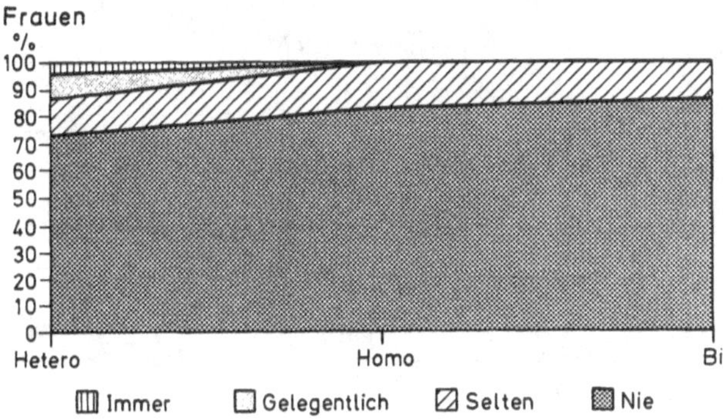

Diagramm 9 In Abhängigkeit von der Anzahl der Partner benutzen Präservative, Männer/Frauen.

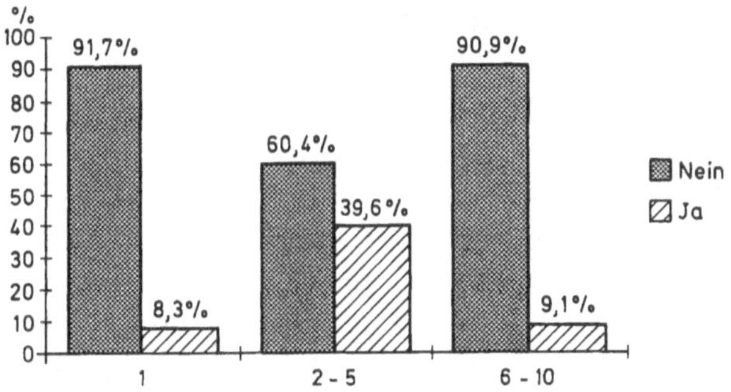

Medientheorie, Sexualität und AIDS

Die Liebe [9] ist ein Kommunikationsmedium, das Austauschprozesse in einem Subsystem regelt, insbesondere, wie man sich zu verhalten hat. Dies ist hoch riskant und mit Paradoxien verbunden. Liebe wird widersprüchlich konzipiert,

Diagramm 10 In Abhängigkeit von der sexuellen Orientierung würden bei eigener Infektion zum Arzt gehen:

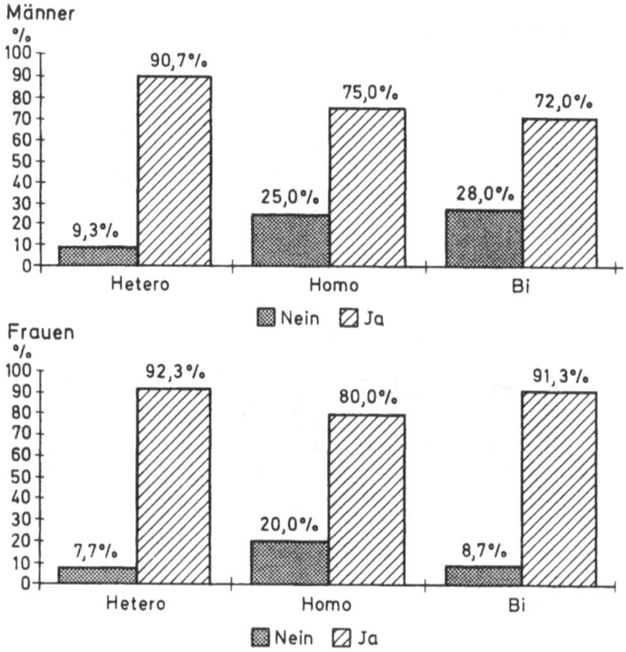

z. B. als distanzierte Hingabe, und als völliges Verlieren im anderen zur Selbstperfektierung und zur Passion gesteigert [10].

Ein rationaler Diskurs über AIDS ist mit dem Code der romantischen Liebe nicht möglich, da dieser Code die Intimität unterstrukturiert läßt. In diesem Feld gibt es grundsätzliche Unschärfen. Von daher wird in diesem Feld Vertrauen und Nichtwissen favorisiert. Ein zu genaues Wissen zerreißt den Schleier der für dieses Teilsystem notwendigen Latenz. Dies ist der Schleier des Nichtwissens als Grundlage der Liebe. Eine neue Beziehung unter dem Code der romantischen Liebe besteht auf der Einmaligkeit und Exklusivität dieser Beziehung, wogegen ein rationaler Diskurs über AIDS dies negiert und unterstellt, daß es vorher schon andere Partner oder Partnerinnen gab. Die beiden Bereiche (romantischer Liebeskomplex versus Gesundheitsverhalten) besitzen unterschiedliche Steuerungsmechanismen. Im Bereich der Liebe wird mit Unterstellungen wie ewige Treue gearbeitet, im Bereich von AIDS mit dem Gegenteil. Diese unterschiedlichen Codes sind abhängig von der sexuellen Orientierung. So würden 87,5% der Homosexuellen bei eigener Infektion den Partner oder die Partnerin benachrichtigen, dagegen würden dies nur 74,1% der Heterosexuellen und 60,9% der Bisexuellen tun (Diagramm 14).

Diagramm 11 In Abhängigkeit von der sexuellen Orientierung soll AIDS nach dem Bundesseuchengesetz behandelt werden:

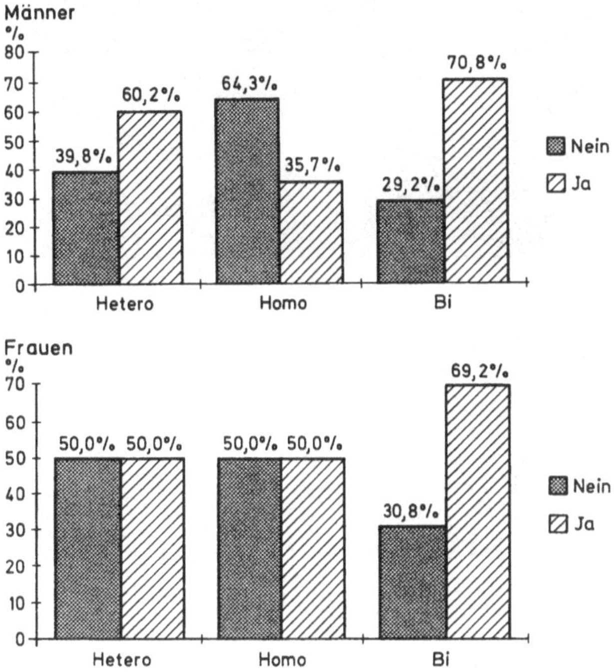

Bei den Homosexuellen gilt anstelle des Codes der romantischen Liebe und sexuellen Treue als Grundlage der Beziehung stärker ein Code der Promiskuität, der größere Offenheit dem Partner gegenüber ermöglicht.

Das faktische Sexualverhalten wird über eingeschliffene Gewohnheiten stabilisiert, die auch im Falle von Enttäuschungen kontrafaktisch durchgehalten werden. Man ändert sein Sexualverhalten trotz gelegentlicher Gefährdungen nicht wesentlich.

Die Entwicklung der Liebe im Übergang von stratifikatorischer zu funktionaler Differenzierung betont Mitte des 17. Jahrhunderts die Autonomie der Liebe. Die heterosexuelle Liebe wurde in dieser Zeit als Exzeß konzipiert, und es war dabei abwegig, an Ehe zu denken. Es gibt die Liebe nur außerhalb der Ehe, die allerdings die Freiheit zur Liebe ermöglicht. Wenn man mit seiner/seinem Geliebten brechen will, soll man sie/ihn heiraten.

Im 18. Jahrhundert wird die Liebe als Grundlage der Ehe möglich, weil die Partner als änderbar und erziehungsfähig gelten. Die Steigerung dieser Liebesvorstellung stellt die romantische Liebe dar, die besagt, daß es nur einen einzigen Menschen auf der Welt gibt, den man lieben kann; wenn man diesen gefunden

Diagramm 12 AIDS soll nach dem Bundesseuchengesetz behandelt werden, in Abhängigkeit vom Familienstand:

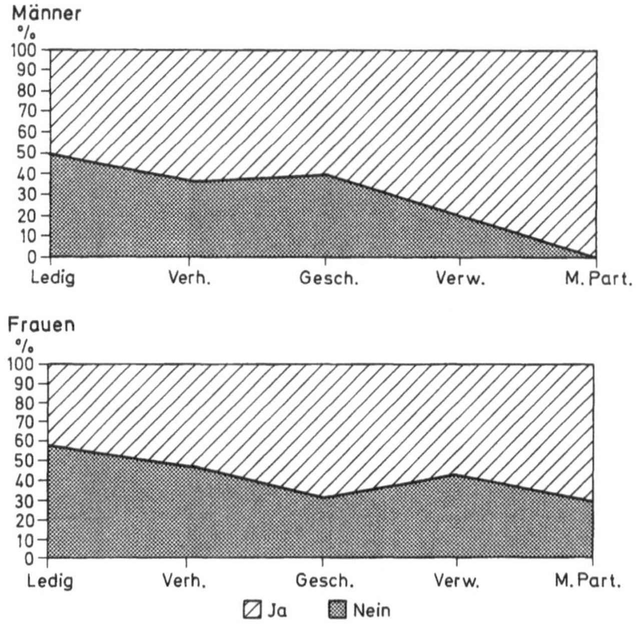

hat, muß man immer zusammen bleiben. In dieser Zeit endeten die Romane mit der Ehe, heute fangen sie damit an.

Liebe hatte schon immer Beziehung zur Sexualität, denn diese ist das zugrunde liegende wirkliche Gut („real asset“ bei *Parsons*) von Liebe. Doch erst in der Moderne gilt die Betonung von Sexualität als Zeichen der Liebe. In der Gegenwart wird Liebe trivialisiert, um sie damit auf Dauer stellen zu können. Die starke Betonung von Selbstreferenz fördert Indifferenz, weil der einzelne gleich weit entfernt zu je anderen ist. Weil Liebe als Passion zurückgeht, wird eine kameradschaftliche und emanzipierte Beziehung favorisiert. Dazu bedarf es einer Abkühlung der Leidenschaft ins Kameradschaftliche, und dies wird als Verantwortung definiert. Um vor gegenseitiger allgemeiner Selbstreferenz und damit verbundener Indifferenz zu schützen, wird besonders von den Heterosexuellen an den traditionellen Liebescode angeschlossen.

Die Fundierung des Liebescodes im romantischen Liebeskomplex beläßt die Liebe unterstrukturiert. Der Diskurs über Liebe kreist um Hingabe, Verlust der Ich-Kontrolle und Leben, dagegen der Diskurs über AIDS um Leid, Angst, Vorsicht, Krankheit und Tod. Diese beiden Codes liegen quer zueinander, und von daher wundert es nicht, daß die Praktizierung von ‚Safer Sex‘ nur gering ausgebildet ist. Selbst Mitglieder von Hochrisikogruppen wie die männlichen

Diagramm 13 In Abhängigkeit von der Parteipräferenz soll Meldepflicht für HIV-Positive eingeführt werden:

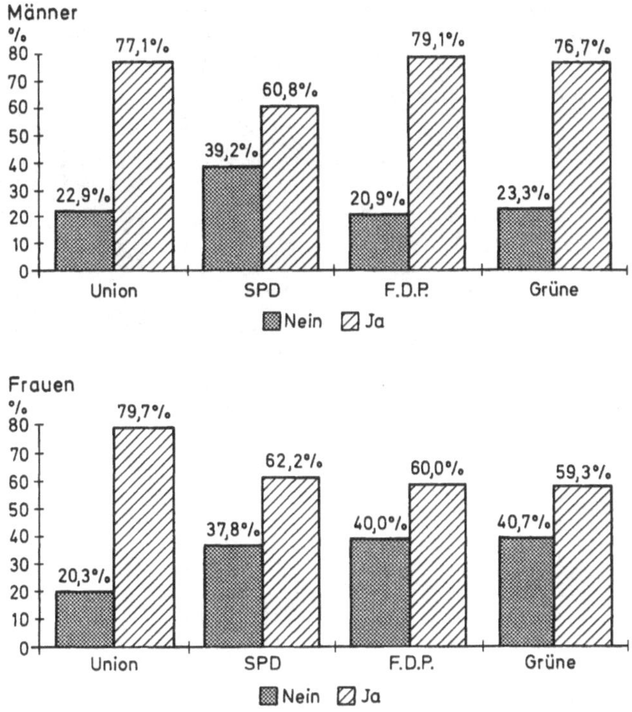

Homosexuellen mit wechselnden Partnern praktizieren nicht durchgängig ‚Safer Sex' [11].

Die Bereitschaft zur Änderung des Sexualverhaltens ist bei der Mehrheit der Bevölkerung nicht sehr ausgeprägt, so daß von daher keine nennenswerte Verringerung der AIDS-Infektion zu erwarten ist. Die Mehrheit der von mir Befragten plädiert dagegen für härtere staatliche Maßnahmen. Die Zahlen sind dank der Aufklärungskampagnen der Bundesregierung in den letzten Jahren von ca. ¾ auf ca. die Hälfte der Befragten 1988 [12] zurückgegangen.

Die Vorliebe für härtere staatliche Maßnahmen hängt damit zusammen, daß die Befragten auf den Code für Gesundheit rekurrieren. Als empirische Fundierung der Theorie der Codes kann man die unterschiedliche Betonung des Liebescodes und des Gesundheitscodes der Befragten nehmen. Kranke beziehen sich eher als Gesunde auf den Gesundheitscode und plädieren dann für härtere staatliche Maßnahmen. Die Bestätigung dieser Annahme liefern die beiden Diagramme 15. Bei denen, die ihren Gesundheitszustand als schlecht ansehen,

Diagramm 14 In Abhängigkeit von der sexuellen Orientierung würden den Partner über eine Infektion informieren:

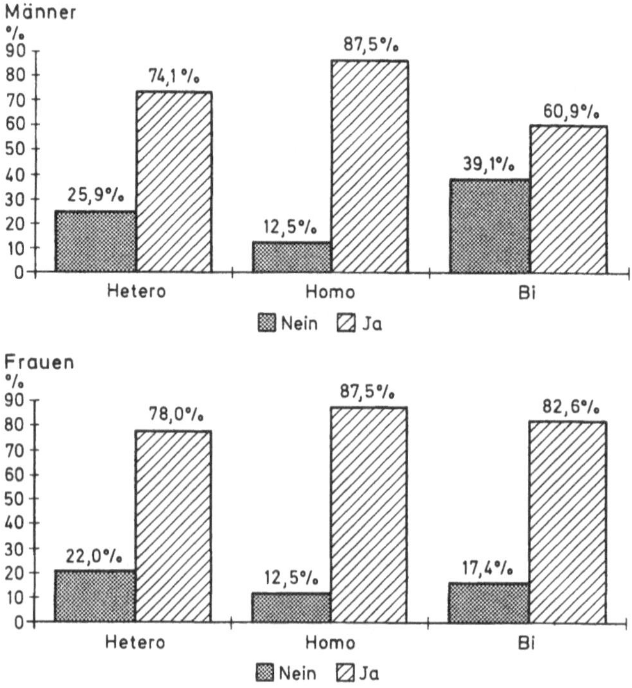

herrscht die Einstellung vor, daß ein sozialstaatliches Wohlfahrtssystem Gesundheit durch den Staat zu garantieren habe.

Die Darstellung des Sexualverhaltens der Bundesbürger unter dem Einfluß von AIDS hat gezeigt, daß die Hoffnung vieler auf Ausweitung der sexuellen Freiheiten auf Grenzen stößt. Eine in der Menschheitsentwicklung überwunden geglaubte Kombination gewinnt wieder an Bedeutung: Liebe und Leid.

AIDS und die sozialen Folgen

Aufklärungskampagnen [13] bewirken bei denjenigen eine Verhaltensänderung, die soziales Verantwortungsgefühl besitzen und z. B. die Vorstellung haben, daß man andere nicht infizieren soll. Doch 2,9% der Befragten erklärten, sie würden, wenn sie erführen, daß sie sich mit dem AIDS-Virus infiziert haben, an ihrem Liebesleben bewußt nichts ändern [14]. Diese Desperados des Liebeslebens stellen ein erhebliches Gefährdungspotential dar. Hinzu kommt, daß

Diagramm 15 In Abhängigkeit vom Gesundheitszustand soll AIDS nach dem Bundesseuchengesetz behandelt werden:

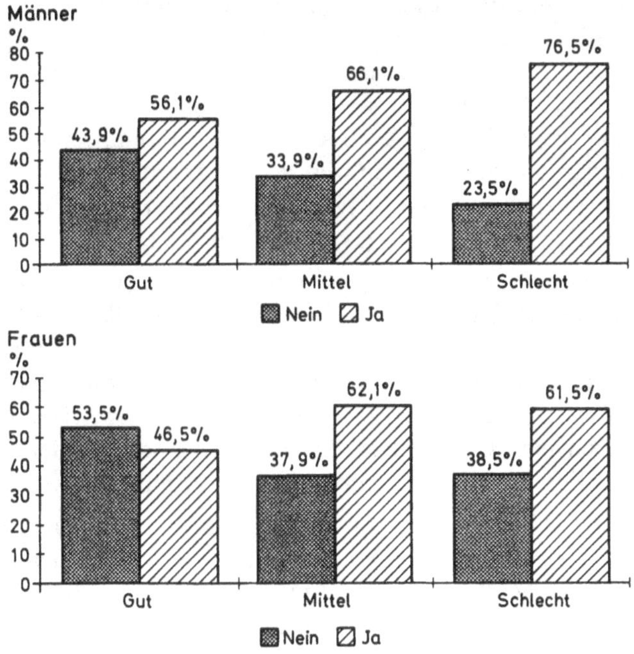

viele Heroinsüchtige, die einen hohen Durchseuchungsgrad mit HIV aufweisen, wegen der Beschaffungsprostitution und den damit verbundenen Sexualkontakten das Virus verbreiten, da die Mehrheit der Sexualkontakte bei der Prostitution in der Bundesrepublik Deutschland ohne Präservative erfolgt. Die Hilflosigkeit mancher Behörden illustriert ein Artikel der „Frankfurter Rundschau" vom 29.4.1987, der den Titel trägt: „Die Stadt kann wenig machen gegen ‚Desperados', die sich an keine Auflagen halten."

In einer Untersuchung des DGSS-Instituts für Lebens- und Sexualberatung unter der Leitung von *Rolf Gindorf* über die HIV-Infektionsrate bei bi- und homosexuellen Männern ist von daher auch die Zahl der HIV-Positiven bei den verheirateten (also eigentlich: bisexuellen) homosexuellen Männern von allen homosexuellen Gruppen am größten (*Gindorf* 1989 [8]). Diese führen dann neben den Prostituierten und Fixern AIDS verstärkt in die heterosexuelle Bevölkerung ein.

Mittlerweile sind ca. 60% der Bluter und ein (aufgrund der Unkenntnis des Verhältnisses von Grundgesamtheit und infizierter Teilpopulation) methodisch nicht seriös bestimmbarer Prozentsatz der Homo- und Bisexuellen HIV-positiv. Die vermutlich höhere Zahl der Sexualkontakte und Sexualpartner bei Homo-

und Bisexuellen wie auch der Verbreitungsweg von AIDS über US-amerikanische Schwule hat in den Vereinigten Staaten und Europa – im Gegensatz zu den Verhältnissen in Afrika, Asien und Südamerika – zu einem höheren Infiziertenanteil als bei Heterosexuellen geführt. Zumindest zeigen amerikanische Untersuchungen, daß dort der Durchseuchungsgrad bei Homo- und Bisexuellen (also bei Männern mit sexuellen Kontakten zu Männern) immer noch sehr viel höher liegt. Die USA haben vor der Bundesrepublik Deutschland einen Vorsprung von ca. 3 bis 4 Jahren. Man kann daher davon ausgehen, daß sich in der Bundesrepublik die Entwicklung ähnlich ergibt wie in den USA.

Auch die Zahl der HIV-positiven Heterosexuellen wird sich stark erhöhen, denn diese werden insbesondere auf der ersten Stufe der Ansteckung durch Bisexuelle und Prostituierte infiziert. Die weibliche heterosexuelle Prostitution, die von einer großen Zahl von infizierten Fixerinnen ausgeübt wird, verbreitet das Virus in die heterosexuelle Bevölkerung, da zunehmend Fixer und Fixerinnen über das gemeinsame Benutzen des Fixerbestecks HIV-positiv sind. Besonders gefährdet sind in den nächsten Jahren die flexiblen, partnerwechselnden Singles und die Jugendlichen. Diese stellen eine wichtige Risikogruppe der 90er Jahre dar.

Eine weitere soziale Folge wird sein, daß Freiheiten von seiten der politischen Systeme abgebaut werden. Bei der Korrelation der politischen Einstellungen zu den geforderten Maßnahmen sieht man, daß die Mehrheit der Bevölkerung härtere Maßnahmen fordert als die Parteien. Dies wird sich bald ändern, weil die AIDS-Gefahr zunimmt. Weil jahrelang die AIDS-Gefahr verharmlost wurde und selbst sinnvolle Maßnahmen wie z. B. Ausstiegshilfen für HIV-positive Prostituierte, kostenlose Verteilung von Spritzen und Kondomen in Gefängnissen u. ä. nicht durchgeführt wurden, werden zukünftige Maßnahmen stärker in das Leben eines jeden eingreifen.

Politisch führt die Bedrohung durch AIDS zu einer Restauration konservativer Gesellschaftsmodelle mit Propagierung von Ehe, Familie, Treue und damit verbundener Bekämpfung des Hedonismus und der sexuellen Libertinage. Für Länder der Dritten Welt wird die AIDS-Epidemie [15] solche Ausmaße annehmen, daß die Sozialstruktur in manchen Regionen wie in Zentralafrika und den Sextourismusgebieten zusammenbrechen wird.

So kann man sagen, daß Optimismus bei der AIDS-Bekämpfung eine Mischung aus Frivolität und Leichtsinn darstellt.

Schlußbemerkung

Die vorliegenden Daten geben zum ersten Mal einen repräsentativen Überblick über das Sexualverhalten der Bundesbürger. Frühere empirische sexualwissenschaftliche Untersuchungen [16] in der Bundesrepublik bezogen sich nur auf

Teilpopulationen. Aus den vorgelegten Daten läßt sich eine erhebliche Diskrepanz zwischen den individuellen Änderungen des Sexuallebens und den geforderten staatlichen Maßnahmen konstatieren.

Es gibt einen großen Unterschied zwischen Kenntnissen über Gefahren einerseits und Änderungen des Verhaltens andererseits, was man auch in anderen Bereichen, z. B. bei Rauchern, Trinkern und rasenden Autofahrern, feststellen kann. Die Veränderung von Verhaltensweisen im Bereich der Sexualität ist mühsam, weil sich solche Einstellungen im Laufe des gesamten Lebens des einzelnen herausgebildet haben.

Da HIV-Positive keine Krankheitssymptome zu zeigen brauchen, fallen natürliche Hemmsignale weg. Außerdem ist die Hauptübertragungsquelle von AIDS, nämlich der Geschlechtsverkehr, insbesondere in den Fällen riskant, in denen es eine herabgesetzte Selbstkontrolle der Handelnden gibt. Auch Alkohol und eine sexuelle Tönung der Situation reduzieren Hemmungen, die ansonsten vorhanden wären.

Aus all dem ergibt sich, daß die Zahl der AIDS-Erkrankungen und Infizierten sich weiterhin etwa jährlich verdoppeln wird, bis irgendwann einmal ein Impfstoff entwickelt worden ist, der die bis dahin Gesunden schützen kann.

Um sexuelle Verhaltensweisen zu ändern und die damit verbundene AIDS-Gefahr zu reduzieren, bedürfte es anderer Maßnahmen als diejenigen, die bis jetzt eingeführt wurden. Eine Mehrheit der Bevölkerung sieht den Staat in der Rolle des Übervaters, der etwas ändern soll, damit sie sich selbst nicht zu ändern brauchen. Doch zur Verringerung der Ausbreitung von AIDS kann der Staat diese Sicherheit nicht mehr garantieren. Die Erhöhung der Wahrscheinlichkeit, sich nicht an HIV zu infizieren, setzt Verhaltensänderungen voraus.

Viele wollen den Staat veranlassen, Mechanismen einzuführen, um sicheren Sex zu ermöglichen, ohne ‚Safer Sex' machen zu müssen, da sie im Gegensatz zu den männlichen Homosexuellen kaum Kondome benutzen. Sie wollen häufig bei sich kein risikoärmeres Sexualverhalten einführen, sondern andere veranlassen, daß dies überflüssig wird, und fordern mehrheitlich den Staat auf, die ihm zur Verfügung stehenden Verhütungsmittel einzusetzen. Für sie gilt: Verhüten sollen die anderen!

Anmerkungen

[1] So u. a. *Weyer, Jürgen, Barbara Körner* u. *Bernhard Ch. Schmidt*, Prognosen zur epidemischen Dynamik, in: *Burkel, Ernst* (Hg.), Der AIDS-Komplex, Frankfurt am Main. Berlin 1988 und *Klingholz, Reiner*, AIDS. Leben mit der Todeskurve, in: DIE ZEIT, Nr. 25, 16.06.1988.

[2] Siehe *Runkel, Gunter*, Zur Logik der Sexualwissenschaft, in: Sexualpädagogik, Heft 4, 1978.

[3] Vgl. *Runkel, Gunter*, AIDS und das Sexualverhalten der Bürger der Bundesrepublik Deutschland, in: Angewandte Sozialforschung, Jg. 14, Heft 2/3, 1986/87.

ders., AIDS als soziale Herausforderung, in: Medizin Mensch Gesellschaft, 12, 1987.
ders., AIDS und das Sexualverhalten der Bundesbürger, in: 8th World Congress for Sexology, Abstracts, Heidelberg 1987.
ders., AIDS and the sexual behaviour of West German citizens. A summary of an empirical survey, in: DGSS-Mitteilungen, 16. Jg., Nr. 1, 1987.
Meine beiden zuerst genannten Publikationen wurden als Kommissions-Drucksachen Nr. 151 und Nr. 28 von der Enquête-Kommission des 11. Dt. Bundestages „Gefahren von AIDS ..." für ihre Beratungen zugrunde gelegt. Siehe: *Deutscher Bundestag* (Hg.), AIDS: Fakten und Konsequenzen, Bonn 1988.

[4] *Mayntz, Renate*, Einführung in die Methoden der empirischen Sozialforschung, Opladen 1982.

[5] *Sahner, Heinz*, Schließende Statistik, Stuttgart 1982.

[6] *Friedrichs, Jürgen*, Methoden der empirischen Sozialforschung, 12. Auflage, Opladen 1984.

[7] *Porst, Rolf*, Praxis der Umfrageforschung, Stuttgart 1986.

[8] *Bell, Alan P.* und *Martin S. Weinberg*, Der Kinsey-Institut-Report über weibliche und männliche Homosexualität, München 1978.
Dannecker, Martin und *Reimut Reiche*, Der gewöhnliche Homosexuelle; Eine soziologische Untersuchung über Homosexuelle in der Bundesrepublik Deutschland, Frankfurt am Main 1974.
Gindorf, Rolf, Sexualberatung, Sexualverhalten, Sexualideologie: Zur Situation bi- und homosexueller Männer vor und in der AIDS-Krise, in: *Gindorf, Rolf* u. *Erwin J. Haeberle* (Hg.), Sexualitäten in unserer Gesellschaft, Berlin. New York 1989.

[9] Vgl. *Runkel, Gunter*, Die Suche nach sich selbst. Die Entwicklung von Moral, Sexualität, Liebe, Familie und Erziehung, in: *Schuller, Alexander* und *Nikolaus Heim* (Hg.), Vermessene Sexualität, Berlin. Heidelberg 1987.
ders., Evolution, Autopoiesis, Moral und Sexualität in: *Gindorf, Rolf* und *Erwin J. Haeberle* (Hg.), Sexualitäten in unserer Gesellschaft, Berlin. New York 1989.

[10] *Luhmann, Niklas*, Liebe als Passion, Frankfurt am Main 1985.

[11] *Pollak, Michael*, AIDS: Risikomanagement unter widersprüchlichen Zwängen, Reaktionen und Verhaltensänderungen unter französischen Homosexuellen, in: Journal für Sozialforschung, 27. Jg., Heft 3/4, 1987.

[12] *Koch, A.*, Einstellung zu AIDS: Erste Ergebnisse aus der allgemeinen Bevölkerungsumfrage (Allbus) 1988, Vortrag 6. 10. 1988 Züricher Soziologentag.

[13] *Borneman, E., G. Bleibtreu-Ehrenberg, J.-P. Fallise, R. Gindorf, E. J. Haeberle, A. Pfülb, G. Runkel, K. Schultze, H. G. Zier*, AIDS-Prophylaxe vorrangige gesundheitspolitische Aufgabe! in: *Gindorf, Rolf* und *Erwin J. Haeberle* (Hg.), Sexualität als sozialer Tatbestand, Berlin. New York 1986.
Rosenbrock, Rolf, AIDS kann schneller besiegt werden, Hamburg 1986.
Süssmuth, Rita, AIDS. Wege aus der Angst, Hamburg 1987.

[14] Daten aus dieser Untersuchung auch in DER SPIEGEL vom 9. 3. 1987.

[15] *Runkel, Gunter*, AIDS — A New Worldwide Epidemic, Arbeitsbericht Nr. 69 des Fachbereichs Wirtschafts- und Sozialwissenschaften der Universität Lüneburg, Lüneburg 1989 (Vortrag auf dem Internationalen Kongreß für Epidemiologie, 26. 04. 1989 Peking).

[16] *Giese, Hans* und *Gunter Schmidt*, Studenten-Sexualität, Reinbek 1968.
Schmidt, Gunter und *Volkmar Sigusch*, Arbeiter-Sexualität, Neuwied. Berlin 1971.
Clement, U., Sexualität im sozialen Wandel. Eine empirische Vergleichsstudie an Studenten 1966 und 1981, Stuttgart 1986.
Zur Diskussion der früheren empirischen Sexualforschung auch: *Runkel, Gunter*, Sexualität und Ideologien, Weinheim und Basel 1979.

Das Ende sexualfreundlicher Erziehung durch AIDS? Neuorientierung angesichts der tödlichen Bedrohung

Norbert Kluge

Die Folgen des erworbenen Immunmangelsyndroms (AIDS) haben nicht nur viele Menschen betroffen gemacht, sondern auch bei einzelnen Mitbürgern heimliche Schadenfreude hervorgerufen, die in der bisher noch unheilbaren Krankheit ein Regulativ für „abnormes" Sexualverhalten zu erkennen glauben und sich von dem vermeintlichen Aussterben der Hauptbetroffenengruppen (z. B. Drogenabhängige, Homo-, Bisexuelle) etwas Positives für die Menschheit erhoffen.

Ähnlich ambivalent war auch in den vergangenen Jahrzehnten die Einstellung vieler Zeitgenossen zur Sexualität gewesen, die von den einen verschwiegen oder rigoros bekämpft, von den anderen wirklichkeitsfremd verklärt, ideologisch benutzt oder erfolgreich vermarktet worden ist.

Von solch divergierenden Einstellungen gegenüber der menschlichen Sexualität und AIDS ist auch die Sexualerziehung nicht verschont geblieben. Hier liegt sicherlich ein Grund für die weitverbreitete Verunsicherung und Ratlosigkeit bei Eltern, Erziehern und Lehrern. Was die gegenwärtige AIDS-Diskussion vor allem bewirken müßte, das ist zu verhindern, daß man in unserer Gesellschaft die tödliche Bedrohung durch die Immunschwäche-Krankheit auf sexuelles Verhalten schlechthin überträgt und humane Sexualität als etwas empfunden wird, was vornehmlich Leben gefährdet oder gar auslöscht und den früher oft bemühten Gegensatz zu Lust und Beglückung wiederherstellt. Bei dieser unglücklichen Verbindung von Sexuellem und Negativität scheint ein Grundsatz, der in der Vergangenheit von halbwegs aufgeschlossenen Erziehergruppen allgemein anerkannt war, in Gefahr zu geraten: Sexualaufklärung und Sexualerziehung an einer positiven, bejahenden und menschenfreundlichen Grundeinstellung gegenüber der Sexualität zu orientieren.

Seit der zweiten Hälfte der sechziger Jahre trat die sexualfreundliche Erziehung auf den Plan, die sich insbesondere gegen die vorherrschende sexualfeindliche und repressive Auffassung der Geschlechtlichkeit wendete und eigene Prinzipien entwickelte. Gegenüber der als „sexualfeindlich“ apostrophierten Erziehung, die sowohl die Sexualität des Kindes und Jugendlichen ignorierte, wenn man ihr doch begegnete, mit repressiven Mitteln (Verboten, Drohungen, Strafen) unterdrückte als auch das Sexualleben überhaupt als etwas Schmutziges, Unaussprechliches sowie auf den Genitalbereich Einzuschränkendes ansah, wollten die Vertreter einer sexualfreundlichen Erziehung auf der Grundlage ihrer Kritik die Negativseiten von Sexualität und Sexualerziehung durch eine positive Betrachtungsweise ersetzen. Sexualfreundlich darf sich eine Erziehungsrichtung nennen, die Sexualität als ein Grundvermögen des Menschen auffaßt, das im vorgegebenen Spannungsfeld individueller, interaktionaler und gesellschaftlicher Bedingungen der bewußten, situativen und geplanten Förderung bedarf. Merkmale der kontinuierlichen Einflußnahme durch gelenkte Lernprozesse auf die Entwicklung menschlicher Sexualität sind: über Bejahung und Duldung hinaus die Unterstützung sexueller Lernprozesse, der allmähliche Abbau überholter Geschlechtsrollenstereotype und die Hinführung zur sexuellen Identität unter Berücksichtigung geschichtlich-gesellschaftlicher, mitmenschlich-partnerschaftlicher und personal-sittlicher Bedeutungsaspekte. Wenn Sexualität als ein Teilaspekt von Liebe betrachtet wird, versteht sich eine Sexualerziehung, die die positiven Merkmale des Sexuallebens hervorhebt und die weniger angenehmen Begleiterscheinungen nicht übersieht, als Erziehung zur Liebesfähigkeit, die ihre Bedeutung für alle Altersstufen, vom Säuglings- bis zum Greisenalter, erhält.

Um vor diesem Hintergrund den aktuellen Stand sexualfreundlicher Erziehung darzulegen und die im Thema gestellte Frage „Das Ende der sexualfreundlichen Erziehung durch AIDS?“ in einem ersten Ansatz beantworten zu können, wird in aller Kürze auf die Absichtserklärungen eines Bundeslandes in Richtlinien und Lehrplänen sowie auf die inzwischen vorliegenden Erfahrungen eingegangen. Danach wird jeweils eine neuere Sendung des Hörfunks und des Fernsehens vorgestellt, denen beide die sexualfreundliche Komponente ein Anliegen war. Im zweiten Teil der Ausführungen wird nach ersten Auswirkungen der bundesweit durchgeführten AIDS-Kampagne durch die Bundesregierung, der Deutschen AIDS-Hilfe und der Gesundheitsämter gefragt und von diesem Erkenntnisstand aus der Versuch unternommen, Leitlinien für eine Neuorientierung zu formulieren.

Sexualerziehung in der Schule nach den amtlichen Verlautbarungen des nordrhein-westfälischen Kultusministeriums

Von den seit 1968 in den Bundesländern und Stadtstaaten erschienenen Richtlinien zur Sexualerziehung, die für alle Lehrer/innen im Sinne von verbindlichen Weisungen gelten, sind die 1974 in Nordrhein-Westfalen veröffentlichten Weisungsvorschriften für den Sexualunterricht wegen ihrer sexualfreundlichen Tendenzen in der Öffentlichkeit positiv aufgenommen worden. Das mag vor allem damit zusammenhängen, daß das nordrhein-westfälische Kultusministerium zum einen sich Zeit genommen hat (etwa 5 Jahre), die zentralen Aussagen zu beraten, nicht zuletzt um den Wandlungen der Zeit Rechnung zu tragen, zum anderen zahlreiche Stellungnahmen zu dem Richtlinien-Entwurf von den Interessengruppen eingeholt und zum großen Teil berücksichtigt hat. So konnte *Hayo Matthiesen* in der ZEIT und in seinem Beitrag (1975) zu einem Sammelband als Ergebnis seiner Beurteilung festhalten:

„In der Tat: *Girgensohn* hat in Sachen Sexualität mit den neuen Unterrichtsgrundsätzen einen guten Griff getan. Daß mehrere Jahre darauf verwendet und 25 Verbände konsultiert wurden, hat dem Papier sehr genützt. Es befreit die Vorstellungen von Sexualität endlich aus gängigen, festgefügten Schablonen: Weder blaustrümpfige Prüderie noch biologistischer Funktionalismus, weder der Mythos nimmermüder Potenz oder unersättlicher Gier noch entseelte Sexualtechniken oder schamhafte Scheu prägen die Richtlinien; sie tabuisieren weder die Vulgärsprache mit ihrem obszönen Vokabular – das sich ja wohl ohnehin an den stillen Orten der meisten Schulen wiederfindet – noch verniedlichen sie Geschlechtliches in der banalen Weise zahlreicher Aufklärungsbücher, die von Piephahn und Pillermann, von Heini und Muschi, vom Pfläumchen und Hähnchen gar absonderliche Dinge zu berichten wissen" [1].

Die im ganzen sexualfreundliche Grundtendenz der nordrhein-westfälischen Richtlinien für den Sexualunterricht (1974) soll im folgenden an einigen Zitaten belegt werden.

Die Grundposition und neue Einsichten

„Angesichts des frühen Eintretens der körperlichen Reifung des Schülers inmitten einer Umwelt mit vielfältigen, auch sexuellen Reizen kann die Aufgabe der Schule nicht nur darin bestehen, über die Geschlechtlichkeit zu informieren, den Schüler aufzuklären. Das bloße Wissen um die genitale Funktion und deren Manipulierbarkeit ist ebensowenig wirksam wie eine ‚behütende' Sexualerziehung, die in isolierenden Maßnahmen und in Ablenkung ihr Ziel sieht. Sexualität selbst ist in der Schule nicht konkret demonstrierbar, vielmehr muß das Verständnis für die Komplexität des menschlichen Sexualverhaltens geweckt werden" [2].

Die Sicht der menschlichen Sexualität

„Die menschliche Sexualität ist als positive Kraft zu sehen, die Liebe und Partnerschaft in besonderer Weise einschließt, zur Persönlichkeitsentwicklung und Selbstverwirklichung beitragen kann und die Fortpflanzung ermöglicht" [3].

Die Hauptaufgaben der Sexualerziehung

„Die Sexualerziehung als Teil der Gesamterziehung soll den Schüler befähigen, sein Leben bewußt und in freier Entscheidung selbst zu gestalten. Dabei wird eine Lebensführung angestrebt, in der die Geschlechtlichkeit als ein wesentlicher Bestandteil menschlichen Daseins anerkannt und bejaht wird, ohne daß Schwierigkeiten und Konflikte verharmlost oder bagatellisiert werden ... Die Erziehung zur Liebesfähigkeit und zur Partnerschaft ist wesentlicher Teil der Sexualerziehung" [4].

Bereits 1973 wurde in den „Richtlinien und Lehrplänen für die Grundschule in Nordrhein-Westfalen" zum Themenbereich „Geschlechtererziehung (GEZ)" ein stark differenzierter Stoffplan veröffentlicht, der eine Fülle von Lehrinhalten und Lehrzielen (Grobzielen) zur Sexualerziehung in allen vier Grundschulklassen anbietet und auch einige Hinweise für die methodische Gestaltung des Sexualunterrichts enthält. Im Unterschied zu anderen neueren Lehrplänen ist der nordrhein-westfälische Lehrplan nach dem didaktischen Prinzip des Spiralschlüssels konzipiert, d. h. grundlegende Lehrinhalte werden wenigstens in einem der folgenden Schuljahre wieder aufgegriffen, erweitert und vertiefend behandelt [5].

An dem reichhaltigen Themenangebot fällt heute auf, daß außer den sexualbiologischen Lehrinhalten Unterrichtsthemen vorgesehen sind, die der affektiv-emotionalen und der sozial-kommunikativen Dimension menschlicher Sexualität zuzuordnen sind. Hierzu gehören u. a. Rahmenthemen wie „Freundschaft", „Liebe", „Konflikte", „Spiel". Gegenüber modernen Tendenzen, die in Lehrplänen für die Grundschule zu beobachten sind, brisante Unterrichtsthemen in die letzten Grundschuljahre zu verlegen, liegt der sexualerziehliche Schwerpunkt des nordrhein-westfälischen Themenkatalogs in den ersten beiden Grundschulklassen.

Diese Konzentration sexualpädagogischer Unterrichtsziele auf die Klassen 1 und 2 haben die „Richtlinien und Lehrpläne für die Grundschule in Nordrhein-Westfalen (Sachunterricht)" 1985 korrigiert, allerdings um den Preis, daß eine größere Anzahl der in früheren Richtlinien und Lehrplänen vorgesehenen Lehrziele nicht mehr aufgenommen wurde. Zu den „Aufgabenschwerpunkten" der Klassen 1 und 2 gehört das Rahmenthema „Mädchen und Jungen", zu denen der Klasse 3 und 4 „Geburt und Aufwachsen". Beide Schwerpunktthemen lassen in ihren jeweils drei konkreten Zielsetzungen erkennen, welche Inhalte als verbindlich gelten und in der Grundschule zu behandeln sind.

Unterrichtsziele für das 1. und 2. Schuljahr

- „körperliche Gemeinsamkeiten und Unterschiede zwischen Jungen und Mädchen kennen
- sich mit der Rolle als Mädchen, als Junge auseinandersetzen
- grundlegende Kenntnisse über die Mutterschaft erwerben“ [6]

Unterrichtsziele für das 3. und 4. Schuljahr

- „Zeugung, Schwangerschaft, Geburt im Zusammenhang menschlicher Beziehungen (Wunsch nach Nähe, Zuneigung, Zärtlichkeit, Liebe) verstehen
- sich der Veränderungen von Körperbau und Verhalten im Verlaufe der Kindheit bewußt werden
- auf unterschiedliche Lebensumstände und Verhaltensweisen von Kindern (z. B. zu verschiedenen Zeiten, in anderen Ländern) aufmerksam werden“ [7]

Den Grundschullehrerinnen und -lehrern wird die Entscheidung überlassen, welche Rahmenthemen – in den ersten beiden Klassen sind es insgesamt 10, in den beiden folgenden sind es 12 – besonders ausführlich und welche weniger intensiv behandelt werden. Hier und da können die Lehrer/innen auch neue Lehrziele hinzunehmen. Eine solche Maßnahme läge dann außerhalb des verpflichtenden Lehrangebots. Die ergänzenden sexualpädagogischen Lehrziele müßten ebenso wie andere den pädagogisch-didaktischen Prinzipien des Sachunterrichts entsprechen.

Rückmeldungen aus der Unterrichtspraxis (Sekundarstufe I)

Auch amtliche Verlautbarungen, die von der Öffentlichkeit und den Experten als wegweisend angesehen werden, sollten daraufhin untersucht werden, ob sie sich im Schulalltag bewähren. Nur so ist es möglich, sich eine abschließende Meinung zu bilden.

Gerhard Glück und *Hans-Jürgen Schliewert* haben in den letzten Jahren die sexualerziehliche Unterrichtspraxis in der Sekundarstufe I des Landes Nordrhein-Westfalen empirisch untersucht. *Glück* stellte Ende der siebziger Jahre bei Jugendlichen, die großenteils die Hauptschule besuchten und im Durchschnitt 16 Jahre alt waren, ein sexualunterrichtliches Defizit von obligatorischen Lehrzielen fest, die insonderheit der sozialen und emotionalen Zielebene zuzuordnen sind und von den Schülern als lernbedeutsam angesehen wurden. Zu den reklamierten und gewünschten Unterrichtsthemen zählen u. a.: „Zärtlichkeit", „Sprechen mit Freund/in über Gefühle beim Sex", „Formen des Zusammenlebens", „Wie man sich im Sexuellen moralisch verhält" [8].

In einer von *Glück* und *Schliewert* ebenfalls in Nordrhein-Westfalen durchgeführten empirischen Untersuchung, die sich allerdings nur auf eine kleine Stichprobe (N = 177) von 14- bis 18jährigen bezog, wurde in Erfahrung gebracht, daß aus der Sicht der jungen Leute 41% etwas Wichtiges über Sexualität in der Schule gehört haben. Allerdings wollten die befragten Jugendlichen von ihren Lehrerinnen und Lehrern nicht viel mehr erfahren; denn für weitere Informationen über Sexuelles nannten sie in der Mehrzahl den/die Partner/in oder Gleichaltrige (Freunde, Geschwister). Lehrpersonen erschienen bei dieser Befragung weit weniger als erwünschte Kontaktpersonen – ebensowenig wie Ärzte/Ärztinnen oder Aufklärungsbücher [9]. Daß Jugendliche über brisante Themen lieber mit Gleichaltrigen oder ihren Partnern sprechen, braucht nicht zu überraschen. Ein Grund hierfür wird auch darin zu suchen sein, daß Schule die die Jugendlichen interessierenden Fragen zur Sexualität weitgehend ausspart.

Hinweise auf das häufig im Sexualunterricht bundesdeutscher Schulen einseitig sexualbiologische Lehrangebot liefert *Schliewert* (1987) in seiner Zusammenfassung der Lehrerbefragung (N = 448) aus der mit *Glück* gemeinsam durchgeführten Untersuchung. So gaben zwei Drittel der befragten Lehrerinnen und Lehrer an, für das Unterrichtsgebiet Sexualerziehung unzureichend ausgebildet zu sein. 23% von ihnen sahen ihre sexualpädagogische Ausbildung als teilweise ausreichend an. 20% der SI-Lehrer/innen betrachten sich bei einem so schwierigen Aufgabenfeld nach fast 20jähriger Einführung des Sexualunterrichts als Autodidakten. Dieselben Lehrer/innen erklären, daß in ihrer Schule der Sexualunterricht eher zufällig und gelegentlich als vorausgeplant und mit anderen Fachlehrern abgesprochen erfolge, wie eigentlich von den amtlichen Bestimmungen vorgesehen. In diesem Zusammenhang aufschlußreich ist die Feststellung, daß die als liberal und zukunftsweisend angesehenen Richtlinien des nordrhein-westfälischen Kultusministeriums nur bei einem Fünftel aller befragten Lehrpersonen bekannt sind, während zwei Fünftel aussagen, sie ungenau oder ebenfalls zwei Fünftel zugeben, sie überhaupt nicht zu kennen [10].

Diese ersten Untersuchungsergebnisse, die in Zukunft sicherlich noch durch weitere Studien gestützt werden müßten, verdeutlichen, daß fortschrittliche und allgemein anerkannte Richtlinien allein noch nicht ausreichen, die Lehrerschaft zum Handeln zu motivieren. Es zeigt sich, daß von den Schulbehörden mehr als bisher unternommen werden muß, um selbst bei den als sexualfreundlich eingeschätzten Weisungsvorschriften zu gewährleisten, daß sie von den Lehrerinnen und Lehrern angenommen und praktiziert werden.

Sexualfreundliche Aufklärung in den Medien

Es gibt Anzeichen dafür, daß seit der Mitte der achtziger Jahre die AV- und Printmedien Themen der Sexualität und Sexualaufklärung wieder mehr Gewicht beimessen. Das zeigt sich einmal in dem größeren Angebot von Sendungen im Hörfunk und Fernsehen (WDR, ZDF, RTL plus), zum anderen in zahlreichen Beiträgen der Tagespresse und Zeitschriften sowie in der steigenden Zahl von Sachbüchern. Der Anstoß zu dieser Entwicklung kam wohl von Themen, die seit kurzem in der Öffentlichkeit häufig diskutiert werden: AIDS, Schwangerschaftsabbruch, Pornographie, Teenagerschwangerschaften, sexueller Mißbrauch.

Auf zwei Sendereihen, die meines Erachtens den sexualfreundlichen Kriterien im oben skizzierten Sinne entsprechen, soll hier verwiesen werden. Bei dem ersten Projekt handelt es sich um eine achtteilige Hörfunkreihe des Senders Freies Berlin mit dem Titel „Mitten ins Herz", die im Herbst 1986 ausgestrahlt worden ist. Die Adressaten waren 12- bis 16jährige.

Bei dem zweiten Projekt beziehe ich mich auf eine Spielfilmserie mit dem Titel „Der Liebe auf der Spur", die acht 30-Minuten-Filme umfaßt und ab Juli 1988 von den dritten Programmen einiger Rundfunkanstalten der ARD (WDR, BR, HR) gesendet wird. Zielgruppen sind hier: 12- bis 18jährige, Eltern, Erzieher, Betreuer, Jugendgruppenleiter und Lehrer.

Beiden Sendereihen liegt die Intention zugrunde, einen umfassenden Zugang zur menschlichen Sexualität, insbesondere Jugendsexualität, zu erschließen, die Jugendlichen zum Gespräch über aktuelle Fragen und Probleme anzuregen sowie zur Auseinandersetzung mit den behandelten Themen in Elternhaus, Peer-group, Heim, Berufsausbildung und Schule herauszufordern.

Die Hörfunkreihe (SFB)

„Tam tam aktuell" ist ein Magazin für Schüler, das außer Samstag/Sonntag täglich vom Sender Freies Berlin im 2. Programm gesendet wird [11]. Es ist so konzipiert, daß die jugendlichen Hörer nicht nur thematisch im Mittelpunkt der Sendungen stehen, sondern auch selbst in der Sendung auftreten und eigene Beiträge liefern. Daraus ergaben sich für eine Sendereihe mit sexuellen Themenbereichen besondere Schwierigkeiten. Kann, darf, soll alles gesagt werden, was Jugendlichen hierzu einfällt? Gegenüber den Programmverantwortlichen mußte die Notwendigkeit der geplanten Sendungen mit sexuellen Inhalten hinreichend begründet werden. So wurde u. a. der anonyme Charakter des Hörfunks im Vergleich mit visuellen Medien für die Vermittlung sexualkundlicher Themen als vorteilhaft angenommen.

Die Redakteure orientierten sich an folgenden Prinzipien bei der Planung der acht Sendefolgen:

- Sexualität sollte nicht als etwas Ungewöhnliches, sondern als etwas Selbstverständliches in der Entwicklung und im Umgang miteinander gesehen werden.
- Gegenüber der üblichen biologischen Faktenaufklärung sollten in den einzelnen Sendungen Gefühle, Ängste, Erfahrungen und Wünsche der Jugendlichen Vorrang haben.
- Die Themen sollten in einer Sprache vermittelt werden, die von den Adressaten verstanden wurde. Eine Voraussetzung hierzu war, daß die von Jugendlichen verwendeten Begriffe berücksichtigt wurden.

Im Sinne einer sexualfreundlichen Aufklärung sprach man in den einzelnen Sendungen sowohl biologisch-physiologische Sachverhalte der Jugendsexualität als auch emotionale und sozial-kommunikative Fragestellungen an. So gab es eine Sendung, bei der eine Hörerdiskussion über die Gefühle des Verliebtseins im Mittelpunkt stand. In einer anderen Sendung fand ein Studiogespräch über die Möglichkeiten des Kennenlernens statt oder in einer weiteren Sendung wurden Telefongespräche über Liebeskummer eingeblendet.

Den Redakteurinnen der Sendereihe fiel auf, daß die Jugendlichen auf die Sendungen kaum reagiert haben, obgleich sie vom Sender aufgerufen waren, bei eventuellen Fragen die Redaktion anzurufen. Dieses Hörerverhalten unterschied sich von dem anderer Jugendlicher derselben Altersstufe, die im Einzugsbereich des Westdeutschen Rundfunks ein Jahr später die Möglichkeit hatten, zu ähnlichen Fragestellungen telefonisch Stellung zu nehmen. Diese Sendereihe mit dem Titel „Klapperstorchreport" wurde im Herbst 1987 vom WDR 1 in dem Jugendmagazin RIFF vier Wochen lang gesendet. Nach jeder der acht Sendungen riefen etwa 150 Jugendliche zwischen 10 und 17 Jahren an, die vorwiegend in ländlichen Gegenden wohnten. Bei den Anrufern dominierten die Fragen, ob Busen oder Glied der Normalgröße entsprechen oder wie man sich in der einen oder anderen Situation verhalten soll. Verhaltens-, Normalitäts- und Normfragen sowie das Bedürfnis, über den eigenen Körper Bescheid zu wissen, waren die Hauptmotive für die jugendlichen Anrufer. Diese gewünschten Auskünfte über Anatomie und Verhaltensmuster in der konkreten Situation gleichen denen, die in den letzten zwanzig Jahren von jugendlichen Leserbrief-Schreibern in der Jugendzeitschrift BRAVO vorgebracht und veröffentlicht wurden.

Anlässe zum Sprechen über Sexualität, insbesondere Jugendsexualität, möchte auch die neue Spielfilmserie „Der Liebe auf der Spur" bieten, die vom Ersten Deutschen Fernsehen ausgestrahlt wird.

Die Fernsehreihe (ARD)

Ab Sommer 1988 wird in den dritten Fernsehprogrammen einiger Sender (WDR, BR, HR) der ARD eine achtteilige Spielfilmserie zu sehen sein, die in ihren einzelnen Folgen ebenfalls wie die genannten Rundfunksendungen sexualfreundliche Akzente setzen wird. Während die Redakteurinnen der Rundfunkreihe mit ihren Sendungen eher aufklären als erziehen wollten, wenden sich die Verantwortlichen für die Filmserie „Der Liebe auf der Spur" gegen das Etikett „Aufklärung" im Verständnis der älteren Aufklärungsfilme [12].

Sexualität wird in der Serie als ein Teilaspekt von Liebe(n), Lieben-Können als ein sozialer und lebenslanger Lernprozeß verstanden, der in unterschiedlichen Lebens- und Alltagssituationen sichtbar wird. Im Mittelpunkt der Filmgeschichten stehen: Körperlichkeit, Gefühle, Erleben, Intellekt, Dissonanzen, Konflikte, Trennung, Scheidung, Verliebtheit, Partnerschaft, Ehe. Mit den Mitteln des Films werden in acht Spielfolgen soziosexuelle Grundfragen des Jugendlichen thematisiert, Einzelprobleme angesprochen und erste Lösungsversuche angedeutet, die den jugendlichen und erwachsenen Zuschauer animieren sollen, miteinander ins Gespräch zu kommen.

Zwei Botschaften sind es, die sich wie ein roter Faden durch alle Spielfolgen ziehen:

- Liebe ist ein menschliches Grundphänomen, das rational nicht erfaßt werden kann. Daher lassen sich zwar zahlreiche Definitionsversuche auffinden, von denen jedoch keiner bislang zu überzeugen vermochte. Der Reiz besteht nun darin, bei neuen Wesensbestimmungen gezwungen zu sein, über die Wesensmerkmale immer wieder nachzudenken und die Handlungsstrukturen erneut zu überprüfen und zu verändern.
- Liebe(n) ist von einer unabdingbaren Voraussetzung abhängig: sich selbst zu mögen, sich selbst leiden können, ein positives Verhältnis zu sich selbst zu haben, ohne freilich dabei der Gefahr zu erliegen, sich selbst zu überschätzen. Wer also von (einem) anderen Menschen geliebt werden will, hat bei sich selbst anzufangen und Liebe, die frei von Egoismus und Selbstüberschätzung ist, im Sinne von Eigenliebe zu verwirklichen.

Damit Jugendliche mit Eltern, Erziehern, Jugendgruppenleitern und Lehrern ins Gespräch kommen, sind im Begleitbuch zur Spielfilmserie Denk- und Gesprächsanstöße formuliert. Nach ersten Beobachtungen reagieren die jüngeren Adressaten eher zurückhaltend und weniger diskussionsfreudig. Die Erwachsenen scheinen eher bereit zu sein, in einen Dialog über die Inhalte der Spielszenen einzutreten. Deshalb sollte von ihnen die Initiative zum Gespräch ausgehen, wenn die jungen Leute sich nicht trauen, Fragen zu den Inhalten des Films zu stellen.

Nach einer repräsentativen Umfrage des Allensbacher Instituts für Demoskopie (1988) ist heute die Mehrheit der Eltern (57%) bei uns bereit, ihre Kinder möglichst früh aufzuklären – gleichsam als Hilfsmaßnahme für die AIDS-Prävention. Nur 19% der Eltern in der Bundesrepublik Deutschland sind der Meinung, daß allzu frühe Sexualaufklärung den Kindern schaden könne [13].

Ergänzend zu der Spielfilmserie ist auf einen sexualfreundlichen Ansatz im sozialpädagogischen Bereich hinzuweisen, der als Modellversuch geplant ist und zur Zeit vom Institut für Sozialpädagogik der Universität Dortmund entwickelt und erprobt wird. Dieses Projekt, das ebenso wie die acht Spielfolgen „Der Liebe auf der Spur“ vom Bundesministerium für Jugend, Familie, Frauen und Gesundheit finanziell gefördert wird, hat die Aufgabe, sexualpädagogische Arbeitshilfen für die Jugendarbeit bereitzustellen. Ein Zwischenbericht liegt bereits vor [14]. Die Materialien sollen bis Ende 1988 vorliegen.

Über eine bemerkenswerte Erfahrung konnten die Leiter der Projektgruppe auf der Fachtagung der „Arbeitsgemeinschaft Sexualpädagogische Forschung/DGG (Deutsche Gesellschaft für Geschlechtserziehung)“ im Herbst 1987 berichten:

„In allen sexualpädagogischen Veranstaltungen waren die Jugendlichen extrem hoch motiviert, sich mit dem Thema Liebe, Freundschaft, Sexualität zu beschäftigen. Wenn die Rahmenbedingungen, die Atmosphäre, die Sensibilität der Mitarbeiter/innen es zulassen, werden Fragen gestellt, Unsicherheiten zugegeben, kommen Leid, Ängste, aber auch Sehnsüchte, Spaß und erträumte Lebensentwürfe zum Ausdruck“ [15].

Auf die Rahmenbedingungen für ein offenes und ergiebiges Gespräch scheint es also anzukommen, wenn insbesondere zwischen Jugendlichen und Erwachsenen über das nach wie vor schwierige Thema „Sexualität“ gesprochen werden soll. Daß im Zeitalter von AIDS möglichst oft und unverkrampft in der Familie, im Heim, im Kindergarten, in der Schule und in anderen Erziehungsinstitutionen über sexualerziehliche Fragestellungen geredet werden muß, wird von den meisten Erwachsenen bejaht, wenn auch in der Vergangenheit zu wenig praktiziert.

Nach Erkenntnissen des Allensbacher Instituts für Demoskopie (1988) gaben 66% der befragten Eltern in der Bundesrepublik (einschließlich West-Berlin) an, daß es ihnen nicht schwerfällt, mit Kindern über AIDS zu sprechen [16]. Dieses Ergebnis überrascht insofern, als Eltern weniger Schwierigkeiten zugeben, die bei der AIDS-Aufklärung aufgetreten sind, während bislang die Schwierigkeiten innerhalb der Sexualerziehung in einem höheren Maße eingestanden wurden, obwohl die sexualerziehlichen Themen nicht als schwieriger eingestuft werden als die der AIDS-Aufklärung. Die Frage ist freilich, an welche Inhalte der AIDS-Information die Eltern bei der Befragung gedacht haben. Die Untersuchung läßt hierzu wegen der pauschalen Fragestellung keine Rückschlüsse zu.

Erste Auswirkungen der AIDS-Kampagne in der Bundesrepublik Deutschland

Die vielfältigen Versuche in den vergangenen drei Jahrzehnten, die menschliche Sexualität als eine positive und förderungswürdige Kraft in Erscheinung treten zu lassen, ohne dabei die negativen Begleiterscheinungen zu verschweigen, erscheinen heute in zunehmendem Maße gefährdet oder vergeblich gewesen zu sein. Seit bekannt geworden ist, daß die tödliche Krankheit AIDS vor allem durch Sexualkontakte übertragen wird, wird Sexualität mit Angst, Gefahr und Todesfurcht in Zusammenhang gebracht. Diese negativen Einstellungen gegenüber sexuellen Ausdrucksformen, die gerade bei jungen Menschen geweckt werden, droht zu einem Problem unerkannten Ausmaßes zu werden, das mehr als eine ganze Generation betrifft. Deshalb kommt neuerdings dem Zeitpunkt und der Qualität der AIDS-Aufklärung eine Bedeutung zu, die es bald zu erkennen gilt.

Der Zeitpunkt der Information von Kindern und Jugendlichen läßt sich nicht genau festlegen. So können Kinder bereits im Kindergartenalter mit ersten Fragen an die Erwachsenen herantreten in der Erwartung, das Wort AIDS oder einzelne in der Umgebung wahrgenommene Sachverhalte (Fernsehen, Gespräche der Eltern u. a.) erklärt zu bekommen. Die bei Kindern erahnten und von ihnen gestellten Fragen sollten sach- und altersgemäß beantwortet werden. Zu dem eher situativen Sprechen über AIDS im Elternhaus müßte von den familienergänzenden Erziehungseinrichtungen ein planmäßiges Informationsangebot hinzukommen, das dem Fragebedürfnis des Kindes und Jugendlichen entspricht und über medizinisch-biologische Inhalte hinausgeht, z. B. sozialpsychologische, gesellschaftliche, ethische, religiöse und pädagogische Fragestellungen mit einbezieht.

Für die AIDS-Information gibt es inzwischen mehrere Handreichungen für die Lehrer/innen, die allerdings erst die Klassen ab der 9. Jahrgangsstufe vorsehen und vornehmlich die medizinisch-biologischen Lehrinhalte berücksichtigen. Lehrhilfen, die die AIDS-Information für die 12- bis 14jährigen vorsehen, liegen zur Zeit nicht vor. Auf sie kann in Zukunft nicht verzichtet werden, da bekannt ist, daß heutzutage schon bei 13- und 14jährigen nicht wenige Intimkontakte vorkommen.

Das Bundesministerium für Jugend, Familie, Frauen und Gesundheit mit seinen nachgeordneten Behörden hat es in den letzten Jahren nicht versäumt, die Gesamtbevölkerung und einzelne Bevölkerungsgruppen über die HIV-Infektion und das Vollbild der Erkrankung durch Faltblätter, Fernseh-, Rundfunk- und Kinospots, Anzeigen, Plakate, Beratungstelefon zu informieren.

Die Kultusminister und Schulsenatoren haben seit 1987 die Lehrer/innen der Sekundarstufe I und II beauftragt, die AIDS-Information (u. a. Ursachen, Symptome, Übertragungswege der Infektion/Erkrankung, Verhaltensmaßnahmen) fachübergreifend im Unterricht (z. B. Biologie, Sozialkunde, Deutsch, Ethik, Religion) zu behandeln [17]. Haben die Fachlehrer die neue und lebenswichtige Aufgaben angenommen? Reichen die bisherigen Maßnahmen von seiten des Bundes und der Länder aus?

Zur Beantwortung dieser Fragen sollen einige Befunde der Repräsentativbefragung zur Wirksamkeit der AIDS-Aufklärung in der Bundesrepublik Deutschland und West-Berlin durch das Institut für Demoskopie in Allensbach herangezogen werden, die im Auftrag des Bundesministeriums für Jugend, Familie, Frauen und Gesundheit durchgeführt worden ist [18].

Die Allensbacher Studie basiert auf 2140 Einzelinterviews und repräsentiert den Querschnitt der Bevölkerung ab 14 Jahren. Die Befragung der ausgewählten Personen fand zwischen dem 10. und 29. Februar 1988 statt.

- Bei der Frage nach dem Anteil der Schule hinsichtlich der AIDS-Information können sich 51% der befragten Schüler/innen oder Schulabgänger/innen nicht erinnern, im Unterricht etwas über AIDS erfahren zu haben, während 49% angeben, daß in der Schule über AIDS gesprochen worden sei. Von den informierten Jugendlichen räumen jedoch 58% ein, daß das Thema AIDS im Unterricht eher am Rande behandelt worden ist, also keine große Rolle gespielt hat.
- Insbesondere junge Menschen unter 20 Jahren fühlen sich nicht hinreichend über AIDS informiert. Von den 14- bis 20jährigen wünschen sich 40% mehr Information. Das Interesse der gesamten Bevölkerung richtet sich dabei auf Inhalte wie „Ergebnisse der medizinischen Forschung" (20%), „Wie man AIDS erkennt" (16%) und „Wie man Personen, die an AIDS erkrankt sind, helfen kann" (15%).
- Daß Kondome schützen, glauben 42% der Bevölkerung; bei den unter 40jährigen sind es 48%, die an diese oft verkündete Botschaft glauben, bei den unter 40jährigen, die im vergangenen Jahr mit verschiedenen Partnern sexuellen Kontakt hatten, sagten lediglich 29%, daß sie regelmäßig oder häufig Präservative benutzen.

Im Vergleich mit einer ähnlichen Repräsentativerhebung, die im Februar 1987 von demselben Meinungsforschungsinstitut mit den gleichen Fragen durchgeführt worden war, ist festzustellen, daß zwar die Prozentwerte bei den meisten Antworten gestiegen sind, die genannten Zahlen aber auch zu erkennen geben, daß man mit den Ergebnissen der bisherigen AIDS-Kampagne noch nicht zufrieden sein darf.

Wenn also gegenwärtig zwei Fünftel der Jugendlichen zwischen 14 und 20 Jahren sich über AIDS nicht hinreichend informiert glauben, jede/r zweite Schüler/in angibt, in der Schule über die Immunschwäche-Krankheit noch nichts erfahren zu haben, und von denen, bei denen AIDS ein Unterrichtsthema war, 58% zugeben, daß dieses Thema nur beiläufig behandelt worden sei, so ist dies völlig unzureichend und zeigt die Schwierigkeiten eines obligatorischen AIDS-Unterrichts auf. Daß das Wissen und Verhalten hinsichtlich des Schutzes durch Präservative auch noch zu wünschen übrig läßt, kann an den Befragungsergebnissen der Allensbacher Studie abgelesen werden. Die gezielte AIDS-Information in und außerhalb der Schule bedarf – daran lassen die Befunde keinen Zweifel – neuer Impulse und Anstrengungen durch die zuständigen Stellen.

In seiner Pilotstudie „Jugend und Sexualität“ (1987) kommt *Georg Neubauer* zu dem Ergebnis, „daß die AIDS-Diskussion zumindest im Verhütungsverhalten kaum dramatische Veränderungen erzeugt hat“ [19].

Die Mädchenzeitschrift „Bravo Girl!“ fand kürzlich bei 8000 Leserinnen zwischen 14 und 20 Jahren heraus, daß 22% der Mädchen die lebensbedrohlichen Gefahren der Immunschwäche-Krankheit ignorieren, wenn sie mit ihrem „Traumtyp“ allein und in „romantischer Stimmung“ zusammensein sollten. Aus der Gruppe der 14jährigen würde sich sogar jedes vierte Girl (26,8%) kurzfristig und ungeschützt auf ein Abenteuer einlassen [20].

Die bisher bekanntgewordenen Untersuchungsergebnisse führen zu der Einsicht, daß sich ein nicht zu übersehender Prozentsatz der Jugendlichen keineswegs so verhält, wie es die Broschüren und Faltblätter als wünschenswert erscheinen lassen. Auch AIDS vermag die Diskrepanz zwischen erkannter Gefahr und dem konsequenten Handeln nicht aufzuheben.

Aus Untersuchungen der Sexualwissenschaft und Sexualpädagogik sind die Fehleinschätzungen der Realität gerade der jungen Teenager bekannt, wenn es zum ersten oder häufigeren Koitus kommt. So vertraute bisher ein Drittel der befragten koituserfahrenen Mädchen darauf, daß der Partner an die Kontrazeption denkt, und ein weiteres knappes Drittel hegte die Hoffnung, daß nicht gleich beim ersten Mal etwas passiert, oder es zeigten sich Probleme, schnell oder kostenlos an Verhütungsmittel heranzukommen. Andere Mädchen träumten vom großen Augenblick und lehnten bewußt alles ab, was das „natürliche Beisammensein“ behindern würde. Oder aber – und das kommt gar nicht so selten vor – Verhütungsmittel werden deshalb rigoros verweigert, weil Bezugspersonen (z. B. die Mutter) zu deren Gebrauch aufforderten und man als Pubertierender gerade das Gegenteil von dem zu tun beabsichtigt [21].

Mein persönlicher Eindruck ist, wenn Jugendliche in den letzten Monaten befragt worden sind – Fernsehen, Rundfunk und Zeitschriften haben darüber berichtet –, ob sie inzwischen Konsequenzen aus der AIDS-Aufklärung für ihr eigenes Verhalten gezogen hätten und sich bei ihrem Sexualverhalten etwas verändert habe, daß sich insbesondere bei den koitusaktiven jungen Männern eine auffällige Kluft zwischen dem grundlegenden Wissen über AIDS und den Folgerungen für das eigene Sexualleben zeigte. Über ihr verantwortungsloses Handeln machten sie zweifelhafte Angaben, wie beispielsweise: „Man könne es einer Sexualpartnerin gleich ansehen, ob sie bereits eine bewegte Vergangenheit mit anderen hinter sich habe", „Einmal miteinander schlafen könne nicht zur HIV-Infektion führen", „Der Gebrauch von Kondomen störe zu sehr die intime Atmosphäre". Solche Aussagen lassen erkennen, wie sehr Jugendliche noch dem Augenblick verhaftet sein können und wider besseres Wissen egoistisch und verantwortungslos handeln. Was zählt, ist der Genuß der Gegenwart unter Verdrängung der lebensbedrohenden Gefahren – ähnlich wie übrigens beim Rauchen.

Dem Fehlverhalten der Jugendlichen ist nicht mit Geboten, Verboten oder moralischen Appellen beizukommen. Da sexuelle Verhaltensweisen einem tiefreichenden menschlichen Bedürfnis entsprechen, können sie nicht von heute auf morgen gänzlich untersagt werden. Vielmehr ist im Diskurs mit dem Partner zu klären, welche Möglichkeiten sich für ein akzeptables Sexualleben in der Beziehung ergeben. Beiderseitige Verantwortung war bisher in Verbindung mit Sexualität noch niemals so gefordert wie in unserer Zeit. Die Sexualpädagogik hat alles zu tun, damit die ersten sexualfreundlichen Ansätze nicht durch neue sexualfeindliche Einstellungen verdrängt werden.

5. Leitlinien für eine Neuorientierung

AIDS ist zur Zeit nicht nur nicht heilbar; das erworbene Immunmangelsyndrom ist auch unheilvoll, was seine psycho-sozialen und gesellschaftlichen Auswirkungen betrifft. So werden Betroffene im In- und Ausland stigmatisiert, isoliert und – wenn möglich – gettoisiert. In den USA, in Schweden und bei uns gab es in den letzten Monaten genügend anschauliche Beispiele hierfür.

Ich denke an den 12jährigen Bluter *Helmut Böttner* aus Wesel, der als HIV-Infizierter aus dem Unterricht der Schule ausgeschlossen wurde und Sonderunterricht erhält. Helmut und seine Familie wurden in der Nachbarschaft beschimpft und gemieden. Der Vater des Jungen wurde daran gehindert, wie gewöhnlich mit dem Bus zur Arbeit zu fahren. Dem Friseursalon, der bisher die Familie *Böttner* bediente, bleiben die Kunden weg, weil er mittlerweile als „AIDS-Salon" verschrien ist.

Ein Pilotprojekt der Kinder-AIDS-Hilfe in Düsseldorf droht zu scheitern, weil eine Bürgerinitiative dagegen ist, daß zehn aidskranke Kinder in einem Nobelviertel mit Studenten und älteren Menschen zusammenleben wollen. Die 250 aufgebrachten Bürger im Stadtteil Grafenberger Wald neiden den Kindern die Unterbringung in einer Villa, die ein Versicherungskonzern der erst vor wenigen Monaten ins Leben gerufenen Kinder-AIDS-Hilfe zur Verfügung gestellt hatte. Wie in der Tagespresse am 25. Mai 1988 berichtet wurde, soll auf einer Informationsveranstaltung der Anwohner ein Gegner des Projekts gesagt haben: „Warum sollen die AIDS-Kranken es denn so schön haben, die sind doch selbst dran schuld."

Dies sind zwei Beispiele, die in ihrer extremen Form bundesweit bekannt geworden sind, aber sicherlich noch durch andere ergänzt werden können. Da die Zahlen der HIV-Infizierten und AIDS-Kranken in den nächsten Jahren weiter ansteigen, werden sich auch solche Beispiele wiederholen.

Meines Erachtens ist es eine gesamtgesellschaftliche, wenn auch langwierige Aufgabe, unsere Mitmenschen in die Lage zu versetzen, mit AIDS-Betroffenen menschlich und sozial angemessen zu kommunizieren. Statt Ablehnung und Ausgrenzung sind HIV-Infizierte und AIDS-Kranke in besonderem Maße auf zwischenmenschliche Ansprache, Verständnis, Rücksicht, Freundlichkeit, Freundschaft, ja im wahrsten Sinne der christlichen Botschaft auf Nächstenliebe angewiesen. Auch *Helmut Zander*, ein durch das Fernsehen und sein kürzlich erschienenes Tagebuch [22] bekannter AIDS-Kranker, mußte erfahren, daß sich Freunde, als sie von seiner Krankheit erfuhren, von ihm abwandten oder von ihrer sozialen Aufgabe mit teueren Geschenken loskaufen wollten, was ihn tief getroffen und betroffen gemacht hat. Hier gilt es erst noch im Rahmen der AIDS-Prävention ein Aufgabenfeld zu entdecken, das die zwischenmenschlich-kommunikativen Handlungsbezüge in den Blick bringt.

Es ist nicht schwer zu erkennen, daß sich hinter den auffälligen Verhaltensweisen, über die die Negativbeispiele im Umgang mit AIDS-Betroffenen berichten, ein hohes Maß menschlicher Angst verbirgt und auch als entscheidende Ursache des Fehlverhaltens auszumachen ist. Angst ist ein psycho-soziales Phänomen, das irrational geprägt und sozialpsychologisch nur schwer in den Griff zu bekommen ist. Es fragt sich, ob ein derartiges Motivationskonstrukt allein mit rationalen Mitteln, d. h. mit Aufklärung, Information, Appellen, wirksam beeinflußt werden kann. AIDS ist heute in unserer Bevölkerung mit viel Angst gekoppelt – auch junge Menschen, insbesondere junge Mädchen, geben dies unumwunden zu.

Bis jetzt sind allerdings unsere Jugendlichen bis zum 20. Lebensjahr von der modernen Todesseuche fast verschont geblieben, wie die neuesten Zahlen der offiziellen Statistik deutlich machen. Unter den AIDS-Kranken befinden sich nur 0,5% Jugendliche, von denen die meisten Bluter sind. In absoluten Zahlen ausgedrückt, die im Mai 1988 beim Bundesgesundheitsamt in Berlin eingeholt wurden, heißt dies: In der Bundesrepublik Deutschland gab es im Mai 1988 17 Jugendliche männlichen Geschlechts zwischen 10 und 19 Jahren, die an AIDS erkrankt sind. Bei derselben Altersgruppe wird die Zahl der HIV-Infizierten zwischen 510 und 1700 geschätzt.

Auch angesichts dieser relativ geringen Zahlen kann leider – wie dies die Deutsche AIDS-Hilfe richtig einschätzt – noch keine Entwarnung für die junge Generation gegeben werden. Infolge der langen Inkubationszeit und des nicht immer kalkulierbaren Verhaltens der Jugendlichen in der Pubertät ist es die Pflicht der Erwachsenen, die Heranwachsenden auf die drohenden Gefahren aufmerksam zu machen. Versäumen sie diese lebenswichtige Aufgabe, so werden sie mitschuldig an denen, die sich im Jugendalter das HI-Virus holen. Denn AIDS ist bekanntlich bei entsprechendem Verhalten vermeidbar, so tückisch und teuflisch sich auch das Virus des menschlichen Körpers bemächtigt.

Im Augenblick betrachte ich aus der Sicht der Sexualpädagogik fünf Aufgabenkomplexe im Rahmen einer fortschrittlichen AIDS-Aufklärung als vordringlich und halte sie in Zusammenarbeit mit aufgeschlossenen Gesundheitspolitikern für realisierbar.

1. Die bisherigen Aussagen zur Jugendsexualität und AIDS-Prävention führen zur Einsicht, wie notwendig eine kontinuierliche und adressatenorientierte AIDS-Information ist und diese durch handlungsbezogene Orientierungsphasen künftig erweitert werden muß, um dadurch bei Jugendlichen ihre Effektivität zu erhöhen. Dies bedeutet beispielsweise, über den Gebrauch von Kondomen nicht nur eingehend zu reden, sondern auch die sachgemäße Anwendung eines Kondoms am Modell (oder an zwei Fingern) einzuüben. Oder: Es genügt nicht, die Verlassenheit und Einsamkeit eines AIDS-Kranken anschaulich zu schildern bzw. hierüber engagiert zu diskutieren; vielmehr sollten in sozialen Rollenspielen Strategien gelernt werden, die die typischen Überreaktionen der Gesellschaft allmählich überwinden helfen, wenn dies auch zunächst nur in bescheidenen Ansätzen zu erreichen ist.

2. In Ergänzung zu der bevorzugten AIDS-Information durch Druckerzeugnisse wie Broschüren, Bücher, Faltblätter und Folien und zu den üblichen Massenveranstaltungen (Vorträgen) mit Experten, Lehrern und Schülern sind aus der Sicht der Zielgruppen „Werkstattgespräche" effektiver, wie in einem Pilotprojekt „Sexualpädagogische Werkstatt" neulich in Würzburg vom Landesverband Bayern der DGG gezeigt werden konnte. Vorrangiges

Ziel dieser Veranstaltung im Rahmen einer Präventionswoche an einer Hauptschule war es, direkte Sprechanlässe durch Materialien zu schaffen, in kleinen alters- und berufsmäßig unterschiedlichen Gruppen zu diskutieren und dadurch Werkstattatmosphäre aufkommen zu lassen. So hatten 50 Neuntkläßler die Möglichkeit, mit einem ehemaligen Heroinsüchtigen über dessen Erfahrungen als Drogenabhängiger zu sprechen. Die Lehrer aus mehreren Schulen hatten die Gelegenheit, neue Unterrichtsmaterialien zum Thema „Sexualerziehung und AIDS" kennenzulernen. Schließlich wurden „AIDS-Ärzte" aus der näheren Umgebung in die Schule eingeladen, damit die anstehenden Probleme der AIDS-Prävention aus medizinischer und pädagogisch-didaktischer Sicht diskutiert und gemeinsame Vorgehensweisen erarbeitet werden konnten. Weitere Möglichkeiten der AIDS-Information wie Projektarbeit, Seminare oder Infowochen sind zu erproben.

3. Die verschiedenen Veranstaltungsformen der AIDS-Aufklärung können eins nicht ersetzen: eine „Beratungsstelle für Sexualerziehung und AIDS-Information", die eigentlich in jedem Bundesland eingerichtet werden müßte. Zumindest *eine* solche Institution sollte den Erziehern und Lehrern als Anlaufstelle bundesweit zur Verfügung stehen und auch telefonische Beratungsdienste übernehmen. Als Leiter einer sexualpädagogischen Forschungsstelle kann ich ermessen, wie dringend notwendig eine Beratungsstelle ist, damit die zahlreichen Anfragen endlich erledigt werden können. Meine Vorschläge zu einer Beratungsstelle, auf die in der Öffentlichkeit seit Februar 1987 öfter hingewiesen wurde, blieben bisher ohne bildungspolitische Konsequenzen. In der Bildungspolitik glaubt man noch ausschließlich an die papierene AIDS-Aufklärung und deren alleiniger Effizienz.

4. Die bis 1987 vorgelegten Lehrhilfen für die AIDS-Aufklärung in der Schule bedürfen der Aktualisierung und Weiterentwicklung [23]. Für die Lehrer/innen, die 12- bis 14jährige Schüler unterrichten, sind die didaktisch-methodischen Handreichungen erst noch zu erarbeiten. Neue Unterrichtshilfen sollten sich am Fragebedürfnis (Fragen von Jugendlichen zu AIDS) und an den Interessen der Schüler (Aussagen zur schulischen AIDS-Aufklärung) orientieren. Nach den Richtlinien der Schulbehörden müßten sie fachübergreifend konzipiert, ja interdisziplinär erarbeitet werden. Die wissenschaftliche Erprobung (Evaluation) der vorgeschlagenen Unterrichtseinheiten ist anzustreben und über das Ergebnis zu berichten, da die positiven oder negativen Erfahrungen dem Lehrer nützen. Sie animieren ihn, mit Kollegen selbst einen Versuch zu wagen.

5. Die sexualfreundliche Auffassung von der menschlichen Sexualität, die sich in den letzten Jahrzehnten auch bei uns durchzusetzen vermochte, droht neuerdings durch Panikmache, restaurative Mahnungen und unkontrollierbare Ängste, die durch AIDS-Aufklärung zwangsläufig erzeugt werden, in

Gefahr zu geraten, verdrängt zu werden. Sexualfeindliche Parolen von Besserwissern sind gegenwärtig nicht zu überhören. Eine sachgerechte, d. h. an aktuellen und abgesicherten Forschungsergebnissen orientierte AIDS-Information hat nicht nur die Aufgabe, gegen sexualfeindliche Tendenzen gegenzusteuern. Sie hat u. a. zu verhindern, daß künftige Generationen wieder mit einem negativ besetzten Begriff von Sexualität konfrontiert werden, der nur ideologischen Interessen nützlich ist. Allerdings hat sie auch zu verdeutlichen, daß ein Sexualleben nach dem Prinzip der Verantwortlichkeit weiterhin möglich ist.

Anmerkungen

[1] *Matthiesen, H.*: Lernziel Zärtlichkeit. Aus: *Kluge, N.* (Hrsg.), Sexualerziehung als Unterrichtsprinzip, Darmstadt 1976, S. 447.

[2] *Richtlinien für die Sexualerziehung in den Schulen des Landes Nordrhein-Westfalen (1974).* Aus: *Kluge, N.* (Hrsg.), a. a. O., S. 148.

[3] a. a. O., S. 147.

[4] ebenda.

[5] *Richtlinien und Lehrpläne für die Grundschule in Nordrhein-Westfalen* (Auszüge: Geschlechtererziehung/GEZ). Aus: *Kluge, N.* (Hrsg.), a. a. O., S. 121 – 145; vgl. *Kluge, N.*: Sexualerziehung in der Grundschule aus der Sicht der Länderrichtlinien und Lehrpläne. Aus: *Engels, H./ Emden, H.* (Hrsg.), Engagement und Fortschrift, St. Augustin 1980, S. 16 ff.

[6] *Richtlinien und Lehrpläne für die Grundschule in Nordrhein-Westfalen* (Sachunterricht), H. 2002, Köln 1985, S. 28.

[7] a. a. O., S. 29.

[8] *Glück, G.*: Inhalt und Atmosphäre der Sexualerziehung in der Hauptschule. Aus: *Kluge, N.*, (Hrsg.), Sexualpädagogische Forschung, Paderborn 1981, S. 138.

[9] vgl. *Glück, G. u. a.*: Jugendberatung auch heute nicht überflüssig. In: Pro Familia Magazin 14 (1986) H. 5, 12 f.

[10] *Schliewert, H.-J.*: Schule – der richtige Ort für die Sexualerziehung? Ergebnisse einer empirischen Untersuchung. Unveröffentl. Mskr., Aachen 1987.

[11] *Kretschmer, K.*: Mitten ins Herz. Sexualitätsreihe in „tam tam aktuell". Aus: *Kluge, N.* (Hrsg.), Medien als Sexualaufklärer. Frankfurt/M. 1988.

[12] *Kluge, N.* (Hrsg.): Der Liebe auf der Spur, Düsseldorf (1989).

[13] *Institut für Demoskopie Allensbach*: AIDS – Informationsstand, Kommunikation und Reaktionen der Bevölkerung. Zusammenfassung der wichtigsten Befunde einer Repräsentativbefragung. Mskr. Allensbach 1988.

[14] *Herrath, F./Sielert, U.*: Sexualpädagogische Arbeitshilfen für die Jugendarbeit. Ein Modellprojekt. Aus: *Kluge, N.* (Hrsg.), Medien als Sexualaufklärer, Frankfurt/M. 1988.

[15] a. a. O., S. 72.

[16] *Institut für Demoskopie Allensbach*: a. a. O., S. 3.

[17] *Frey, H. D.*: AIDS und Schule. Maßnahmen und Reaktionen in der Bundesrepublik Deutschland zur AIDS-Prävention an den Schulen. DIFF. Tübingen 1987.

[18] *Institut für Demoskopie Allensbach*: a. a. O.

[19] *Neubauer, G.*: Jugend und Sexualität. Bielefelder Arbeiten zur empirischen Pädagogik, Bielefeld 1987, S. 19; vgl. auch *Neubauer G.*: Jugend und Sexualität. Jugendsexualität und Sexualpädagogik im Zeitalter von AIDS. Aus: *Neubauer, G./Olk, Th.* (Hrsg.), Clique-Mädchen-Arbeit, Weinheim 1987, S. 123 – 145.

[20] siehe *Bravo Girl!*, Nr. 13 (8. 6. 1987), S. 82 f.

[21] *Kluge, N.*: Aufklärung statt Abtreibung. In: Pädagogik aktuell, H. 12/1986, S. 55–57; *Schmid-Tannwald, I./Urdze, A.*: Sexualität und Kontrazeption aus der Sicht der Jugendlichen und ihrer Eltern. Stuttgart 1983.

[22] *Zander, H.*: Der Regenbogen. Tagebuch eines AIDS-Kranken. München 1988.

[23] vgl. hierzu die von der Deutschen AIDS-Hilfe (Berlin) seit 1986 jedes Jahr aktualisierte, überarbeitete und erweiterte Lehrhilfe mit Unterrichtsmaterialien, die seit 1988 beim Beltz Verlag (Weinheim) erscheint: *Deutsche AIDS-Hilfe* (Hrsg.): AIDS. Medizinisch-biologische und gesellschaftliche Aspekte einer Krankheit. Unterrichtsmaterialien, Weinheim 1988^3; siehe auch *Kluge, N./Wenzel, S.*: Lehrhilfen zum Unterrichtsthema AIDS in der Bundesrepublik Deutschland. Eine kritische Bestandsaufnahme, Landau 1988.

AIDS-Prävention in der Schule

Karla Etschenberg

Zur Situation

Seit 1987 sind in allen Bundesländern Lehrer aufgefordert, durch Thematisierung des AIDS-Problems im Unterricht einen Beitrag zur AIDS-Prävention zu leisten. Unterrichtshilfen verschiedener Institutionen und Verlage stehen zur Verfügung. Zahlreiche unterrichtsbezogene Fortbildungsveranstaltungen wurden und werden angeboten. Diese wenden sich in einigen Bundesländern nicht nur an Lehrer, sondern auch an andere Personengruppen, die speziell zur AIDS-Thematik in der Schule aktiv werden sollen (z. B. an die „school-worker" in Berlin und die „youth-worker" in NW). Darüber hinaus werden auch Mitarbeiter von AIDS-Hilfen in die schulische AIDS-Prävention einbezogen. Hinter all diesen Bemühungen steht die Annahme, daß AIDS-Prävention bei der Zielgruppe, die in der Schule erfaßt wird, nämlich bei Jugendlichen

a) nötig
b) erfolgversprechend und
c) im Unterricht leistbar ist.

Diese drei Merkmale sind zu prüfen. Nur wenn alle drei prinzipiell als gegeben gelten können, ist AIDS-Prävention in der Schule legitimiert, und weitergehende Überlegungen sind sinnvoll.

Legitimation von AIDS-Prävention bei Jugendlichen

Notwendigkeit

Kinder und Jugendliche gehören nicht zu den in der Statistik ausgewiesenen „Risikogruppen". Nur 2–3% der bisher rund 2000 registrierten AIDS-Fälle sind Personen unter 20 Jahren, davon gehört etwa die Hälfte zu den AIDS-kranken Kindern unter 10 Jahren, die sich sicherlich nicht durch einen der Hauptübertragungswege infiziert haben und selbst niemanden anstecken konnten oder können. Setzt man bei den restlichen erkrankten Personen unter 20

Jahren analog zu anderen Altersgruppen den Faktor 50 an, um die Zahl der Virus-Träger in dieser Altersgruppe zu schätzen, kommt man auf die Zahl von rund 1000. Das bedeutet, daß Kinder und Jugendliche im Umgang *miteinander* ein verschwindend kleines Infektionsrisiko eingehen.

Ist es auf dieser Basis legitim, alle Jugendlichen mit dem AIDS-Thema zu konfrontieren und sie im Sinne der Prävention, insbesondere in ihrem Sexualverhalten, zu beeinflussen? Dazu ist eine Präzisierung des Infektionsrisikos bei den Hauptübertragungswegen nötig und ein dazu In-Beziehung-Setzen von alterstypischen Verhaltensbereitschaften und -problemen bei Jugendlichen.

Die beiden Hauptübertragungswege von HIV sind der nicht medizinisch indizierte Blut-zu-Blut-Kontakt und der Geschlechtsverkehr. Wie verhalten diese sich zu den in der Statistik immer wieder als Hauptrisikofaktoren ausgewiesenen Merkmalen „Fixer" und „Homo- bzw. Bisexualität"?

Es zeigt sich: Nicht die Zugehörigkeit zu einer der bekannten Hauptbetroffenengruppen, nicht das Merkmal „Fixer" oder „homosexuell" macht das Infektionsrisiko aus, sondern konkretes Handeln, das „Risikoverhalten". Es gibt Personen, auf die das Merkmal „Fixer" zutrifft, weil sie intravenös drogenabhängig sind und zur Drogenszene gehören, die aber nie ein Infektionsrisiko bezüglich HIV eingegangen sind oder eingehen würden: Sie benutzen grundsätzlich nur gesäuberte Spritzbestecke – wegen der seit langem bekannten Hepatitis-Gefahr.

Das Rundgehenlassen einer Spritze ist demgegenüber auch außerhalb von „Fixer"-Kreisen denkbar. Aus Neugier oder unter Gruppendruck werden Drogen „probiert" (z. B. „Coktails" aus dem Arzneimittelschrank), deren Konsum weder von Beteiligten noch von Außenstehenden mit dem Merkmal „Fixer" assoziiert würde. Es müßte als ein alterstypisches (und möglicherweise harmloses, weil folgenloses) Suchen nach Abenteuer und „Feeling" eingestuft werden, wenn Jugendliche sich auf diese Situation einlassen. Durch AIDS kann sie jedoch eine lebensgefährliche Bedrohung werden.

Wenn Jugendlichen nicht deutlich gemacht worden ist, daß der Blutrest in der Spritze das Infektionsrisiko ist und nicht die Droge (z. B. Heroin), die zu der Einstufung als „Fixer" führt, könnte bei ihnen der Eindruck entstehen: Wer nicht zu den Fixern gehört, geht kein Risiko ein.

Über diese Zusammenhänge müssen alle Jugendliche informiert sein, ohne Rücksicht auf ihre Drogengefährdung.

Auch bei der Analyse des sexuellen Übertragungsweges zeigt sich, daß nicht die in der Statistik ausgewiesene sexuelle Orientierung (Homo- oder Bisexualität) das Infektionsrisiko bestimmt. Auch hier ist das Infektionsrisiko des Einzelnen an eine konkrete Situation gebunden, die gerade durch ihre merkmalsarme Alltäglichkeit Erschrecken auslöst: Jeder ungeschützte Geschlechtsverkehr mit einer Person, von der man nicht sicher ist, ob sie virus-frei ist, ist theoretisch ein Risiko, auch wenn die Wahrscheinlichkeit, auf eine solche Person zu stoßen, gering ist.

Hauptaufgabe der AIDS-Prävention ist es, Jugendliche auf den Umgang mit diesem Risiko vorzubereiten.

Wie eingangs betont, ist es sehr unwahrscheinlich, daß Jugendliche beim Kontakt mit Gleichaltrigen auf einen Virus-Träger oder eine Virus-Trägerin treffen. Dennoch sind sie gefährdet, und zwar durch Bedingungen, die größtenteils mit ihrer alterstypischen Situation zusammenhängen.

Als „Risikofaktoren" sind zu nennen:

- Jugendliche, vornehmlich Mädchen und homosexuelle Jungen, nehmen häufig Kontakt zu Partnern auf, die zu den von HIV-Infektion und AIDS wesentlich stärker betroffenen Altersgruppen gehören. Damit entfällt der „statistische" Schutz innerhalb der eigenen Altersgruppe.
- Jugendliche sind – selbst wenn sie eine monogame, von wechselseitiger sexueller Treue begleitete Beziehung bejahen – irgendwann in der Situation, eine solche Beziehung aufnehmen zu müssen. Dabei sind sie immer in dem Konflikt, einem Menschen vertrauen zu müssen, dessen Vergangenheit und Gewohnheiten sie möglicherweise nicht zweifelsfrei einschätzen können.
- Jugendlichen fehlt es an Menschenkenntnis, die ihnen helfen könnte, eine Person realistisch einzuschätzen. Viele Jugendliche verlassen nach der Schule ihre vertraute Bezugsgruppe und tun sich in einer Übergangszeit schwer, die „Spielregeln" ihrer neuen Bekannten am Arbeitsplatz, an der Ausbildungsstätte, bei der Bundeswehr oder im privaten Umfeld zu durchschauen. Gemeint sind sowohl die Spielregeln im allgemeinen sozialen Umgang miteinander als auch speziell die im Umgang mit Sexualität.
- Jugendlichen fehlen allgemeine Lebenserfahrung und sexuelle Erfahrungen mit sich und anderen, die ihnen helfen würden, den „Überblick" auch in einer „aufregenden Situation" zu bewahren.
- Viele Jugendliche sind auf der Suche nach sexueller Identität und brauchen eine Phase des Orientierungs- und Probierverhaltens, das mit Partnerwechsel und Variationen in den Sexualpraktiken verbunden sein kann. Mit sexueller Identität ist nicht nur die Festlegung der sexuellen Orientierung (Hetero- oder Homosexualität) verbunden, sondern auch die Festlegung der Rolle, die Sexualität im Leben spielt. Selbst wenn diese Suche nicht in eine sexuelle Präferenz oder Einstellung einmündet, die eine Minimierung des Infektionsrisikos garantieren, darf das Recht des Jugendlichen auf sexuelle Selbstbestimmung in einer pluralen Gesellschaft jetzt nicht im Namen der AIDS-

Prävention grundsätzlich in Frage gestellt und eingeengt werden, sondern muß als „Risikofaktor" akzeptiert und in der AIDS-Prävention berücksichtigt werden.

Das alles sind Gefährdungsmomente für junge Menschen, die dadurch verstärkt werden, daß Jugendliche oft sexuell reaktionsfreudiger, spontaner, neugieriger und risikobereiter sind als ältere Menschen – wiederum Eigenschaften, die auf keinen Fall abgewertet werden dürfen, nur weil sie die AIDS-Prävention erschweren. Sie müssen jedoch ernstgenommen werden.

Als erstes Ergebnis der Überlegungen sei festzuhalten: Wenn man die Infektionsverbreitung in unserer Bevölkerung stoppen will, muß man Jugendlichen besondere Aufmerksamkeit widmen, aber auf eine spezifische Weise, die nicht mit der gleichzusetzen ist, die man den bisher am meisten Betroffenen, den sogenannten Risikogruppen, widmet.

Erfolgsaussichten

Letztlich wird man über den Erfolg der AIDS-Prävention bei Jugendlichen erst in vielen Jahren etwas wissen, wenn sich nämlich herausstellt, ob die heranwachsende Generation die weitere Verbreitung der Krankheit verhindert hat.

Solange die empirische Grundlage fehlt, kann man über die Erfolgsaussichten nur spekulieren. Infektionsvermeidung gelingt durch *Unterlassen* bestimmter konkret zu beschreibender Handlungen: Keine Benutzung von Spritzen, die mit fremdem Blut verunreinigt sind, und kein ungeschützter Geschlechtsverkehr mit möglicherweise infizierten Partnern.

Das Unterlassen von Handlungen fällt demjenigen vergleichsweise leicht, der diese Handlungen entweder noch nie praktiziert hat oder bei dem sie noch nicht fest integriert sind in ein situationstypisches Verhalten oder gar Ritual und auch keine wesentliche Rolle im allgemeinen Lebensstil einnehmen. Wenn eine solche Festlegung und Integration bereits stattgefunden hat, dann erfordert das Unterlassen von Handlungen ein *Umlernen*. Umlernen ist immer schwieriger als Lernen.

Bezogen auf das infektionsvermeidende Verhalten bei AIDS kann man hoffen, daß Jugendliche, die rechtzeitig über risikoreiche Verhaltensweisen informiert worden sind, sich leichter damit tun, diese zu unterlassen, als solche Personen, die diese bereits jahrelang vorbehaltlos gewohnheitsmäßig praktizieren. Die oft beschworenen Verhaltensänderungen, die vor allem im sexuellen Bereich gesamtgesellschaftlich gefordert werden im Dienste der AIDS-Prävention, sind – so die Hoffnung – am ehesten bei Jugendlichen zu erreichen, weil sie ihr individuelles Verhalten gar nicht zu *ändern* brauchen.

Leistbarkeit durch Schule

Auch die Frage, ob AIDS-Prävention von Schule erfolgreich geleistet werden kann, ist nicht eindeutig zu beantworten. Es gibt Stimmen in unserer Gesellschaft, die sagen, Schule als Institution sei unfähig, die notwendigen Verhaltensbeeinflussungen vorzunehmen, weil der Sexualbereich angesprochen ist.

Immer schon gab es skeptische Einschätzungen der Sexualerziehung durch Schule: Die einen glauben, Lehrer wollten und könnten durch Sexualerziehung aus Kindern und Jugendlichen emanzipierte „Sex-Monster" machen. Die anderen befürchten, Lehrer neigten grundsätzlich zu repressiver Sexualerziehung und würden Kinder und Jugendliche über Sexualerziehung nur den vorhandenen Machtstrukturen anpassen wollen. Zum Glück widersprechen sich beide Argumente.

Im Zusammenhang mit der aktuellen AIDS-Problematik wird ein neuer Vorwurf erhoben: Es wird behauptet, Lehrer seien in der Regel so „verklemmt" und sowohl in ihrer Sach- als auch Sprachkompetenz bezüglich Sexualität so ungebildet, daß sie nichts Positives zur Sexualerziehung und zur AIDS-Prävention leisten können.

Dazu ist festzustellen: Lehrer können Schüler nur das beibringen, was sie selbst können. Und Lehrer können nur das, wozu sie befähigt sind bzw. befähigt worden sind. Ehe nicht der redliche Versuch gemacht worden ist, Lehrer durch entsprechende Aus- und Fortbildungsangebote zur Sexualerziehung und zu effektiver AIDS-Prävention zu befähigen, sollte man nicht leichtfertig sagen, beides sei in der Schule nicht leistbar.

Es ist davon auszugehen, daß AIDS-Prävention bei Jugendlichen nicht nur in der Schule geleistet werden kann und soll. Die außerschulische Jugendarbeit ist in gleichem Maße gefordert wie Schule. Es ist aber davon auszugehen, daß sie in der Schule geleistet werden *muß*, weil Schule die einzige Institution ist, in der *alle* Jugendlichen erfaßt werden. Es darf nicht vom Zufall oder von der freiwilligen Zugehörigkeit zu Jugendgruppen außerhalb der Schule abhängig sein, ob Jugendliche zu präventivem Verhalten motiviert und befähigt werden. Es darf auch nicht gewartet werden, bis die Sexualerziehung an Schulen von Grund auf verbessert worden ist bzw. die behindernden Rahmenbedingungen geändert sind (restriktive Richtlinien z. B.)!

Unter dem Druck, daß AIDS-Prävention in der Schule geleistet werden muß, werden jetzt vielleicht auch Konzepte entwickelt, Sexualerziehung für Lehrer leistbar zu machen.

Ziele von AIDS-Prävention in der Schule

Was soll in der Schule im Rahmen der AIDS-Prävention geleistet werden? Oberstes Ziel ist:

(1) Die Schüler sollen motiviert und befähigt werden, sich und andere vor einer HIV-Infektion zu schützen.

Pädagogisch und gesamtgesellschaftlich sind jedoch die beiden folgenden Ziele genauso wichtig:

(2) Die Schüler sollen vor irrationalen Ängsten bezüglich AIDS, die das vernünftige Maß an Vorsicht überschreiten, bewahrt bleiben.
(3) Die Schüler sollen die Bereitschaft entwickeln, ein humanes gesellschaftliches Klima Betroffenen gegenüber mitzugestalten.

Motivation und Befähigung zu präventivem Verhalten

Die Motivation, sich und andere vor einer Infektion zu schützen, kann nur erzeugt werden, wenn Schülern die Schwere der Krankheit und die derzeitige Hilflosigkeit der Medizin gegenüber dem Infektionsverlauf bewußt ist. Das heißt, sie müssen ein biologisch-medizinisches Grundwissen besitzen, das jedoch nicht zu einer „AIDS-Kunde" ausgeweitet werden muß.

Der Vergleich zu den schulischen Aktivitäten beim Drogenproblem liegt nahe: Man kann unterscheiden zwischen Drogen-Kunde und Suchtprophylaxe. Das Wissen über Drogen kann Bestandteil der Suchtprophylaxe sein, aber Suchtprophylaxe erschöpft sich nicht in Drogen-Kunde, und wenn Suchtprophylaxe das eigentliche Anliegen ist, dann ist Drogen-Kunde nur in Teilaspekten legitimiert.

Es ist zu beobachten, daß an manchen Schulen einzelne Lehrer das Thema AIDS dazu benutzen, um wochenlang Immunologie und Virologie zu behandeln. Wenn eine solche Behandlung vom Lehrplan her ansteht und man HIV und AIDS als lebensnahe Beispiele einbezieht, ist dagegen nichts einzuwenden; wenn aber unter dem Etikett „AIDS-Prävention" eine solch ausführliche Behandlung stattfindet und nicht durch andere Aspekte gezielt ergänzt wird, ist sie eigentlich nicht legitimiert.

Besondere Vorsicht ist bei der Beschreibung von Krankheitssymptomen angebracht, da sie hypochondrische Reaktionen sich selbst gegenüber (z. B. bei Schweißausbrüchen) und phobische Reaktionen anderen gegenüber (z. B. bei dem als Kaposi-Sarkom fehlgedeuteten Leberfleck) auslösen kann.

Neben der naturwissenschaftlich orientierten „AIDS-Kunde" gibt es auch eine sozialkundlich orientierte „AIDS-Kunde". Dabei werden unter dem Etikett der

AIDS-Prävention soziale Probleme von Drogenmißbrauch, Homosexualität, Prostitution u. a. ausgiebig thematisiert. Die Thematisierung der genannten Probleme ist an sich nicht zu kritisieren, aber sie überschreitet möglicherweise das durch die Anliegen der AIDS-Prävention legitimierte Maß.

Motivation zur Infektionsvermeidung ist der eine Schwerpunkt bei der Behandlung des Themas im Unterricht im Rahmen der ersten Zielsetzung; die *Befähigung* zur Infektionsvermeidung ist der zweite.

Die Befähigung erfolgt durch die Vermittlung von Wissen über die Übertragungswege. Dieses Wissen kann vordergründig durch „Handlungsanweisungen" erworben werden. Handlungsanweisungen zur Infektionsvermeidung gibt es inzwischen in mehreren Variationen, u. a. in Form von Piktogrammen. So wirkungsvoll solche eindeutigen Hinweise auf den ersten Blick scheinen, so problematisch sind sie als dauerhafte Grundlage für präventives Verhalten: Situationen, die in den Handlungsanweisungen nicht als gefährlich oder ungefährlich definiert werden, können von den Schülern nicht selbständig eingestuft werden, weil ihnen der Begründungszusammenhang fehlt. Eine verläßlichere und deshalb im Unterricht anzustrebende Grundlage für präventives Verhalten ist ein zusammenhängendes Wissen über die Bedingungen, unter denen eine HIV-Infektion möglich oder unwahrscheinlich ist. Schüler müssen in die Lage versetzt werden, selbständig ein Infektionsrisiko im Umgang miteinander einschätzen und sich selbstverantwortlich schützen zu können.

Das Risiko der HIV-Infektion beim Blut-zu-Blut-Kontakt läßt sich relativ einfach analysieren und besprechen.

Problematischer ist die Behandlung des Infektionsrisikos beim Geschlechtsverkehr. Hier treten die oben bereits angesprochenen sexualerzieherischen Schwierigkeiten auf. Lehrer, die bisher nicht offen über sexuelles Handeln gesprochen haben, tun sich jetzt schwer mit der Beschreibung von riskantem Verhalten und alternativen sexuellen Verhaltensweisen zur Infektionsvermeidung.

Viele Lehrer erleben das, was sie tun sollen, auch als Konflikt mit Leitbildern der offiziellen Sexualerziehung. Bei aller Toleranz sexuellen Verhaltensweisen gegenüber, die z. B. in den Richtlinien zur Sexualerziehung von NW deutlich zu spüren ist, wird durch die offizielle Sexualerziehung an Schulen in allen Bundesländern grundsätzlich die Bereitschaft zu heterosexueller monogamer Dauerbeziehung einschließlich Familiengründung angestrebt. Die diesbezüglichen Richtlinien in Bayern heißen sogar – im Gegensatz zu denen in anderen Bundesländern – „Richtlinien zur Familien- und Sexualerziehung". Mit dieser Zielsetzung können viele Lehrer es nur schwer vereinbaren, Schülern Verhaltensweisen für ein Sexualleben beizubringen, in dem Partnerwechsel und Homosexualität eine Rolle spielen.

Auch formal gibt es an Schulen Probleme mit der Thematisierung des sexuellen Kontextes von AIDS. In Baden-Württemberg etwa sollen die Themen Geschlechtskrankheiten und Empfängnisverhütung nur ab Klasse 11 in einem freiwilligen, ergänzenden Unterrichtsangebot zur Sexualerziehung angesprochen werden. Unter diesen Bedingungen ist AIDS-Prävention praktisch nur möglich, wenn sie streng auf Gesundheitserziehung, nicht auf Sexualerziehung hin angelegt ist.

Von daher ist auch zu verstehen, daß Unterrichtsmaterialien zur AIDS-Prävention, die bundesweit zum Einsatz kommen sollen, sehr zurückhaltend bei der Ausformulierung sexueller Sachverhalte wirken. Sie können nicht mehr sein als ein Minimalangebot, das von Lehrern in den verschiedenen Bundesländern in Anpassung an die jeweils gültigen Richtlinien zur Sexualerziehung ausgebaut werden kann und muß.

Ohne Rücksicht auf diese schulinternen Probleme seien hier die alternativen Verhaltensweisen, die im sexuellen Umgang miteinander eine Infektion vermeiden helfen, stichwortartig charakterisiert und erläutert. Das Verfügenkönnen über diese Alternativen befähigt Jugendliche im Sinne des ersten Lernziels, sich und andere vor einer HIV-Infektion zu schützen.

1. „Nein" sagen zu einem Sexualkontakt (oder auch zu einem Partner/einer Partnerin), wenn man Angst oder Bedenken hat.

Diese Verhaltensweise ist nicht identisch mit dem, was unter dem Begriff „Enthaltsamkeit" proklamiert wird. Gemeint ist ein selbstbewußtes Verhalten im Sexualkontakt, das es Jungen wie Mädchen ermöglicht, vom Recht der Verweigerung Gebrauch zu machen, wenn der erhoffte physisch-psychische Gewinn aus einem Sexualkontakt in keinem rechten Verhältnis steht zu voraussehbaren nachfolgenden Angst- oder Schuldgefühlen. In erster Linie ist das Recht gemeint, zu problematisch erlebtem sexuellen Handeln „nein" zu sagen. Im weiteren Sinne ist aber auch das Recht gemeint, einen bestimmten Partner abzulehnen, der Angst oder Mißtrauen einflößt.

Es sieht derzeit so aus, als müsse man manche Jugendliche regelrecht dazu ermutigen, von ihrem Recht, nein zu sagen, Gebrauch zu machen, weil sich in den letzten Jahren (u.a. über Medien gefördert) eine Art „Mitmachzwang" entwickelt hat, dem sich Jugendliche oft nicht entziehen können, ohne als altmodisch, verklemmt, impotent oder zickig zu gelten.

2. Treue zu einem virus-freien Partner/einer virus-freien Partnerin, die ihrerseits treu ist.

Dieses Verhalten bietet einen hohen Schutz vor Infektion. Menschen, die in einer entsprechenden Beziehung leben, brauchen sich in ihrem Sexualleben nicht um das Infektionsrisiko zu kümmern – weder bezüglich ihrer sexuellen

Orientierung noch bei ihren Sexualpraktiken. Das Prinzip der Treue kann aber nur realisiert werden, wenn bereits eine Partnerschaft existiert – eine Bedingung, die bei Jugendlichen nicht vorauszusetzen ist. Ihnen mag die Empfehlung zur Treue oft als utopische Lösung für ihr aktuelles Problem der Infektionsvermeidung im Sexualkontakt erscheinen. Wie bereits an anderer Stelle betont, kommen auch junge Menschen, die sexuelle Treue bejahen, immer wieder in die Situation, daß eine Partnerschaft auseinandergeht. Beim Aufbau einer neuen Partnerschaft müssen dann andere Formen des infektionsvermeidenden Verhaltens gewählt werden.

3. Verzicht auf Geschlechtsverkehr, bis das Risiko geklärt ist.

Wenn Menschen, die Geschlechtsverkehr miteinander haben wollen, in einer länger dauernden Beziehung zueinander stehen bzw. diese aufbauen wollen, können sie vorher das Infektionsrisiko klären. Das setzt offenes Reden miteinander und gegenseitiges Vertrauen voraus. In Einzelfällen kann auch ein HIV-Antikörper-Test zur Klärung herangezogen werden. Es gibt Jugendliche, für die es selbstverständlich ist, daß (auch) über das Infektionsrisiko gesprochen wird, bevor sie mit einem Partner/einer Partnerin sexuell verkehren, und die durchaus in der Lage sind, die Frage zu klären. Es gibt aber auch Jugendliche, für die eine solche Klärung praktisch nicht möglich ist, und die auf andere Verhaltensweisen angewiesen sind.

4. Austausch von Zärtlichkeiten bis zur sexuellen Befriedigung unter Verzicht auf Geschlechtsverkehr (Petting, „safer sex“).

Der ermutigende Hinweis auf die Vielzahl sexueller Handlungen, die befriedigend und ohne Infektionsrisiko sind, ist ein wichtiger Beitrag zur AIDS-Prävention. Für Erwachsene mit sexueller Erfahrung erscheint es vielleicht redundant, Menschen u. a. auf die Möglichkeit wechselseitiger Masturbation aufmerksam zu machen (Petting). Für Jugendliche ist diese Information jedoch oft alles andere als redundant, weil sie gelernt haben, daß Masturbation eine „Notlösung“ für „Pubertierende“ und „Alleinstehende“ ist, die „normalerweise“ mit der Aufnahme „richtiger“ Sexualkontakte ihren Reiz verliert bzw. verlieren müsse. Mit diesen abwertenden Vorurteilen belastet, tun sich Jugendliche (und nicht nur Jugendliche) schwer, in einer Beziehung auf Geschlechtsverkehr zugunsten von Petting oder analogen Handlungen zu verzichten. Vor allem Jungen neigen dazu, sie als „unmännlich“ abzulehnen.

Gerade für Jugendliche sind die hier gemeinten Formen des sexuellen Handelns zu befürworten, weil sie einerseits das Erfahren eigener Sexualität und der

Sexualität von Partnern oder Partnerinnen ermöglichen, andererseits aber die Infektionsverbreitung (und unerwünschter Schwangerschaften) unter Jugendlichen verhindern.

5. Geschützter Geschlechtsverkehr (Kondombenutzung).

Als weitere Alternative zur Infektionsvermeidung im Sexualkontakt müssen Jugendliche den Umgang mit Kondomen kennen und bejahen. Leider ist das Wissen über Kondome in der Bevölkerung sehr gering bzw. es war sehr gering, bevor Kondome als Infektionsschutz gegen HIV publik gemacht wurden. Auch die Vorbehalte sind bzw. waren groß, weil dieses Mittel als Kontrazeptivum an Bedeutung und Attraktivität verloren hat, seitdem es die „bequemere" hormonale Empfängnisverhütung gibt.

Es hat sich gezeigt, daß Kondome bisher im Unterricht nicht mit der Ausführlichkeit behandelt worden sind, die eigentlich schon im Zusammenhang mit Empfängnisschutz angebracht gewesen wäre. Das hat zur Folge, daß die Mehrzahl der Lehrer große Schwierigkeiten hat, sie nun als Infektionsschutz den Schülern nahezubringen. Derzeit übernehmen oft außerschulische Fachkräfte (z. B. von pro familia oder den AIDS-Hilfen) die Information über Kondome bei Schülern. Das darf nur als Übergangslösung angesehen werden. Grundsätzlich und auch ohne Zusammenhang zur AIDS-Problematik sollten männliche Jugendliche es als Selbstverständlichkeit akzeptieren lernen, beim heterosexuellen Geschlechtsverkehr Kondome zu benutzen, wenn nichts anderes ausdrücklich mit der Partnerin abgesprochen worden ist. Nur so kann man auf Dauer die Verantwortung für die Empfängnisregelung auf beide Geschlechter verteilen. Deshalb müssen Lehrer langfristig durch entsprechende Fortbildungsangebote befähigt werden, das Thema in Zukunft selbst angemessen zu behandeln.

Die fünf skizzierten Verhaltensweisen sind in ihrer Effektivität bezüglich Infektionsvermeidung gleichrangig. Auch ethisch sind sie gleichrangig, wenn man die Verpflichtung zum Schutz des eigenen und fremden Lebens bzw. die Verpflichtung, die Verbreitung von HIV zu verhindern, als obersten moralischen Maßstab anlegt: Mit allen fünf Verhaltensweisen kann diese Verpflichtung erfüllt werden.

Ein zusätzlicher Bewertungsmaßstab wird eingebracht, wenn z. B. gesagt wird, Treue zu einem Dauerpartner sei besser als geschützter Geschlechtsverkehr mit einem unbekannten Partner. Dieser Bewertungsmaßstab ist weder rational-pragmatisch noch sozialethisch begründet, sondern wird von sexualmoralischen Wertvorstellungen hergeleitet. Eine solche Bewertung ist selbstverständlich zulässig und diskussionswürdig, muß den Schülern aber als das, was es ist, transparent gemacht werden. Ich halte es für unredlich, wenn unterschiedlich motivierte Bewertungsmaßstäbe miteinander vermischt werden. Das ist Manipulation und erzeugt bei Schülern, die es durchschauen, Abwehr, eine Reaktion, die wir uns in der AIDS-Prävention nicht leisten können. AIDS-Prävention darf nicht zum Tarnmantel für sexuelle Disziplinierung umfunktioniert werden.

Angst vor AIDS

Angst vor AIDS ist ein vielzitiertes Schlagwort. Kindern und Jugendlichen gegenüber sollte man sehr behutsam mit diesem Schlagwort umgehen. Sie, die noch keine Infektionsrisiken eingegangen sind, brauchen – strenggenommen – keine *Angst* vor AIDS zu haben.

Sie leben nicht wie viele Erwachsene aufgrund ihrer Biografie mit dem „Damoklesschwert“, es könne sich eine Infektion herausstellen. Sie brauchen auch nicht zu befürchten, daß das Virus sie wie ein radioaktiver Regen überfällt oder sich wie eine Krebsgeschwulst aufgrund eines unerkannten Umweltgiftes in ihnen ausbreitet. Wenn sie begriffen haben, daß das Virus etwas Materielles ist, das in seiner Gefährlichkeit an konkrete, wiederum materielle Voraussetzungen gebunden ist, dann brauchen sie nur noch eine Haltung der Vorsicht zu entwickeln. Es hört sich vielleicht so an, als wolle man mit dieser Aussage etwas herunterspielen. Dieses Herunterspielen erscheint mir jedoch besonders bei jüngeren Kindern legitim, wenn auf der anderen Seite mit aller Offenheit und mit allem Nachdruck die Notwendigkeit und die Möglichkeiten der Infektionsvermeidung besprochen werden.

Es ist unverantwortlich, Kindern und Jugendlichen, die durch andere Probleme (Arbeitslosigkeit, Umweltverschmutzung usw.) bereits stark in ihren Zukunftsperspektiven belastet sind, auch noch im Bereich von Sexualität mehr als das notwendige Maß an Vorsicht nahezulegen. Diejenigen, die in der schulischen AIDS-Prävention tätig sind und die vielleicht ihre eigenen Ängste bezüglich des persönlichen Risikos in der Vergangenheit noch nicht bearbeitet haben, müssen sich unter Kontrolle halten bzw. über ihre Motive nachdenken, warum sie das Thema AIDS-Angst so hochspielen.

Angst vor AIDS, die das nötige Maß an Vorsicht übersteigt, kann zur Angst vor Sexualität werden – ein Effekt der den Jugendlichen in seiner psychischen Entwicklung behindern würde. Irrationale Ängste vor AIDS können aber auch zur Panik im alltäglichen Umgang mit Menschen führen – ein Effekt, der für das Zusammenleben in unserer Gesellschaft auf Dauer gefährlich werden kann.

Humanes gesellschaftliches Klima

Keiner weiß, ob er, wenn nicht unwissend bereits jetzt, in Zukunft zu den direkt oder indirekt von AIDS Betroffenen gehört. Zu den direkt Betroffenen gehören Infizierte und Kranke. Sie sind den gesellschaftlichen Reaktionen und dem

„Klima“ unmittelbar ausgesetzt. Aber nicht nur sie: Auch die indirekt Betroffenen werden das gesellschaftliche Klima zu spüren bekommen. Gemeint sind Familie, Freunde, Nachbarn und Kollegen von Infizierten und ehrenamtliche und professionelle Helfer. Diese werden in ähnlicher Weise wie die direkt Betroffenen darauf angewiesen sein, daß den Menschen, zu denen sie sich bekennen (und damit auch ihnen selbst), das Leben nicht durch eine Atmosphäre von Angst, Ausgrenzung, Demütigung und möglicherweise von Aggression schwerer gemacht wird, als es durch die Krankheit schon ist.

An der Verwirklichung des dritten Lernziels – Verzicht auf Geschlechtsverkehr bis zur Risikoabklärung – müssen alle in unserer Gesellschaft ein Interesse haben. Es müßte auch den Schülern einsichtig zu machen sein, daß jeder einzelne mitverantwortlich dafür ist, ob ein Klima entsteht, vor dem sie selbst einmal Angst bekommen können. Daß das gesellschaftliche Klima möglicherweise stark davon abhängt, in welchem Maße sich die Krankheit weiter ausbreitet, erscheint naheliegend: Je größer und deutlicher das Ausmaß der Belastungen durch HIV-Infektionen und AIDS wird, desto größer die Gefahr einer Panik mit entsprechenden Folgen. Die erfolgreiche Verwirklichung des ersten Ziels – Motivation und Befähigung zur Infektionsvermeidung – ist deshalb möglicherweise Voraussetzung für die dauerhafte Verwirklichung von Lernziel 3.

AIDS-Prävention in der Schule wird durch diesen Aspekt zu einem höchst bedeutsamen Beitrag zur politischen Bildung unserer Schüler – von ihrem Erfolg oder Mißerfolg hängt gesamtgesellschaftlich mehr ab, als es vielen Lehrern derzeit vielleicht bewußt ist.

Anmerkung

Die Autorin verzichtet auf den üblichen Fußnotenapparat, weil zum Thema noch keine weiterführende Literatur vorhanden ist.

Des Menschen Mündigkeit: Sexualität und Massenmedien

Oswalt Kolle

Die Bedrohung durch AIDS hat in der Bundesrepublik eine publizistische Feldschlacht ausgelöst, in der die Fronten auf eine sonderbare Weise verwischt sind. Ich betrachte es als natürlich und logisch, daß die reaktionären Kräfte in diesem Lande mit klammheimlicher Freude den Einbruch von AIDS registriert haben: Sie versuchen mit der Atombombe AIDS nachträglich den Krieg zu gewinnen, den sie in den sechziger Jahren verloren haben. Sie beschwören deshalb eine Art Supergau herauf, bei dem die eine Hälfte der Menschheit nach dem Jahre 2000 die andere Hälfte in AIDS-Krankenhäusern, AIDS-Konzentrationslagern und schließlich AIDS-Sterbekliniken versorgen wird – falls nicht sofort Dämme gegen AIDS gebaut werden. Die Dämme soll der Staat errichten, durch Gesetze, Verbote, Zwangstestung und überhaupt das ganze Instrumentarium des autoritären Staates. Und natürlich durch die Propagierung einer überkommenen Verbots- und Warnmoral, die den Bürger sexuell wieder entmündigen soll und ihm Schuldgefühle und Ängste vermittelt. Diese Haltung bestimmter Kreise hat der nordrheinwestfälische Gesundheitsminister *Heinemann* umlängst in einer ZDF-Sendung „zynisch" genannt. Ich gehe viel weiter, ich nenne sie kriminell. Aber sie ist schlimmer als verbrecherisch, sie ist dumm. Und ich werde später sagen, weshalb ich diese Einstellung für dumm halte ...

Aber zu Beginn der öffentlichen AIDS-Debatte in der Bundesrepublik beherrschten diese Kräfte die öffentliche und veröffentlichte Meinung. Jeder reaktionären Äußerung – und war sie fachlich, menschlich und politisch auch noch so fragwürdig – wurde in den Medien freier Raum gegeben. Schlagzeilen, wenn der Staatssekretär *Carl Dieter Spranger* erklärte: „Gesetzliche Verpflichtungen für Infizierte dürfen kein Tabu sein." Schlagzeilen, wenn der CSU-Bundestagsabgeordnete *Erich Riedl* rigoros verkündete: „Kranke und gesunde Personen müssen voneinander getrennt werden – in Fabriken, Schulen und Vereinen." Und war das Beifallsgemurmel an den Stammtischen vielleicht nicht hörbar, wenn die Medien genüssig zitierten, was der bayrische Unterrichtsminister *Hans Zehetmair* forderte: „Diese Randgruppe muß ausgedünnt werden, weil ihr sexuelles Verhalten widernatürlich ist."?

Da brodelten plötzlich wieder die Vokabeln aus dem Wörterbuch des Unmenschen durch die Zeitungsspalten, wenn der Staatssekretär *Peter Gauweiler* zackig seine Strategien darlegte: Seuchenherde ausmerzen. Ansteckungsverdächtige erfassen. Ansteckungswege abschneiden.

Ein holländischer Journalist fragte sich nach solchen Worten: „Marschieren die Stiefel wieder – diesmal in Richtung Schlafzimmer?"

Es waren keineswegs die Boulevardblätter und die konservativen Zeitungen allein, die in dieser Weise Panikmache statt Aufklärung betrieben. Auch angeblich liberale Blätter wie *Spiegel* und *Stern* bliesen in dasselbe Horn – bis hin zu dem verwerflichen Abdruck des Buches von *Masters* und *Johnson* im *Stern*, fast kommentarlos im Jahre 1988 als der Wissenschaft letzte Weisheit verkauft. Dabei wäre es für den *Stern* ein leichtes gewesen, zusammen mit einigen ernsthaften AIDS-Forschern die absurden Thesen zu widerlegen, die *Masters* und *Johnson* hier unter der Maske der Wissenschaft zusammengebraut haben. Andere haben sich mit den inhaltlichen Aspekten dieses Machwerks auseinandergesetzt, ich will darauf hier nicht näher eingehen. Mich interessiert viel mehr, wie es eigentlich möglich ist, daß große Teile der deutschen Massenmedien in der AIDS-Frage zu willigen Handlangern einer anti-aufklärerischen und anti-liberalen Haltung werden konnten – genauso wie zunächst auch in den sechziger Jahren.

Ein kurzer Rückblick: damals haben einige progressive Wissenschaftler wie *Giese, Hochheimer, Kentler* und andere zusammen mit einigen Autoren sich gegen eine zensierende Obrigkeit durchgesetzt und Aufklärung in Massenmedien begonnen. Sie alle mußten sich Schelte und Gelächter gefallen lassen. Schelte, weil sie Herrschaftswissen unter die Massen gestreut haben, Gelächter, weil doch jeder angeblich schon wußte, was sie da verbreiteten. Damals haben die Regierenden mit allen möglichen Mitteln versucht, diese skandalöse Offenheit und Liberalisierung in sexuellen Fragen zu verhindern – heute, 1988, war es eine regierende CDU-Ministerin, die den Massenmedien die Marschrichtung für eine aufklärerische und liberale Kampagne wies. Welch eine groteske Verkehrung der Standpunkte ...

In meinem publizistischen Selbstverständnis besteht die Aufgabe der Massenmedien bei einer solchen Gesundheitskrise darin, die Menschen zu informieren, so vorurteilsfrei wie möglich. Das heißt vereinfacht: die Menschen müssen wissen, auf welchen Wegen das AIDS-Virus übertragen wird, damit sie riskantes Verhalten vermeiden können – und sie müssen zugleich erfahren, wie das Virus *nicht* übertragen wird, um unnötige Angst zu verhindern. Ich halte es in diesem Zusammenhang für völlig unerheblich, ob diese Information ernsthaft oder spielerisch, seriös oder unterhaltsam übergebracht wird: Hauptsache ist doch, daß die Information verstanden wird und nicht Vorurteile bestätigt.

Was geschah aber in der Bundesrepublik, als um 1981 die ersten Meldungen von der Verbreitung von AIDS aus den Vereinigten Staaten kamen? Wer als Fachpublizist oder Wissenschaftler damals zu den Medien kam, wurde meist abschlägig beschieden: kein Thema für uns, wir sind kein Schwulenblatt. Hinweise darauf, daß ein Virus seine Opfer nicht nach moralischen Urteilen aussucht, fruchteten nicht. AIDS galt als Homosexuellen-Seuche, und das hatten die Typen sich nun mal selber zuzuschreiben. Das war eben ein „Wink Gottes", wie der damalige Kardinal *Höffner* es ausdrückte – und für die Ungläubigen eine zwangsläufige Folge des ausschweifenden Lebens, das homosexuelle Männer nun mal führen, wie der Laie wußte. Vergeblich damals die Versuche, in den Redaktionen deutlich zu machen, daß hier eine bedrohliche Krankheit auf uns alle zukam. Zu festgefügt war die gängige Auffassung, daß Homosexuelle eine kleine Gruppe von exotisch lebenden Menschen seien, die man nach neuerer Auffassung zwar tolerieren müsse, die aber eigentlich mit der Sexualität des sogenannten „Normalen" nichts zu tun haben. Da war von unserer ganzen Aufklärungsarbeit von zwanzig Jahren offenbar auch bei den sogenannten Eliten sehr wenig haften geblieben oder durchgedrungen.

Diesem ersten Verdrängungsprozeß folgte dann – aus den Vereinigten Staaten herüberschwappend – eine genauso überraschende explosionsartige Verbreitung des Gedankens: Das Virus lauert überall. Ohne jedes Augenmaß wurde die Bevölkerung in Angst und Schrecken versetzt. Eine Beobachtung, die den niederländischen AIDS-Koordinator, den Arzt *Jan van Wijngaarden*, zu der Bemerkung veranlaßte: „Die deutsche Presse ruft das Bild einer Epidemie herauf, die im Augenblick jedenfalls noch nicht besteht. Es scheint, als würde die Welt durch AIDS untergehen: solche Angstmacherei ist ein schlechter Ratgeber."

Ich erwähne hier nicht zufällig die Niederlande. Tatsächlich verlief im Nachbarland die Entwicklung ganz anders. Die Berichte aus den Vereinigten Staaten über eine Krankheit der Homosexuellen führte hier im Gegensatz zu der deutschen Reaktion als erstes zu der besorgten Frage: Was können wir für die Homosexuellen tun, wie können wir verhindern, daß durch diese Krankheit die Homosexuellen aufs Neue diskriminiert werden? Diese Diskussion wurde nüchtern und pragmatisch in allen Blättern von links bis rechts geführt – und von links bis rechts wurden vereinzelte christliche Prediger und Politiker scharf kritisiert, die ihr Süppchen auf dem AIDS-Feuer kochen wollten. Und von Anfang an waren sich praktisch alle Publizisten und Politiker in einem Punkt einig: Wir müssen verhindern, daß wir durch AIDS unsere mühsam errungene sexuelle Freiheit verlieren, daß neue Berührungsängste entstehen, daß bestimmte Gruppen in der Bevölkerung ausgegrenzt werden. In diesem Sinne wurden schließlich auch die staatlichen Kampagnen von langer Hand geplant, weil auch den Regierungsorganen eines klar war: Das Schlimmste, was passieren kann, ist Panik. Ich will den Unterschied in der Verhaltensweise noch deutlicher machen: In der Bundesrepublik schienen es viele Medien darauf angelegt zu haben, in einem vollen Theater Feuer zu rufen – in den Niederlanden wurde ein Schwelbrand im Theater konstatiert, man rief die Feuerwehr und die Fachjournalisten zusammen, um zu beraten, wie man des Feuers am besten Herr werden kann, ohne durch Löschen mehr Schaden anzurichten. Natürlich findet solches Verhalten auch Kritiker; mit Vorwürfen wie Verharmlosen, Zögern, Gefahr herunterspielen wird nicht gegeizt. Aber dagegen stehen die sichtbaren Erfolge einer ruhigen und besonnenen Aufklärung, die auf die Vernunft des mündigen Bürgers setzt – und niemals moralisiert.

Als Erfolge nenne ich zum Beispiel einen rasanten Rückgang der klassischen Geschlechtskrankheiten wie Syphilis, Tripper, Pilzerkrankungen, zum Teil um 90%. Ein meßbarer Erfolg ist zum Beispiel, daß 1985 unter homosexuellen Männern in Amsterdam noch 8 Prozent neue Infizierungen stattgefunden haben, 1987 nur noch ein Prozent. Stark abgenommen hat auch der Mehrfachgebrauch von Nadeln bei Drogensüchtigen – dies allerdings gekoppelt an die kostenlose Ausgabe von Einweg-Nadeln. Eine Maßnahme, die in der Bundesrepublik aus moralischen Erwägungen lange unterblieben ist. Man fürchtete, dem Drogengebrauch Vorschub zu leisten – so wie viele Ärzte vor fünfundzwanzig Jahren jungen Mädchen die Pille verweigerten, weil sie der Unzucht nicht Vorschub leisten wollten. In beiden Fällen nenne ich das schlicht unterlassene Hilfeleistung im juristischen Sinne.

Dies alles sollte nicht als Kollegenschelte verstanden werden; es ist vielmehr gemeint als ein Aufruf zur Besinnung an die Medienmacher, die Produzenten, Redakteure, Journalisten. Wir müssen gemeinsam versuchen, Langzeitstrategien zu entwickeln, die auf des Menschen Mündigkeit bauen. Aufklärung statt Belehrung. Information statt Moralisieren. Pragmatismus statt Ideologie. Toleranz statt Abgrenzung.

Ich habe in den letzten zehn Jahren – und das begann schon vor AIDS – den Eindruck gewonnen, daß in den Medien eine wachsende Verdrossenheit über die sogenannte sexuelle Freiheit, Liberalisierung, Freizügigkeit oder wie Sie es auch nennen wollen, entstanden ist: junge Journalisten wachsen nach, für die das dumpfe und sexualfeindliche Klima vor den sechziger Jahren nur noch Geschichte ist. Sie können sich einen Rückfall in diese Zeiten nicht vorstellen, sie können sich nicht einmal vorstellen, wie schrecklich es war. Aus dieser Verdrossenheit heraus werden negative Randerscheinungen der Liberalisierung – die es natürlich gibt – überbelichtet, die Vorteile der Freiheit und Mündigkeit werden madig gemacht oder ganz übersehen. Ich halte es aber für eine der wesentlichen Aufgaben der Presse und der Medien, als Hüter und Bewahrer der Freiheit gegen staatliche Eingriffe aufzutreten. Nur aus dieser Haltung heraus können wir miteinander wirken im Kampf gegen die Verbreitung von AIDS. Wer die Sittenpolizei auch nur verbal wieder ins Schlafzimmer holen will, handelt dumm, weil er gerade das Gehör derjenigen verlieren wird, die er zu schützen vorgibt: der jungen Menschen im sexuell aktivsten Alter. Sie sind Suchende, und es ist absurd und albern, ihnen ein Ideal von Monogamie vorzuhalten, das sie nicht erfüllen können und meist auch nicht erfüllen wollen. Moralisieren und Angstmachen wird vielleicht für eine kurze Zeit wirken – aber AIDS bleibt uns erhalten, ob wir es wollen oder nicht. Wer moralisiert und warnt und verbietet, wer AIDS ständig als einen selbstverschuldeten Lohn der Sünde anprangert, der wird im Endeffekt vor tauben Ohren predigen.

Versuchen wir doch, angesichts der Bedrohung nüchtern zu bleiben und darauf hin zu arbeiten, daß mündige Menschen lernen, ihr Sexualverhalten weniger riskant zu gestalten – eine Arbeit, die ja im Bereich der Homosexuellen-Szene schon sichtbare Früchte abgeworfen hat ...

Soviel zum aktuellen Stand der Dinge im Zeitalter von AIDS. Aber das Thema „Medien und Sexualität" bestand schon vor dem Einbruch der Krankheit und wird auch weiterhin ein Konfliktfeld bleiben. Ich stelle mir nun vor, daß ich nicht vor Sexualwissenschaftlern spreche, sondern vor jungen Journalisten und Publizisten, die oft ziemlich ratlos in diesem Minenfeld von Emotionen herumstolpern – wie im übrigen allerdings auch manche schreibenden Wissenschaftler, die nicht begreifen, weshalb ihre wesentlichen Erkenntnisse häufig so verfälscht in den Medien wiedergegeben werden.

Dies ist es, was ich ihnen sagen will: Als Redakteur werden Sie Ärger bekommen, wenn Sie einmal zuviel Sexualität ins Blatt bringen – aber jedermann wird Ihnen auf die Schulter klopfen, wenn Sie in Ihrem Blatt die Wissenschaft hegen und pflegen, möglichst allerdings eine Wissenschaft, die niemandes Gefühle verletzt, niemanden kränkt, die nicht anstößig ist und keine wirtschaftlichen oder politischen Interessen negativ berührt. Die Sexualwissenschaft gehört nicht dazu: Sie verletzt die Gefühle vieler Menschen, die eine festgefügte Meinung von Gut und Böse, Richtig und Falsch, Anständig und Unanständig haben; sie kränkt alle jene Menschen, die neiderfüllt erfahren müssen, daß andere Menschen sich offenbar die geheimsten Wünsche erfüllen, ohne zur Strafe von einem Donnerkeil getroffen zu werden; die Sexualwissenschaft ist immer auch anstößig, weil sie Anstöße gibt, indem sie scheinbar ewige Werte und Normen in Frage stellt und den gesellschaftlichen Konsensus über Moral und Moralen gefährdet. Schließlich kollidiert Sexualwissenschaft zwangsläufig mit wirtschaftlichen und politischen Interessen, weil durch die Erkenntnisse dieser Wissenschaft die herrschende Moral als die Moral der Herrschenden entlarvt wird: Menschen, die ihre Sexualität nur unter Schuld- und Schamgefühlen erleben, lassen sich leichter gängeln und auch leichter sozial unterdrükken. Wer einmal begriffen hat, daß die sexualunterdrückende Moral, die ihm von Eltern, Lehrern und Pfarrern eingebleut worden ist, in Frage gestellt werden kann – der wird vielleicht auch andere patriarchalische, autoritäre und überhaupt traditionelle Verhaltensmuster im *sozialen* Bereich als ebenso fragwürdig erkennen.

Und solche Erkenntnisse gefährden die Interessen der Mächtigen im kapitalistischen wie im sozialistischen Lager. Diktatoren jeder Coleur waren immer puritanisch. Sie wünschten nicht, daß sich jemand zu intensiv seinem persönlichem Glück widmet. Jeder soll kollektiv fühlen und handeln.

Ich habe geschrieben und schreibe weiter für die sexuelle Befreiung – die sexuelle Emanzipation – des Menschen, und ich werde Ihnen nachher genau sagen, was ich darunter verstehe. Ich spreche von sexueller Befreiung, ich spreche von Sexualität, ich spreche nicht von Sex. Die Sprache ist unser journalistisches Handwerkzeug, Wörter sind unsere Waffen: Wir sind jeden Tag aufgefordert, unser Handwerkzeug in Ordnung zu halten und die Waffen zu schärfen. Dazu gehört, daß wir die Wörter, die wir gebrauchen, auf ihren Sinngehalt abklopfen.

Sexualität wird von allen denkenden Menschen unseres Sprachkreises begriffen als eine große bewegende Kraft, die dem Menschen Freude oder Schmerz bringen kann. Sexualität umfaßt den ganzen Menschen, seinen Körper und seinen Geist: Wir wissen, daß wir in einer gelungenen sexuellen Beziehung uns selbst verwirklichen können, daß wir durch eine mißlungene Beziehung frustriert werden – wir haben auch Angst vor Sexualität, weil wir ahnen oder befürchten, daß sie uns beuteln kann, uns leiden macht oder uns sogar zu Verbrechern werden läßt.

Machen wir dieses beunruhigende Phänomen Sexualität schon im sprachlichen Ausdruck klein, dann brauchen wir keine Angst mehr zu haben. In der Verkürzung liegt die Verkleinerung und die Abwertung. Sex ist leichtgewichtig, eine kleine Münze, Konsumware wie jede andere auch. Mit Sex kann man Seife verkaufen. Aber Sex ist auch disqualifizierend, wie sie alle beim aufmerksamen Studium der Zeitungen leicht feststellen. Wir können z. B. den seriösen Sexualforscher schnell von seinem wissenschaftlichen Podest holen, wenn wir ihn Sex-Professor nennen.

Als Journalist haben Sie oft die Wahl zwischen einem abwertenden, moralisierenden Wort und einem wertfreien Wort. Sie können von Untreue und Ehebruch sprechen, aber auch wertfrei von außerehelichen sexuellen Beziehungen. Sie können von Perversionen sprechen oder wertfrei von Abweichungen von der Norm. Es scheint mir so außerordentlich wichtig, daß Journalisten nicht ahnungslos und unkritisch zu sprachlichen Handlangern jener Kräfte werden, die mit allen Mitteln versuchen, das Licht wieder auszuknipsen.

Ein Rückblick:

In meinem ersten Redakteursvertrag bei der „Frankfurter Neuen Presse" mußte ich mich verpflichten, stets tapfer gegen Rassismus, Faschismus und Imperialismus einzutreten und überhaupt zu helfen, Vorurteile abzubauen. An diesen Vertrag fühle ich mich heute noch gebunden. Nun gab es in diesen Jahren, neben vielen anderen, zwei Vorurteile, die man bestimmt nicht abbauen durfte. Zwei Tabus, die wirklich nicht diskutierbar waren: Man durfte die Deutsche Demokratische Republik nicht Deutsche Demokratische Republik nennen, sondern Sowjetische Zone – und man durfte Sexualität nicht Sexualität nennen, sondern allenfalls von Liebe sprechen.

In den Massenmedien fand Sexualität nicht statt, es sei denn in moralisierender Form. In einem Aufklärungsfilm der fünfziger Jahre durfte schon mal eine wilde Party mit halbnackten Mädchen gezeigt werden, aber natürlich anschließend in Farbe und Großaufnahme die „zwangsläufige Folge" jeder freien Sexualausübung: eitrige Geschwüre, abgefallene Nasen, Ehescheidung, Mord und Todschlag. Das galt auch für Zeitungen. Als junge Journalisten drückten wir das so aus: Du darfst ungestraft das Foto eines nackten jungen Mädchens ins Blatt bringen, wenn du nur drunter schreibst: Solche schmutzigen Bilder wollen wir nie wieder sehen!

In diesen Jahren wurde mir ein grundlegender Konflikt in dieser Gesellschaft immer bewußter – ein Konflikt, der auch heute noch keineswegs ausgetragen ist: Als Privilegierter, als Gebildeter konnte man sich ohne weiteres Zugang zu Büchern und Schriften verschaffen, die sehr frei über Alternativen des sexuellen Lebens berichteten – es war die Zeit, als die Wendekreis-Bücher von *Henry Miller* zu einem horrenden Preis auf den Markt kamen –; auch Wissenschaftler durften sich in ihrem Kreis literarisch mit Äußerungen freier Sexualität auseinandersetzen. Angst und Widerstand der staatlichen und kirchlichen Organe setzten immer erst dann ein, wenn es um eine Demokratisierung der Diskussion ging. Die Massenmedien sollten sauber bleiben. *Fanny Hill* als Goldschnittausgabe für hundert Mark, na gut – als Taschenbuch für 2,50 Mark – niemals!

Wir Journalisten paßten uns damals ausnahmslos dieser Situation an: Die Gesetze waren hart, die öffentliche Mißbilligung von sexuellen Äußerungen gnadenlos.

Zwei Ereignisse jener Jahre haben mich dann motiviert, mit aller Kraft eine Möglichkeit zu suchen, gegen die Verlogenheit und Doppelmoral dieser Gesellschaft anzurennen. Das erste Ereignis war die Verhaftung von *Werner Friedmann*, einem der wirklich großen Journalisten, den die Bundesrepublik hervorgebracht hat. *Friedmann*, damals Chefredakteur und Mitinhaber der „Süddeutschen Zeitung", war auf Grund der Denunziation eines politischen Gegners verhaftet worden, weil er in der Wohnung eines Mitarbeiters mit einem

Mädchen aus dem Süddeutschen Verlag sexuell verkehrt hatte. Man nannte das Unzucht mit Abhängigen und Anstiftung zur Kuppelei. Ich erwartete, daß dieser Versuch, einen großen liberalen Publizisten mit Hilfe von verstaubten Gesetzen und einer infamen Sittenschnüffelei mundtot zu machen, eine Revolution unter den deutschen Journalisten auslösen würde: Angefangen von seinen eigenen Partnern und Kollegen bis zu *Stern* und *Spiegel* würde doch ganz selbstverständlich eine Solidarisierungsaktion einsetzen, und endlich würde reiner Tisch gemacht werden. Weit gefehlt. Die Kollegen wandten sich von ihm ab, seine Partner ließen sich von dem nervlich zusammengebrochenen Mann noch in der Untersuchungshaft seine Rücktrittserklärung als Chefredakteur unterschreiben, in den Zeitungen der Bundesrepublik erschienen süffisante Artikelchen: Wie konnte man sich denn nur erwischen lassen! So was macht man doch anders. Da war nicht einer, der es gewagt hätte zu sagen, daß ein Mann und ein Mädchen das verdammte Recht haben, miteinander zu schlafen, wenn sie es wollen, solange kein Zwang von irgendeiner Seite dahintersteht, und daß es diese Sittenschnüffler überhaupt nichts angeht, wie Menschen ihr Sexualleben regeln. Was mir das Schlimmste erschien, daß auch *Friedmann* selbst kampflos aufgab. Oder, um dazu *Alexander Mitscherlich* zu zitieren: „Mit großer Selbstverständlichkeit wird auch die Beobachtung hingenommen, daß fortgesetzt und überall der Moral entgegengehandelt oder daß sie scheinheilig mißbraucht wird. Die Reichweite einer Moral zeigt sich aber ganz besonders darin, daß sie nicht nur die Frevler richtet, sondern daß die Frevler selbst sich ihr unterwerfen, sich als Sünder empfinden." Nein, dies konnte keine gute Moral sein.

Das zweite Ereignis war für mich noch entscheidender: Es war der sogenannte *Keeler*-Skandal, der eine britische Regierungskrise auslöste. Im Jahre 1963 arbeitete ich ein halbes Jahr lang in London an einer aktuellen Reportageserie für die *Quick* über diese Affaire: Der britische Heeresminister *Profumo* hatte mit dem Party-Girl *Christine Keeler* sexuell verkehrt, der militärische Abwehrdienst war dahinter gekommen und hatte eilfertig einen Spionageverdacht konstruiert, der sich später als absurd herausstellte. Es wurde, wie immer in dieser Gesellschaft, wenn es um Sexualität geht, viel und frech öffentlich gelogen. Ein Mann gibt immer noch lieber zu, daß er seine Frau schlägt, als daß er zugibt, mit einer anderen Frau sexuelle Beziehungen zu haben. Die Journalisten in Europa reagierten so, wie es das Publikum von ihnen erwartete. Zehn Jahre nach Erscheinen des *Kinsey*-Reports waren sie pausenlos aufgeregt, erschüttert, schockiert, empört über die Entdeckung der Tatsache, daß Männer und Frauen offenbar nicht nur zweimal in der Woche im trauten Ehebett in anständiger Missionarshaltung ihre Pflicht für Volk und Vaterland vollziehen und dabei mit geschlossenen Augen an England denken!

Unter dem Mäntelchen der Empörung konnte man freilich mit delikaten Einzelheiten die Geilheit und Frustration der Leser ausbeuten. Und welch eine schamlose Demonstration der Doppelmoral und des Klassenrechts fand hier statt: Die zahllosen Spielgefährtinnen der ehrenwerten Lords und Minister und Gentlemen wurden als Sünderinnen an den Pranger gestellt und beschimpft; die ehrenwerten Herren bedauerte man als Opfer dieser unmoralischen Schlampen. Und einem harmlosen Party-Löwen namens *Stephen Ward* machte man den Prozeß, weil sich bei ihm die Mädchen mit den Herren getroffen hatten. Endlich ein Sündenbock – so konnten die hohen Herren ungeschoren bleiben und England weiter regieren, während dieser Mann systematisch körperlich, wirtschaftlich und seelisch vernichtet wurde, bis er als Entehrter sich das Leben nahm. Der Tod des *Stephen Ward* im Juli 1963 erscheint mir im Rückblick als ein historisches Datum. Journalisten und Schriftsteller in aller Welt begannen, diesen Tod zu sehen und zu beschreiben als den Mord, den eine verlogene Gesellschaft begangen hatte, um eine sterbende, menschenfeindliche Moral mit allen Mitteln zu erhalten. Auch ich gehörte zu diesen Leuten.

Und natürlich geriet ich gleich und zum ersten Mal auf Kollisionskurs mit den Hütern der Moral. Wenn Sie sich heute die Landschaft der Presse in Deutschland anschauen, fällt es Ihnen wahrscheinlich schwer, zu begreifen, in welcher Situation wir uns damals befanden. Das Grundgesetz der Bundesrepublik Deutschland schützt nachdrücklich die Freiheit von Lehre und Forschung, die Freiheit der Meinung und die Informationsfreiheit. Es sagt unmißverständlich: Eine Zensur findet nicht statt. Die Freiheit in diesem Lande geht sogar so weit, daß Sie ohne weiteres als Journalist in einem neonazistischen Blatt die Frage aufwerfen dürfen, ob Hitler nicht vielleicht doch auch sein Gutes gehabt hat, und in bürgerlichen Blättern monatelang über die Frage diskutieren dürfen, ob man denn einen so armen, alten, hundertfachen KZ-Mörder wirklich heute noch aus seinem guten bürgerlichen Leben herausreißen muß, um ihn vor Gericht zu stellen. Offenbar ist man der Meinung, daß solche Infragestellung unserer moralischen Wertvorstellungen über Tod und Leben weniger anstößig ist als die Infragestellung sexualmoralischer Normen.

Ich erinnere mich an meine ersten Kämpfe mit der sogenannten Bundesprüfstelle für jugendgefährdende Schriften und mit der damals bestehenden freiwilligen Selbstkontrolle der deutschen Illustrierten: Zwei Institutionen, die sich praktisch ausschließlich damit beschäftigten, sogenannte „Stellen" in Zeitschriften zu finden und zu rügen. Damals ging es zum Beispiel darum, daß ein Bericht über *Christine Keeler* „sexualethisch begriffsverwirrend" für Jugendliche sei, weil ich über dieses Mädchen und seine Motivationen sachlich und nicht moralisierend geschrieben hatte – mit Verständnis und Einfühlung also, nicht mit Empörung und Abscheu. Es ging darum, daß ich in einem Bericht über die Abtreibung eine neue Abortusregelung gefordert hatte, aber schlimmer noch: daß ich ohne moralische Entrüstung und überhaupt die offiziell von einem Jugendamt herausgegebenen Statistiken über vorehelichen Geschlechtsverkehr veröffentlicht hatte. Es ging darum, daß ich in meinem Bericht „Dein Kind, das unbekannte Wesen“ gesagt hatte, man solle doch dem Kind gegenüber nicht mehr von Pullermann und Mäuschen reden, sondern vernünftig von Penis und Vagina, Glied und Scheide.

Was in diesen Jahren mit mir und anderen geschah, möchte ich nun kritisch durchleuchten. Ich begann mit zwei Illustriertenberichten, die den Titel trugen „Dein Mann, das unbekannte Wesen“ und „Deine Frau, das unbekannte Wesen“. Beide Berichte waren genau wie „Dein Kind, das unbekannte Wesen“ entstanden in Zusammenarbeit mit führenden Fach-Wissenschaftlern der Psychologie, der Soziologie, der Pädagogik und der Sexualforschung. In allen diesen Berichten war Sexualität eines von vielen Themen – das heißt, die Sexualität war im Bericht so integriert in den Gesamtrahmen, wie wir uns alle wünschen, daß Sexualität auch beim Menschen integriert sein sollte: weder überbewertet noch unterbewertet. Redaktion, Autor und Wissenschaftler waren sich darüber einig. Aber nun entwickelte sich etwas sonderbares und doch offenbar sehr typisches für das Verhältnis dieser Gesellschaft zur Sexualität: Die Sexualfeinde sahen in den Berichten wie durch ein Brennglas nur die sexuellen Stellen und warfen mir vor, ich hätte die Sexualität überbewertet. Eine überwältigende Mehrheit der Leser aber reagierte ganz anders. Durch Umfragen und durch Tausende von detaillierten Leserbriefen erfuhren wir, welche grauenvolle sexuelle Not unter den Menschen herrschte. Und sie sagten: Wir haben das Gefühl, daß du uns verstehst und daß du uns helfen willst, aber dann sag uns auch endlich, was wir wissen wollen und hör nicht immer da auf, wo es auf den Punkt kommt. Du bist ein Feigling. Sag mir, warum ich impotent bin und was ich dagegen tun kann. Sag mir, wie ich meine Frau befriedigen kann. Sag mir, warum mein Mann immer so schnell spritzt. Sag mir, ob man durch Wichsen impotent wird. In zehntausend Briefen von Frauen stand eigentlich immer wieder dieselbe Klage in anderen Worten: Mir geht es gut, ich habe Freude an meinen Kindern, der Beruf macht mir Spaß, ich liebe meinen Mann – aber es klappt nicht im Bett. Was können wir bloß tun?

Da war also offenbar durch meine zaghafte und zensurängstliche Offenheit eine Befreiung der Menschen eingetreten, die sich endlich formulieren konnten.

Wer in Massenmedien über Sexualität schreibt, stößt auf eine ganze Reihe von Problemen. Das ist auf der einen Seite die Wissenschaft mit ihrem berechtigten Anspruch, daß ihre Ergebnisse vielleicht vereinfacht dargestellt, aber nicht simplifiziert werden. Auf der anderen Seite die Redaktionen, die gerne plakative Aussagen haben wollen – Aussagen ohne wissenschaftliches Wenn und Aber. Die Redakteure glauben oft auch, ihren Leserkreis genau zu kennen und zu wissen, was man diesem Leserkreis „zumuten“ kann. Schließlich schwebt über allem aber auch eine ständige Zensurdrohung: nicht nur die Staatsanwaltschaften und die Bundesprüfstelle für jugendgefährdende Schriften wachen – auch

Kirchenvertreter mischen sich ständig ein, und es geschieht immer wieder, daß selbst große konservative Anzeigenkunden mit Anzeigen-Boykotten drohen und sie auch ausführen: Aufklärung in Massenmedien bleibt immer eine Gratwanderung. Das hat sich auch 1987/88 wieder einmal deutlich gezeigt bei der Absetzung der Sexualitätsserie von *Klaus Pacharzina* im ZDF auf Grund des Protestes von etwa hundert Zuschauern und der entsprechenden Aufregung von Kirchenvertretern. Ein Jahr später wurde die Serie ausgestrahlt – ohne *Pacharzina*, aber dafür mit lauter gesalbten Worten aus der alten Anti-Sexualitäts-Kiste. Vor diesem Problem-Hintergrund treten nun aber die eigentlichen Schwierigkeiten auf: wer sexuelle Einsichten beeinflussen und vielleicht sexuelle Haltungen verändern will, muß sich bei der Arbeit in Massenmedien darüber klar sein, daß er es mit einer großen diffusen Masse von Lesern, Hörern, Zuschauern zu tun hat, deren Einsichten und Haltungen er nicht kennt. Auf allen Ebenen differieren die verschiedenen Leserschichten nach Alter, Erfahrungsstand, Kenntnis, Bildungsstand, Haltungen gegenüber Sexualität und ihrem tatsächlichen Sexualverhalten. Das heißt: Autoren solcher Berichte müssen ständig nach einem durchschnittlichen Niveau suchen, auf dem möglichst viele Leser erreicht werden. Es ist logisch, daß Menschen, die weitreichende Informationen auf diesem Gebiet besitzen, gelangweilt sind oder das Ganze lächerlich finden. Sie brauchen ihre Meinung nicht zu ändern. Aber eine andere Gruppe von Menschen ändert ihre Ansichten *auch* nicht: Wenn Menschen mit einer Meinung konfrontiert werden, die von ihrer eigenen zu stark abweicht, verändern sie ihre Meinung nicht, oder es wird sogar das Gegenteil erreicht. Sie beharren noch stärker als vorher auf ihrem alten Standpunkt oder nehmen sogar einen noch weiter entfernten, noch extremeren Standpunkt ein. Darüber gibt es große wissenschaftliche Untersuchungen. Nebenwirkung sind dann auch allerlei Emotionen wie Bösartigkeit oder gar Haß gegenüber demjenigen, der den abweichenden Standpunkt verkündet.

Ich will ihnen an einem Fall demonstrieren, wie sich die größere Freizügigkeit in der Behandlung sexueller Themen auswirkt, wie stark auch der Widerstand gegen neue Moralen werden kann. Am Beispiel von *Kees* und *Anneke* in Bussum, einer niederländischen Mittelstadt. Kees ist 43 Jahre alt, Automechaniker, Reihenhausbewohner, verheiratet mit Anneke, 37 Jahre, einer 13jährigen Tochter und einem 11jährigen Sohn. Es sind genau die Menschen, für die ich immer geschrieben und meine Filme gemacht habe, auch wenn sich die Elitären noch so sehr erregten, weil ich mich nicht hochgestochen soziologisch und psychologisch gab. Ich lernte Kees kennen, als er mich auf eine Serie in einer holländischen Illustrierten ansprach. Es lag ihm auf dem Herzen, mir das zu sagen: „Seit ich und Anneke das gelesen haben, geht's bei uns viel besser. Anneke ist wie ausgewechselt. Alles, was ich seit Jahren versucht habe, mit ihr zu machen – also sie hat immer abgelehnt, jetzt macht sie mit." Kees und

Anneke waren in die Ehe geschlittert wie so viele junge Leute, ahnungslos. Kees mit einigen sexuellen Erfahrungen, die er nun gerne in die Ehe eingebracht hätte – aber Anneke, für die Kees der erste Mann war, weigerte sich beharrlich, „unanständige Dinge“ zu tun. Einmal war es fast zur Scheidung gekommen, weil Anneke einer Freundin gesagt hatte, ihr Mann verlange oft perverse Dinge von ihr – und die Freundin konnte den Mund nicht halten. Aufklärungsliteratur war damals tabu. Inzwischen kaufen sie sich manchmal pornographische Heftchen, um sich anzuregen und ein paar neue Variationen zu lernen. Sie lesen auch Aufklärungsliteratur. Anneke hat gelernt, frei mit guten Freunden über ihre Probleme zu sprechen. Was sind das für Probleme? Anneke: „Kees kommt zu schnell klar, manchmal, und dann hat er keine Lust, weiter mit mir zu spielen. Ich würde mich dann manchmal gerne selbst befriedigen, aber das erscheint mir – noch – zu schlimm. Da komme ich nicht drüber weg. Er will auch zu oft – mindestens dreimal in der Woche. Ich habe nicht immer Lust. Und dann sagt er mir morgens schon beim Weggehen: Heute abend, ja? Das mag ich nicht. Ich will es spontan oder gar nicht. Dafür hat er kein Verständnis.“ Kees sagt: „Ich stelle mir manchmal ein anderes Mädchen vor, wenn ich mit Anneke schlafe – oder tolle Sachen wie schlagen und beißen und so. Da würde Anneke nicht mitmachen. Ich kann es ihr nicht sagen, deshalb habe ich ein schlechtes Gewissen.“

Sie haben eine Entwicklung durchgemacht – keine Revolution, sondern eine langsame Veränderung ihres Sexualverhaltens. Kees macht sich, seit er sich auch theoretisch mit dem Thema befaßt, manchmal Gedanken, mit denen er alleine nicht fertig wird. Er hat gelesen, daß es schlimm ist, wenn man seine Frau als Lustobjekt betrachtet. Das versteht er nicht. Er liebt Anneke doch auch, weil er Lust auf sie hat. Darf man das nicht? Und er ist froh, daß Anneke ihn endlich auch als „Lustobjekt“ betrachtet – früher durfte er niemals nackt durchs Zimmer gehen. Er hat Anneke gefragt, ob sie sich als Frau entwürdigt fühlt, wenn er sagt „Ich bin geil, ich will dich ficken“ – nein, hat sie gesagt, das finde sie gerade so schön. Was hat das also zu bedeuten mit dem Lustobjekt? Und was heißt „rein sexuell“, was heißt die Kritik, die Menschen betrieben heute ihr Liebesleben „zu sehr auf das Sexuelle zugespitzt“?

Ich soll ihm das erklären. Weil er jetzt öfter mit Anneke Liebe macht als früher, weil sie es bei Licht tun und mit verschiedenen Stellungen und sogar dabei darüber reden – ist das „eng sexuell“? Sie sind doch beide froh, daß sie nach so vielen frustrierenden Jahren endlich richtig mit Lust bei der Sache sind, warum will man ihm das vermiesen?

Die Kinder haben Kees und Anneke jetzt mit Anleitung von Büchern ziemlich frei informiert. Das hat Ärger gegeben mit den Nachbarn. Einer wollte seinen Jungen nicht mehr mit der Tochter von Kees und Anneke spielen lassen. Sie sagten so „schmutzige Sachen“. Kees ist ziemlich ratlos. Er hat seinen Kindern gesagt, daß sie nicht mehr darüber reden sollen. Er empfindet das als Lüge – aber er muß mit den Nachbarn leben, er will den Kindern nicht schaden.

Wir sind am Anfang. Es ist ein weiter Weg zu der Utopie einer Welt, in der der Mensch des Menschen Freund ist, in der sexuelle Ordnungen sich nur an der absoluten Notwendigkeit orientieren, und jeder begreift, daß unseres Vaters Haus viele Wohnungen hat: sprich, daß es Menschen verschiedenster Triebrichtungen und verschiedenster Triebstärken gibt, daß Sexualität als eine gute Kraft akzeptiert wird. Ich spreche gerne von Utopien, ich träume gerne. Aber bis wir an den Rand der Utopie vorgestoßen sind, Freunde: Laßt uns alle herunterkommen vom hohen Roß der Eingeweihten, der Wissenden – und laßt uns an der Wirklichkeit orientieren.

Für uns als Publizisten sieht diese Wirklichkeit so aus. Wenn wir sexuelle Tatbestände erörtern oder darstellen, dann wenden wir uns an eine Öffentlichkeit, die in ihrer Einstellung gespalten ist. So einig sich die Öffentlichkeit im Allgemeinen bei der negativen Beurteilung von Mord und bei der positiven Beurteilung von Liebe ist – was immer man darunter verstehen mag –, in der Beurteilung von Sexualität herrscht große Uneinigkeit. Das schafft natürlich besondere Probleme für den Publizisten, der ja im allgemeinen keine bestimmte Zielgruppe anspricht. Ein weiteres Problem kompliziert die Sache noch mehr: Zwischen der individuellen und gesellschaftlichen Beurteilung von Sexualität und dem realen Sexualverhalten besteht häufig eine Kluft. Das heißt am praktischen Beispiel: Ein Mann kann außereheliche sexuelle Beziehungen haben und diese Handlungen trotz lustvollen Erlebens moralisch verurteilen. Er kann noch weiter gehen und seine eigenen außerehelichen Beziehungen aus den Umständen heraus als richtig empfinden, sie aber als gesellschaftliches Phänomen trotzdem verurteilen. Er kann außereheliche Beziehungen von Frauen grundsätzlich gutheißen, sie aber für seine eigene Frau ablehnen, und so weiter. *Kinsey* hat sehr deutlich nachgewiesen, daß Sexualverhalten und Sexualbeurteilung schichtenspezifisch bedingt sind. Das heißt wieder am Beispiel: Für Angehörige der Unterschicht gelten beispielsweise alle Zärtlichkeiten beim Geschlechtsverkehr, die über Kuß und Koitus hinausgehen, als Perversionen; für Angehörige der akademischen Schichten gilt es umgekehrt als lieblos, nicht alle Techniken anzuwenden, die für die Befriedigung beider Partner notwendig sind.

In dieser unseren mobilen und pluralistischen Gesellschaft, in der die Grenzen zwischen Schichten und Klassen sich verwischen, scheinen sich neue Gruppierungen herauszubilden, die sich unabhängig von Klassen, Schichten und politischen Parteien, unabhängig offenbar auch vom Lebensalter herauskristallisieren.

Für die praktische Arbeit des Publizisten möchte ich ganz unwissenschaftlich, aus meiner Erfahrung, ein Kurzporträt der vier Gruppen geben, mit denen wir es immer wieder zu tun haben.

1. *Die Traditionalisten.* Es ist die Gruppe mit den stärksten religiösen Bindungen und starken autoritären Zügen. Sexualität stellt sich ihr dar hauptsächlich als Gefahr für Individuum und Gesellschaft. Eine Gefahr, die nur gebannt und kanalisiert werden kann durch restriktive Normen und Gesetze, die die Sexualausübung auf die Ehe beschränken. Jede öffentliche Darstellung der Nackten, jede öffentliche Diskussion von Sexualität gilt dieser Gruppe als obszön. Abweichungen von der Norm, die von dieser Gruppe als nicht relativierbar, als ewige Norm angesehen wird, sollen sanktioniert und möglichst vom Staat unter Strafe gestellt werden: zum Beispiel Homosexualität. In der Vorstellung dieser Menschen ist Sexualität eine Art explosiver Energie, der Mensch als Sexualwesen vergleichbar vielleicht mit einem Wasserwerk. Da ist etwas gestaut, da kann etwas hervorbrechen und überfluten, da muß gespart werden und nicht vergeudet, da kann etwas umgewandelt werden in wertvolle Energie, da kann etwas in falsche Kanäle fließen, da kommt es natürlich erst zur Sexwelle und dann zur Sexflut, die uns alle ertränken wird.
2. *Die gemäßigten Liberalen.* Die Einstellung der Angehörigen dieser Gruppe kann man in dem Satz zusammenfassen, den sie am häufigsten bei Diskussionen gebrauchen: Ich habe ja für vieles Verständnis, ich bin wirklich tolerant – aber schließlich muß doch irgendwo eine Grenze sein. Sie akzeptieren nicht, daß Toleranz genau dort anfängt, wo ihre Toleranz aufhört. Sie finden sexuelle Freiheit gut, solange sie nicht selbst damit konfrontiert werden. Voreheliche Sexualität wird von ihnen nicht grundsätzlich verurteilt, es sei denn, ihre eigene 16jährige Tochter „treibe sich mit einem Kerl herum, oder wenn sie es schon tut, dann soll sie es wenigsten nicht zuhause tun". Homosexualität sehen sie „toleranterweise" nicht mehr als Verbrechen, sondern als Krankheit oder Verirrung. Sexualaufklärung von Kindern wird gutgeheißen, solange sie sich „sauber" abspielt, keimfrei, steril. Als Eheleute gehen sie schon mal fremd, wie sie das nennen. Aber sie verschweigen das dem Ehepartner, während sie im übrigen Leben gegen jede Lüge sind und ihre Kinder für Lügen hart bestrafen.
3. *Die pragmatischen Realisten.* Sie orientieren sich an den konkreten sexuellen Bedürfnissen der Menschen. Deshalb halten sie beispielsweise Jungfräulichkeit genausowenig für eine Tugend wie Unterernährung und Homosexualität weder für eine Krankheit noch für ein Verbrechen, sondern ganz nüchtern für die sexuelle Verhaltensweise einer Minderheit. Sie glauben, daß die Gesellschaft die Pflicht hat, die Bedingungen zu schaffen, in denen *alle* Menschen ihre konkreten sexuellen Bedürfnisse so lustvoll wie möglich

befriedigen können. Da sie annehmen, daß Sexualität eine erlernte Verhaltensdisposition ist – daß heißt, daß Menschen im Laufe ihres Lebens gelernt haben, bestimmte innere und äußere Reize als sexuell aufzufassen und dementsprechend darauf zu reagieren (*Helmut Kentler*), – glauben sie auch an die Möglichkeit des Lehrens und Lernens von Sexualverhalten. Als Pragmatiker und Realisten erhoffen sie keinen schnellen oder gar revolutionären Erfolg dieses Lernprozesses. Sie sehen auch die Gefahren für einzelne Menschen, die einen moralischen Wandlungsprozeß in dieser Gesellschaft nicht ohne Schaden überstehen oder falsche Schlüsse ziehen. Aber gerade diesen Menschen, meinen sie, könne durch eine Vielzahl von Sexualberatungsstellen besser geholfen werden. Umfassende Information und offene Diskussion scheint dieser Gruppe das wichtigste. Sie glauben, daß die Ehe als Institution reformbedürftig ist und trotzdem von der Mehrheit der Menschen auch in Zukunft neben alternativen Formen des Zusammenlebens gelebt wird.

4. *Die politischen Utopisten.* Obwohl diese Gruppe genau wie die pragmatischen Realisten größtmögliche sexuelle Freiheit für wünschenswert hält, glaubt sie nicht an die Möglichkeit einer wirklichen sexuellen Befreiung in der gegenwärtigen Gesellschaft. Sie sagen, daß der Mensch in der Warentausch-, Konsum- und Kapitalismus-Gesellschaft seelisch so deformiert wird, daß er nicht in der Lage ist, seinen Leistungsdrill im Bett abzulegen. Diese Menschen argumentieren, der Besitzdrang müsse sich beispielsweise auch in der Ehe dokumentieren, eine Institution, die von den Utopisten nicht reformiert, sondern zerstört werden soll. Eine Lösung des sexuellen Elends sehen sie nur durch eine totale Systemveränderung, in der Menschen nicht mehr von Menschen ausgebeutet werden. Erst wenn dieser Zustand durch politischen Kampf erreicht ist, wollen sie dem Menschen auch sexuelle Freiheit zugestehen. Die gegenwärtigen Zustände einer leichten Lockerung der Sexualrepression sehen sie deshalb kritisch als „repressive Entsublimierung" – das heißt, der einzelne genießt seine kleine sexuelle Freiheit, anstatt seine ganze Energie auf die Veränderung der Gesellschaft zu werfen. Er sublimiert diese sexuellen Kräfte nicht mehr und arbeitet dadurch der gesellschaftlichen Repression gewissermaßen in die Hand. In diesem Sinne scheint dieser Gruppe nützlicher, wenn sich der sexuelle Leidensdruck vieler Menschen immer weiter verstärkt, bis sie begreifen, daß sie ihre Lage grundsätzlich ändern und zum politischen Kampf antreten.

Ich glaube als pragmatischer Realist, daß wir weder auf das christliche noch das sozialistische Paradies warten sollten, um uns hier und heute sexuellen Genuß und sexuelle Entspannung zu suchen und zu gönnen. Da der Begriff sexuelle Befreiung des Menschen auch von Wohlmeinenden so häufig mißverstanden wird – nämlich als bestehe ein neuer gesellschaftlicher Zwang, daß in

Zukunft nun jeder mit jedem bei jeder Gelegenheit sexuell verkehren müsse –, möchte ich lieber von sexueller Emanzipation des Menschen sprechen. Emanzipation – das heißt für mich: Abschied von der Fremdbestimmung und Hinwendung zur Selbstbestimmung des Menschen auch im sexuellen Bereich. Wer für eine solche Emanzipation eintritt, muß gegen die Überlieferung kämpfen, die die Gewalt unter den Geschlechtern ungleich verteilt. Er muß die geschlechtliche Gleichberechtigung zwischen Mann und Frau fordern und selber leben. Er muß Spielräume entwerfen für Gleichheit, Freiheit und Gewaltverzicht. Er muß auch Spielregeln vorschlagen für den Verkehr der Geschlechter, damit der Verkehr der Geschlechter endlich kultiviert und humanisiert wird. Spielregeln, die den Genießer mit der Genossin statt mit der Genossenen und Ausgebeuteten verbinden. Das sind dann Spiele von Menschen, die Lust haben, sich im Nehmen und Geben statt im Genommenwerden zu verbinden. Emanzipation im sexuellen Bereich beinhaltet das Recht, Ja zu sagen und Nein zu sagen. Nein zu sagen zu einer menschenfeindlichen und lusttötenden Moral – aber unter Umständen auch Nein zu sagen zu dem sozialen Zwang einer Gruppe oder einer Gesellschaft, die einen Menschen durch Druck dazu bringen will, sexuelle Handlungen zu vollziehen, die er nicht vollziehen will.

Teil V:

Sexualwissenschaft und Sexualpolitik: Beispiele aus Asien

Sexualität, Partnerschaft und Paartherapie in transkultureller Sicht: Westliche und orientalische Konzepte im Vergleich

Nossrat Peseschkian

> Wer sich selbst und andere kennt,
> wird auch hier erkennen:
> Orient und Okzident
> sind nicht mehr zu trennen.
>
> Goethe

Einführung

Wir müssen eingestehen, daß das Thema Sexualität äußerst komplex ist. Ich möchte diese Vielgestaltigkeit an einem Beispiel darstellen:

Ein junges Ehepaar kommt in eine psychotherapeutische Praxis. Der Therapeut stellt fest, daß sexuelle Probleme bestehen. Die Sexualität ist für diese jungen Menschen ein primäres Bedürfnis. Mit diesem haben sie sich auseinanderzusetzen. Darüber hinaus müssen sie sich mit den eigenen erlernten Einstellungen, den Erwartungen der Eltern, den Wünschen des Partners, den Normen der Gesellschaft und den Geboten bzw. Verboten der Religion auseinandersetzen. Soviel verschiedene Ansichten von Sexualität es gibt, soviel verschiedene Begriffe der Sexualität gibt es. Auch der Therapeut besitzt seine eigenen Anschauungen und Maßstäbe und muß sich dieser bewußt werden.

Selbst das Erscheinungsfeld der Sexualstörungen ist äußerst vielfältig. Es beschränkt sich nicht nur auf die Sucht nach Selbstbefriedigung, Frigidität, Impotenz und auf die sogenannten Perversionen, also sexuelle Abartigkeiten. Sie kann auch in anderen Formen in Erscheinung treten: in Angst vor dem Kontakt mit anderen Menschen, in starken Hemmungen, in Schlafstörungen, Schulschwierigkeiten und Konzentrationsmangel, Kopfschmerzen, Leistungsabfall, Nervosität, Verhaltensauffälligkeiten und Aggressionen sowie körperlichen Störungen. Die Sexualität stellt einen Persönlichkeitsaspekt dar wie der Beruf, der soziale Kontakt und die Religion. Viele berufliche Konflikte und religiösen Probleme haben eine ihrer Bedingungen in der Sexualität, ebensogut wie manche Sexualstörungen ihre Bedingungen in Erlebnissen aus dem Beruf, dem Kontakt und der Beziehung zur Religion haben.

Das Problem ist ein weltweites Problem

Wenn man von der Sexualität spricht, denkt man zumeist an den Sexualtrieb, an Hormone und den Trieb der Fortpflanzung. Der Sexualität liegt in der Tat oft ein sehr starker Trieb zugrunde. Sie ist aber nicht nur Trieb. Sexuelles Verhalten nämlich muß auch gelernt sein. Man muß wissen, was und wie man im sexuellen Bereich etwas tun kann. Weiterhin kommt es auf die Möglichkeiten der Praxis an. Man sagt uns, was wir nicht machen dürfen: man predigt Keuschheit, Reinheit, Zurückhaltung, Ablenkung. Die Mutter sagt in diesem Sinne zu ihrer Tochter: Laß dich bloß nicht mit den Männern ein, die wollen doch nur das Eine. Auf der anderen Seite sagt man uns, wie wir es am besten anstellen, um auf die anderen sympathisch und attraktiv zu wirken. Die ganze Modewerbung basiert auf diesen Informationen.

Man sagt uns aber nicht, wie wir mit unserem Partner zusammenleben können, wie wir mit ihm Probleme lösen können, wie wir mit ihm Schwierigkeiten aus dem Weg räumen können.

Schauen wir uns einmal das Umfeld sexueller Schwierigkeiten an. In einigen Fällen stellen wir sicherlich fest, daß der eine oder der andere Partner gewisse Techniken nicht berücksichtigt. In der Mehrzahl der Fälle aber können wir beobachten, daß die partnerschaftliche Beziehung nicht nur eine Sache der zwei Beteiligten ist. Auf sie nehmen Einfluß: die Wünsche und Kritik der Eltern, Probleme der Kinder, Schwierigkeiten mit den Schwiegereltern, Einmischung von Freunden und Bekannten, berufliche Probleme, finanzielle Schwierigkeiten, Umzug, Angst vor dem Versagen usw.

Wir sehen, wie vielschichtig das Problem der Sexualität ist. Seine Bedeutung beschränkt sich nicht nur auf einige wenige Patienten. Vielmehr ist die Sexualität ein allgemeines Problem, das so gut wie jeden Menschen betrifft und das nicht von jedem in ausreichender Weise bewältigt werden kann. Dafür spricht die Zahl der Ehescheidungen. Es sind in Deutschland etwa 360 pro Tag. Andere Länder erreichen spielend die gleichen oder sogar noch höhere Zahlen.

Der folgende Fall eines erfolgreichen, aufgeschlossenen Geschäftsmannes zeigt, wie notwendig psychotherapeutische Angebote sein können:

Scheidung

„Ich bin seit heute geschieden, genau 15 Jahre und 6 Monate nach der Trauung. Einen so gravierenden Einschnitt wird es wohl nicht oft im Leben geben. Wir – Helga, unser Sohn und ich – waren sehr ruhig und nett miteinander, waren anschließend zusammen zum Essen. Die eigentliche Scheidung mit dem Urteil im Namen des Volkes dauerte kaum eine halbe Stunde.

Drei wesentliche Gedanken gingen mir heute durch den Kopf: Wenn man so nett, in Achtung voreinander, eine Scheidung, eine so gravierende Entscheidung durchziehen kann, hätte man nicht auch die zur Scheidung führenden Probleme lösen können?

Nach dem Urteil, als alles vorbei war, war die Anspannung deutlich geringer. Plötzlich tauchte der Gedanke auf, mit dem Menschen, von dem man gerade geschieden war, eine neue Beziehung anzufangen, gerade so, als sei nur der Zwang ein Hindernis dafür gewesen. Wenn nicht die neue Beziehung zwischen Helga und ihrem Freund wäre, hätte ich wohl den Mut, einen Versuch zu machen, mit ihr wieder ins Reine zu kommen?"

Fazit

„Die Scheidung tut mir sehr leid. Genau wie wohl 90% aller Trennungen wäre auch sie nicht notwendig gewesen. Hätte zur rechten Zeit ein geeigneter Berater zur Verfügung gestanden, hätte uns dabei geholfen, zu differenzieren und den Konflikt distanziert zu betrachten, ohne daß wir dazu die Ehe hätten aufgeben müssen – wir wären wohl heute noch glücklich verheiratet. Aber damals war nur ein Gedanke maßgebend: ‚Raus aus der Verantwortung, aus der Verpflichtung, mit dem anderen auskommen zu müssen.' Einen ernsthaften Versuch, die Wurzel des Konfliktes zu finden und ihn zu lösen, haben wir nicht unternommen. Dazu fehlte es an Reife und Erfahrung. Das frühe Zusammen-sein-müssen, die fehlende Unbekümmertheit und Freiheit der zum Teil verlorenen Jugend hatten den Blick für jede objektive und differenzierende Betrachtung verstellt.

Heute, nach mehr als fünf Jahren Trennung und weiteren schmerzlichen Erfahrungen, bin ich endlich bereit, einen Fehler, zumindest einen voreiligen Schritt einzugestehen. Heute würde ich – hoffentlich – auch mit einem solchen Konflikt anders umgehen. Die Scheidung tut mir leid, ja, aber das darf nicht dazu führen, zu resignieren oder in Sack und Asche zu gehen, denn: Da der Berater nicht zur Verfügung stand und unsere Erfahrung nicht ausreichte, diese Konflikte gemeinsam zu lösen, war die durch die Trennung ausgelöste Krise unbedingt notwendig, um zu diesen Einsichten zu gelangen. Es ist nun wichtig, begangene Fehler zu akzeptieren und den Blick nach vorn zu richten. Hier liegt für uns alle drei die Chance, das Gelernte hoffnungsvoll in die Zukunft zu investieren."

Warum ist das so?

- Weil man das Symptom behandelt und nicht den Menschen.
- Weil man sich zwar mit der Form der Konflikte (Konfliktdynamik), nicht aber mit deren Inhalt (Konfliktinhalt) beschäftigt.
- Weil Therapeut und Patient verschiedene Sprachen sprechen.
- Weil viele Psychotherapeuten sich untereinander kaum mehr verständigen können (einseitige Behandlungsmethoden).
- Weil für manche Therapeuten aufgrund ihrer Ausbildung und „Lebensphilosophie" – unbemerkt – Trennung und Scheidung die einzigen Möglichkeiten zur „Selbstverwirklichung" sind. Damit ist das Problem nur vor-

übergehend gelöst. Der Patient kann die Vergangenheit nicht als Spiegel der Zukunft nutzen.

– Weil Partnerschaftsprobleme nicht im Gesamtzusammenhang der Lebenssituation und des sozialen Umfeldes gesehen werden.

Was ist zu tun?

Wir legen besonderen Wert auf die Zusammenarbeit zwischen Ärzten, Psychologen, Familientherapeuten, Sozialarbeitern, Pädagogen und Rechtsanwälten. Bevor man das Urteil „Wir passen nicht zusammen!" fällt und die Scheidung einreicht, sollte man sich fragen: „Welche Hilfe von außen wurde bis jetzt in Anspruch genommen?" Ziel ist es, mehr Beratungsstellen, Therapiezentren und Tageskliniken einzurichten, in denen die Partner und Angehörigen ihre Fähigkeiten und Chancen zur Zusammenarbeit erkennen und ihre Konflikte aufarbeiten können.

Wir haben uns einige Gedanken zu den Problemen der Sexualität gemacht. Jetzt wollen wir versuchen, etwas konkreter und systematischer das Thema zu behandeln.

Das Grundkonzept der Positiven Psychotherapie zur Sexualität und Partnerschaft

„Herzensgüte"

Eine junge Dame, die gerade ins heiratsfähige Alter gekommen war, fragte einmal den bedeutenden Schriftsteller der französischen Aufklärung, *Jean Jaques Rousseau*, welche Eigenschaften eine Frau haben müsse, um einen Mann glücklich zu machen. Der lebenskluge Schriftsteller nahm ein Blatt Papier und schrieb darauf:

Schönheit	=	0
Häuslichkeit	=	0
Ausbildung	=	0
Vermögen	=	0
Herzensgüte	=	1

Dann sprach er zu dem jungen Mädchen: „Wenn ein junges Mädchen nichts anderes hat als ein gutes Herz, so gilt sie 1. Ist sie außerdem hübsch oder vermögend, so kommt eine 0 hinzu, also 10. Hat sie noch weitere gute Eigenschaften, so kann sie es auf 100, 1000 oder noch mehr bringen. Ohne die 1 am Anfang sind aber alle anderen Eigenschaften gleich Null!"

Mit gleichem Recht kann man fragen: Welche Eigenschaften muß ein Mann haben, um eine Frau glücklich zu machen? Und: Welche Eigenschaften müssen beide mitbringen, um einander zu ergänzen und glücklich zu machen?

Ratlosigkeit und Hoffnung

„Ich suche den richtigen Mann. Meinen ersten Mann habe ich geheiratet, weil er unwahrscheinlich gut aussah. Erst nach einiger Zeit habe ich mitgekriegt, daß er ein Trottel war. Meinen zweiten Mann habe ich vor allem wegen seines Charmes und wegen seines hervorragenden Benehmens geheiratet. Es hat zwei Jahre gedauert, bis mir sein väterliches Gehabe, seine Galanterie auf die Nerven gegangen sind. Jetzt suche ich einen Mann, der mich wirklich versteht." (32jährige Sekretärin, 2 Kinder)

„Die Schaulustigen und der Elefant"

Unsere heutige Situation in der Partnerschaft und Sexualität ähnelt in vieler Hinsicht der folgenden Szene, die ich „Die Schaulustigen und der Elefant" nenne (Abb. 1).

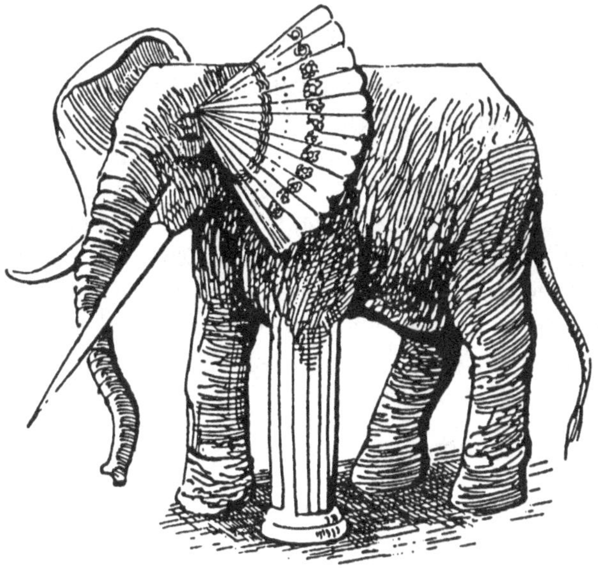

Man hatte einen Elefanten zur Ausstellung bei Nacht in einen dunklen Raum gebracht. Die Menschen strömten in Scharen herbei. Da es dunkel war, konnten die Besucher den Elefanten nicht sehen, und so versuchten sie, seine Gestalt durch Betasten zu erfassen. Da der Elefant groß war, konnte jeder Besucher nur einen Teil des Tieres greifen und es nach seinem Tastbefund beschreiben.

Einer der Besucher, der ein Bein des Elefanten erwischt hatte, erklärte, daß der Elefant stark wie eine Säule sei; ein zweiter, der die Stoßzähne berührte, beschrieb den Elefanten als spitzen Gegenstand; ein dritter, der das Ohr des Tieres ergriff, meinte, er sei einem Fächer nicht unähnlich; der vierte, der über den Rücken des Elefanten strich, behauptete, daß der Elefant so gerade und flach wie eine Liege sei (nach *Mowlana*, persischer Dichter).

Erklärung: Jeder Besucher sieht richtig, doch nicht jeder sieht alles. Die Formen der Partnerschaft zeichnen sich eben dadurch aus, daß einzelne Kriterien, Motive und Eigenschaften in den Vordergrund gerückt werden, andere gleichwohl bestehende Kriterien oder Eigenschaften aber außer acht gelassen werden: Die eine Frau wählt ihren Partner danach aus, ob er erfolgreich ist; eine andere wünscht sich einen zärtlichen, höflichen Mann. Der eine Mann erträumt sich eine ordentliche, hausmütterliche Frau, ein anderer eine geschäftstüchtige, selbständige. Sie alle versuchen, sich ihren Partner vorzustellen und ihn zu begreifen, doch tun sie es nur von einzelnen Aspekten her. Man begreift häufig einen Menschen nur als Träger weniger Eigenschaften, statt ihn als Persönlichkeit zu sehen.

Die fünfstufige Positive Psychotherapie

Als weitere Motivation lag die Notwendigkeit zugrunde, die Strategie einer konfliktzentrierten Psychotherapie zu entwerfen, die möglichst ökonomisch und wirksam ist. Sie gliedert sich in die Stufen Beobachtung/Distanzierung, Inventarisierung, situative Ermutigung, Verbalisierung und Zielerweiterung. Die „fünf Stufen" sind ein Rahmenmodell dafür, wie auch verschiedene psychotherapeutische Richtungen miteinander arbeiten können. Psychoanalytische, tiefenpsychologische, verhaltenstherapeutische, gruppentherapeutische, hypnotherapeutische, medikamentöse und physiotherapeutische Behandlungsformen werden dabei herangezogen.

1. Stufe der Beobachtung und Distanzierung:

In dieser Stufe legt man, wenn möglich, schriftlich, sich selbst Rechenschaft ab, worüber, wem gegenüber und wann man sich ärgert oder freut, und wie man darauf reagiert. Dies bedeutet, alle Gegebenheiten, die Störungen ebenso wie die Fähigkeiten, unter dem transkulturellen Gesichtspunkt zu berücksichtigen.

2. Stufe der Inventarisierung:

Probleme in den letzten fünf Jahren (Fragen Sie sich selbst nach 10 Ereignissen in diesem Zeitraum); wie wurden die Probleme verarbeitet?

Konfliktreaktionsmechanismen: Welchen Einfluß haben die Probleme und Beschwerden auf das allgemeine Wohlbefinden, den Beruf, den Partner, die Familie und andere zwischenmenschliche Beziehungen und die Zukunftsperspektiven? Welche Bedeutung haben Sexualität und Gesundheit, Beruf und Arbeit, soziale Kontakte, gesellschaftliche Ereignisse, Sinnfragen und Zukunftsperspektiven für den Patienten und seine Familie?

Aktualfähigkeiten: welche wirken mikrotraumatisch? Werden Fähigkeiten in ihrer Entwicklung gehemmt, vernachlässigt oder nur einseitig ausgeformt? Welche Auswirkungen zeigt dies unter psychodynamischen, familiendynamischen und sozialen Aspekten?

Vorbilddimensionen: „Reise in die Vergangenheit" oder: die Wurzeln der Konflikte: Beziehung zu Vater, Mutter, Geschwistern und anderen Erziehungspersonen in der Kindheit; Zeit, Geduld, Vorbild der Eltern; Ehe der Eltern, Außenkontakte, „Lebensphilosophie" der Eltern, Familienmotto, Konzepte.

Anhand eines Inventars der Aktualfähigkeiten (IDA) stellen wir fest, in welchen Verhaltensbereichen man selbst und der Partner positive Eigenschaften außer den kritisierten hat. Wir können damit einer Verallgemeinerung begegnen.

3. Stufe der situativen Ermutigung:

Positive (konfliktarme) Anteile beim Partner und seiner Familie werden herausgeholt und kontinuierlich ermutigt: Welche positiven Aspekte haben diese Ereignisse bei Ihnen und Ihrer Umgebung gehabt? Wie haben Sie die bisherigen Ereignisse und Probleme verarbeitet?

4. Stufe der Verbalisierung:

Probleme und nicht erlebte Bereiche werden konkretisiert und verbalisiert; Familiengruppe, Partnergruppe, Berufsgruppe [1]. Welche Probleme sind noch zu verarbeiten? Um aus der Sprachlosigkeit oder der Sprachverzerrung des Konfliktes herauszukommen, wird schrittweise die Kommunikation mit dem Partner nach festgelegten Regeln trainiert. Man spricht sowohl über die positiven als auch über die negativen Eigenschaften und Erlebnisse.

5. Stufe der Zielerweiterung:

Ziele in den nächsten fünf Jahren werden anhand der vier Bereiche der Konfliktverarbeitung eruiert und durchgearbeitet. Die Einengung des Gesichtsfeldes wird gezielt abgebaut. Man lernt, den Konflikt nicht auf die anderen Verhaltensbereiche zu übertragen: „Was haben die Partner durch die bisherigen Konflikte gelernt?" „Welche Ziele haben Sie und Ihr Partner in den nächsten fünf Jahren (nennen Sie bitte fünf Punkte)?" „Was würden Sie machen, wenn Sie keine Probleme mehr hätten?"

Im Rahmen des fünfstufigen Vorgehens werden Geschichten und Lebensweisheiten gezielt eingesetzt. Durch Geschichten lernen die Partner alternative Denkweisen, angemessenes und konfliktarmes Alternativ-Verhalten kennen. Sie unterstützen den Abbau innerer Widerstände und erleichtern die Durchführung der Selbsthilfe, was die psychotherapeutischen Maßnahmen ergänzt [2].

Bei partnerschaftlichen Problemen zeigte sich schon nach einer kurzen Zeit (nach 6 bis 10 Sitzungen) Einsicht in die partnerschaftlichen und familiären Konfliktmechanismen und damit einhergehend eine erhebliche Besserung der Beschwerden oder Heilung.

Partnerschaft als Generationspflicht: Die Fähigkeit, an der Tradition festzuhalten

> „Die alten Gewohnheiten sollte man nicht auf einmal aus dem Fenster werfen, sondern wie einen netten Gast bis zur Haustür geleiten."
> Orientalische Weisheit

Erklärung

Bei einer Partnerschaft, die als „Generationspflicht" verstanden wird, kommt es zu der Vorstellung, ab einem bestimmten Alter verheiratet sein und Kinder haben zu müssen. Oft stehen die Eltern als treibende Kraft dahinter. Sie möchten, daß ihre Söhne und Töchter eine gute Partie machen, und sie wollen die Enkelkinder verwöhnen. Zu solchen Hochzeiten werden mehrere hundert Personen geladen. Die Hochzeit wird zum Lebensziel.

Generationspflicht ist nicht selten mit Geschäftsinteresse gekoppelt: Ein Schwiegersohn muß das Geschäft übernehmen, also darf die Tochter nur einen Mann aus dieser Branche heiraten, der zudem noch fleißig ist. Sie besinnt sich ihrer „Generationspflicht" und fügt sich dem Wunsch des Vaters.

Deutung: „Drei Reaktionen auf Tradition"

In jeder Partnerschaft kommt der Aspekt der Tradition zum Tragen. Einmal sind dies die Erwartungen, Aufgabenstellungen und Wünsche, die ich selber als Antwort auf meine Entwicklungsgeschichte und meinen Traditionsbereich mitbringe. Zum anderen sind es die meines Partners. Beide Traditionswelten mit ihren unterschiedlichen Inhalten und Zielprojektionen treffen aufeinander. Hinzu kommt die Frage, inwieweit diese Welten mit den Bedingungen der neuen Zeit übereinstimmen. So lassen sich drei Formen des Umgangs mit der Tradition beschreiben. In jedem Fall sind Kombinationsmöglichkeiten mitzubedenken, die durch das Aufeinandertreffen von Traditionskonzepten entstehen.

a) Der mumifizierte Typ

Die Beziehung zur Tradition ist gut. Tradition ist die Leitlinie des Lebens. Man übernimmt die Normen und Regeln, die in der vorhergehenden Generation Gültigkeit hatten, hält an ihnen fest und vertritt sie auch, wenn die Bedingungen, unter denen sie einst Gültigkeit hatten, sich geändert haben. Dieser konservative Umgang mit Traditionen gibt Sicherheit in der Orientierung des Lebensplanes, bietet einen klaren Standpunkt, verhindert neue Verunsicherungen, gewährt dies aber nur um den Preis von Starrheit, Fixierung und Verabsolutierung.

Übertragen auf die Partnerschaft heißt das: Auch wenn Sexualität für den Mann ein Problem darstellt, wird er doch äußern: „Darüber spricht man nicht. Das ist etwas, was jeder Mensch mit sich selbst austragen muß. Wir müssen uns damit abfinden.“ Sexualität duldet er als notwendiges Übel. Mit der Heirat zollt er der Tradition seinen Tribut; der Beischlaf dient als Erfüllung der Fortpflanzungspflicht. Sein Motto für die Ehe lautet: „Treue bis zum Tod“. Sexuelle Betätigungen, die den offiziell zugelassenen Rahmen überschreiten, werden soweit wie möglich unterdrückt oder mit Schuldgefühlen besetzt. Bei dem *sexuellen Erwartungstyp* verbinden sich Ängste vor der sexuellen Betätigung meist mit anschließenden Schuldgefühlen. Frigidität und Impotenz nehmen einen großen Raum ein. In der Partnerschaft finden sich Verhaltensweisen und Einstellungen, in denen die passive Erwartungshaltung vorherrscht. Neben der „Partnerschaft als Generationspflicht“ gehören zu diesem Typ „Partnerschaft als Fessel“, „Partnerschaft aus Höflichkeit und Dankbarkeit“, „Partnerschaft als Ergänzung“, „Partnerschaft als Wunschtraum“, „Partnerschaft als Besitz“, „Partnerschaft als Karitativanstalt“, „Partnerschaft als religiöse Aufgabe“, „Partnerschaft als Ruhestätte“ und „Partnerschaft als Treuepakt“.

b) Der revoltierende Typ

Er wendet sich kategorisch von den alten Überlieferungen ab und möchte am liebsten überhaupt nichts mit ihnen zu tun haben. Da er auf tradierte Bewältigungsstrategien verzichtet, hat er die Möglichkeit, neue, eigene und damit zeitentsprechende Lösungsmöglichkeiten zu entdecken. Ohne die von der Tradition gewährten Sicherheiten versucht er, allein oder gemeinsam mit dem Partner die volle Verantwortung für die Partnerschaft zu tragen. Der Preis dafür ist Unsicherheit, Überforderungen, soziale Isolierungen und eine für diesen Typ charakteristische Illusion: Aus Protest gegen seine Familientradition, die seiner sozialen Klasse oder seines Kulturkreises, gerät er auf der Suche nach neuen Lösungen in den Bann anderer Traditionen. Was als Revolution gegen die Tradition gedacht war, ist mitunter nur Austausch von Traditionen. In der Partnerschaft zeigt sich ein solcher Mensch gern als *sexueller Leistungstyp*. Die sexuelle Erfahrung wird zum Maßstab des Selbstwertes. Es werden so viele sexuelle Erfahrungen wie möglich gesammelt, ohne Rücksicht auf die Qualität (Liebe) dieser Begegnungen. Der Partner wird zum Objekt. Geliebt wird dann nicht der Mensch, der Träger von Eigenschaften, sondern die von ihm losgelösten Eigenschaften und Eigenarten.

Der Bruch mit der Tradition zeigt sich in der Offenheit und dem Wunsch, bei jeder Möglichkeit über Sexualität zu reden, nach dem Motto: „Sex macht Spaß, und alles, was Spaß macht, ist erlaubt." Trotz der demonstrierten Freizügigkeit stellen sich auch hier typische Störungen ein: Angst vor sexuellem Versagen, Angst vor partnerschaftlichen Bindungen und seelische und körperliche Überforderungen. Neben der „Partnerschaft als Leistung" gehören zu diesem Typ die „Partnerschaft aus Geschäftsinteresse", „Partnerschaft als Ausbildungsstätte", „Partnerschaft als Bestrafung", „Partnerschaft als Entspannung", „Partnerschaft um jeden Preis", „Partnerschaft als Selbstwertbestätigung", „Partnerschaft als Konsequenz", „Partnerschaft als Wissenschaft" und „Partnerschaft als Triebbefriedigung".

c) Der indifferente Typ

Er möchte an den Traditionen seiner Familie festhalten, sich zugleich aber von ihnen befreien. Hinter diesen Solidaritätskonflikten steht zumeist die Konkurrenzsituation zwischen der Herkunftsfamilie und der eigenen Partnerschaft: Man möchte das Neue, will aber das Alte nicht loslassen.

Mitunter gelingt die Integration, vor allem dann, wenn die neue und die alte Welt nicht so verschieden sind und der Partner kompromißbereit ist. Wenn aber der Indifferente zwischen die Traditionsgebote seiner Familie und die Forderungen seines Partners gerät und überfordert ist durch die Aufgabe, Unvereinbares zu vereinen, beginnt das für ihn typische Leiden. Er fühlt sich hin- und hergerissen, ja sogar innerlich zerrissen, spaltet sich auf in das „brave Kind" sowohl seiner Eltern als auch seines selbständigen Partners. Er will es allen recht machen, macht es aber, wenn es das Unglück will, keinem mehr recht.

In der Partnerschaft zeigt der *sexuelle Entlastungstyp* eine Einstellung, die wir als Doppelmoral bezeichnen. Gesellschaftliche Normen werden nach außen hin anerkannt, gleichzeitig findet die Sexualität im Doppelleben oder im Bereich der Phantasie ein Ventil. Die Ehefrau, die von ihrem Mann absolute Treue verlangt und sich ihm gegenüber womöglich frigide gibt, hat einen Hausfreund. Der Mann erklärt vor anderen, Sexualität sei kein Problem, man habe den nötigen Abstand dazu. Zu Hause wird in der Phantasie herbeigesehnt, was man zuvor abgelehnt hat.

Oder man simuliert den „Offenen", will aber lediglich eigene Hemmungen und Ängste verbergen. Man bagatellisiert sexuelle Probleme oder bauscht sie auf. Harmlose Gespräche werden vor Freundinnen zu Heiratsversprechen oder zur wilden Liebesnacht. Männer erzählen von ihren Chancen bei Frauen, die sie aber nicht wahrgenommen haben, weil sie es „nicht nötig hatten". Oft bestehen sexuelle Probleme, die jedoch nicht als solche wahrgenommen werden, sondern auf den Beruf und die Mitmenschen verschoben werden. Charakteristisch sind Entscheidungsunfähigkeit oder -verzögerung: „Wenn ich ... habe, dann kann ich leichter eine Entscheidung treffen."

Ist man verheiratet, wünscht man sich, doch lieber ledig geblieben zu sein, und trauert der verlorenen Freiheit nach. Zu diesem Typ gehören auch all die Menschen, die heiraten, feststellen, daß sie nicht zusammen leben können, sich scheiden lassen, feststellen, daß sie nicht getrennt leben können, und schließlich als Geschiedene wie ein Ehepaar zusammenleben. Formen der Partnerschaft, die hier einzuordnen sind: „Partnerschaft als Balanceakt", „Partnerschaft als Doppelblindversuch", „Partnerschaft als Befreiung", „Partnerschaft als Doktorspiel", „Partnerschaft als Notlösung", „Partnerschaft als Neugierkonsum", „Partnerschaft als Theater" und „Partnerschaft als Zärtlichkeitsempfang".

Praktische Konsequenzen

Zu welchem Typ man gehört, ist keine Entscheidung des freien Willens. Mitunter merkt man erst, wie man reagiert hat, wenn man beginnt, sich zu beobachten und die Beobachtungen zu differenzieren. Die meisten traditionellen Verpflichtungen, wie sie durch „Generationspflicht" weitergegeben werden, sind mit dem eigenen Selbstwertgefühl verknüpft. Man hat sich mit ihnen identifiziert und sie zum Teil des eigenen Ichs gemacht. Es kommt darauf an, den Traditionsaspekt positiv zu begreifen und ihn aus den emotionalen Verstrickungen durch Ablösungsgefühle, Schuldvorwürfe und Trennungsängste zu lösen.

Hilfen im Umgang damit sind die Fragen: Zu welchem Typ gehöre ich gerade im Umgang mit dem mich im Augenblick bewegenden Problemen? Welche Position vertritt mein Partner? Welche traditionsbezogenen Inhalte sind daran beteiligt (Ordnung, Sauberkeit, Treue, Leistungsverpflichtung etc.) und was bedeuten sie für uns? Welche Möglichkeiten der sozialen Beziehungen läßt das Traditionskonzept zu, welche fordert es und welche sozialen Beziehungen werden vernachlässigt oder blockiert? Welches Instrumentarium steht uns im Rahmen unseres Traditionskonzeptes zur Verfügung und wie können wir es sinnvoll erweitern im Sinne der Fähigkeit, uns schrittweise von der Tradition zu befreien?

Diese Beobachtungen geben jedem von uns die Möglichkeit, unsere partnerschaftliche(n) Beziehung(en) unter die Lupe zu nehmen: Welche Formen von Partnerschaft habe ich bereits erlebt? Welche Form(en) praktiziere ich zur Zeit? Was habe ich aus meiner (bzw. meinen) Beziehung(en) bisher positives gelernt? Mit welchen Problemen wurde ich konfrontiert? Wie stelle ich mir meine Partnerschaft vor?

Praxis der Positiven Psychotherapie

Der transkulturelle Ansatz

Der transkulturelle Ansatz durchzieht wie ein roter Faden die gesamte Positive Psychotherapie. Wir berücksichtigen ihn deshalb gesondert, weil der transkulturelle Gesichtspunkt auch Material zum Verständnis individueller Konflikte bietet. Darüber hinaus besitzt dieser Aspekt eine außerordentliche soziale Bedeutung: Gastarbeiterprobleme, Probleme mit der Entwicklungshilfe, Schwierigkeiten im Umgang mit Mitgliedern anderer kultureller Systeme, Probleme transkultureller Ehen sowie Vorurteile und ihre Bewältigung.

West-Ost-Konzepte: Auf der Suche nach einer geeigneten Partnerschaft

Ich habe versucht, einige Einstellungen und Verhaltensweisen zusammenzutragen, die für das westliche und östliche Denken und Fühlen typisch zu sein scheinen, und sie einander gegenüberzustellen (transkultureller Ansatz). Die unterschiedlichen Auffassungen der gleichen Verhaltensweisen bewirken bei den Angehörigen verschiedener Kulturen verschiedene Reaktionsweisen. In den unterschiedlichen Interpretationen spiegeln sich die zwischenmenschlichen Spielregeln dieser Gruppen.

Wenn man sich klarmacht, daß ein bestimmtes Verhalten in einer anderen Kultur oder zu einer anderen Zeit nach anderen Maßstäben bewertet wird und etwas bei uns Anstößiges dort als unauffällig oder gar wünschenswert gilt, kommt es zu einer Erweiterung des Horizonts. Man mißt das Verhalten nicht mehr allein an den vorgegebenen Wertmaßstäben, sondern vergleicht sie mit anderen Konzepten.

Nehmen wir als Beispiel die Familie, in der ich aufwuchs. Sie umfaßte nicht nur meine Eltern und Geschwister, sondern eine Vielzahl von Verwandten und weiteren Familienangehörigen, mit denen wir uns in einer Familie verbunden fühlten. Ich erlebte hier das Gefühl der Fürsorge und der Sicherheit, aber auch das Gefühl der Abhängigkeit und Einengung. Die typische, sehr auf ihre Eigenständigkeit bedachte europäische Familie erscheint mir als Ergänzung des orientalischen Systems mit allen Vor- und Nachteilen.

Die nachfolgende Gegenüberstellung einzelner Formen der Partnerschaft [3] unter dem transkulturellen Gesichtspunkt verdeutlicht das Gesagte.

a) Partnerschaft als Ausbildungsstätte: Die Fähigkeit, Wissen zeitgemäß zu vermitteln

Partnerschaft ist in vielerlei Hinsicht Ausbildungsstätte, der Ort, wo gelehrt und gelernt wird. Man lernt miteinander Beziehung aufzunehmen, mit unterschiedlichen Normen und Wertvorstellungen umzugehen; man lernt Nähe und Intimität und auch die Fähigkeit, sich abzulösen und eigene Erfahrungen weiterzugeben.

West

Im Abendland beginnt die Entwöhnung vom Körperkontakt sehr früh. Das Bedürfnis nach emotionaler Wärme wird in Selbständigkeit und Leistungsfähigkeit überkompensiert und findet erst wieder in der Sexualität des Erwachsenen seine Befriedigung. Der Wunsch nach Körperkontakt und Zusammensein mit anderen Menschen wird zum Anlaß, sich früh aus der emotional kargen Herkunftsfamilie zu lösen und neue partnerschaftliche Bindungen einzugehen, die mehr Befriedigung versprechen. Ohne sich an strengen moralischen Leitlinien, wie in eher geschlossenen Gesellschaften, orientieren zu können, ist man auf eigene Erfahrungen angewiesen. Man lernt Partnerschaft und Sexualität durch Versuch und Irrtum.

Ost

Im orientalischen Kulturkreis wird Partnerschaft in szenischer Beziehung zur Großfamilie gelehrt. Man lernt über die Vorbilder. Der körperliche Kontakt wird in Form von Zärtlichkeit, Wärme, Umarmen, Küssen als Eigenwerte gewissermaßen entsexualisiert und entschärft. Zugleich wird aber auch der

Körperkontakt als Intimität und Zuwendung gelehrt. Körperlicher und sozialer Kontakt wird gewissermaßen auf einer vorsexuellen Stufe entwickelt. Die Sexualität wird weniger unter dem Aspekt der Schuld als unter dem der täglichen Selbstverständlichkeit und durch das Treue- und Keuschheitsgebot geregelt. Unberührt in die Ehe zu gehen, gilt meistens für die Frau als Teil der persönlichen und familiären Ehre.

b) Partnerschaft als Konsequenz: Die Fähigkeit, schnell zum Ziel zu kommen

Beispiel für eine „konsequente Partnerschaft" ist ein Paar, das miteinander Zärtlichkeiten austauscht; obwohl das Bedürfnis nach Geschlechtsverkehr nicht im Vordergrund steht, wird darauf hingearbeitet, weil beide meinen, diese Entwicklung müsse eben so sein. Und was würde der Partner von einem denken, wenn man sich vor dem scheinbar notwendigen Ende drücken wollte?

West

„Immer wenn mein Mann nett und zärtlich zu mir ist, oder wenn ich zärtlich zu ihm bin, wenn ich mich auf seinen Schoß setze, erwartet er, daß ich mit ihm schlafe. Ich habe jetzt sogar Angst, ihn überhaupt anzufassen und nett zu ihm zu sein." Hier zeigt sich, daß partnerschaftliche Zuneigung, Zärtlichkeit usw. offensichtlich ohne Geschlechtsverkehr wenig gelten.

Ost

Im Orient gewinnt Zärtlichkeit an Freiheitsgraden, daß sie nicht notwendig als Vorstufe zur Sexualität gesehen wird; auch ist sie nicht allein den Partnern vorbehalten. Sie wird im Alltag auch unter den Mitgliedern der Großfamilie ausgetauscht und toleriert. Auch Frauen und Männer untereinander streicheln, küssen und umarmen sich, ohne daß ihnen sexuelle Absichten unterstellt werden. Diese Zärtlichkeiten werden tagtäglich praktiziert. Sie entlasten den eigenen Partner, dem allerdings der genital-erotische Kontakt vorbehalten bleibt, und verteilen die emotionale Zuwendung auf die gesamte Gruppe der Großfamilie.

c) Partnerschaft als Leistung: Die Fähigkeit, Partnerschaft zum Leistungssport zu machen

Das Leistungsstreben der Gesellschaft glaubt man auf Sex und Sexualität übertragen zu müssen. Der Geschlechtsverkehr wird hier zum Leistungssport: „Wenn ich nur drei- oder viermal den Höhepunkt erreicht habe, habe ich eine schlechte Kondition." „Wenn ich soviel Erfolg im Beruf habe, warum soll ich dann nicht auch beim Sex Erfolg haben?"

West

„Innerhalb von fünfzig Jahren haben die Menschen aus dem sexuellen Fortschritt eine Ruderregatta gemacht: Wer kann am besten, am längsten, am schnellsten? Ist das nicht absurd? Aus dem sexuellen Fortschritt wird sofort wieder Zwang." (*Alexander Mitscherlich*)

Ost

In vielen orientalischen Kulturen ist die geschlechtliche Liebe keineswegs ein Leistungssport. Erst recht kommt niemand auf den Gedanken, sein Selbstwertgefühl aus der Häufigkeit der erreichten Orgasmen zu beziehen.

d) Partnerschaft als Notlösung: Die Fähigkeit, im Hier und Jetzt zu leben

Zwischen Wunsch und Wirklichkeit besteht auch in der Partnerwahl eine Kluft. Der Partner mit seinen Fehlern und Schwächen entspricht nicht dem Wunschbild, das man sich von ihm gemacht hat. Auch wenn man sich letztlich mit dem „Spatz in der Hand" zufriedengegeben hat, bleiben oft Ressentiments, die sich auf den Prestigewert des Partners beziehen.

West

Die Unerreichbarkeit des Ideals wird zur Quelle innerer Unruhe. Die Freundin oder der Freund nebenher bestätigen, daß man eigentlich gut genug für einen besseren Partner wäre; nicht zuletzt erleichtert die Entfernung vom Liebesobjekt seine Idealisierung und eine imaginäre Annäherung an den Wunschtraum.

Ost

Durch die besondere Bedeutung der Ehe werden Trennung und Scheidung in orientalischen Kulturen erschwert. Man muß eben mit seiner „Notlösung" leben. Andererseits bieten die Familie und Großfamilie, in der die Partnerschaft eingebettet ist, vielfache Kompensationsmöglichkeiten. Besonderen Rückhalt findet man gerade bei jenen Familienmitgliedern, die aktiv am Zustandekommen der Partnerschaft beteiligt waren und Mitverantwortung zu tragen haben. Wohl die größte Bedeutung erhalten die eigenen Kinder, deren Existenz traditionell selbst mit dem ungeliebtesten Partner versöhnt.

e) Partnerschaft um jeden Preis: Die Fähigkeit, ein Ziel ohne Rücksicht auf Verluste zu erreichen

Einen Partner zu haben und verheiratet zu sein, ist gewissermaßen das Klassenziel, das eine junge Frau oder ein junger Mann erreichen muß. Dahinter steht die Vorstellung, daß der Mensch nur zweispännig etwas wert sei, als einzelner tauge er nichts. Zum anderen bleibe ihm ohne Lebenspartner das Glück der Erde verschlossen.

West

Der Wunsch nach Partnerschaft ist für viele Grund, mit dem Kopf durch die Wand zu gehen. Weder Vorsicht noch Rücksicht gilt. Hat man sich einen Partner in den Kopf gesetzt, wird man versuchen, diesen Partner um jeden Preis, wenn es sein muß, auch mit Gewalt zu erringen: „Wenn ich ihn doch liebe, wie kann ich da auf seine Frau und seine Kinder Rücksicht nehmen?"

Ost

Im Orient beschränkt sich „Partnerschaft um jeden Preis" auf Ledige. Auf sie wird, sofern sie begehrenswert erscheinen, „Jagd" gemacht. Der/die Auserwählte wird dann in den leuchtendsten Farben geschildert und jegliche Konkurrenz mit Nachdruck bekämpft. „Jäger" sind alle Familienmitglieder, die für ein noch unverheiratetes Familienmitglied einen Partner suchen. Mit der Verheiratung ist dann etwas Endgültiges geschehen. Bedingt durch die religiösen Vorstellungen über den Wert einer Ehe und das Gefühl der Ehrenhaftigkeit ist ein verheirateter Partner uninteressanter, als dies in westlichen Kulturen üblich ist.

Zusammenfassung

Ziel dieser Darstellung der unterschiedlichen Konzepte ist nicht, zu beweisen, daß das eine besser und das andere schlechter sei. Vielmehr erscheint es mir wichtig, wenn der Leser die Erfahrung machen kann, daß sich verschiedene transkulturelle Konzepte gegenseitig ergänzen. Auch wenn sie sich nicht zu einer gemeinsamen Harmonie auflösen lassen, haben sie doch einander viel zu sagen, vor allem, daß das eigene Wertsystem nicht ein absolutes ist, sondern von unseren Lebensbedingungen abhängt und einer Überprüfung bedarf, wenn sich unsere persönlichen und gesellschaftlichen Lebensbedingungen ändern.

Diese Art, an Menschen und ihre Konflikte heranzutreten, erläßt dem Patienten jene extrem enge Doppel-Bindung an einen Therapeuten, die für das klassische psychotherapeutische Vorgehen typisch war. Sie eröffnet vielmehr neue Möglichkeiten, die Selbsthilfekapazitäten von Menschen freizusetzen, und erlaubt dem Therapeuten, in vieler Hinsicht menschlicher auf den Patienten und seine Familie einzugehen. Vielleicht, so hoffen wir, ergeben sich daraus neue Perspektiven dafür, wie Menschen mit sich selbst und ihren Mitmenschen besser umgehen können.

Anmerkungen

[1] vgl. *N. Peseschkian*: Positive Familientherapie. Frankfurt am Main: Fischer 1980, S. 146–175.

[2] vgl. *N. Peseschkian*: Der Kaufmann und der Papagei. Frankfurt am Main: Fischer 1979.

[3] entnommen aus: *N. Peseschkian*: 33 und eine Form der Partnerschaft. Frankfurt am Main: Fischer 1988.

Literatur

J. Bodamer: Schule der Ehe. Freiburg – Basel – Wien: Herder 1967[4].

E. Fromm: Die Kunst des Liebens. Frankfurt – Berlin – Wien: Ullstein 1979.

A. Heigl-Evers, F. Heigl: Geben und Nehmen in der Ehe – eine tiefenpsychologische Studie. München: Kindler 1975.

N. Peseschkian: Positive Psychotherapie. Frankfurt: Fischer 1977.

H. G. Preuss: Ehepaartherapie. Frankfurt: Fischer 1985[2].

T. Schoenacker, Th. Schoenacker: Die neue Ehe – Durchbruch zu echter Partnerschaft. Rosenheim – Salzburg – Genf: Horizonte 1987.

H. Strotzka: Psychotherapie und soziale Sicherheit. München: Kindler o. J.

Sexualität in China

Man Lun Ng

Sexuelle Ideen und Praktiken unterscheiden sich in verschiedenen Kulturen und Zeiten. Die chinesische Kultur ist aber selbst so heterogen, daß auch die Geschichte der Sexualität in China sehr komplex ist.

Van Gulik (1961) war der erste Europäer, der ausführlich über die historischen Veränderungen chinesischer Vorstellungen über Sexualität und verschiedene Techniken schrieb, doch seinem Werk sind enge Grenzen gesetzt. Seine Kenntnisse basierten ausschließlich auf chinesischer Literatur. Er verfügte über kein umfangreiches und solides medizinisches und soziologisches Wissen und gab zu, daß er manche Techniken und Ideale, von denen er berichtet, nicht verstand. Da er seine anhand der Literatur gewonnenen Erkenntnisse nicht mit Hilfe anderer Quellen überprüfen konnte, fiel es ihm schwer, Tatsachen von Phantasien zu unterscheiden und den Einfluß bestimmter sexueller Wertvorstellungen richtig einzuschätzen.

Der vorliegende Aufsatz will mit einem interdisziplinären Ansatz einen Überblick über Sexualität in China vom Altertum bis in die Gegenwart geben und bezieht sich dabei auf Materialien, die aus der chinesisichen Philosophie, Literatur, Geschichte, Geographie, Anthropologie und Gesetzgebung zusammengetragen wurden.

Die legendäre Vorzeit

Verschiedene chinesische Legenden berichten, daß die chinesische Kultur, wie viele andere alte Kulturen, ihre Wurzeln in Fruchtbarkeitskulten hat. Die Götter, denen zuerst gehuldigt wurde, verkörperten Sexualität und Fruchtbarkeit und wurden als deren Förderer verehrt. Nach alten chinesischen Legenden war die Schöpferin der Menschen die Göttin Nu-Wa, die Frau des Fu-Xi, des Gottes der Tiere, der vor der Hochzeit gleichzeitig ihr Bruder war. Im Gegensatz zu anderen Fruchtbarkeitskulten schrieben die chinesischen Sexualität nicht nur den Göttern zu, sondern auch unbeseelten Dingen und den Grundprinzipien, die das Universum beherrschen. Diese Vorstellung, die Idee des Ausgleichs zwischen Yin und Yang, stellt die älteste und ursprünglichste Philosophie der Chinesen dar, und ihre Einflüsse wirken bis in die Gegenwart fort.

Die Idee des Yin und Yang und ihre Beziehung zur Sexualität im weltlichen Bereich ist am deutlichsten und symbolischsten im „I-Ching" (Buch der Wandlungen; *Wei* 1970) dargestellt. Das Yin-Yang-Symbol ist ein Kreis mit einer weißen und einer schwarzen Hälfte, die durch eine geschwungene Linie voneinander getrennt sind. Jede Hälfte enthält einen kleinen Kreis der anderen Farbe. Weiß symbolisiert Yang (das männliche Prinzip), schwarz Yin (das weibliche Prinzip), und das Diagramm bedeutet, daß beide einander ergänzen und daß sie durch Interaktion zum Ursprung aller Dinge werden. Die Folge, in der sich aus dieser Interaktion die Dinge entwickeln, wird symbolisch im Hexagramm weiter ausgedeutet. Im Hexagramm ist die sexuelle Vereinigung dargestellt durch das obere Triagramm Kau („Wasser", „Wolken" oder „Frau") und das untere Triagramm Li („Feuer", „Licht" oder „Mann"). In dem festgefügten und ausgeglichenen Symbol, das so entsteht, greifen drei gebrochene und drei durchgezogene Linien ineinander und betonen den Zusammenhang vollkommener Harmonie zwischen Mann und Frau, die einander ergänzen.

Die beiden bedeutendsten chinesischen Philosophien

Den Legenden und der Lehre von Yin und Yang folgend, entstanden die beiden Hauptströmungen der chinesischen Philosophie, die einen bedeutenden Einfluß auf das Sexualleben haben: der Taoismus und der Konfuzianismus.

Der Taoismus

Der Taoismus ist die frühere der beiden großen chinesischen Philosophien. Seine Lehren sind in zwei wichtigen Textsammlungen zusammengefaßt: im dem *Lao-tse* zugeschriebenen „Tao-teh-ching" (571 v. Chr.; *Bynner* 1946) und in den Werken des *Zhuang-zi* (300 v. Chr.). Der Taoismus befürwortet die Selbstgenügsamkeit und die Kontrolle ausschweifender Wünsche und Leidenschaften. Er betrachtet die Bedürfnisse des Körpers als Ursache aller Leiden. Er spricht sich jedoch gegen Gesetze und ethische Normen als Mittel der Kontrolle menschlicher Leidenschaften aus und betrachtet Reglementierungen nur dann als nötig, wenn der natürliche Weg oder das Tao vernachlässigt wird.

Von diesem prinzipiellen Ansatz ausgehend, lehrt der Taoismus, daß sich sexuelle Probleme am besten vermeiden lassen, indem keine Kontrolle ausgeübt wird. In dieser Hinsicht stimmt die ontologische Lehre des Taoismus mit der Lehre von Yin und Yang im „I-Ching" überein. Er befürwortet die natürliche

Harmonie zwischen Yin und Yang, d.h. die natürlichen Formen des Geschlechtsverkehrs.

Der Einfluß des Taoismus auf das chinesische Denken ist sehr weitreichend. In einigen nachfolgenden Dynastien, besonders in der *Han*-Dynastie (206 v. Chr. bis 220 n. Chr.), war er die allgemein anerkannte Philosophie, die von Regierung und Volk gleichermaßen akzeptiert wurde und die chinesischen Vorstellungen über Sexualität maßgeblich beeinflußte. Dennoch enthalten die taoistischen Schriften nur wenige direkte Aussagen zum Sexualverhalten. Es gibt z. B. keinen Bericht über *Lao-tses* Sexualleben und seine Alltagsansichten zur Sexualität. In den Schriften des *Zhuang-zi*, dem zweiten großen Meister des Taoismus, finden sich nur einige flüchtige Beschreibungen über das heterosexuelle Liebesleben und über zeitgenössische Formen der Liebeswerbung.

In einem Buch mit Erzählungen aus der *Ming*-Dynastie (1368–1643 n. Chr.) mit dem Titel „Jin-Gu Qi-Guan" (Seltsame Geschichten aus Vergangenheit und Gegenwart, *Bao-Wang Lao-Ren* 1784) wird *Zhuang-zi* als ein Mann beschrieben, der drei Ehefrauen hatte, die er alle so liebte, „wie der Fisch das Wasser". Eine Geschichte in diesem Buch beschreibt, wie aufgeschlossen *Zhuang* der Sexualität gegenüber war:

> „Einmal traf *Zhuang* eine junge Witwe am Grab ihres gerade verstorbenen Ehemanns. Mit einem Fächer wedelte sie energisch über die Erde des frischen Grabes. *Zhuang* war neugierig und fragte sie, warum sie dies tue. Die Witwe antwortete, sie tue dies, weil ihr Ehemann ihr vor dem Tod gesagt hatte, daß sie sich wiederverheiraten könne, sobald die Erde auf seinem Grab trocken wäre, und sie hoffe nun, die Erde gleich jetzt trocknen zu können. *Zhuang* lächelte über diese Antwort und half ihr, das Grab zu trocknen. Als die Erde schließlich trocken war, dankte die Frau Zhuang und schenkte ihm ihren Fächer zum Andenken. Erfreut nahm Zhuang das Geschenk an und wünschte ihr ein glückliches Leben."

Der Konfuzianismus

Die Lehren des Konfuzius und seiner Schüler finden sich in den „Vier Büchern". Zwei von ihnen, das „Li-ji" (Buch der Riten) und das „Shi-jing" (Buch der Oden), geben sehr unterschiedliche Eindrücke von Konfuzius' Einstellung zur Sexualität. Das „Li-ji" (Harvard-Yenching Institute 1966) beschreibt sehr detailliert die außerordentlich strikten Gesetze, die in der höfischen Gesellschaft früherer Dynastien in allen Formen des persönlichen Umgangs beachtet werden mußten. Beispielsweise war Männern und Frauen im täglichen Leben jeglicher Körperkontakt verboten. Selbst bei der Übergabe eines Gegenstandes durfte der Mann die Frau nicht berühren. Das „Shi-jing" (*Legg* 1960) dagegen ist eine Anthologie volkstümlicher Lieder und Gedichte. Einige dieser Gedichte beschreiben explizit, wie sehr erotische Anziehung, Liebeswerben und Geschlechtsverkehr als Teil der Lebensfreude geschätzt wurden. Das folgende

Zitat aus einem Gedicht gibt wieder, was ein Mädchen am späten Abend zu ihrem Liebhaber sagt:

> „Bitte entkleide mich zärtlich und langsam,
> Laß nicht das Jadeband um meine Taille klirren,
> Sonst könnten die Hunde bellen!"

Dieser Widerspruch in der konfuzianischen Einstellung zur Sexualität ist jedoch nur scheinbar, wenn man weiß, daß das „Li-ji" als Ausdruck von *Konfuzius*' Bewunderung für das Regierungssystem der *Zhou*-Dynastie (1100–770 v. Chr.) zusammengestellt wurde. Er sammelte verschiedene Aufzeichnungen über höfische Rituale für eine vollständige Dokumentation, die er aber nicht als allgemeine Verhaltensmaßregeln verstanden wissen wollte. Die Gedichte, die er für das „She-King" auswählte, zeigen andererseits, was Konfuzius als den Geist und die Schönheit des ländlichen Lebens ansah. Die sexuelle Freizügigkeit, die sich darin findet, könnte genau das gewesen sein, was ihm daran gefiel.

In seinem persönlichen Leben und den Lehren seiner Schüler zeigte sich *Konfuzius* als sehr aufgeschlossen gegenüber der Sexualität. Er erkannte dem sexuellen Verlangen denselben Stellenwert zu wie dem Nahrungsbedürfnis („Shi-se-xing-ya": Sexualität und Nahrung sind gleichwertige instinktive Bedürfnisse). Er hatte nichts gegen das Streben nach sexueller Befriedigung. Er stellte dafür nur die Bedingung, daß es sich im Rahmen der herrschenden Gesellschaftsordnung harmonisch verwirklichen sollte. Er selbst war verheiratet, hatte Kinder und ging in ungezwungener Weise mit Frauen und Mädchen um.

Die Schriften des *Mencius* zeigen die konfuzianische Einstellung zur Sexualität noch deutlicher. Obwohl *Konfuzius* der Gesellschaftsordnung und der Harmonie große Bedeutung beimißt, würde er einer Übertretung der Gesetze zustimmen, wenn diese mit dem normalen sexuellen Verlangen oder der Erzeugung von Nachkommen nicht vereinbar sind: „Wenn eine sexuelle Beziehung daran zerbrechen könnte, daß die Eltern davon unterrichtet werden, ist es besser, ihnen nichts zu sagen." (*Wong & Li* 1944)

Die folgende Unterhaltung zwischen *Mencius* und einem Kaiser zeigt ebenfalls, daß *Mencius* im sexuellen Verlangen keinen Widerspruch zu einer guten Führung der Regierungsgeschäfte sah:

> „Der Kaiser fragt Mencius: ‚Herr, ich bin krank, ich habe ein starkes Verlangen nach den Freuden der Liebe. Was soll ich tun?' ‚Daß Ihr Euch danach sehnt, zeigt nur, daß ihr ein Mensch seid wie alle anderen auch. Warum sorgt Ihr Euch deswegen?', antwortet Mencius." (*Wong & Li* 1944)

Religiöse Einflüsse

Buddhismus

In der *Han*-Dynastie (206 v. Chr. – 220 n. Chr.) etablierten sich in China zwei große Religionen, der Buddhismus und der Taoismus.

Der Buddhismus kam in der Zeit des Kaisers *Han-Ming-Di* (um 65 v. Chr.) nach China; die erste Schule war die Hinayana-Schule. Der Buddhismus lehrt, daß alle Arten des Verlangens, einschließlich der Sexualität, Versuchungen und Ursachen der Leiden sind. Der Einfluß dieser Lehre vollzog sich allmählich und wirkte sich erst viele Dynastien später wirklich aus. In der Han-Zeit hatte ein anderer Aspekt des Buddhismus größere Bedeutung: die Idee der Gleichheit zwischen Männern und Frauen. Diese wertete die gesellschaftliche Position der Frau in der Han-Dynastie und den folgenden auf und gestattete ihnen mehr Freiheit im Leben und in der Berufsausübung. Deshalb werden die Frauen in diesen Dynastien als stark, bestimmt und selbstbewußt in ihren Entscheidungen hinsichtlich sexueller Beziehungen und Eheschließungen beschrieben. Sie hatten die Freiheit, sich mit Männern zu treffen, und waren unabhängig in ihrem Beruf. In bestimmten sozialen Positionen oder für besondere Verdienste konnten sie auch zu Ritterinnen geschlagen werden.

Das folgende Zitat aus einem Gedicht einer späten Han-Dichterin (*Zhuang* 1978) zeigt, daß die Frauen dieser Zeit nicht zu schüchtern waren und es nicht unanständig fanden, über ihre Liebe zu einem Mann zu sprechen:

> „Ich fühle mich so unglücklich;
> Wie eine Peitsche möchte ich
> Deine Arme umschlingen, wohin immer Du gehst,
> Und Deinem Schoße nah sein."

Taoismus

Ursprünglich war der Taoismus eine Philosophie (siehe oben) – und es gab viele Philosophien in der Zeit der Streitenden Reiche, die alle versuchten, sich als beste für eine gute Regierung zu profilieren. Schließlich eroberte der Herrscher von Quin alle anderen Staaten (223 v. Chr.). Während seiner Regierungszeit wurden viele Bücher verbrannt, um regierungsfeindliche Kräfte auszurotten. So wurden die meisten philosophischen Strömungen unterdrückt, der Taoismus hielt sich jedoch, indem er eine neue Form annahm, die dem Kaiser zusagte. Die Taoisten selbst verwandelten die Philosophie in eine Religion. Das dem *Lao-tse* zugeschriebene Werk „I-Ching" und die Schriften des *Zhuang-Zi* wurden in Neuinterpretationen mit mystischen Bedeutungen versehen. Sie sollten nun Anleitungen sein, wie man sich gegen böse Geister wehrt, wie man sich bis zur Gottwerdung vervollkommnen kann und – am allerwichtigsten – wie man das Elixier des ewigen Lebens gewinnt. Da die Herrscher von Qin und die der nachfolgenden Dynastien diese mystischen Kräfte gerne besitzen wollten, unterstützten sie den Taoismus als Religion in solchem Maße, daß viele taoistische Priester in hohe Regierungsämter eingesetzt wurden.

Das erste chinesische Werk über Sexualität

Als sich die Suche nach dem Elixier der Unsterblichkeit allmählich als sinnlos erwies, verlegten sich die Taoisten auf ein anderes Gebiet, um den Kaiser zu erfreuen und in seiner Gunst zu bleiben: Sexualität. Sie schrieben Bücher über sexuelle Praktiken, über verschiedene Möglichkeiten der Liebesfreuden und – mehr als das – darüber, wie man durch häufigen Geschlechtsverkehr sein Leben verlängern kann. Dieses Ziel erschien den Kaisern natürlich sehr erstrebenswert, und so entstand vor diesem Hintergrund das bekannte „Su-Nui-Jing", das klassische chinesische Werk über Sexualität (Hong Kong Medical Research Society 1964).

Da es das wichtigste klassische chinesische „Handbuch" über Sexualität ist, lohnt es eine genauere Betrachtung. Die vielen anderen Werke, die in den folgenden 1000 Jahren über Sexualität verfaßt wurden, sind bloße Wiederholungen oder Neuinterpretationen dieses Textes ohne substantiell neue Aspekte. Außerdem ist dieses Werk von Sexologen häufig ausführlich als repräsentativer Ausdruck chinesischer sexueller Theorien und Praktiken zitiert worden, woraus sich viele Zerwürfnisse und Mißverständnisse ergeben haben, die teilweise auf einer historisch unvermittelten, unsachgemäßen Lektüre des Textes beruhen, teilweise auf schlechten Übersetzungen und Fehlinterpretationen.

In den Grundzügen kann der Inhalt des „Su-Nui-Jing" in 14 Punkten zusammengefaßt werden:

1. Einführung: Dieser Abschnitt betont, daß Sexualität, wenn bestimmte Regeln beachtet werden, ein Quell unendlicher Freuden sein kann. Die Kenntnis dieser Regeln kann bei Mann und Frau zur Erhaltung und Verbesserung der Gesundheit führen und das Leben in einem Maße verlängern, wie es allein durch die Medizin nicht möglich ist.

2. Allgemeiner Grundsatz: Dieser besteht darin, „Chi" (Gemütsverfassung), Herz und Willen in der rechten Balance zu halten, so daß das Liebesspiel ruhig, liebevoll und entspannt ausgeführt werden kann, frei von Gefühlen der Schuld oder Sünde. Wird dieser Grundsatz verletzt, stellen sich während

oder nach dem Geschlechtsverkehr Impotenz, Depressionen oder Erschöpfungszustände ein.

3. Regeln des Kosens und Tändelns.
4. An welchen Zeichen man die Bereitschaft der Frau für den Geschlechtsakt erkennt.
5. Woran man erkennt, daß die Erektion stark genug ist.
6. Regeln für die vaginale Penetration: Nur wenn beide Partner gut vorbereitet sind, soll der Mann in die Frau eindringen, und dafür gibt es neun grundsätzliche Wege.
7. Acht besondere Regeln für den Geschlechtsverkehr, die sich auch heilend auf vorzeitige Ejakulation, Schüchternheit, Verdauungsstörungen, Gelenkschmerzen, Herzklopfen, Menstruationsbeschwerden und Scheidenausfluß auswirken können.
8. Sieben Übel (Qi-shang), die durch ungeeignete Sexualpraktiken hervorgerufen werden können: Schwindel, Mundtrockenheit, allgemeine Unlust an der Sexualität, vorzeitige Ejakulation, Impotenz, Schmerzen im Penis bei der Ejakulation. Diese Übel können durch bestimmte sexuelle Techniken geheilt werden.
9. Häufigkeit der Ejakulation und Lebensfreude: Wenn ein Mann sich selbst soweit disziplinieren kann, daß er nicht bei jedem Geschlechtsverkehr ejakuliert, wird dies für ihn in vielen Hinsichten vorteilhaft sein. Der größte Vorteil ist, daß er nach dem Geschlechtsverkehr nicht müde sein wird und deshalb in einer kurzen Zeitspanne die Freuden der Liebe häufiger genießen kann. Dies ist besser, als nur das Lustgefühl einer einzigen Ejakulation zu haben. Schließlich wird dieses Verhalten ihn glücklicher, stärker und aktiver machen und seinem Geist Klarheit verleihen.
10. Häufigkeit der Ejakulation und Gesundheit: Es ist auch nicht gut, nie zu ejakulieren. Am besten ist es, die Häufigkeit der Ejakulation kontrollieren zu können und sich dabei an den eigenen Fähigkeiten und der Gesundheit zu orientieren, unabhängig davon, mit wie vielen Frauen der Mann in einer Nacht Geschlechtsverkehr hat. Dieser Abschnitt gibt außerdem Empfehlungen für die Häufigkeit der Ejakulation im Hinblick auf das Alter.
11. Zeitpunkt des Geschlechtsverkehrs: Dieser sollte gut gewählt sein. Z. B. soll man zur Mittagszeit oder Mitternacht, bei Neumond oder Unwetter, nach einem Unglücksfall, bei Volltrunkenheit oder nach einem üppigen Mahl und mit offenen Hämorrhoiden keinen Geschlechtsverkehr haben.

12. Wie man ein gesundes Kind zeugt: Dazu dürfen die Eltern nicht zu alt sein. Sie müssen zur richtigen Zeit und mit den richtigen Methoden Geschlechtsverkehr haben, beginnend mit dem dritten Tag nach der Menstruation und kurz vor der Morgendämmerung.
13. Wie man eine gute Frau wählt, die fruchtbar ist, und wie man guten Geschlechtsverkehr mit ihr hat.
14. Kräuterrezepte zur Behandlung der Impotenz und des Scheidenausflusses.

Es ist interessant, dieses Werk mit modernen westlichen Lehren über Sexualität zu vergleichen. Die Lust an der Sexualität betreffend, zeigt das „Su-Nui-Jing" mehr Vielfalt, verbunden mit mehr Weitsicht – nicht nur im Hinblick darauf, wie man den Geschlechtsakt genießt und wie man ihn verlängert, sondern auch, wie man die Häufigkeit der körperlichen Genüsse steigern kann. Die westlichen Lehren dagegen – was vielleicht an dem rudimentären Weiterwirken früherer Vorstellungen liegt, daß Sexualität sündhaft und schmutzig ist und Ausschweifungen ungesund sind – stellen die Freuden der Liebe in einer eher passiven Weise dar, als käme es nur darauf an, das sexuelle Verlangen zu stillen, wie man eine Feuersbrunst löscht. Noch etwas anderes fällt an diesem chinesischen „Handbuch" auf: Es enthält keine Anleitung für sadistische und masochistische Techniken, für Anal- oder Oralverkehr. Dies zeigt, daß die alten Chinesen, obwohl sie eine Vielzahl sexueller Techniken akzeptierten, den „normalen" Geschlechtsverkehr als natürlicher und deshalb als dem Tao angemessener betrachteten. Andere Formen von Sexualität wurden toleriert, jedoch – wenn auch nicht als unbedingt schädlich – nicht als nützlich und sinnvoll angesehen.

In therapeutischer Hinsicht betont das Buch die Verhütung sexueller Probleme durch eine gute Wahl der Zeit, des Ortes, der seelisch-geistigen Verfassung etc. Die Behandlungsmethoden, die vorgeschlagen werden, sind verhaltensorientiert mit praktischen Anleitungen, die an die modernen Techniken von *Masters* und *Johnson* erinnern.

Im allgemeinen sind daher die meisten Empfehlungen des Buches recht vernünftig, menschlich und – sogar vom gegenwärtigen Standpunkt aus betrachtet – fortschrittlich. Einige der Ratschläge oder Theorien sind natürlich vom heutigen Erkenntnisstand aus unwissenschaftlich und falsch (z. B. die Bestimmung des besten Zeitpunkts für den Geschlechtsverkehr, um ein Kind zu zeugen), doch dies war beim damaligen Stand der Wissenschaft unvermeidlich. Einige andere Annahmen der Taoisten erscheinen auch zweifelhaft, doch bisher kann die moderne Medizin sie nicht widerlegen.

Mißverständnisse des Tao hinsichtlich der Sexualität

Einige Mißverständnisse des taoistischen Textes sind bei westlichen Wissenschaftlern wie bei chinesischen gleichermaßen verbreitet und haben zu Schwierigkeiten im Verständnis der chinesischen Sexualität geführt:

a) „Sexueller Vampirismus" (*Van Gulik* 1961)

Dieser stützt sich auf Zitate wie etwa das folgende: „Sieh in deinem weiblichen Partner den rivalisierenden Feind"; „Cai-Yin-Bu-Yang" (etwa: Zieh das Yin aus der Frau, um dein Yang zu stärken); und „Nimm soviele Mädchen, wie du kriegen kannst". Diese Aussagen sollten im übertragenen Sinne verstanden werden, denn Metaphern und Bilder sind in der chinesischen klassischen Literatur sehr verbreitet. Wenn der weibliche Partner als Feind bezeichnet wird, so soll dies lediglich betonen, daß man den Geschlechtsverkehr behutsam und mit Bedacht ausführen und sich nicht völlig gedankenlos und unvorbereitet hineinstürzen soll, und daß man bis zu einem gewissen Grade eigennützig sein und das eigene Vergnügen mehr im Auge haben soll, als sich übermäßig für das des Partners zu verausgaben. Ähnliche Aussagen finden sich in modernen Handbüchern zur Sexualtherapie (*Kaplan* 1974).

Auch „Cai-Yin-Bu-Yang" sollte nicht wörtlich genommen werden. Es bedeutet nur, daß es sich auf die Gesundheit eines Mannes positiv auswirken kann, mit einer Frau Geschlechtsverkehr zu haben. Es heißt nicht, daß beim Liebesakt dem weiblichen Körper etwas, das man „Yin" nennt, weggenommen wird, um damit das „Yang" im Körper des Mannes zu nähren. „Yin" und „Yang" sind in der taoistischen Lehre abstrakte Prinzipien, die sich in keiner Form materialisieren können.

b) Coitus reservatus oder männliche Enthaltsamkeit (*Van Gulik* 1961)

Die vollständige Unterdrückung der Ejakulation ist kein Zweck oder eine der Methoden taoistischer Lehren zur Sexualität. Das Buch lehrt nur, daß die Ejakulation kontrolliert werden sollte, wenn der Mann das größtmögliche Lustgefühl erleben möchte. Dies ist wahrscheinlich ein auf falscher Übersetzung beruhendes Mißverständnis. So ist z. B. *Chang* (1977) in seinem Buch, das verschiedene Fehldeutungen taoistischer Vorstellungen zur Sexualität diskutiert, immer noch nachlässig genug, eine Passage im „Su-Nui-Jing" folgendermaßen zu übersetzen: „Wenn ein Mann seine Ejakulationen bis zu einem absoluten Minimum reguliert und einschränkt, wird dies seinen Körper kräftigen". In Wirklichkeit heißt der Text: „Ruo-Dong-Er-Bu-Xie, Qi-Li-You-Yu", was bedeutet: „Wenn er sexuell aktiv ist und nicht ejakuliert, wird er hinterher mehr Kraft übrig haben.“ Es steht dort nichts über die Reduktion der Ejakulation auf ein absolutes Minimum oder über die Kräftigung des Körpers.

c) Karezza (ruhiger und passiver Koitus)

Hierbei handelt es sich um ein noch größeres Mißverständnis. Der Taoismus hält Passivität und Ruhe für eine sinnvolle Einstellung gegenüber Lebensproblemen; was jedoch die Sexualität angeht, sind die vorgeschlagenen Regeln, wie oben dargestellt, sehr auf aktives Verhalten ausgerichtet.

d) Männerzentriertheit

Es ist ein Mißverständnis, daß die Regeln in der taoistischen Sexualliteratur nur für Männer und ihr Wohlbefinden aufgestellt wurden. Dieses wird auch an vielen nachfolgenden Büchern ähnlichen Inhalts deutlich. Im „Dong-Zuan-Zi“ (Die Lehre des Meisters *Dong-Zuen*) z. B. wird festgestellt, daß „nicht nur Männer (durch den Geschlechtsverkehr) genährt und gestärkt werden können, sondern auch Frauen“. Ein klassischer Kung-Fu-Roman „Shu-Shan-Jian-Xia-Zhuan“ (Die Schwertkämpfer des Shu-Gebirges, *Huan-Zhu Lou-Zhu* 1930) beschreibt in übertriebener Weise, wie der männliche Held von den taoistischen Lehren verpflichteten Heldinnen überwältigt wird, die mit den sexuellen Anleitungen des Taoismus durchaus vertraut sind.

Der Einfluß taoistischer Vorstellungen über Sexualität in den folgenden Dynastien

Taoistische Bücher waren bei den Reichen wie bei den Armen weit verbreitet. Der Taoismus war die Staatsreligion in der *Han-* und der *Tang*-Dynastie. Der Buddhismus setzte sich erst später durch, konnte den Taoismus aber nie völlig ersetzen. Die Werke der Dichter und Romanciers in der *Tang-* und *Song*-Dynastie zeigen, daß die taoistischen Lehren nicht nur abstrakte Glaubensinhalte waren, sondern während dieser Zeit – im sexuellen wie in anderen Bereichen – auch tatsächlich praktiziert wurden. Es gibt viele gute Gründe für die Annahme, daß die Chinesen das Tao der Sexualität extensiv praktizierten, d. h. innerhalb der Grenzen der zeitgenössischen Sexualnormen und der herrschenden Ehegesetze. Viele Dichter und Gelehrte der *Tang-* und *Song*-Dynastie (618–1279 n. Chr.) äußerten sich sehr offen über ihr Sexualleben. Sie waren stolz darauf, Prostituierten gegenüber Nachsicht und Freundschaft zu üben oder mit ihnen zusammenzuleben. In den erotischen Bildern der *Yuan-* und *Ming*-Dynastie (1271–1644 n. Chr.) werden viele sexuelle Techniken dargestellt, die im „Su-Nui-Jing" beschrieben sind, einschließlich des Oralverkehrs, erotische Schaukeln, Masturbation, Liebesspiele zu dritt oder viert und andere exotische sexuelle Praktiken (*Van Gulik* 1951, *Douglas & Slinger* 1979).

Da der Taoismus Sexualität als Teil der Natur und als Abbild des Zusammenwirkens der Kräfte des Universums betrachtet, zeigen viele Bilder sexuelle Aktivitäten im Freien. Auf einigen Bildern sind Eltern zu sehen, deren Kind neben dem Bett spielt, während sie Geschlechtsverkehr haben. Diese Szenen erwecken viel eher den Eindruck eines glücklichen, entspannten Familienlebens als eines pornographischen, abartigen oder sündhaften.

Der Aufstieg des Neukonfuzianismus und seine Folgen

Trotz des weitverbreiteten Glaubens an den Taoismus und seiner großen Anhängerschaft konnten jedoch Möglichkeiten des Mißverständnisses und falscher oder abergläubischer Anwendungen nicht ganz ausgeschlossen werden. Im Laufe der Zeit kam es so zu wiederholten Fehlinterpretationen der taoistischen Sexuallehren. Die Literatur der *Song-* und *Yuan*-Dynastie zeigt – z. B. im „Xi-You-ji, Liao-Zhai Zhi-Yi" (Eigenartige Geschichten aus dem Gesprächszimmer, *Pu* 1969) –, daß einige taoistische Vorstellungen auf die Spitze getrieben, falsch, abergläubisch und verzerrt gedeutet wurden.

Während einige dieser Fehlinterpretationen auf oberflächlicher Lektüre oder subjektiver Deutung basieren, gab es dafür noch andere, ernsthaftere Ursachen. Anders als in der *Han-* und *Tang*-Zeit waren die Chinesen seit der *Song*-Dynastie bis zum letzten Jahrhundert der Kaiserzeit ständig durch externe Kräfte bedroht. Die *Song*-Herrscher wurden von den Mongolen attackiert, die *Yuan*-Herrscher waren in Wirklichkeit Mongolen, die *Ming*-Dynastie wurde von den Japanern und den Mandschuren bedroht, in der *Qing*-Zeit herrschten die Mandschuren, die aber ihrerseits wieder in den letzten Jahren ihrer Regierung von westlichen Mächten bedroht wurden. Die Chinesen lebten so in ständiger Unsicherheit. Sie mußten Möglichkeiten und Wege finden, an Stärke zu gewinnen. Daraus erwuchs das Bedürfnis, den Konfuzianismus nicht nur wiederzubeleben, sondern ihn auch in einer besonders strikten Deutung zu studieren, zu lehren und praktisch anzuwenden. Dies führte z. B. dazu, daß die manieristischen Rituale der *Zhou*-Dynastie, die ursprünglich nur bei zeremoniellen Gelegenheiten für Mitglieder der Hocharistokratie galten, in allen Klassen Verbreitung fanden: Der physische Kontakt zwischen Männern und Frauen war verboten, der offene Ausdruck sexuellen Verlangens oder sexueller Aktivitäten wurde unterdrückt.

Sexualität wurde tabuisiert und als schmutzig und schädlich betrachtet. Wurde eine ehrbare Frau von einem Arzt untersucht, durfte sie ihm nicht persönlich gegenübertreten, sondern ihm von ihren Schmerzen nur hinter einem Wandschirm berichten und die Stellen, an denen ihr etwas weh tat, für den Arzt an einer Holzpuppe markieren. Auch um ihren Puls zu fühlen, durfte der Arzt sie nicht direkt berühren; er mußte die Pulsfrequenz nach den Schwingungen messen, die von zwei Fäden an ihrem Handgelenk übertragen wurden. Die Ehen wurden nun von den Eltern arrangiert, eine geschiedene Frau war entehrt, Witwen durften sich nicht wiederverheiraten und voreheliche sexuelle Beziehungen wurden schwer bestraft.

Durch diese Unterdrückung wurde das sexuelle Verlangen in Bahnen gelenkt, in denen es nur noch extrem indirekt ausgedrückt werden konnte. Über Sexualität zu schreiben, galt als unfein – geschah es doch, wurden die taoistischen Ideen falsch gedeutet und herabgewürdigt. Völlig verzerrte Vorstellungen über Sexualität zirkulierten: Samen galt als unschätzbare Kostbarkeit, der Geschlechtsakt wurde zum heterosexuellen Krieg, die Idee des sexuellen Vampirismus und Konzeptionen unzulässiger Materialisierungen von Yin und Yang entstanden in dieser Zeit. Da die Frau nicht mehr als sexuelles Wesen geschätzt werden durfte, avancierten ihre gebundenen Füße zum Fetisch, was viel zu den körperlichen Leiden der chinesischen Frauen für fast 1000 Jahre beitrug. Ein vergleichbares Ausmaß von Gruppenfetischismus kommt in anderen Kulturen so gut wie nicht vor (*Levy* 1966).

Andere Varianten des Sexualverhaltens rückten in den Vordergrund und wurden teilweise in erheblichem Umfang praktiziert. Die Homosexualität verbreitete sich stärker als je zuvor, die Prostitution blühte, und im Namen gesetzlicher Strafen wurden Frauen sexuell gefoltert (*Pong* 1974). Z. B. wurden in der Song-Dynastie in einigen Bezirken Ehebrecherinnen mit der „Strafe des hölzernen Bockes" zu Tode gefoltert. Die Frau mußte dabei nackend auf einem hölzernen Bock sitzen, der Räder hatte. Während die Frau zur öffentlichen Demonstration ihrer Schande durch die Stadt gezogen wurde, stieß aus dem Rücken des Bocks – synchronisiert mit der Drehung der Räder – ein scharfer Stab wiederholt in die Vagina der Frau. Die Bestrafung war beendet, wenn die Frau vaginal verblutet war (*Zhong-Hua Tu-Shu-Guan* 1913).

Repressive Einflüsse aus dem Westen

Der Neokonfuzianismus führte zu gewissen Formen sexueller Unterdrückung in der gebildeten Schicht und der oberen Mittelschicht und kanalisierte die Sexualität in andere Verhaltensweisen, doch war die Unterdrückung nicht vollkommen, denn Homosexualität und Prostitution wurden toleriert, ja sogar anerkannt. Künstler konnten sich immer noch durch erotische Illustrationen einen Namen machen, und in der klassischen Literatur wurden explizite erotische Darstellungen nicht unbedingt vermieden. Bedeutende klassische Werke der Ming- und Ching-Dynastie, wie z. B. „Geschichte des westlichen Zimmers“, „Traum im roten Zimmer“ und „Die Reise nach Westen“, waren repräsentativ für ihre Zeit und enthalten alle explizite sexuelle Darstellungen, die nach modernem Verständnis als Pornographie bezeichnet werden können.

Gegen Ende des 19. Jahrhunderts und zu Beginn dieses Jahrhunderts waren viele westliche Gelehrte beeindruckt von der natürlichen und spontanen Einstellung, die die Chinesen gegenüber der Sexualität hatten. *Matignon* (1901) z. B. führt zur chinesischen Haltung gegenüber der Homosexualität folgendes aus:

> „Die öffentliche Meinung ist dieser Art der Verirrung gegenüber völlig indifferent und kümmert sich überhaupt nicht darum, außer um festzustellen, daß, wenn es dem dominierenden Partner Freude macht und der andere einverstanden ist, niemandem daraus ein Schaden erwächst.“

Russell (1928) schreibt:

> „Sollte ich den wichtigsten Unterschied zwischen den Chinesen und uns in einem Satz zusammenfassen, würde ich sagen, daß sie in erster Linie nach Freude streben ... und daß Moral für sie nicht bedeutet, ständig die eigenen Impulse zu überwachen und sich in die anderen einzumischen.“

Die repressive Einstellung gegenüber der Sexualität verstärkte sich in China erheblich durch westliche Einflüsse. Von westlichen Mächten mehrmals besiegt und gedemütigt, hatte sich die Haltung der Chinesen gegenüber der westlichen Kultur sehr verändert: Der ursprünglichen Verachtung folgten Furcht, dann Bewunderung, schließlich blinde Verehrung. Allmählich übernahmen sie einige Ansätze westlicher Lebensphilosophien, was sich repressiv auf sexuelle Vorstellungen auswirkte. Die wichtigsten westlichen Einflüsse waren folgende:

Das Christentum

Das Christentum gelangte noch vor der westlichen Militärinvasion nach China. Obwohl nur ein geringer Prozentsatz der Chinesen Christen sind, wirkt sich gegenwärtig der christliche Einfluß indirekt durch Handelsbeziehungen mit westlichen Ländern und durch politische Ideen oder Systeme aus, denen die Chinesen seit dem frühen 20. Jahrhundert gefolgt sind.

Der christliche Einfluß auf die Sexualität manifestiert sich in der Etablierung der monogamen Ehe, die im gegenwärtigen China als einzig legale Form der Ehe anerkannt wird und über jedes körperliche Bedürfnis und alle anderen sozialen oder praktischen Belange dominiert. Andere christliche Ideen, die den Chinesen ursprünglich fremd waren, sind übernommen worden, besonders Schuldgefühle, die sich auf fast alle Bereiche außerehelicher Sexualität erstrekken und auf alle Arten sexueller Aktivitäten, die nur der körperlichen Lust dienen oder keinen Reproduktionszweck erfüllen, einschließlich sexueller Phantasien, Masturbation, Prostitution und den Gebrauch von Verhütungsmitteln.

Ein gutes Beispiel für den Einfluß christlicher Wertvorstellungen auf die gegenwärtige chinesische Kultur ist auch die versuchte Entkriminalisierung der Homosexualität in Hongkong. In China gab es niemals Gesetze gegen Homosexualität, es gibt auch heute keine solchen Gesetze in der Volksrepublik China [1] oder in Taiwan. Seit Hongkong jedoch von den Briten regiert wird, schreibt das Gesetz – in Anlehnung an das britische Recht – Strafen bis zu lebenslänglichem Gefängnis für Analverkehr und bis zu zwei Jahren Gefängnis für jeden Akt „grober Unzucht“ zwischen Männern vor, unabhängig davon, ob dieser mit oder ohne Einverständnis der Beteiligten, privat oder in der Öffentlichkeit ausgeführt wurde. Diese Ablehnung der Homosexualität hat sich in den Köpfen der Chinesen in Hongkong derartig festgesetzt, daß sie sich weigerten, den Briten zu folgen, als diese 1967 die Gesetze gegen die Homosexualität liberalisierten. Sie argumentierten, daß die Homosexualität mit traditionellen chinesischen Werten nicht zu vereinbaren sei.

Die romantische Liebe

Die romantische Liebe ist eine andere aus der westlichen Kultur importierte weltanschauliche Strömung, die zur sexuellen Unterdrückung in China beiträgt. Sie betont das Subjektive, Ideale, Neue und Schöne. Im Gegensatz zu sozialen Beschränkungen und traditionellen gesellschaftlichen Kontrollmechanismen wird größter Wert auf die Freiheit des Gefühls gelegt. Im Hinblick auf Sexualität besteht dieser Romantizismus auf dem Vorrang von Liebe und tiefen emotionalen Beziehungen vor rein körperlicher Aktivität, auf der Vorstellung, daß es keine Sexualität ohne Liebe geben soll, auf die Opferung des Selbst in der Liebe, und er stellt viele komplizierte Anforderungen an die Liebeswerbung und den Umgang der Liebenden miteinander zur Stimulation und Überhöhung der Gefühle. Diese Art von Romantizismus erhebt die Liebe zu einer mystischen Angelegenheit mit fast übernatürlichen Kräften und verführt dazu, Sexualität von der Realität zu trennen. Diese Ideen haben die Menschen im gegenwärtigen China in ihre alltäglichen Vorstellungen und Handlungen integriert.

Befreiende Einflüsse aus dem Westen

Es gibt natürlich auch westliche Einflüsse, die befreiende Auswirkungen auf die Sexualität in China haben. Diese bestehen im Individualismus, im Kapitalismus und im Prozeß der Modernisierung. Diesen westlichen Wertvorstellungen folgend, sind die Chinesen gezwungen gewesen, ihre suppressiven sexuellen Verhaltensweisen und Einstellungen zu verändern, um sich den sozialen Wandlungen anzupassen, die mit den Fortschritten in der Sexualmedizin, mit dem Reisen, den Massenmedien, neuen Technologien, sozialen und kommerziellen Aktivitäten zusammenhängen. Da diese westlichen befreienden Einflüsse, verglichen mit den früheren suppressiven, neueren Datums sind, variieren ihre Auswirkungen auf die chinesische Gesellschaft stark in Abhängigkeit von sozialen Strukturen, politischen und ökonomischen Systemen und dem Grad der Modernisierung. Vergleicht man die Ergebnisse von Untersuchungen zur Sexualität in der Volksrepublik China, Hongkong, Taiwan und Singapur, zeigt sich, daß die sexuelle Unterdrückung größer in Gesellschaften ist, die weniger westlichen Einflüssen unterliegen und die im Hinblick auf Modernisierung, Kapitalismus und Individualismus ein niedrigeres Niveau haben.

Abweichungen

Die Einstellungen zur Sexualität und deren praktische Ausführungen sind kaum in irgendeiner Kultur gleichförmig, und ihre Entwicklung ist kaum zu lenken. Die vorhergehenden Ausführungen zur Geschichte beziehen sich nur auf die Han, die größte ethnische Gruppe in China, zu der ungefähr 95% der Chinesen gehören und die die höchst entwickelte und einflußreichste Kultur in China ist. Es gibt jedoch viele Minderheiten, die ganz andere historische Ursprünge haben. Menschen dieser Gruppe haben häufig ganz andere sexuelle Einstellungen und Praktiken (*Lou* 1970). Es gibt sehr viele und zum Teil erhebliche Abweichungen von der Han-Kultur, doch können hier nur einige davon zum Zwecke der Illustration beschrieben werden.

Im Bezirk Wei-On von Kiangsu kann z. B. ein armer Mann, der es sich nicht leisten kann, für immer eine Frau zu nehmen, von einem anderen Mann eine Frau für ein oder zwei Jahre leihen, um Nachkommen zu haben. In Chikiang kann ein Mann die Frau seines Bruders zu sich nehmen, wenn dieser gestorben ist, und ein kleines Mädchen kann in eine reiche Familie als Kindbraut „verheiratet" werden. Im Stamme der Hakka in Hunan ist den Ehepartnern außereheliche Sexualität gestattet. Diese Liebhaber und Geliebten werden „männliche oder weibliche Kollegen" genannt, und wenn die Ehepartner sich trennen, können sie ohne Komplikationen mit ihren „Kollegen" zusammenleben.

Im Stamme der Miao gibt es voreheliche heterosexuelle Beziehungen. Eine Sitte der Liebeswerbung, die „Zuo Mei" genannt wird, bedeutet, daß ein junger Mann die Nächte mit dem Mädchen seiner Wahl verbringen kann. Die Miao haben auch freie und einfache Heirats- und Wiederverheiratungsgebräuche.

Die Tibetaner sind leidenschaftliche Anhänger des Buddhismus, aber sie betrachten die Eheschließung nicht als ein heiliges Ritual. Bei ihnen existieren Monogamie, Polygamie, „Ehen auf Probe" und zeitlich begrenzte Ehen nebeneinander. Außerdem können sich mehrere Brüder eine Frau teilen.

Schlußfolgerung

Diese sehr verschiedenen Formen sexueller Beziehungen und noch viele andere, hier nicht erwähnte, die im gegenwärtigen China weiterbestehen, zeigen, daß es zu vereinfachend wäre, Sexualität in China in ein gleichförmiges Muster zu pressen.

Über 3000 Jahre Kultur, die verschiedenen Faktoren, die sich im Laufe der Geschichte auf chinesisches Sexualverhalten ausgewirkt haben, die verschiedenen Reaktionen auf diese Einflüsse und die Heterogenität des chinesischen Volkes – dies alles spricht entschieden gegen eine vereinfachende Betrachtung der Sexualität in China. Es ist daher angemessener, über die Sexualität verschiedener Gruppen in bestimmten geographischen Gebieten zu sprechen und auch dann noch Raum zu lassen für Veränderungen, individuelle Unterschiede, Mißverständnisse und unterschiedliche Interpretationen. Will man zusammenfassend etwas über bestimmte Charakteristika der Sexualität in China sagen, so müßten die folgenden Aspekte akzentuiert werden:

1. Im Hinblick auf Sexualität ist die chinesische Kultur sehr vielfältig und reichhaltig. In Philosophie, Religion, Medizin, Literatur und Kunst nimmt sie einen bedeutenden Platz ein. Sie wurde immer ernst genommen und in einem Maße mit Geist, Engagement und Raffinesse behandelt, das von anderen hochzivilisierten Kulturen kaum übertroffen werden kann.

2. Aufgrund ihrer langen Geschichte und ihrer Heterogenität haben die Chinesen mit nahezu jeder denkbaren Form von sexuellen Beziehungen oder Ehesystemen experimentiert oder Erfahrungen gesammelt. Da heutzutage das Konzept der monogamen, lebenslänglichen Ehe mit ernsthaften Schwierigkeiten, Zweifeln und Herausforderungen konfrontiert ist, verdient die chinesische Erfahrung mit anderen heterosexuellen Beziehungsformen be-

sondere Aufmerksamkeit. Untersuchungen in dieser Richtung könnten ein neues Licht auf die Möglichkeiten anderer Ehesysteme werfen und Hintergründe, Theorien und Faktoren enthüllen, die zu ihrer Entwicklung beitrugen.

3. Die chinesischen Konzeptionen und praktischen Ausführungen von Sexualität sind immer konkret, tolerant, flexibel und – vor allem – nicht strafbar gewesen. Es bestand immer Bereitschaft, sie neuen Bedürfnissen und Umgebungen anzupassen. Dieses ist ein wesentlicher Aspekt ganzheitlicher Weltsichten in den meisten östlichen Philosophien. Harmonie zwischen Mensch, Gesellschaft und Natur ist der einzige Maßstab dafür, was richtig oder falsch ist. Deshalb gibt es im Chinesischen keine Worte, mit denen ein Unterschied zwischen Erotik und Pornographie gemacht werden kann. Im Westen versucht man, zwischen ‚rohem' Sex und feinerer Erotik zu differenzieren, doch die Chinesen haben beides immer identifiziert. Für sie ist Sex nie nur genital oder physisch. Die Struktur des chinesischen Zeichens „xing" stellt die chinesische Konzeption von Sexualität sehr deutlich dar. Das Zeichen besteht aus zwei Teilen. Der rechte Teil „Xin" bedeutet Herz, Geist oder Persönlichkeit, der linke Teil „Sheng" Körperliches, Geburt, Leben und Handeln. Sex/Erotik ist daher für die Chinesen immer etwas, das sowohl den körperlichen wie den seelischen Bereich betrifft, also das Leben.

Viele der gegenwärtigen Probleme und Konflikte des Sexuallebens in modernen Gesellschaften könnten in Schwierigkeiten und Unbeweglichkeiten traditioneller westlicher Sexualdoktrinen ihren Ursprung haben. Die chinesischen Konzeptionen und praktischen Ausführungen könnten in andere und besser realisierbare Richtungen weisen, Sexualität zu verstehen, mit ihr umzugehen und sexuelle Probleme zu lösen. Es ist an der Zeit, der chinesischen Sexualität das wissenschaftliche Studium, die Förderung und Entwicklung angedeihen zu lassen, die sie verdient.

Anmerkung

[1] *M. L. Ng*'s Betrachtungsweise der Rechtsprechung im bezug auf Sexualität in der Volksrepublik China ist etwas idealistisch, wie der Beitrag „Sexualpolitik in der Volksrepublik China" von *Fang Fu Ruan* (vgl. S. 377–393) zeigt. Dennoch hat – auch dies läßt sich *Fang Fu Ruans* Aufsatz entnehmen – *Ng* insofern recht, daß die Homosexualität in der VR China nicht als solche strafrechtlich geahndet, sondern nach Art. 160 des Strafrechts als „andere kriminelle Handlung" bestraft wird. (Vgl. S. 388 f.)

Literatur

Bao-Weng Lao-Ren (1784): Jin-Gu-Qi-Guan (Seltsame Geschichten aus Vergangenheit und Gegenwart, Kap. 20) Kanton, Guandong Volksverlag 1981.

Bynner, W. (übers. 1946): Lao-Tze, Editions Poetry, London.

Chang, J. (1977): The Tao of Love and Sex. Wildwood House, London.

Douglas, N. and *Slinger, P.* (1979): Sexual Secrets, The Alchemy of Ecstasy. Destiny, New York, S. 154–159.

Harvard-Yenchung Institute (1966): Li-Chi (Buch der Riten), Sinological Index Series Index 27, Taipei, Chinese Material and Research Aids Service Center, Taipei.

Hong Kong Medical Research Society (1964): Su-Nui-Jing (Klassisches Werk der einfachen Frau) Hong Kong Med. Res. Soc., Hong Kong.

Huan-Zhu Lou-Zhu (1930): Shu-Shan Jian-Xia Zhuan (Die Schwertkämpfer des Shu-Gebirges) Hong Kong, Cheung Hing 1971.

Kaplan, H. S. (1974): The New Sex Therapy. New York, Brunner-Mazel, S. 130–132.

Legg, J. (1960): She-King (Buch der Orden), The Chinese Classics, Vol. 4, Hong Kong University Press.

Levy, H. S. (1966): Chinese Foot Binding, the History of a Curious Erotic Custom. Rawls, New York.

Lou, T. K. (1901): Crime, Misère en Chine. Paris, Masson, S. 187–209.

Pong, T. S. (1974): Song-dai-liang-jin-shi-min-sheng-huo (Das alltägliche Leben in der Hauptstadt der Song-Dynastie). Longman, Taipei.

Pu, Song-ling (frühe Qing-Zeit): Liao-Zhai Zhi-Yi (Eigenartige Geschichten aus dem Gesprächszimmer). Hong Kong, Nan Tian Book Company 1969.

Russell, B. (1928): Eastern and Western ideals of happiness. In: Skeptical Essays, London, Allen & Unwin, Chap. 8.

Van Gulik, R. H. (1951): Erotic Color Prints in the Ming Period, Manu., Tokyo.

Van Gulik, R. H. (1961): Sexual Life in Ancient China. Leiden, Netherlands, E. J. Brill.

Wei, T. (1970): An Exposition of the I-Ching. Institute of Cultural Studies, Taipei.

Wong, T. H. & Li, K. L. (1944): The Four Books of Plain Chinese, Hong Kong, Chong Ki, S. 278 u. 185.

Zhong-hua Tu-Shu-Guan (Chinese Library) (1913 ed.): Xi-Kao (Drama Research, Vol. 4) Shanghai, China Library.

Zhuang Y. (1978): Zhong-Guo Min-Jiang Wen-Xue Ru Ai-Qing (Chinese folk literature and love) Taipei, Zhong Yeu, S. 67.

Aus dem Englischen von Sabrina Hausdörfer

Sexualpolitik in der Volksrepublik China

Fang Fu Ruan

Nach 28 Jahren heftiger Auseinandersetzungen wurde von der Chinesischen Kommunistischen Partei unter *Mao Tze-tung* (1893–1976) am 1. Oktober 1949 in Beijing (Peking) die Volksrepublik China gegründet. Unter der neuen, von der KP kontrollierten Regierung veränderte sich die Sexualpolitik erheblich.

Der Begriff Sexualpolitik kann in mindestens zwei verschiedene Kategorien unterteilt werden:

1. Eine das sexuelle Rollenverständnis betreffende Politik,
2. eine das sexuelle Verhalten betreffende Politik, d. h. Sexualpolitik im engeren Sinne.

In diesem Aufsatz soll hauptsächlich der zweite Aspekt behandelt, zuvor jedoch ein kurzer Überblick über das Rollenverständnis in der Volksrepublik China gegeben werden.

Im Hinblick auf das Rollenverständnis ist der wichtigste Grundsatz die Gleichstellung von Mann und Frau, die dem Schutz der Frau dient. Dieser politische Grundsatz ist in der Verfassung festgelegt. In der Verfassung der VR China vom 20. September 1954 heißt es im Artikel 96:

> „Die Frauen in der Volksrepublik China haben in allen Bereichen des Lebens, d. h. in Politik, Wirtschaft, Kultur, im gesellschaftlichen und häuslichen Leben, die gleichen Rechte wie die Männer." (*Tung* 1964, S. 379)

In der Verfassung der VR China (angenommen am 5. März 1978, geändert am 1. Juli 1979 und am 10. September 1980) besagt Artikel 53:

> „Frauen haben die gleichen Rechte und Pflichten wie Männer in allen Bereichen des Lebens, d. h. in Politik, Wirtschaft, Kultur, im gesellschaftlichen und familiären Leben. Männer und Frauen sollen für die gleiche Arbeit gleichen Lohn erhalten." (*Fang* 1982, S. 246)

In der Verfassung der VR China (angenommen am 4. Dezember 1982) heißt es im Artikel 48:

> „Frauen haben die gleichen Rechte wie Männer in allen Bereichen des Lebens, d. h. in Politik, Wirtschaft, Kultur, im gesellschaftlichen Leben, einschließlich der Familie. Der Staat schützt die Rechte und Interessen der Frauen, wendet das Prinzip gleicher

Entlohnung für gleiche Arbeit für Männer und Frauen an, er rekrutiert Kader unter Frauen und bildet sie aus." (Hong Kong Cultural Co. 1984)

Obwohl sich die Situation der Frauen im Gegensatz zu früher tatsächlich stark verändert hat, gibt es noch keine wirkliche Gleichberechtigung zwischen Männern und Frauen. Es kommt z. B. vor, daß einige Universitäten sich weigern, graduierte weibliche Studenten aufzunehmen. Einige Fabriken und selbst Regierungsinstitutionen stellen keine Frauen ein. Es ist noch ein langer Weg, um eine wirkliche Gleichstellung von Männern und Frauen zu erreichen.

Wir wollen uns jetzt jedoch unserem Hauptanliegen zuwenden: der Sexualpolitik, die sich auf das Sexualverhalten, das wirkliche Sexualleben in der VR China bezieht. Auch hier kann die offizielle Auffassung auf einen wesentlichen Grundsatz reduziert werden: Das einzige Sexualverhalten, das legal und moralisch akzeptiert ist, besteht in einer heterosexuellen Beziehung innerhalb der Ehe (ein Ehemann mit einer Ehefrau).

Verboten oder zumindest gesellschaftlich geächtet sind folgende Verhaltensweisen: Prostitution; Polygamie; voreheliche und außereheliche Sexualität; sexuell abweichendes Verhalten; Nacktheit; sexuelle Ausdrucksformen oder Handlungen mit sexuellen Implikationen in der Öffentlichkeit; Zusammenleben unverheirateter Paare; Verbreitung oder Konsum pornographischer Produkte. – Sexualität wird als unwichtigster Aspekt des Lebens betrachtet.

Wie kommt es zu einer derartig strikten, einengenden, in manchen Fällen inhumanen Sexualpolitik? Ein Grund dafür ist sicher, daß viele Politiker, in hohen Regierungsämtern wie auch auf den unteren Ebenen der Bürokratie, an ethischen Implikationen der Gesetzgebung nicht wirklich interessiert sind und viele Auswirkungen nicht wirklich durchdenken.

Die chinesische kommunistische Partei nennt die VR China „Neues China" oder „Neue Gesellschaft" im Gegensatz zur Republik China, die als „Altes China" oder „Alte Gesellschaft" bezeichnet wird. Im Bereich der Sexualität, wie in vielen anderen, wurden im „Neuen China" viele sogenannte „dekadente Dinge" abgeschafft, die zum „Alten China" gehörten.

Verbot der Prostitution

In den frühen 50er Jahren wurde ein großer Feldzug gegen Prostitution und Geschlechtskrankheiten geführt. Von den Prostituierten in Beijing waren zu dieser Zeit 96,5% mit Geschlechtskrankheiten infiziert (1257 von 1303), 84,9% hatten Syphilis und 53,8% eine aktive Gonorrhoe. (*Kaplan*, F. M. et al., 1979, S. 240) Die Kommunisten glaubten, daß die Prostitution auf sozio-ökonomischen Faktoren basiert. Sie bemühten sich daher, diese Ursachen zu beseitigen, indem sie den Bauern ihre Schulden erließen, sie von nahezu unerschwinglichen Pachtzinsen und anderen finanziellen Belastungen befreiten, die sie dazu veranlaßt hatten, ihre Töchter als Prostituierte zu verkaufen. Die Regierung verhalf allen Ex-Prostituierten zu einer unentgeltlichen Behandlung ihrer Geschlechtskrankheiten, sie erhielten eine Berufsausbildung und Arbeitsmöglichkeiten. So verwandelte die „Neue Gesellschaft" Prostituierte in „neue Menschen" und erklärte das „Neue China" zu einem Land ohne Prostitution.

Es war sicherlich richtig, Prostitution und Geschlechtskrankheiten zu bekämpfen. Die Kommunisten überspannten den Bogen jedoch, indem sie die Prostitution als Auswuchs kapitalistischer Dekadenz brandmarkten. Wenn dies so wäre, wie könnte dann das Wiederauftreten der Prostitution im „sozialistischen China" erklärt werden? Es scheint nicht sinnvoll, dieses Phänomen mit einem politischen Etikett zu versehen.

Am 22. Oktober 1957 wurde in China ein Gesetz zur Kontrolle der öffentlichen Ordnung erlassen. Es trug den Titel: „Gesetze über die Kontrolle der und die Bestrafung von Vergehen gegen die öffentliche Sicherheit in der VR China". (Verabschiedet auf der 81. Sitzung des Ständigen Kommittees des 1. Nationalen Volkskongresses; *Cohen, J. A.*, 1968, S. 205; *Fang Chun-ie*, 1982, S. 518) Im Artikel 5 dieses Gesetzes wurde das Verbot der Prostitution festgelegt:

> „Eine Person, die eine der folgenden Handlungen ausführt, die dazu angetan sind, die öffentliche Ordnung zu stören, soll mit einer Haftstrafe von höchstens 10 Tagen, einer Geldstrafe von 20 Yuan oder einer Ermahnung bestraft werden: (8) Sich prostituieren oder eine sexuelle Beziehung mit einer Frau eingehen, die sich unter Mißachtung des Regierungsverbots der Prostitution heimlich als Prostituierte betätigt."

1979 wurden auf der zweiten Sitzung des 5. Volkskongresses die ersten Strafrechtsgesetze in Rot-China unter dem Titel „Das Strafrecht der VR China" erlassen (*Fang Chun-ie*, 1982, S. 267–280), das am 1. Januar 1980 in Kraft trat. In diesem Gesetz wird die Zuhälterei hart bestraft: Kapitel IV: Vergehen gegen die persönlichen und demokratischen Rechte der Bürger; Artikel 140:

> „Wer eine Frau dazu zwingt, sich zu prostituieren, soll mit Gefängnis zwischen 3 und 10 Jahren bestraft werden."

In letzter Zeit geht die Regierung – angesichts der Bedrohung durch AIDS – besonders hart gegen die Prostitution vor, vor allem dann, wenn Ausländer sich mit einer Prostituierten oder einer anderen chinesischen Frau einlassen:

Im September 1987 wurden vier Amerikaner 12 Stunden lang in einem Polizeirevier in Schanghai festgehalten. Zwei von ihnen wurden zu einer Geldstrafe von 2500 Yuan, die anderen beiden zu 4000 Yuan (ca. 1000 US Dollar) verurteilt, weil man sie in ihren Hotelzimmern im Bett zusammen mit chinesischen Frauen gefunden hatte. (Centre Daily News, 8. Sept. 1987) [1] – Ein westdeutscher Geschäftsmann wurde aus dem gleichen Grund zu einer Geldstrafe von 13 710 Yuan (ca. 3700 US Dollar) verurteilt. Prostituierte, die sich mit Ausländern einlassen, erhalten Gefängnisstrafen von zwei Jahren, die für Zuhälter sind noch höher. (Centre Daily News, 10. Sept. 1987)

Verbot der Polygamie

China hat eine lange Tradition der Polygamie. Außer in einigen Orten Tibets bedeutet Polygamie, daß ein Mann mehrere Frauen haben kann, eine Ehefrau und eine oder mehrere Konkubinen. Das Konkubinat war eine akzeptierte und relativ verbreitete Lebensform in der Oberschicht des Alten China. Ein gewisser Wohlstand war nötig, um die Konkubine oder mehrere und ihre Kinder zu unterhalten. (*Engel* 1984) Die chinesische kommunistische Regierung schaffte das feudale Heiratssystem ab.

Am 1. Mai 1950 wurde ein neues Ehegesetz erlassen. Das erste Kapitel, „Allgemeine Bestimmungen", erklärt dem feudalen Ehesystem den Krieg. Der erste Artikel schafft die „feudale" Ehe ab und führt stattdessen ein „neues demokratisches" Heiratssystem ein. Der 1. Artikel des „*Ehegesetzes der VR China*" (angenommen vom Komitee der zentralen Volksregierung am 13. April 1950) bestimmt:

> „Das feudale Ehesystem basiert auf in Willkür und Despotismus begründeten Verbindungen, der Herrschaft des Mannes über die Frau, und vernachlässigt die Interessen der Kinder. Es soll deshalb abgeschafft werden.
>
> Das neue demokratische Ehesystem basiert auf freier Partnerwahl, Monogamie, gleichen Rechten beider Geschlechter und dem Schutz der gesetzlichen Interessen von Frauen und Kindern und soll deshalb in Kraft treten."

Artikel 2:

> „Bigamie; Konkubinat; Eheversprechungen, die Kinder betreffen; Einmischungen in die Wiederverheiratung von Witwen und die Forderung von Geld oder Geschenken im Zusammenhang mit Eheschließungen sollen verboten sein."

Das 1980 revidierte Ehegesetz beinhaltet dieselben Prinzipien. Der Artikel 2 des Ehegesetzes der VR China (angenommen auf der 3. Sitzung des 5. Nationalkongresses am 10. September 1980) verfügt:

> „Das Ehesystem, das auf freier Partnerwahl, Monogamie und gleichen Rechten beider Geschlechter basiert, tritt hiermit in Kraft. Die rechtmäßigen Rechte und Interessen von Frauen, Kindern und älteren Menschen werden geschützt. Familienplanung wird durchgeführt."

Auch das Strafrecht (1980) verzeichnet einige Artikel, die Handlungen gegen das Ehegesetz und zum Schaden der Familie zum Inhalt haben. Im Artikel 179 des Strafrechts der VR China heißt es:

> „Wer die Freiheit der Eheschließung anderer Menschen gewaltsam behindert, soll mit Gefängnis bis zu zwei Jahren bestraft werden."

Artikel 180:

> „Wer Bigamie begeht oder wissentlich eine Person heiratet, die bereits verheiratet ist, soll mit Gefängnis bis zu zwei Jahren bestraft werden."

Artikel 181:

> „Wer unverheiratet mit dem Ehegatten eines Angehörigen der Streitkräfte zusammenlebt oder wissentlich heiratet, soll mit Gefängnis bis zu drei Jahren bestraft werden."

Ächtung vorehelicher sexueller Beziehungen

Es gibt kein Gesetz, nach dem voreheliche sexuelle Beziehungen bestraft werden. Die öffentliche Meinung jedoch, die darin sehr von der Regierung und der KP unterstützt wird, lehnt voreheliche sexuelle Beziehungen strikt ab. In China gibt es einige sehr geläufige, negative Bezeichnungen für illegales und/ oder unmoralisches Verhalten, z. B. „Sheng-huo-zuo-feng Wen-ti" (für schlechtes Betragen) und „Liu-mong Xing-wei" (unschickliches Verhalten, Rowdytum). Wird eine Person bei einer vorehelichen sexuellen Beziehung ertappt, muß er oder sie damit rechnen, mit den o. g. Begriffen tituliert und von anderen diskriminiert zu werden.

Verbot außerehelicher sexueller Beziehungen

Außereheliche sexuelle Beziehungen zwischen verheirateten Personen (gleichgültig ob nur einer oder beide anderweitig verheiratet sind) stellen ein sehr viel schwerwiegenderes Vergehen dar als voreheliche Sexualität zwischen unverheirateten Menschen und werden als „tong-jian" (Ehebruch) bezeichnet.

Wird über außereheliche sexuelle Beziehungen von Trägern der öffentlichen Meinung oder in den kommunistischen Medien gesprochen, werden sie als „unanständige Beziehungen zwischen Mann und Frau" oder als „sehr schmutzige Beziehung" gebrandmarkt. (*Butterfield*, 1980) Prinzipiell können diese Bezeichnungen sowohl auf voreheliche wie außereheliche Sexualität angewandt werden, doch beziehen sie sich meist auf letztere, die als größerer Verstoß gegen die guten Sitten gilt.

Wird jemandem ein Ehebruch nachgewiesen, kann er oder sie legal als „Huaifenzi“ (Missetäter, verkommenes Subjekt) beschimpft werden. Der/die „Huaifenzi“ muß, je nach den näheren Umständen, bestraft werden: mit Gefängnis, Umerziehung durch Arbeit, durch von den Behörden überwachten Arrest oder andere administrative Disziplinarmaßnahmen und/oder öffentliche Überwachung und/oder Verweise.

Erst seit dem 1. Januar 1980 wurde der Ehebruch als strafbare Handlung in das Strafrecht der VR China aufgenommen. Von 1949 bis 1979 erfüllte der Ehebruch keinen Straftatbestand. Dennoch wurde er auch in dieser Zeit als Verbrechen behandelt. Durch die Titulierung als „Huaifenzi“ wurde der/die Betroffene schwerer bestraft als manche anderen Kriminellen, denn der Begriff stigmatisiert die betreffende Person gleichzeitig auch als Staatsfeind, was einem Verlust der bürgerlichen Ehrenrechte gleichkommt und dem/der Ehebrecher/in sehr lange anhaftet, in manchen Gegenden lebenslänglich.

Nachdem in der ersten Version des Strafrechts der Ehebruch nicht als Verbrechen aufgenommen war, insistierten konservative Militärs und andere konservative Kräfte so lange, bis er 1980 auch gesetzlich wieder als Straftat bestimmt wurde. Selbst in Schanghai, der größten und weltoffensten Stadt Chinas, konnten sich diese konservativen Kräfte durchsetzen und sogar dafür sorgen, daß Schanghai als erste Stadt ein lokales Gesetz erließ, nach dem Ehebruch strafbar ist.

Ächtung des Zusammenlebens unverheirateter Paare

Das Zusammenleben unverheirateter Paare gehört nicht zur traditionellen chinesischen Lebensweise und wurde außerdem durch das Ehegesetz von 1950 eindeutig illegal. Deshalb existierte es für eine lange Zeit gar nicht in China.

In den späten 70er Jahren begann sich jedoch der westliche Einfluß in China auszuwirken. Die junge Generation, besonders Studenten, einige junge Dichter und Dichterinnen, Schriftsteller und Künstler wandten sich dieser Lebensform zu. Einige aufgeschlossene, weltoffene Soziologen leisteten auch theoretische Hilfestellungen, um die Verkrustungen des traditionellen Ehesystems aufzubrechen. Es gab einige tapfere Pioniere. Sie wurden von den Behörden schikaniert, sogar festgenommen.

Im Oktober 1987 wurden an der Universität von Shenzhen 18 unverheiratete Paare von der Kampuspolizei festgenommen. (Shenzhen ist eine gegen den

Rest des Landes abgeschlossene Stadt, die in engen Beziehungen zu Hongkong steht und zu den besonderen ökonomisch offenen, d.h. kapitalistisch wirtschaftlichen Gebieten gehört.) Es wurde behauptet, daß viele männliche Studenten mit weiblichen zusammenleben. Nach den Festnahmen dieser Nacht erließen die Universitätsbehörden eine neue Bestimmung: Alle weiblichen Studenten, die in den Frauenhäusern leben, müssen vor Mitternacht in ihren Schlafzimmern sein, andernfalls wird ihnen der Zugang verwehrt, und sie müssen am nächsten Tag Rechenschaft über ihre Abwesenheit ablegen. (Centre Daily News, 26. Okt. 1987)

In Schanghai wurde 1988 der 24 Jahre alte Dichter *Shao-po Zhang* zu fünf Jahren Gefängnis verurteilt, weil er zusammen mit einem anderen jungen Mann und einigen jungen Frauen eine sexuell freizügige Kommune gegründet hatte. Alle Beteiligten waren unverheiratet. *Zhang* hatte 1984 an der Universität von Hua-tung sein Studium abgeschlossen und arbeitete bis 1987 als Herausgeber einer kleinen literarischen Zeitschrift in der Provinz Jiangsu. Dann zog er als freier Schriftsteller nach Schanghai und gründete dort seine kleine Kommune. Im Mai 1987 wurde er festgenommen. Seine Freunde befürchteten, daß er zum Tode verurteilt werden würde. Nur weil keine der Frauen ihn der Vergewaltigung bezichtigte, milderte der Richter sein Urteil zu einer Gefängnisstrafe ab. (Centre Daily News, 10. März 1988)

Verbot der Pornographie

Nach Gründung der VR China am 1. Oktober 1949 wurde die Pornographie landesweit verboten.

In den „Gesetzen über die Kontrolle der und die Bestrafung von Vergehen gegen die öffentliche Sicherheit in der VR China“ vom 22. Oktober 1957 wird im Artikel 5 der Vertrieb von Pornographie unter Strafe gestellt: „Eine Person, die eine der folgenden Handlungen ausführt, die dazu angetan sind, die öffentliche Ordnung zu stören, soll mit einer Haftstrafe von höchstens 10 Tagen, einer Geldstrafe von 20 Yuan oder einer Ermahnung bestraft werden: (7) Verkauf oder Verleih reaktionärer, obszöner oder absurder Bücher, Zeitschriften, illustrierter Publikationen oder Bilder, die seit kurzem unterdrückt werden.“

Bis in die Mitte der 70er Jahre war die Pornographie in China landesweit kein besonderes Problem. Erst als in Nord- und West-Europa gegen Ende der 60er Jahre der Umgang mit der Pornographie liberaler wurde und China sich ausländischen Einflüssen gegenüber mehr öffnete, begannen viele pornographische Erzeugnisse im Untergrund zu kursieren. In den letzten Jahren wurde der Kampf gegen die Pornographie zu einem ernsthaften Anliegen der Politik und der Gesetzgebung. Häufig sind überall im Land von Polizei und Justiz harte Strafen über diejenigen verhängt worden, die in irgendeiner Form mit Pornographie zu tun hatten, um sie wieder aus dem ganzen Land zu verbannen.

In der ersten Zeit der „Kulturrevolution" gab es überhaupt keine Pornographie, da in den 50er Jahren das gesamte Verlags- und Pressewesen, die Filmindustrie, alle Fernseh- und Radiostationen, Buchhandlungen und sogar die Photographenläden verstaatlicht wurden. Etwa ab 1974 zirkulierten sehr diskret, aber ziemlich weitverbreitet, an Oberschulen, Colleges und Universitäten, aber auch in Firmen – hauptsächlich unter jungen Leuten – von Hand kopierte kurze erotische Romane. Der bekannteste war „Das Herz eines jungen Mädchens (Mannas Erinnerungen)". Die kommunistische Partei und die Regierung führten verschiedene landesweite Kampagnen gegen diese Art Literatur durch, indem sie die Menschen aufforderten, sie den Behörden auszuhändigen. Erst 1985 gelang es einem Sexualwissenschaftler aufgrund einer besonderen Genehmigung der Polizei in einer großen Stadt, diese erotischen Kurzromane zu lesen. „Das Herz eines jungen Mädchens" besteht aus nur etwa 6000 chinesischen Schriftzeichen. In ihm werden sexuelle Verhaltensweisen, wie Nacktheit, Petting in einem Wald, erotisches Baden, Fellatio, Cunnilingus und heterosexueller Geschlechtsverkehr zwischen dem 18jährigen Mädchen *Manna* und seinem Cousin *Xu* beschrieben. Es handelt sich um eine einfache Liebesgeschichte mit expliziten (aber nicht sehr detaillierten) Beschreibungen vorehelicher Sexualität.

Seit Beginn der 70er Jahre wurden einige verbotene Filme und Videos (in China werden sie „gelbe Videos" genannt; „gelb" bedeutet erotisch) über Hongkong und aus anderen Ländern durch Besucher und Diplomaten eingeführt. Bald schon wurden einige Leute durch diese pornographischen Filme regelrecht verrückt. Sie gehörten sicherlich den oberen Kadern an, denn nur in diesen Kreisen bestand die Möglichkeit, an Videorecorder, die zu dieser Zeit extrem selten und teuer waren, heranzukommen. Etwas später konnten diese Filme, zu denen u. a. der bekannte amerikanische Porno-Film „Deep Throat" gehört, auch von anderen Menschen – natürlich nur in sehr diskreten kleinen Zirkeln – gesehen werden. Manche Leute benutzten die verbotenen Videos, um damit Geld zu verdienen. Die Eintrittskarten für die Vorführungen, deren Verkauf mit äußerster Diskretion durchgeführt werden mußte, waren sehr teuer, ca. 5–10 Yuan pro Person. Zu dieser Zeit lag der monatliche Durchschnittsverdienst bei 40–50 Yuan. Manchmal gingen diese Filmvorführungen in Orgien über. Da diese Filme nur in kleinen privaten Zirkeln gezeigt werden konnten, waren die Zuschauer häufig miteinander bekannt, so daß sich gelegentlich eine Sex-Viewing-Party in eine Sex-Doing-Party (to view: ansehen – to do: tun) verwandelte.

Zur gleichen Zeit gelangten auch einige erotische Photographien, Zeichnungen und Bücher auf geheimen Wegen nach China. Manche Leute verkauften sie und verdienten daran viel Geld. Eine kleine Postkarte mit einem Nacktfoto kostete zwischen 1 und 10 Yuan. Die Partei und die Regierung, bis hinauf zu den Spitzenpositionen, waren über diese Vorkommnisse sehr ungehalten. Über Personen, die mit dem Zeigen oder Betrachten von pornographischen Videos irgendetwas zu tun hatten, wurden harte Strafen verhängt. Die „gelben" Videos, Fotos, Bilder, Tonkassetten, Dias, Filme, Magazine, Zeitschriften, handgefertigte Kopien und Sexartikel wurden von der Polizei beschlagnahmt.

Am 17. April 1985 erließ die Regierung, der Staatsrat, die „Staatsratsverordnung zum ernsthaften Verbot der Pornographie", in dem alle Arten der Pornographie verboten wurden. In dieser *Verordnung* ist die Strafe für Vertrieb, Besitz oder Konsum pornographischer Artikel härter als im *Gesetz* von 1957.

In der Verordnung heißt es:

> „Alle Arten von Pornographie sind schädlich, sie vergiften den Geist der Menschen und verleiten zum Verbrechen ... sie müssen daher streng verboten werden. Zu den streng verbotenen Gegenständen gehören: jede Art von Video- oder Audiokassette, Filme, Fernsehprogramme, Dias, Photographien, Zeichnungen, Gemälde, Bücher, Zeitungen, Magazine, handgefertigte Materialien, die explizite Beschreibungen von Sexualität und/oder erotische Bilder enthalten; jede Art von Gegenstand, der sich zum sexuellen Gebrauch eignet und jede Art von Aphrodisiaca.
>
> Eine Person, die Pornographie ins Land bringt, herstellt, verkauft oder – ob kommerziell oder unentgeltlich – die Vorführung pornographischer Produkte organisiert, soll – je nach den besonderen Umständen – zu Gefängnis oder Ordnungsstrafen verurteilt werden."

Im Juli 1987 erließ der Staatsrat nochmals ein striktes Verbot der Pornographie. Der Leiter des Nationalen Publikationsbüros gab bekannt, daß die Behörden innerhalb der letzten drei Jahre 217 illegale Verleger festgenommen hatten. Die meisten von ihnen waren verwarnt oder zu Geldstrafen verurteilt worden, einer von ihnen hatte in den letzten drei Jahren 600 000 Yuan (ca. 200 000 US Dollar) verdient und erhielt eine Gefängnisstrafe von drei Jahren. Ein Jahr zuvor hatten bis zum August 1986 insgesamt 42 Verleger schließen müssen. (Centre Daily News, 21. August 1987)

Landesweit führte die Polizei großangelegte Aktionen gegen die Pornographie durch: In Beijing wurden in der Zeit vom 6. bis zum 15. Juli 1987 60 000 erotische Bücher beschlagnahmt und drei Verleger verhaftet, denen der Druck und Vertrieb pornographischer Schriften vorgeworfen wurde. (People's Daily – Overseas Edition, 17. Juli 1987) [2]

In *Schanghai* wurde die Bevölkerung von der Polizei dazu aufgefordert, alle pornographischen Erzeugnisse beim nächsten Polizeirevier abzugeben. Einige tausend Polizisten wurden dazu abkommandiert, pornographische Erzeugnisse zu beschlagnahmen. (People's Daily – Overseas Edition, 31. Juli 1987) Am 8. Oktober 1987 wurden über 30000 erotische Bücher und über 1000 Video- und Audiokassetten, die zu den beschlagnahmten über 110000 Büchern, über 5000 Video- und Audiokassetten gehörten, eingeschmolzen und verbrannt. (Centre Daily News, 15. Okt. 1987)

In *Fuzhou* beschlagnahmten Polizei und Kulturamt vom 25. Juli 1987 an pornographische Erzeugnisse. Am 31. Juli wurden 1834 erotische Bücher und Magazine, 3015 pornographische Video- und Audiokassetten, über 3000 Kartenspiele, die Aktdarstellungen auf den Rückseiten der Karten hatten, über 300 Wandkalender mit Aktdarstellungen und über 20400 erotische Darstellungen verbrannt. (People's Daily – Overseas Edition, 2. August 1987)

In *Guangzhou* (Kanton) wurden die Besitzer eines Clubs, dreier Theater und eines Restaurants zu Geldstrafen zwischen 500 und 3000 Yuan verurteilt, weil sie in ihren Betrieben Spielautomaten hatten, auf denen die Darstellungen nackter Frauen erschienen. Einer der Besitzer dieser Spielautomaten war sieben Tage in Haft; alle Automaten wurden konfisziert. (Centre Daily News, 10. August 1987)

In *Nanchang*, der Hauptstadt der Provinz Jiangxi, wurden 44 Personen verhaftet, weil sie mit pornographischen Erzeugnissen gehandelt hatten; 80000 erotische Bücher und Magazine wurden beschlagnahmt. Ein illegaler Verlag beschäftigte 600 Vertreter, die verschiedene pornographische Artikel in 23 von 28 chinesischen Provinzen in Umlauf brachten. Durch den Verkauf erotischer Literatur verdiente der Dazhong (= das Volk)-Verlag 1000000 Yuan (ca. 300000 US Dollar) in zwei Jahren. (Centre Daily News, 5. Okt. 1987)

Neben diesen großen Aktionen gab es auch spektakuläre Einzelfälle: in einem wurde die Todesstrafe verhängt, in einem anderen war ein sehr berühmter Schriftsteller und ein hoher Würdenträger verwickelt.

In Schanghai wurde der Eisenbahnangestellte *Qin-xiang Liang* zum Tode verurteilt, weil er mit vier anderen Personen zusammen neun Sexparties veranstaltet hatte, auf denen pornographische Videos gezeigt wurden und es zu sexuellen Kontakten mit den weiblichen Zuschauern kam. Seine vier Mittäter wurden teilweise zu lebenslänglichen Gefängnisstrafen verurteilt. (Centre Daily News, 25. August 1987)

Er-fu Zhou, der Autor der bekannten Romane „Der Morgen von Schanghai" und „Doktor Norman Bethune" und ehemaliger stellvertretender Minister für kulturelle Angelegenheiten im Staatsrat, wurde im Februar 1986 seines Amtes als Vize-Präsident der Gesellschaft für Freundschaftliche Auslandsbeziehungen enthoben und aus der Partei ausgeschlossen, weil er in Japan einen Sex-Shop besucht und sexuelle Kontakte mit Prostituierten gehabt hatte. Der 72jährige *Zhou* war der Leiter einer Delegation, die vom 20. Oktober bis zum 12.

November 1985 Japan besucht hatte. (People's Daily – Overseas Edition, 4. März 1986; World Journal, 19. Feb. 1986) [3]

Am 21. Januar 1988 wurde auf der 24. Sitzung des Ständigen Komitees des 6. Nationalen Volkskongresses ein zusätzliches Gesetz über eine strengere Bestrafung für den Handel mit Pornographie verabschiedet, nach dem der Händler zu einer lebenslangen Haftstrafe verurteilt werden soll, wenn der Wert der pornographischen Erzeugnisse zwischen 150 000 und 500 000 Yuan liegt. (Centre Daily News, 23. Jan. 1988)

Wir wissen nicht, wie weit die KP und die chinesische Regierung in ihrem Kampf gegen die Pornographie noch gehen werden. Doch wir wissen, daß alle bedeutenden Politiker, gleichgültig ob sie die Fraktion der Reformer, der Neutralen oder der Konservativen vertreten, gegen Pornographie und Prostitution wettern. Es scheint so, als ob jede Seite ihre Stimme lauter gegen „diese üblen Auswüchse des Kapitalismus" erheben möchte. Die Konservativen versuchen die Reformer zu attackieren, indem sie ihnen vorwerfen, es wäre die „Politik der offenen Tür", durch die alle diese „verkommenen, korrupten, degenerierten Verfallserscheinungen" nach China gelangten. Die Reformer dagegen versuchen sich selbst als die entschlossensten und standhaftesten Kämpfer gegen die Pornographie darzustellen. Die Engstirnigkeit, die sich in diesen grundsätzlich identischen politischen Positionen ausdrückt, schadet den Menschen in China und der chinesischen Gesellschaft. Sie wird vielleicht ein großes Hindernis auf dem Weg in eine offene, moderne Gesellschaft sein.

Ächtung der Nacktheit

Im alten feudalen China war die Nacktheit tabuisiert. Die kommunistische Partei hielt sehr strikt an dieser traditionellen Auffassung fest. Sogar in Kunsthochschulen durfte für lange Zeit im Zeichenunterricht niemand nackt Modell stehen. *Mao Tze-tung* selbst war bemüht, dies zu ändern. Dennoch haben Menschen, die nach Aktmodellen zeichnen, und die Modelle selbst die größten Probleme. Hierzu einige Beispiele aus der jüngsten Vergangenheit:

Die 19jährige *Su-hua Chen* war Aktmodell an der Kunsthochschule in Nanjing (Nanjing = Nanking war die Hauptstadt der Republik China und ist jetzt die Hauptstadt der Provinz Jiangsu). 1986 kehrte sie wegen einer Erkrankung in ihren Heimatort zurück. Einige -zig Bauern umstellten ihr Haus und beschimpften sie als „Prostituierte". Für die Bauern bestand kein Unterschied zwischen einem Aktmodell und einer Prostituierten. Die junge Frau war der Schandfleck des Dorfes. Sie litt derartig unter der Situation, daß sie sich schließlich umbrachte. – Der berühmte chinesische Maler Prof. *Zuo-ren Wu*, Präsident der

Gesellschaft für Bildende Kunst, sagte beim Besuch einer Ausstellung in Hongkong zu Journalisten, er wäre sehr betroffen, daß sich eine solche Tragödie in den 80er Jahren hätte ereignen können. (Centre Daily News, 4. Feb. u. 15. März 1988)

Doch viele Menschen finden Gefallen an der Schönheit des menschlichen Körpers. Jedes Magazin und jeder Kalender, die Bilder teilweise unbekleideter Menschen enthalten (Abbildungen völlig unbekleideter Menschen können nicht publiziert werden, s. „Verbot der Pornographie"), werden immer zu einer Art Bestseller. Die Autoren, Herausgeber, Verleger und die Leser wollen, daß solche Dinge erscheinen. Von hochgestellten, einflußreichen Politikern werden sie jedoch wegen ihrer „vulgären Interessen" getadelt. Die Menschen fühlen sich von der Schönheit des nackten Körpers angezogen, haben aber gleichzeitig – aufgrund der langen Tradition der Tabuisierung des nackten Körpers in China – Angst davor. Ein chinesischer Psychiater, ein sehr gebildeter und kultivierter Doktor der Medizin, schrieb 1980 über seine Ankunft in den USA:

> „Kurz nach meiner Ankunft in Amerika, am allerersten Tag, fällt mir auf, daß der Umgang mit Sexualität in diesem Land ganz anders, sehr viel freier als in China ist. Während ich im Auto sitze und vom Flugplatz in Los Angeles nach Long Beach fahre, wo ich für einige Zeit leben werde, wird meine Aufmerksamkeit immer wieder von großen, sorgfältig entworfenen Werbeplakaten angezogen. Ab und zu sehe ich große Bilder fast nackter Mädchen, die die Autofahrer ablenken und verführen. Ich bin durch diese Nacktheit schockiert. Diese Bilder müssen auf jeden normalen, gesunden Mann anziehend wirken. Als ich das erste sehe, bin ich schon verführt. Ich beschließe, mich daran zu erfreuen und sie aufmerksam zu betrachten. Aber als ich es versuche, erinnere ich mich wieder der Lehre des Konfuzius (und der noch strengeren der chinesischen KP; Anm. d. Autors): „Du sollst nichts Verderbtes, Degeneriertes betrachten." Sofort wende ich den Blick ab, starre aus der Frontscheibe, fixiere meine Augäpfel in dieser Position und tue so, als wäre ich an dem Bild des nackten Mädchens nicht interessiert. Als wir jedoch schon fast daran vorbei sind, kann ich mich nicht beherrschen, einen letzten verstohlenen Blick darauf zu werfen."

Verbot sexueller Verhaltensweisen, die nicht der heterosexuellen Norm entsprechen

Sexuelle Verhaltensweisen, die nicht der Sexualnorm heterosexueller monogamer Beziehungen entsprechen, z. B. Homosexualität, Exhibitionismus, Voyeurismus, Fetischismus, Pädophilie, Koprophilie, Frottage u. a., sind in der VR China verboten.

Im Strafgesetz der VR China heißt es im Artikel 160:

> „Wer Schlägereien verursacht, Unruhe stiftet, Frauen belästigt oder andere kriminelle Handlungen begeht, die die öffentliche Ordnung stören, soll zu einer Gefängnisstrafe von höchstens sieben Jahren, Arrest oder öffentlicher Überwachung verurteilt werden."

Und im Artikel 139:

> „... Wer eine Frau verführt, die jünger als 14 Jahre ist, soll als Vergewaltiger angeklagt und streng bestraft werden. ..."

Der Artikel 10 „Gesetze über die Kontrolle der und die Bestrafung von Vergehen gegen die öffentliche Sicherheit in der VR China" besagt:

> „Jeder, der eine der folgenden Handlungen begeht, die die Bürgerrechte anderer verletzen, soll zu einem Arrest von höchstens 10 Tagen oder zu einer Ermahnung verurteilt werden: (1) Gebrauch obszöner Worte und anstößiges Verhalten mit Frauen; ..."

In den meisten Fällen werden Exhibitionisten, Voyeure, Frotteure, Fetischisten (wenn sie zur Erlangung ihres Fetisch Frauen bestehlen) und Koprophile nach diesem Gesetz unter Art. 10, Abs. 1 – „Gebrauch öbszöner Worte und anstößiges Verhalten mit Frauen" – verurteilt; manchmal auch strenger nach dem Strafrecht unter Anklage „Belästigung von Frauen".

Pädophile werden sehr hart als „Vergewaltiger" verurteilt, in den meisten Fällen zu 10 Jahren oder mehr Gefängnis, häufig sogar zum Tode.

Obwohl es keinen besonderen Paragraphen über Homosexualität gibt, wird häufig der Art. 160 des Strafrechts angewandt:

> „... andere kriminelle Handlungen begeht ... soll zu einer Gefängnisstrafe von höchstens sieben Jahren, Arrest oder öffentlicher Überwachung verurteilt werden."

Homosexuelle Verhaltensweisen, z. B. Analverkehr, werden den „anderen kriminellen Handlungen" zugerechnet und im allgemeinen mit Gefängnis zwischen drei und fünf oder mehr Jahren bestraft. (*Ruan & Tsai* 1988)

Verbot aller sozialen Aktivitäten, die sexuelle Implikationen haben

Jede soziale Aktivität, die in irgendeiner Art sexuelle Ausdrucksformen oder andere sexuelle Implikationen beinhaltet, ist in der VR China verboten.

Jedes Theaterstück, das den Behörden als obszön erscheint, wird verboten. Ein chinesischer Film kann unmöglich Darstellungen nackter Menschen enthalten; in jedem ausländischen Film werden diese Szenen geschnitten, bevor er in

China gezeigt wird. Es gibt kein Nachtleben. Alle Theater und Kinos schließen vor Mitternacht, oft vor 23.00 Uhr.

1953 wurden alle Tanzlokale geschlossen, und professionelle Tänzerinnen ereilte das gleiche Schicksal wie die Prostituierten – sie mußten Schauspielerin, Arbeiterin oder Bäuerin werden. (*Chou* 1971, S. 213)

Die meiste Zeit ist in der VR China das Tanzen verboten gewesen. Ob es erlaubt war oder nicht, diente als Maßstab für das politische Klima. 1956 tanzte das ganze Land – jedes College, jede Universität, jede Fabrik, jede Institution veranstaltete am Wochenende einen Tanzabend –, weil eine hochgestellte politische Persönlichkeit das Tanzen befürwortete. Einige Monate später wurde es von einer anderen ebenso bedeutenden Persönlichkeit wieder verboten, und das ganze Land hörte auf zu tanzen. Als dann das politische Klima wieder ein wenig wärmer und entspannter wurde, war das Tanzen wieder erlaubt; als es sich jedoch kurze Zeit später wieder abkühlte und verkrampfte, war das Tanzen wieder verboten. Die letzte Tanzerlaubnis wurde im Mai 1987 von der Regierung erteilt – sogar für kommerzielle Tanzlokale. Anfang 1988 stellte der Kulturminister, der bekannte Schriftsteller *Mong Wang*, fest, daß seit Wiedereröffnung der Tanzlokale vor einem halben Jahr nichts Negatives vorgefallen sei und die Regierung deshalb ihre Erlaubnis, zu tanzen und Tanzlokale zu betreiben, aufrecht erhalten wolle. Das war eine gute Nachricht für die Chinesen, besonders für die jungen Leute.

Sogar einige Lieder waren verboten, weil sie zu „wollüstig" waren. In Taiwan gibt es eine sehr berühmte Sängerin, Fräulein *Li-jun Deng*, deren Gesang von vielen Menschen sehr bewundert, ja geliebt wird. Sie ist wirklich ein Indikator für das politische Klima. Wenn ihre Lieder und ihr Gesang überall in China zu hören sind, ist dies ein Zeichen für etwas mehr Freiheit und politische Entspannung; wenn sie von den Medien angegriffen und ihr Gesang schließlich verboten wird, ist das politische Klima schlecht.

Bis vor kurzem gab es keine Kosmetiksalons. Frauen benutzten kein Make-up, wenn sie nicht gegen die sozialen Normen verstoßen und beschimpft werden wollten. Sie trugen die gleiche Kleidung wie Männer, im gleichen Schnitt und in der gleichen Farbe, um nicht als „Rowdies" bezeichnet zu werden. – Das folgende Zitat zeigt, wie sehr man in China die sexuelle Anziehungskraft von Kleidung fürchtete:

> „Bei den meisten (amerikanischen) Frauen, selbst wenn sie ihren Körper nicht unverhüllt zur Schau stellen, sind die Kleider so eng, daß sich der weibliche Körper mit hohen Brüsten und den Hüften deutlich darunter abzeichnet; man kann sogar sehen, wie der untere Teil des Rückens in das Gesäß übergeht, und erkennt in der Leistengegend den Unterleib. Ich bin sicher, wenn meine Mutter noch lebte und man ihr diese Art Kleidung zeigte, würde sie die Trägerinnen als ‚Strolche ohne das mindeste Schamgefühl' beschimpfen. Wenn ein Wirbelsturm sie in irgendeine Gegend

von China wehte, wären sie sofort von vielen Leuten umgeben, die sie mit großer Neugier, aber voller Verachtung betrachten würden." (*Liu*)

Es gibt in China keinen Ort, an dem soziale Beziehungen zwischen Männern und Frauen möglich sind. In vielen Hochschulen kann ein Mädchen nicht neben einem Jungen sitzen, ja nicht einmal mit ihm reden. Tut sie es doch, wird sie als „schamlos" verhöhnt. Auch der Junge kann nicht neben einem Mädchen sitzen und mit ihm reden. So sind die Geschlechter im 20. Jahrhundert noch ebenso getrennt wie vor einigen hundert Jahren im feudalen China. Noch 1986 berichtete die Presse über folgenden Fall:

In der Provinz Honan schrieb eine 20jährige Frau an „Jiefang Ri bao" (eine offizielle, in Shanghai erscheinende Tageszeitung), um von ihrem Unglück zu berichten und ihrer Empörung Ausdruck zu verleihen. Als sie vor einigen Jahren an der Hochschule studierte, lieh sie sich von einem männlichen Klassenkameraden ein Mathematik-Übungsbuch und gab es ihm zurück, mit der Notiz versehen: „Du bist gut in Mathematik, ich würde gerne von dir lernen". Als der Lehrer und andere Klassenkameraden dies herausfanden, veränderte sich ihr Verhalten ihr gegenüber, sie wurde als „schamlos" verhöhnt. Selbst nachdem sie ihr Studium abgeschlossen hatte und in einer Fabrik arbeitete, zogen sich andere Kollegen von ihr zurück und vermieden es, mit ihr zusammenzuarbeiten. (People's Daily – Overseas Edition, 15. Juni 1986)

Sexualität wird als unwichtigster Aspekt des Lebens betrachtet

Es ist allgemein bekannt, daß in der VR China Sexualität möglichst unterdrückt und als unwesentlich betrachtet wird. Ich möchte dazu einige Stellungnahmen aus englischen Veröffentlichungen zitieren:

„Offensichtlich wird das Leben des durchschnittlichen Chinesen von Gesetzen beherrscht, die sehr viel puritanischer sind als die der ursprünglichen Puritaner. Die chinesischen Kommunisten bezeichnen dies im Hinblick auf das Privatleben, Sexualität und Liebe eingeschlossen, als ‚politische Korrektheit'." (*Chou* 1971, S. 207)

„(1974 in Peking) sah ich eine Parole: ‚Sexualität ist eine Geisteskrankheit, die Zeit und Energie verschwendet', aber ich hatte keine klare Vorstellung von dem Ausmaß und der Strenge dieser Aussage. Es war jedoch offensichtlich, daß es in Parks und anderen öffentlichen Orten kaum Ausdrucksformen romantischer Liebe gab. Dann sah ich zufällig auf dem Treppenabsatz der Hintertreppe eines Warenhauses ein junges Paar, das, sich an den Händen haltend, herunterkam. Die beiden waren derartig verlegen, als hätte ich sie teilweise nackt gesehen." (*Money* 1977, S. 544 f.)

„Während Liebe und Ehe in China hoch im Kurs stehen, räumt man der Sexualität nur einen geringen Stellenwert ein." (*Pelton* 1982)

„Die VR China wird als puritanische und ‚anti-erotische‘ Gesellschaft betrachtet ... Das moderne China ist deshalb eine Gesellschaft, in der der sexuelle Aspekt der Ehe, außereheliche Beziehungen und romantische Gefühle zwischen Yin und Yang entweder ignoriert und entmutigt werden oder verboten sind.“ (*Humana & Wu* 1982, S. 149 f.)

Voreheliche oder außereheliche Beziehungen sind verboten oder zumindest stark geächtet. Doch sogar die eheliche Sexualität wurde von der KP und der Regierung mißachtet. So herrscht in China die sehr befremdliche und inhumane Situation, daß mehrere Millionen verheirateter Männer und Frauen für eins, zwei, fünf, zehn, manchmal sogar zwanzig und mehr Jahre getrennt leben und sich höchstens 14 Tage im Jahr treffen können. Das liegt daran, daß man in China nicht umziehen kann, wie man möchte, und auch keine freie Wahl des Arbeitsplatzes hat. Die Regierung bestimmt, wo man arbeitet, so daß es nicht ungewöhnlich ist, daß Mann und Frau in verschiedenen Städten arbeiten. Sex? Nein! Man muß „die individuellen Interessen den Interessen der Partei und des Staates unterordnen“.

Anmerkungen

[1] *Centre Daily News (Zong Bao)* ist eine chinesische Zeitung, die in Long Island, New York; Los Angeles, Kalifornien; San Francisco, Kalifornien; Houston, Texas und Kanada erscheint.

[2] *People's Daily – Overseas Edition* ist eine chinesische Zeitung, die von der chinesischen Regierung in Beijing herausgegeben und in China und im Ausland vertrieben wird.

[3] *World Journal (Shijie Ribao)* ist eine chinesische Zeitung, die in New York; Los Angeles, Kalifornien; San Francisco, Kalifornien; Houston, Texas und Kanada erscheint. *Centre Daily News* und *World Journal* sind die beiden größten chinesischen Zeitungen in den USA.

Literatur

Bullough, V. & B. Bullough (1983/84): Population Control vs. Freedom in China. Free Inquiry, Winter: 12–15.

Butterfield, F. (1980): Love and Sex in China. New York Times Magazine, 13. Jan.

Cabral, J. (1982): There's a Gay Life in China. Christopher Street 62: 27–34, März.

Chou, E. (1971): The Dragon and the Phoenix: Love, Sex and the Chinese. London, Michael Joseph, 222 S.

Cohen, J. A. (1968): The Criminal Process in the People's Republic of China 1949–1963, An Introduction. Cambridge, Mass., Harvard University Press, 706 S.

Edwards, J. W. (1976): The Concern for Health in Sexual Matters in the „Old Society“ and „New Society“ in China. The Journal of Sex Research 12 (2): 88–103, Mai.

Engel, J. W. (1984): Marriage in the People's Republic of China: Analysis of a New Law. Journal of Marriage and the Family 46: 955–961.

Fang Chun-ie (ed.) (1982): Law Annual Report of China 1982/83. Hong Kong: Kingsway International Publications Ltd., 536 S.

Fraser, S. E. (1978): Sexual Behavior and Social Education in China. Journal of Sex Education and Therapy 4 (1): 40–42.

Hallingby, L. (1981): China: A Selected Bibliography on Sexuality, Family Planning, and Marriage and Family. SIECUS Report 10 (2): 9, November.

Humana, C. & Wu Wang (1982): The Chinese Way of Love. Hong Kong: CFW Publications Ltd., 159 S.

Kaplan, F. M. et al. (eds.) (1979): Encyclopedia of China Today. New York, Harper & Row, 336 S.

Liu, Zong-yi (o. J.): Difference in Concepts of Sex between the East and West (unpublished paper).

Money, J. (1977): Peking: The Sexual Revolution. Handbook of Sexology, ed. by *J. Money & H. Musaph*, Chapter 39, S. 543–550, Amsterdam, Excerpta Medica, 1100 S.

Pelton, C. L. (1982): A Family Physician Views Sexual Medicine in the People's Republic. Sexual Medicine Today, January, 23–24.

Quinn, J. et al. (1981): The Walls of China. SIECUS Report 10 (2): 8, September.

Ruan, Fang Fu & Yung-mei Tsai (1987): Male Homosexuality in Traditional Chinese Literature. Journal of Homosexuality 14 (3/4): 21–33.

–, (1988): Male Homosexuality in Contemporary Mainland China. Archives of Sexual Behavior 17 (2): 187–197.

Shulman, A. G. (1979): Absence of Venereal Disease in the People's Republic in China. The Western Journal of Medicine 130: 469–471, May.

Stafford, P. (1967): Sexual Behavior in the Communist World: An Eyewitness Report of Life, Love and the Human Condition behind the Iron Curtain. (Chapter 1: China, S. 13–57), New York, Julian Press Inc., 287 S.

Stern, M. & A. Stern (übersetzt aus dem Französischen v. *M. Howson* & C. Ryan) (1980): Sex in the USSR. New York, Times Books, 304 S.

Aus dem Englischen von Sabrina Hausdörfer

Zur heutigen Situation der Sexualforschung in China

Liu Dalin

Zum Konflikt verschiedener Ansichten über Sexualität

China hat eine lange Tradition der Sexualforschung. In den frühen siebziger Jahren dieses Jahrhunderts legten einige chinesische Archäologen das alte Grab Ma-Wang-Dui frei, das vor ungefähr 1700 Jahren angelegt wurde. Sie fanden dort viele Dokumente über Sexualität, die bis heute wertvoll sind. Mit dem Niedergang der Feudalgesellschaft war auch die Sexualforschung für etwa 1000 Jahre verschüttet. In den ersten 30 Jahren nach Entstehung der Volksrepublik hatte sich an diesem Sachverhalt – unter dem Einfluß „linker" Ideen – noch nicht sehr viel geändert. Seit sich jedoch in den letzten 10 Jahren die Politik der Reform und Öffnung auszuwirken begann, hat sich die Sexualforschung schnell entwickelt.

Der Weg ist jedoch sehr dornenreich. Es gibt viele Probleme in der Sexualforschung, die teilweise in den noch bestehenden feudalen Vorstellungen in unserem Land wurzeln, teilweise im Eindringen der Idee der „sexuellen Freiheit" aus den westlichen Ländern. Es existieren daher drei verschiedene Arten von Vorstellungen über Sexualität, die nicht miteinander vereinbar sind. Neben den überlieferten feudalen und der vom Westen importierten Idee der „sexuellen Freiheit" gibt es noch eine dritte, neue Vorstellung über Sexualität, die rational, fortschrittlich, den Bedingungen in unserem Land angemessen und der Entwicklung unserer Gesellschaft dienlich ist. Um die Sexualforschung populärer zu machen und intensiver betreiben zu können, müssen diese drei verschiedenen Aspekte berücksichtigt werden.

Das Fortbestehen feudaler Vorstellungen in der Gegenwart äußert sich hauptsächlich in den folgenden Sachverhalten:

– Sexualität wird als obszön und schmutzig betrachtet. Nach unseren Untersuchungen halten 23% der Stadt- und 47% der Landbevölkerung an dieser Vorstellung fest. Die Menschen reden deshalb nicht gern über Sexualität, sie halten Sexualaufklärung für unmoralisch und glauben, daß die Jugend dadurch auf Abwege gerät. In einigen Gebieten sind Bücher über Sexualität und Liebe sogar verboten worden. Je schärfer dieses Verbot durchgesetzt wurde, desto mehr Menschen haben diese Bücher jedoch heimlich gelesen. Vor dem Hintergrund solcher Vorstellungen verwundert es nicht, daß das Sexualleben nicht weniger Paare sich in ziemlich anomalen Bahnen bewegt. So soll sich z. B. in Schanghai folgendes ereignet haben: Ein Bräutigam wollte mit seiner Braut Geschlechtsverkehr haben, diese beschimpfte ihn wüst und warf ihm unsittliches Verhalten vor.

- In einigen abgelegenen Gegenden gibt es noch immer von den Eltern arrangierte Ehen. Nach unseren Untersuchungen kommen auch heute noch 4,3% der Ehen auf Dörfern so zustande. Einige Bauern glauben ganz ernsthaft, daß es unmoralisch ist, wenn junge Leute sich ihren Ehepartner selbst wählen, und daß dies deshalb nicht gestattet werden kann.

- Daß Paare in ihren Sexualleben nicht harmonieren, ist weit verbreitet – Schätzungen nehmen dies für ca. ein Drittel aller Paare im Alter zwischen 25 und 40 Jahren an. Viele Frauen betrachten es als schamlos, selbst die Initiative zu ergreifen oder ihrem Vergnügen beim Geschlechtsverkehr Ausdruck zu verleihen. Sie verweigern sich ihren Männern manchmal, und auch wenn der Geschlechtsverkehr vollzogen wurde, empfinden ihn die Beteiligten häufig als unbefriedigend. Ein Ehemann beklagte sich darüber, daß sich seine Frau beim Geschlechtsverkehr wie ein Stück Holz verhält.

- Die Ehescheidung wird als etwas Verwerfliches betrachtet. 11% der Stadt- und 13% der Landbevölkerung halten an dieser Vorstellung fest, die auch in einem alten chinesischen Sprichwort zum Ausdruck kommt: „Ein guter Mensch läßt sich niemals scheiden, und wer sich scheiden läßt, ist kein guter Mensch.“ Jemand, der geschieden ist, wird sein ganzes Leben lang verachtet.

- Nach dem feudalen Moralkodex ist eine Frau, die ihre Keuschheit verloren hat – sei es durch Vergewaltigung oder Verführung –, für immer eine schmutzige, ehrlose Frau, wie in dem chinesischen Sprichwort: „Sie kann sich niemals davon reinwaschen, nicht einmal in den Fluten des Gelben Flusses.“ Nach unseren Untersuchungen halten an dieser Idee noch immer 49,9% der älteren Menschen, 12% der Menschen im mittleren Alter und 7,8% der Jugendlichen fest. – Eine Frau wurde vergewaltigt. Als sie mit gebrochenem Herzen nach Hause kam und unter Tränen ihrem Mann ihr Leid klagte, schlug er sie ins Gesicht, beschimpfte und verstieß sie, um die Familienehre zu retten. Die arme Frau brachte sich daraufhin um.

Die Idee der „sexuellen Freiheit“ hält gegenwärtig kaum jemand für eine ernsthafte und verantwortungsvolle Einstellung gegenüber sexuellen Problemen; dennoch hinterläßt auch sie ihre Spuren.

In den letzten zehn Jahren hat die Anzahl vorehelicher Sexualkontakte stark zugenommen. In Schanghai haben wir durch ärztliche Untersuchungen vor der Eheschließung festgestellt, daß 73% der Mädchen, die heiraten wollen, nicht mehr jungfräulich sind. 25% von ihnen hatten ein- oder mehrmals abgetrieben.

Die Fälle außerehelicher Sexualkontakte haben in den letzten zehn Jahren stark zugenommen. Dies genau zu untersuchen, ist sehr schwierig, weil der Ehebruch zu den bestgehüteten Geheimnissen des menschlichen Lebens gehört. Wir schätzen jedoch, daß bei ca. 1,4% aller verheirateten Paare außereheliche Kontakte bestehen. In einigen großen Städten sind 31% aller Scheidungen darauf zurückzuführen.

Die Anzahl der Jugendlichen, die sich auf Liebesbeziehungen einlassen, ist an den höheren Mittelschulen auf 34% gestiegen, an den unteren Mittelschulen auf 20%, doch nur bei wenigen kommt es dabei zu Sexualkontakten. In der öffentlichen Meinung wird dies für ihre gesundheitliche Entwicklung und ihre Leistungen während der Ausbildung als sehr schädlich betrachtet.

Die Zahl der Prostituierten ist gestiegen. Ein Beispiel: 1979 nahm das Amt für Öffentliche Sicherheit in Guang Zhou 49 Personen im Zusammenhang mit Prostitution fest. 1985 hatte sich diese Zahl um das 40fache erhöht, 1987 sogar um das 240fache. Dadurch haben sich auch die sexuell übertragbaren Krankheiten stark verbreitet und sind über 300% im Jahr gestiegen. Die häufigsten sind Syphilis und Gonorrhoe. In den letzten ein oder zwei Jahren sind in China einige AIDS-Fälle entdeckt worden, 146 davon in der Provinz Yunan. Nach einem Bericht der Regierung sind sie durch Drogenabhängigkeit verursacht.

Es scheint widersprüchlich, daß sowohl feudale Vorstellungen wie die Idee von „sexueller Freiheit“ nebeneinander existieren. Dies ist aber im gegenwärtigen China tatsächlich der Fall und zeigt, wie schwierig die Prozesse sozialer Reformen und Umorganisationen sind. Z. B. haben in Peking 50% aller Mädchen, die Selbstmord begingen, dies deshalb getan, weil sie nach dem Sexualkontakt von ihrem Liebhaber verlassen wurden. Sich auf Sexualität so leichtfertig einzulassen, offenbart den Einfluß der Idee der „sexuellen Freiheit“; sich hinterher wegen der verlorenen Keuschheit umzubringen, ist Ausdruck des Festhaltens an feudalen Moralvorstellungen.

Wir bekämpfen gegenwärtig beide Vorstellungen, und dieser Kampf wird noch lange dauern. Je mehr ideologische Barrieren beiseite geräumt worden sind, desto intensiver kann die Sexualforschung betrieben werden.

Um die Sexualforschung voranzutreiben, versuchen wir, eine neue Vorstellung von Sexualität zu erarbeiten und zu verbreiten, die im wesentlichen folgende Inhalte hat:

1. Sexualität ist etwas Natürliches. Unter normalen Umständen ist es ein allgemein menschliches Bedürfnis. Einer normalen und natürlichen Sache gegenüber sollte man eine normale und natürliche Einstellung haben.
2. In der Sexualität sollte es weder unverhältnismäßige Unterdrückung noch übergroße Leichtfertigkeit geben. Die Menschen sollten sexuelle Kontakte einfach als etwas Erfreuliches betrachten, sich aber gleichzeitig ihrer Verantwortung für die Gesellschaft bewußt sein.
3. Die Ehe sollte auf Liebe basieren. Liebe, Ehe und Sexualität sollten nicht getrennt sein.
4. Frauen sollten in der Sexualität nicht verachtet und diskriminiert werden.
5. Um das moralische und kulturelle Niveau im Sexualleben zu heben, sind Sexualforschung und die Verbreitung des Wissens über Sexualität von großer Bedeutung.

Die Entwicklung der Sexualforschung im gegenwärtigen China

Die Sexualforschung entwickelt sich in China in dem Maße, wie auch Reform- und Öffnungsprozesse voranschreiten. Man kann diese Entwicklung in etwa in die folgenden Stadien unterteilen:

1. Die Sexualforschung im gegenwärtigen China begann in den frühen 80er Jahren, indem einige medizinische Spezialisten Untersuchungen zur Sexualmedizin durchführten und darüber einige Artikel und ein oder zwei Bücher veröffentlichten, was bis dahin in China nur sehr selten vorgekommen war. Sie arbeiteten jedoch unabhängig voneinander, und es gab noch keine eigentliche allgemeine Sexualforschung.
2. Seit Anfang 1985 wurden am Arts College der Schanghai-Universität eine Reihe öffentlicher Vorlesungen über Sexualität gehalten, die über 10 000 Menschen besuchten und sehr begrüßten. Von da an nahmen die Sexualforscher in Schanghai Kontakt miteinander auf, sie organisierten und führten gemeinsam einen landesweiten Kurs über Sexualität durch. Im Juni 1986 wurde in Schanghai die erste Sex Education Association (Vereinigung für Sexualerziehung) eingerichtet.
3. 1985 lief auch, zunächst als Versuch, in 100 Mittelschulen in Schanghai ein Aufklärungsprogramm über die Pubertät an, das 1987 auf 254 Mittelschulen ausgedehnt wurde. Dieses Experiment wurde ein großer Erfolg, der von der Regierung anerkannt und im ganzen Land übernommen wurde.

4. In den späten 80er Jahren wurde die Sexualforschung weiterentwickelt und gewann allmählich an Popularität. Kurse für Sexualmedizin, Sexualpsychologie, Sexualsoziologie und andere sexuelle Themen wurden eingerichtet. Mehr als 100 Bücher über Sexualforschung und eine Zeitschrift für sexuelle Aufklärung wurden publiziert. Drei Institute für Sexualforschung und sieben Vereinigungen für Sexualität entstanden im ganzen Land.

Wie schnell sich eine Wissenschaft entwickelt, hängt von den Bedürfnissen des Landes ab. Dieses spiegelt sich auch in der schnellen Entwicklung der Sexualforschung in China wider. Wenn die Menschen nicht verstehen, was Sexualwissenschaft ist, lehnen sie sie als schamlos und obszön ab. Haben sie verstanden, worum es geht, sind sie ausnahmslos begeistert. Viele sagen: „Oh, das ist wirklich sehr nützlich, leider bin ich zu alt, um das noch zu lernen."

Die schnelle Entwicklung der Sexualforschung in China hängt auch von der Unterstützung der Regierung ab. Ohne diese Hilfe kommen wir keinen Schritt vorwärts. Die Situation ist relativ kompliziert. Durch den Einfluß der altmodischen Ideen lehnen einige der führenden Kader die Sexualforschung ab, andere wieder billigen sie, während wieder andere keine bestimmte Meinung dazu haben.

Für China ist es eine wichtige Funktion der Sexualforschung, die Geburtenkontrolle weiter zu verbreiten. Da die Geburtenkontrolle ein wichtiger Aspekt der Politik in unserem Land ist, würde eine Verbindung zwischen ihr und der Sexualforschung dieser zu Anerkennung in der Bevölkerung und bei den Führungskadern verhelfen und Angriffe von Gegnern abwehren.

Wir haben in den letzten Jahren über 2000 Aktivisten der Sexualforschung und -aufklärung ausgebildet. Sie sind über die meisten chinesischen Provinzen verteilt. Sie bilden eine feste Grundlage und Möglichkeiten zur Weiterentwicklung unserer Arbeit.

Es gibt günstige und ungünstige Umstände für unsere Arbeit. Die Aussichten sind vielversprechend, doch die Aufgaben sind ziemlich schwierig. Wie die Dinge liegen, kann ein einziger falscher Schritt sehr ernste Auswirkungen haben. Deshalb müssen wir nach vorn und nach hinten schauen, ausdauernd arbeiten, klug vorgehen und wirkliche Fortschritte machen.

Darstellung einer landesweiten Untersuchung zur Sexualität in China

Die oben genannten statistischen Angaben sind größtenteils aus unserer landesweiten Untersuchung über „Sexuelle Zivilisation" in China zitiert, die 1989/90 über einen Zeitraum von einem Jahr und drei Monaten durchgeführt wurde und eine bedeutende Errungenschaft unserer Sexualforschung darstellt.

Obwohl die chinesische Sexualforschung sich in den letzten Jahren sehr schnell entwickelt hat, ist sie bisher jedoch durch den Mangel an quantitativen Analysen beeinträchtigt gewesen. Um sie auf eine solide Grundlage zu stellen, ist es notwendig, Grundinformationen von einer Milliarde Chinesen zu haben. Deshalb ist die landesweite Untersuchung über „Sexuelle Zivilisation" vom Schanghai Sex Sociology Research Centre initiiert worden.

Die Untersuchung hat die sexuelle Entwicklung der Jugend, den Wissensstand über Sexualität, die Veränderung sexueller Vorstellungen, Paarbeziehungen, Geburtenkontrolle und sexuelle Verbrechen zum Inhalt. Über 25 000 Fragebögen sind an Schüler der Mittelschulen, College-Studenten, Paare in Städten und auf dem Lande und an Sexualstraftäter verteilt worden. Sie sind in 15 Provinzen und 24 Regionen verteilt worden und decken so über 50% von China ab.

Eine so breit angelegte Untersuchung zur Sexualität hat es in China noch nie gegeben, vielleicht auch nicht in anderen Teilen der Welt. Deshalb gibt es natürlich Schwierigkeiten, die nicht unterschätzt werden dürfen. Zuerst die finanziellen Probleme. Weil die Untersuchung von einer großen sexualwissenschaftlichen Gesellschaft initiiert wurde und die Regierung ihre Ausgaben scharf kalkuliert, erhielt das Projekt trotz großer Anstrengungen nur geringe finanzielle Unterstützung von der Regierung, weniger als 10% der Gesamtausgaben. Der größte Teil der Finanzierung mußte im Volk und bei der Industrie in mühevoller Kleinarbeit zusammengetragen werden. Der Mut und das Durchsetzungsvermögen der Organisatoren sind von vielen Leuten bewundert worden. Zweitens stellten die altmodischen konventionellen Vorstellungen und das niedrige kulturelle Niveau für die Untersuchung große Hindernisse dar. Z. B. haben sich zu Anfang und auch noch später 10 Universitäten in Schanghai geweigert, ihre Studenten an der Studie teilnehmen zu lassen; anfangs verweigerten die Sexualstraftäter in SuZhou die Kooperation bei den Fragen zu den Sexualdelikten; in Sichuan ist eine Frau durch führende Kader ernsthaft kritisiert worden, nur weil sie an der Untersuchung teilgenommen hatte. Gewisse Teile der Landbevölkerung sind Analphabeten und können daher den Fragebogen nicht lesen und keine Antworten schreiben, so daß die Interviewer jede Frage erklären und die Antworten nach ihren Angaben aufschreiben mußten.

Doch zur Überraschung aller war das Projekt schließlich ein Erfolg. Über 23 000 brauchbar ausgefüllte Fragebogen konnten wieder eingesammelt werden, die Rücklaufquote betrug 96%, davon wiederum konnten 97% ausgewertet werden. Wir haben diese Daten durch Computer ausgewertet.

Der wichtigste Grund für den Erfolg des Projekts besteht darin, daß die Regierung uns keine Hindernisse in den Weg gelegt hat. Außerdem haben wir in Schanghai in den letzten fünf Jahren sehr viele Aktivitäten entwickelt, in denen Ärzte, Lehrer, Regierungsangestellte, in Forschungsprogrammen Beschäftigte, Familienberater, Mitglieder von Gewerkschaften und Frauenverbänden ausgebildet wurden. Wir haben mit über 30 Forschern direkten Kontakt aufgenommen und mit ihrer Unterstützung 500 Menschen für die Mitarbeit an dem Projekt gewonnen. Viele dieser Aktivisten sind Leiter verschiedener Organisationen, die ihre Position und ihre Kapazitäten dafür eingesetzt haben, die Untersuchung zu fördern, was ebenfalls viel zu dem Erfolg beigetragen hat. Es muß dabei erwähnt werden, daß die Leiter des Projekts und die Mitarbeiter alles Freiwillige sind, die mit sehr viel Engagement und dem Willen, etwas für die Allgemeinheit zu leisten, gearbeitet haben. Sie hatten keine Furcht vor Schwierigkeiten und haben sich mit Mißverständnissen herumgeschlagen, um ihre wichtige Aufgabe erfüllen zu können. Sie haben sich nicht um persönlichen Gewinn gekümmert, im Gegenteil, sie haben ihre gesamte Energie, teilweise ihre Ersparnisse, in den Dienst der Sache gestellt. Inzwischen hat das Projekt die Unterstützung einiger bedeutender Sexualwissenschaftler von außerhalb gewonnen, z. B. Dr. *Ng Man Lun*, dem Vorsitzenden der Hongkong Sex Education Association, der sich an der Untersuchung beteiligt und die Analyseverfahren für die Statistik theoretisch erarbeitet hat, und Prof. Dr. Dr. *E. J. Haeberle*, ein deutscher Sexologe, der nach Schanghai kam, um sich am Entwurf der Untersuchung zu beteiligen und viele wertvolle Vorschläge gemacht hat. Ein weiterer Grund für den Erfolg liegt darin, daß die Mitarbeiter des Projekts die befragten Personen gut vorbereitet haben. Sie haben ihnen Vorlesungen gehalten, um die Befragten in die Lage zu setzen, die Bedeutung der Untersuchung wirklich zu verstehen und die Fragebogen gewissenhaft auszufüllen. Die Mitarbeiter haben auch die streng vertrauliche Behandlung der Daten zugesichert, die falsche Angaben unnötig machen.

Einige der wichtigsten Ergebnisse der Untersuchung

Die Auswertung der Daten ist abgeschlossen. Die Statistik zeigt uns, daß es viele Probleme gibt, die diskutiert und weiter erforscht werden müssen, aber auch Reformen und Veränderungen der Sexualität in der Gesellschaft werden an ihr ersichtlich. Zum Beispiel:

95% aller Paare, in den Städten wie auf dem Lande, gaben an, daß ihr Sexualleben befriedigend oder wenigstens nicht schlecht ist, und es scheint also, daß die sexuellen Beziehungen bei chinesischen Paaren recht harmonisch sind. Fragt man sie jedoch, wie lange sie vor dem Geschlechtsverkehr mit ihrem Partner Zärtlichkeiten (Küsse, Umarmungen, Streicheln) austauschen, gaben 17% aller Paare in den Städten und 34% auf dem Lande an, dies überhaupt nicht oder weniger als eine Minute lang zu tun. Als wir die Frauen fragten, ob sie während des Sexualkontakts Schmerzen empfinden, sagten 45% der Frauen in den Städten und 37% der Frauen auf dem Lande, daß sie immer oder manchmal Schmerzen haben. Wenn Frauen sich psychisch oder physisch schlecht fühlen und ihr Mann mit ihnen Geschlechtsverkehr haben möchte, versuchen 20,6% der Frauen in den Städten und 17,6% der vom Lande, mit ihrem Mann zu verhandeln, doch nur 8% verweigern sich wirklich. 30–33% aller Ehemänner macht dieses Verhalten sehr wütend, und sie versuchen, den Geschlechtsverkehr mit Gewalt zu erzwingen. Wenn man dies alles weiß, erscheint das Leben der verheirateten Paare gar nicht mehr harmonisch. Dieser Widerspruch kommt wohl hauptsächlich dadurch zustande, daß viele Paare nicht wissen, was eine befriedigende Sexualität wirklich bedeutet. Das Sexualleben ist ziemlich unterentwickelt, und über 50% aller Paare in Städten wie auf dem Lande machen sich darüber keine Gedanken.

Auf die Häufigkeit des Geschlechtsverkehrs scheint diese Haltung jedoch keinen Einfluß zu haben. 12,31% aller Paare in den Städten und 8% der auf dem Lande gaben an, einmal oder seltener im Monat Geschlechtsverkehr zu haben. Zwei- bis dreimal im Monat ist bei 32,88% der Paare in den Städten und bei 21,81% der auf dem Lande die Durchschnittshäufigkeit, vier- bis fünfmal im Monat bei 25,76% der Stadt- und 30,64% der Landpaare, sechs- bis siebenmal im Monat bei 19,69% der Stadt- und 26,48% der Landpaare und acht- bis fünfzehnmal im Monat bei 8,41% der Stadt- und 12,1% der Landpaare. Nur 1–2% in beiden Bevölkerungsgruppen gaben an, jeden Tag Geschlechtsverkehr zu haben. Insgesamt ist die Häufigkeit des Geschlechtsverkehrs auf dem Lande etwas höher als in den Städten, was sicherlich mit dem unterentwickelten kulturellen Leben auf dem Lande zusammenhängt.

Überraschenderweise hat sich das Sexualleben im Hinblick auf die Vielfalt der Praktiken sehr entwickelt. 59,55% der Paare in den Städten und 56,57% der auf dem Lande gaben an, die Techniken des Liebesspiels häufig oder manchmal zu wechseln. 62,3% der Paare in den Städten und 47,3% der auf dem Lande lieben sich nackt, was den traditionellen chinesischen Sitten überhaupt nicht entspricht: ein Indiz dafür, daß sich das Sexualleben in China von überkommenen Moralvorstellungen befreit hat.

Viele Zahlen zeigen auch, daß sich die Jugendlichen heute früher sexuell entwickeln. Bei den Jungen liegt das Alter der ersten Ejakulation bei 54,2% unter 14 Jahren, bei den Mädchen haben 91,5% ihre erste Menstruation, bevor sie 14 Jahre alt sind. Verglichen mit den vierziger Jahren hat sich bei beiden Geschlechtern das Durchschnittsalter der sexuellen Reife um 1,5 Jahre gesenkt.

Bei den Absolventen der Mittelschulen freuen sich 58,83% auf ihr erstes sexuelles Erlebnis mit dem anderen Geschlecht, 33,94% sind bereits sexuell erregt gewesen, 39,11% waren bereits mit einer Person des anderen Geschlechts befreundet und 28% finden es nicht unmoralisch oder verwerflich, früh eine Liebesbeziehung einzugehen. Das Interesse der Jugendlichen an sexuellen Fragen ist ausgeprägter als in den vergangenen Jahren.

Inzwischen hat sich die sexuelle Aufklärung allmählich verbreitet. 71,51% aller Mittelschulabsolventen sind sexuell aufgeklärt worden, wobei jedoch die regionalen Abweichungen vom Durchschnittswert sehr unterschiedlich sind: In Schanghai sind 82,7% aller Jugendlichen sexuell aufgeklärt, in NinXia dagegen nur 35,46%.

Von allen Mittelschulabsolventen, die sexuell aufgeklärt worden sind, hat sich das Wissen über Sexualität durch den Unterricht über die physiologischen Entwicklungsprozesse um 71,28% erweitert. Nur sehr wenige Teenager sind jedoch über die Zusammenhänge von Sexualität und Ethik oder Psychologie aufgeklärt worden – in dieser Hinsicht muß die Sexualaufklärung noch verbessert werden.

Die Sexualstraftäter sind in der Mehrzahl Teenager, die – ganz allgemein gesagt – frühreifer sind als der durchschnittliche Absolvent einer Mittelschule. Z. B. beträgt bei den Sexualstraftäterinnen der Anteil derjenigen, die ihre erste Menstruation im Alter unter 10 Jahren hatten, 5,61%, bei den Absolventinnen von Mittelschulen dagegen nur 1,05%. 68,22% der Sexualstraftäterinnen hatten ihre erste Menstruation im Alter zwischen 11 und 13 Jahren, was nur bei 32% der Mittelschulabsolventinnen der Fall war. 49,5% aller jugendlichen Sexualstraftäter fühlen sich von Stumpfsinn und Langeweile ihres Familienlebens angewidert. 75,6% von ihnen wurden nicht sexuell aufgeklärt, so daß ihre sexuellen Probleme nicht rechtzeitig gelöst werden konnten. Viele von ihnen verfügen über wenig Energie und Interesse an ihrer Umwelt. 77,9% interessieren sich sehr für Bücher über Sexualität und Mord. Durch die Lektüre von Büchern über Sexualität fühlen sich 49,6% von ihnen sexuell erregt und möchten Geschlechtsverkehr haben. Unsere Untersuchung hat viele wichtige Faktoren für das Auftreten von Sexualdelikten aufgedeckt und gibt uns so die Möglichkeit, bestimmte Verhaltensweisen zu korrigieren.

Ich kann an dieser Stelle nicht die ganze Untersuchung detailliert darstellen – eine genaue Analyse muß in anderem Kontext erfolgen. Wir planen, in zwei Jahren oder später sexualwissenschaftliche Studien zur Homosexualität, zur Sexualität älterer Menschen, ethnischer Minderheiten und von Soldaten durchzuführen. Wir haben die entschiedene Absicht und gute Bedingungen, diese Aufgabe zu erfüllen, und wir hoffen auf die Unterstützung unserer ausländischen Kollegen und all unserer Freunde.

Anmerkung

Aus dem Englischen von Sabrina Hausdörfer

Anhang:

Dokumentation

IX. FACHTAGUNG SOZIALWISSENSCHAFTLICHE SEXUALFORSCHUNG
„Sexualwissenschaft und Sexualpolitik / Schwerpunkt AIDS“

RESOLUTION
zur ersatzlosen Streichung des § 175 StGB
zwecks wirksamer AIDS-Bekämpfung

„Die IX. Fachtagung Sozialwissenschaftliche Sexualforschung, unter der Schirmherrschaft von Bundesministerin Prof. Rita Süssmuth und unter Beteiligung namhafter Wissenschaftler aus mehreren Staaten, darunter den Präsidenten und Vorsitzenden sexualwissenschaftlicher, sexualmedizinischer und sexualpädagogischer Fachgesellschaften in der Bundesrepublik Deutschland, der Deutschen Demokratischen Republik und der Republik Österreich, begrüßt den Zwischenbericht der Enquete-Kommission AIDS des Deutschen Bundestags. Sie unterstützt insbesondere die Empfehlung der Kommission zur Streichung der Sondervorschrift des § 175 StGB und Einführung einer einheitlichen Schutzvorschrift für männliche und weibliche Jugendliche als einen wichtigen Schritt in Richtung auf ein humanes Sexualstrafrecht, das auch der AIDS-Prävention wirkungsvoller dient.

Der Kongreß appelliert mit größtem Nachdruck an die politisch Verantwortlichen in der Bundesrepublik Deutschland, nunmehr endlich die strafrechtliche Sonderbehandlung der männlichen Homosexualität zu beenden und den noch auf das vorige Jahrhundert zurückgehenden § 175 StGB ersatzlos zu streichen.

Wenn die Liebes- und Lebensbeziehungen homosexueller Männer und Frauen von Vorurteilen und Diskriminierungen entlastet würden, dann entfiele der jetzt noch herrschende Zwang zu Heimlichkeit, zu Instabilität, zu Kurzlebigkeit und zu sogenannter ‚Promiskuität‘. Erst dieser Zwang aber läßt sie verstärkt zu Opfern einer AIDS-Ansteckung werden. Insofern ist insbesondere die strafrechtliche Diskriminierung von gleichgeschlechtlicher Liebe und Sexualität in mehrfacher Hinsicht pathogen, also krankmachend: sie führt zu seelischen Leiden, behindert versuchte Partnerschaften und wird so zum entscheidenden Motor bei der Verbreitung von AIDS. Die fortdauernde, auch strafrechtlich gestützte Diskriminierung der homosexuellen Bürger fördert daher massiv die Verbreitung von AIDS. Dies muß aber mit allen Mitteln verhindert werden.

Bundesministerin Süssmuth nennt in ihrem Grußwort das gemeinsame Ziel, die Ausbreitung von AIDS einzudämmen und Sexualität in ihren vielfältigen Ausdrucksformen anzunehmen. Die ersatzlose Streichung des § 175 StGB wäre ein unbedingt notwendiger Schritt: sie entspräche dem gesicherten sexualwissenschaftlichen Kenntnisstand, diente der Eindämmung von AIDS und wäre ein überfälliger Akt zur Humanisierung des Lebens."

Düsseldorf, den 26. 6. 1988

Stellvertretend für die Teilnehmer des Kongresses:

Rolf Gindorf, Düsseldorf
Sitzungspräsident
(Vizepräsident der Deutschen Gesellschaft für Sozialwissenschaftliche Sexualforschung; Leiter des DGSS-Instituts für Lebens- und Sexualberatung)

Prof. Dr. phil. Ernest Borneman,
Scharten/Österreich
(Ehrenpräsident der Österreichischen Gesellschaft für Sexualforschung;
Ehrenpräsident der Deutschen Gesellschaft für Sozialwissenschaftliche Sexualforschung)

Prof. Dr. med. Erwin Günther,
Jena/DDR
(Vorsitzender der Sektion Andrologie der DDR;
Stellvertretender Vorsitzender der Kommission Sexuologie des Ministeriums für Hoch- und Fachschulwesen der DDR)

Begründung:

1. Dem von Bundesministerin Süssmuth und dem Kongreß geforderten Ziel der Eindämmung von AIDS bei Akzeptierung der Sexualität in ihren vielfältigen Ausdrucksformen stehen gesellschaftliche und strafrechtliche Hürden entgegen. Denn auch nach der in zwei Stufen 1969 und 1973 eingeleiteten teilweisen Entkriminalisierung der männlichen Homosexualität sind nicht unbedeutende Teile homosexuellen Verhaltens bis heute von Strafe bedroht. Homosexuelle Männer werden noch immer im Strafrecht gesondert behandelt, anders als heterosexuelle Männer, anders auch als heterosexuelle und homosexuelle Frauen. Diese Sonderbehandlung drückt sich dreifach aus:

- in unterschiedlichen Altersgrenzen;
- in unterschiedlichen Strafrahmen;
- in der Aufführung von Homosexualität als besondere strafrechtliche Kategorie.

Das treibt viele homosexuell orientierte Männer an den Rand der Gesellschaft. – Zur Begründung für diese Sonderbehandlung werden heute vor allem konventionell-moralische Anschauungen und Bedürfnisse des Jugendschutzes genannt. Dazu stellt die IX. Fachtagung Sozialwissenschaftliche Sexualforschung in Übereinstimmung mit dem Gemeinsamen Appell der deutschen sexualwissenschaftlichen Gesellschaften vom 1. 11. 1980 fest:

2. Nach gesicherten Erkenntnissen der Sexualwissenschaft muß heute Homosexualität als eine der Heterosexualität analoge und gleichrangige Ausdrucksmöglichkeit der menschlichen Sexualität angesehen werden. Der fortdauernden gesellschaftlichen und strafrechtlichen Sonderbehandlung der männlichen Homosexualität liegen wissenschaftlich nicht begründbare Werthaltungen zugrunde.

3. Die grundlegende Sexualorientierung eines Menschen entwickelt sich lange vor dem Erreichen der gegenwärtigen Schutzaltersgrenze von 18 Jahren. Eine sogenannte „Ver-

führung“ zu einer dauerhaften homosexuellen Verhaltensprägung aufgrund nicht gewollter, den eigenen Bedürfnissen zuwiderlaufenden sexuellen Erlebnissen ist erwiesenermaßen nicht möglich.

4. Ein strafrechtlich verankerter Schutz vor der Verletzung der sexuellen Selbstbestimmung und damit vor einer Störung der individuellen sexuellen Entwicklung ist auch nach einer Streichung des § 175 StGB gewährleistet.

5. Ein darüber hinausgehendes besonderes, staatlich abzusicherndes Schutzinteresse männlicher Jugendlicher gegen die Entfaltung einer homo-emotionalen Sexualstruktur kann wissenschaftlich nicht festgestellt werden.

6. Die strafrechtliche Sonderbehandlung der Homosexualität ist vielfach Grundstein und Legitimation gesellschaftlicher, d. h. sozialer und psychischer Diskriminierung und Selbstdiskriminierung eines erheblichen Anteils der Bevölkerung. Dieses erzeugt noch immer großes persönliches Leid und teils schwere Benachteiligungen in den verschiedensten Lebensbereichen. Wenn homosexuelles Empfinden und Verhalten strafnahe bleibt, bewirkt dies eine generelle Beschränkung der Lebenschancen hinsichtlich

- der Entwicklung einer stabilen Persönlichkeit;
- der verantwortlichen Gestaltung von partnerschaftlichen Beziehungen;
- der Rolle im Alltagsbewußtsein;
- der Teilhabe am demokratischen Prozeß der Gestaltung des gesellschaftlichen Lebens.

Dies kann wissenschaftlich und gesellschaftlich nicht verantwortet werden.

7. Durch das Auftreten der Immundefektkrankheit AIDS ist ein weiteres Diskriminierungspotential wirksam geworden. Den Staat trifft daher eine besondere Pflicht zur Abwehr und Verhütung rechtlicher wie gesellschaftlicher Benachteiligung homosexueller Bürger, die nicht Verursacher, sondern Opfer der Krankheit sind. D. O.

S·S 上海性社会学研究中心

Shanghai Sex Sociology Research Center

Protokoll

23. Mai 1989

Prof. Haeberle hat vom 16.-23. Mai 1989 in Shanghai an den vorbereitenden Besprechungen fuer die erste grosse Umfrage ueber das chinesische Sexual=verhalten teilgenommen.
Durch intensiven Gedankenaustausch haben wir dabei die deutschen und chinesischen Standpunkte besser kennengelernt und eine weitgehende Ueber=einstimmung festgestellt.
Herr Prof. Haeberle als Praesident der Deutschen Gesellschaft fuer Sozial=wissenschaftliche Sexualforschung (DGSS) und Herr Prof. Liu Dalin als Direktor des Shanghai Sex Sociology Research Center haben beschlossen, ihre Zusammenarbeit auch in Zukunft fortzusetzen und eine foermliche Zusammenarbeit zwischen dem DGSS-Institut in Duesseldorf und dem Shanghai Sex Sociology Research Center zu etablieren. Diese Zusammenarbeit soll zunaechst vor allem im Austausch von Materialien, wissenschaftlichen Beitraegen, Forschungsergebnissen usw. bestehen. Weitere Einzelheiten sollen in Zukunft in gemeinsamer Diskussion festgelegt werden. Beide Seiten hoffen dabei, einen Beitrag zur Entwicklung der Sexualwissenschaft in Deutschland, China und der uebrigen Welt leisten zu koennen.

Liu Dalin | Erwin J. Haeberle

Liu Dalin | Erwin J. Haeberle

上海市性社会学研究中心

S·S 上海性社会学研究中心

Shanghai Sex Sociology Research Center

协议书

从1989年5月16日至5月23日，德国社会科学性研究协会主席参加了在上海召开的中国万例"性文明"调查工作会议。通过交流，双方增进了了解，在许多问题上取得了一致的意见。经商定，双方同意在资料交流、人员互访、互译著作、调查研究等方面开展合作，为德、中以及世界的性科学发展作出贡献。具体合作项目，今后进一步探讨。

上海性社会学研究中心
主任　刘达临教授

刘达临

上海市性社会学研究中心

德国社会科学性研究协会
主席星伯尔教授

Erwin J. Haeberle

一九八九年五月廿三日

Die Herausgeber und Autoren

Gindorf, Rolf; geb. 14. 5. 1939. Ph. D. (cand.) in Human Sexuality. Sexualwissenschaftler (Soziologe und Psychologe) und Sexualberater. Arbeitsschwerpunkte: Theoretische Grundlagen der Sexualwissenschaft; Homosexualitäts-Forschung und -Beratung (‚Gay Counseling'). Gründer und Leiter (seit 1978) des Instituts für Lebens- und Sexualberatung (DGSS-INSTITUT) in Düsseldorf. Gründer (1971), Vorsitzender (bis 1979), seither Vizepräsident der Deutschen Gesellschaft für Sozialwissenschaftliche Sexualforschung (DGSS). Rund 50 Fachveröffentlichungen, u. a. Buchreihen-Herausgeber (mit H. Kentler und E. J. Haeberle). Internationale Aktivitäten, Mitgliedschaften und Ehrungen: World Association of Sexology (WAS); Sex Information and Education Council of the United States (SIECUS); Society for the Scientific Study of Sex (SSSS); Editorial Board, Journal of Homosexuality (Haworth Press, New York); Wissenschaftsrat am Shanghai Sex Sociology Research Centre. – Studierte zunächst Sprachen, dann berufsbegleitend Wirtschafts-, Rechts- und Sozialwissenschaften sowie zuletzt Soziologie, Psychologie, Amerikanistik und Sexualwissenschaft. Vor seiner jetzigen Tätigkeit arbeitete er als Übersetzer, dann als Exportkaufmann (Unternehmer) in Nah- und Fern-Ost. – Anschrift: DGSS-INSTITUT, Gerresheimer Str. 20, W-4000 Düsseldorf 1.

Haeberle, Erwin J.; geb. 30. 3. 1936. Professor Dr. phil., Ed. D., M. A. Leiter des Fachgebietes Information und Dokumentation im AIDS-Zentrum beim Bundesgesundheitsamts, Berlin. Professor für Sexualwissenschaft am Institute for Advanced Study of Human Sexuality, San Francisco (beurlaubt); Wissenschaftsrat am Shanghai Sex Sociology Research Center; vormals Research Associate am Kinsey Institute for Sex Research in Bloomington, Indiana. Präsident der Deutschen Gesellschaft für Sozialwissenschaftliche Sexualforschung (DGSS). Vorstandsmitglied der European Federation of Sexology und der Asian Federation for Sexology. Mitgliedschaften: International Academy for Sex Research; Diplomate, The American Board of Sexology; Fellow, Society for the Scientific Study of Sex; Gesellschaft für Praktische Sexualmedizin. – Anschrift: AIDS-Zentrum beim BGA, Reichpietschufer 74–76, W-1000 Berlin 30.

Berube, Allan; geb. 3. 12. 1946. Historiker; Mitbegründer des ‚Lesbian and Gay History Project' in San Francisco. Buchautor; u. a.: Coming Out Under Fire: Lesbian and Gay Americans and the Military During World War II (San Francisco: Free Press 1989). – Anschrift: über Prof. Erwin Haeberle.

Borneman, Ernest; geb. 12. 4. 1915. Prof. Dr. phil., Sexualpädologe. Gründer und bis 1985 Vorsitzender der Österreichischen Gesellschaft für Sexualforschung (ÖGS), seither Ehrenvorsitzender. Vorsitzender der Deutschen Gesellschaft für Sozialwissenschaftliche Sexualforschung 1982–1986, seither Ehrenpräsident. 1990 Magnus-Hirschfeld-Medaille für besondere Verdienste um die Sexualwissenschaft. – Neben und nach zahlreichen Berufskarrieren (u. a. Bestseller-Autor, Filmemacher, Fernsehintendant) Studium der Sozial- und Kulturanthropologie, Vorgeschichte und Ethnoanalyse in London, Evanston, Edinburgh und New York. Während des letzten Jahrzehnts lehrte er an verschiedenen Universitäten Sexuelle Entwicklungspsychologie, Sexualsoziologie, Sexualdidaktik und Libidotheorie. Zahlreiche Veröffentlichungen, u. a. Sex im Volksmund (Reinbek 1971 ff.), Psychoanalyse des Geldes (Frankfurt a. M. 1973 ff.), Das Patriarchat (Frankfurt a. M. 1975 ff.), Die Urszene (Frankfurt a. M. 1977 ff.), Lehrbuch der sexuellen Entwicklungspsychologie in drei Bänden (gleichzeitig in Wien, Frankfurt a. M. und Aarau 1981 ff.), Das Geschlechtsleben des Kindes (München 1985). – Seine Freunde und Kollegen widmeten der „gleichermaßen provozierenden wie verdienstvollen Zentralfigur österreichischer und deutscher sozialwissenschaftlicher Sexualforschung" zu Beginn seines achten Lebensjahrzehnts eine Festschrift (Josef Christian Aigner, Rolf Gindorf, Hg.: Von der Last der Lust. Sexualität zwischen Liberalisierung und Entfremdung. Wien 1986). – Anschrift: Vitta 7, A-4612 Scharten (Niederösterreich).

De Cecco, John Paul; Jg. 1925. Ph. D., M.A., B.S. Professor für Psychologie und Menschliche Sexualität an der San Francisco State University; dort Direktor des sexualwissenschaftlichen Forschungs- und Ausbildungs-Zentrums (CERES) und des Studiengangs Menschliche Sexualität. Apl. Professor für Sexualwissenschaft am Institute for Advanced Study of Human Sexuality, San Francisco. Seit 1977 Herausgeber und Chefredakteur des Journal of Homosexuality; Herausgeber der Lesbian and Gay Studies Buchreihe und mehrerer Sammelbände. Zahlreiche Veröffentlichungen zu den Themen Sexuelle Identität, Homosexualität; Schwule Beziehungen und Homophobie. Mitglied des Kuratoriums der DGSS. – Anschrift: CERES, Psychology Bldg., Room 502, San Francisco State University, 1600 Holloway Avenue, San Francisco, CA. 94132, USA.

Egger, Bernhard; geb. 28. 6. 1961. Dr. med., M. A. Studium der Humanmedizin und der Sozialwissenschaften in Düsseldorf. Medizinhistorische Dissertation über den Sexualwissenschaftler Iwan Bloch bei H. Schadewaldt; medizinsoziologische Magisterarbeit über Patienten in einer Fertilitätsbehandlung bei Chr. v. Ferber und R. Münch. Mitarbeiter am DGSS-Institut bis 1987. Publikationen in den Bereichen Medizingeschichte und Dermatologie. Zur Zeit Tätigkeit als Assistenzarzt an der Hautklinik der Universität Göttingen und Weiterbildung zum Psychoanalytiker (DGIP). – Anschrift: Gerresheimer Str. 20, W-4000 Düsseldorf 1.

Etschenberg, Karla; geb. 28. 10. 1941. Dr. paed., Professorin für Didaktik der Biologie, PH Kiel. Mitglied des Koordinierungsstabs AIDS des Bundesgesundheitsministeriums. Präsidiumsmitglied der DGSS. Ausbildung und Tätigkeit als Grund- und Hauptschullehrerin. Diplom und Promotion in Erziehungswissenschaften (Didaktik der Biologie). Mehrjährige Tätigkeit als Wissenschaftliche Assistentin an der Universität zu Köln. Zahlreiche Veröffentlichungen, u. a. zu Jugendproblemen (Drogen, Jugendkriminalität, Sexualität, AIDS), insbesondere in Form von Unterrichtshilfen. Vorstandsmitglied der Deutschen Gesellschaft für Geschlechtserziehung (DGG) und der Aktion Jugendschutz in NW. – Anschrift: Franzstr. 44–46, W-5000 Köln 41.

Günther, Erwin; geb. 17. 12. 1932. Prof. Dr. sc. med. Medizinstudium Humboldt-Universität Berlin 1953–1958. Facharzt für Dermatologie, Obermedizinalrat, Direktor der Klinik für Hautkrankheiten der Friedrich-Schiller-Universität Jena. Vorsitzender der Sektion Andrologie der ex-DDR. Mitherausgeber des Studentenlehrbuchs „Sexualmedizin". Wissenschaftlicher Leiter mehrerer Tagungen und Symposien zu andrologischer und sexuologischer Thematik, z. B. Mitorganisator der Tagungen „Psychosoziale Aspekte der Homosexualität" am 28. 6. 1985 und 23. 4. 1988. Herausgeber des gleichnamigen Tagungsbandes. Gründungs- und Vorstandsmitglied der Gesellschaft für Sexualwissenschaft, Leipzig/Jena. Mitglied der vormaligen Kommission Sexuologie des Ministeriums für Hoch- und Fachschulwesen der DDR. Ehrenmitglied der Gesellschaft für Sexuologie der CSSR. – Anschrift: Klinik und Poliklinik für Hautkrankheiten, Friedrich-Schiller-Universität, Erfurter Str. 35, O-6900 Jena.

Herzer, Manfred; geb. 6.3.1949, Bibliothekar in Berlin. Autor der deutschsprachigen Standard-Bibliographie zur Homosexualität 1466–1975 (Verzeichnis Homosexualität, Berlin: Verlag Rosa Winkel 1982). Zahlreiche Veröffentlichungen in Zeitschriften und Sammelwerken über die Geschichte der männlichen Homosexualität im 19. und 20. Jahrhundert. Mitglied der Magnus-Hirschfeld-Gesellschaft (Berlin-West) und des Vereins der Freunde eines Schwulen Museums in Berlin. – Anschrift: Wilhelmstr. 6, W-1000 Berlin 61.

Hynie, Josef; geb. 8.5.1900, gest. 23.3.1989. MUDr., DrSc., Universitäts-Professor für medizinische Sexologie. Nach dem Medizinstudium Ausbildung an der dermato-venerologischen Klinik der Prager Karls-Universität; 1934 Habilitation für das Fach Medizinische Sexologie (‚Zur Pharmakotherapie der männlichen Sexualstörungen'). 1935 Verwalter des damaligen Instituts für Sexualpathologie. Unmittelbar nach Ende des 2. Weltkriegs und der Wiedereröffnung der von den Nationalsozialisten geschlossenen tschechischen Hochschulen Ernennung zum ordentlichen Professor für medizinische Sexologie (aufgrund seiner Monographie ‚Einführung in die medizinische Sexologie', Prag 1940) und Vorstand des Sexologischen Instituts der medizinischen Fakultät der Karls-Universität zu Prag. Ihm gelang Konzeption, Durchsetzung und Integration der medizinischen Sexologie als neuer medizinischer Disziplin im tschechoslowakischen Gesundheitswesen. Neben seiner wissenschaftlichen Pionierarbeit leistete Hynie einen beträchtlichen Beitrag zur Durchführung der Sexualerziehung der Bevölkerung. Seine populärwissenschaftlichen Bücher erreichten eine Auflage von über einer Million.

Kluge, Norbert; geb. 13.12.1935. Dr. phil. Professor für Pädagogik an der Universität Koblenz–Landau/Pfalz. Arbeitsschwerpunkte: Allg./Syst. Pädagogik, Spiel- und Sexualpädagogik. Gastprofessor in Israel und in der Schweiz. Begründer und Vorsitzender der Arbeitsgemeinschaft Sexualpädagogische Forschung/DGG; Vorsitzender der Deutschen Gesellschaft für Geschlechtserziehung (DGG). Herausgeber des zweibändigen Handbuchs der Sexualpädagogik und der Reihe ‚Studien zur Sexualpädagogik'. Mitherausgeber der Reihe ‚Beiträge zur Sexualwissenschaft und Sexualpädagogik'. – Buchveröffentlichungen zur Sexualpädagogik u. a.: Einführung in die Sexualpädagogik (Hg.); Sexualerziehung als Unterrichtsprinzip (Hg.); Sexualpädagogische Forschung; Sexualerziehung statt Sexualaufklärung (Hg.); Aufgabenbereiche und Probleme sexualpädagogischer Forschung heute; Lehrhilfen zum Unterrichtsthema AIDS. – Anschrift: Universität Koblenz-Landau, Westring 10a, W-6740 Landau.

Kolle, Oswalt; geb. 2.10.1928. Fachjournalist; Autor von zehn Büchern und acht Filmen zum Thema Partnerschaft und Sexualität. – Als Sohn des späteren Ordinarius für Psychiatrie in München Kurt Kolle arbeitet er nach journalistischen Jahren bei Tageszeitungen (Frankfurter Neue Presse, Nachtausgabe, BZ Berlin) seit 1957 freier Autor. Mit dem Bericht (Quick) und Buch (Südwest-Verlag) „Dein Kind – das unbekannte Wesen" über kinderpsychologische Erkenntnisse der nicht-autoritären Kindererziehung sowie den Berichten, Büchern und Filmen „Dein Mann – das unbekannte Wesen" und „Deine Frau – das unbekannte Wesen" schuf er den Durchbruch zu einer wissenschaftlich fundierten Aufklärung in den Massenmedien, u. z. in Zusammenarbeit mit den Professoren Hans Giese, Helmut Kentler, Coenraad van Emde Boas u. a. – Heute schreibt er ständig zum Thema Sexualität in mehreren deutschen Illustrierten. Er lebt als niederländischer Staatsbürger in Amsterdam. – Anschrift: Albrecht-Dürer-Straat 33^{II}, NL-1077 LW Amsterdam.

Liu, Dalin; Dr., Professor für Soziologie. Leiter des Forschungszentrums für Sexualsoziologie an der Universität von Schanghai. Generalsekretär des Familien- und Ehe-Instituts von Schanghai; Mitherausgeber der chinesischen Zeitschrift ‚Soziologie'. Autor von über 40 Büchern zu sexologischen Themen und Leiter des bis heute größten Forschungsprojekts über das Sexualverhalten in der Volksrepublik China. Mitglied des Kuratoriums der DGSS. – Anschrift: Shanghai Sex Sociology Research Centre, University Arts College, 574 Xi Jiang Wan Rd., Shanghai.

Ng, Man Lun; geb. 1946. Dr. med., MB, BS, MRCPsych., FRANZCP, DPM. Dozent für Medizin an der Universität Hong Kong, Spezialisierung auf Psychiatrie, Psychotherapie und Sexualtherapie. Studium an der Universität von Hong Kong und in England. Im Mai 1990 Gastgeber der Ersten Allasiatischen Konferenz für Sexologie. Vorsitzender der bei dieser Gelegenheit gegründeten Asian Federation für Sexology. Mitglied des Kuratoriums der DGSS. – Anschrift: Queen Mary Hospital, Faculty of Medicine, Dept. of Psychiatry, University of Hong Kong, Pokfulam Road, Hong Kong.

Peseschkian, Nossrat; geb. 18.6.1933. Dr. med.; Arzt für Psychiatrie und Neurologie mit psychotherapeutischer Praxis in Wiesbaden seit 1969. Geboren und aufgewachsen im Iran, seit 1954 in Deutschland. Psychotherapeutische Ausbildung in der Bundesrepublik, der Schweiz und den Vereinigten Staaten. Begründer der Positiven Psychotherapie, deren Konzept auf transkulturellen Untersuchungen in 18 Kulturen beruht. Dozent an der Akademie für ärztliche Fort- und Weiterbildung der Landesärztekammer Hessen. Mehrere Buchveröffentlichungen in deutscher und englischer Sprache. – Anschrift: An den Quellen 1, W-6200 Wiesbaden.

Ruan, Fang Fu; Professor Dr. med. – Kam von der Beijing Medical University als etablierter Forscher in den achtziger Jahren aus der Volksrepublik China in die USA, um dort wissenschaftlich zu arbeiten. Er besuchte verschiedene Universitäten und Forschungseinrichtungen (u. a. das Institute for Advanced Study of Human Sexuality in San Francisco) und arbeitete bei Abfassung des hier abgedruckten Beitrags als Gastprofessor an der Universität Buffalo im Bundesstaat New York. – Anschrift: über Prof. Erwin Haeberle.

Runkel, Gunter; geb. 14.8.1946. Dr. phil., Akademischer Rat und mitgl. Professor für Soziologie an der Universität Lüneburg. Präsidiumsmitglied der DGSS; Wissenschaftsrat am Shanghai Sex Sociology Research Centre. – Studium und Promotion in den Fächern Soziologie, Sexualwissenschaft und Politikwissenschaft. Wichtigste Veröffentlichungen aus dem Bereich der Sexualforschung: Sexualität und Ideologien (Weinheim/Basel 1979); Geschlechtsrollenstereotype im Faschismus. In: I Kerscher (Hg.): Konfliktfeld Sexualität (Neuwied/Darmstadt 1977; Sozialisation, Moral- und Sexualentwicklung. In: K. Pacharzina, K. Albrecht-Désirat (Hg.): Konfliktfeld Kindersexualität (Frankfurt

a. M. 1978); Zur Logik der Sexualwissenschaft. In: Sexualpädagogik 6 (1978), Heft 4, 10–15; Sexualität als soziales Problem: Systemtheoretische Reflexionen über die Lust an der Grenzüberschreitung. In: R. Gindorf, E. J. Haeberle (Hg.): Sexualität als sozialer Tatbestand (Berlin/New York 1986); Die Suche nach sich selbst. In: Schuller, A., Heim, N. (Hg.): Vermessene Sexualität (Berlin/Heidelberg/New York 1987); AIDS und das Sexualverhalten der Bürger der Bundesrepublik Deutschland. In: Angewandte Sozialforschung, Jg. 14, Heft 2/3, 1986/1987; AIDS als soziale Herausforderung. In: Medizin Mensch Gesellschaft 12, 1987; Evolution, Autopoiesis, Moral und Sexualität. In: R. Gindorf, E. J. Haeberle (Hg.): Sexualitäten in unserer Gesellschaft. Beiträge zur Theorie, Empirie und Geschichte (Berlin/New York 1989). – Anschrift: Universität Lüneburg, FB Wirtschafts- und Sozialwissenschaften, Postfach 24 40, W-2120 Lüneburg.

Wagner, Richard, O. M. I.; geb. 11. 9. 1949. Ph. D., M. Div. Katholischer Ordenspriester. Studium der katholischen Theologie und anschließend der Sexualwissenschaft. Promotion 1981 am Institute for Advanced Study of Human Identity. – Anschrift: über Prof. Erwin Haeberle.

Winkelmann, Otto; geb. 13. 2. 1931. Dr. med., Professor am Senckenbergischen Institut für Geschichte der Medizin, Universität Frankfurt. – Medizinstudium in Marburg, Bonn, Heidelberg und Berlin. Nach dem Staatsexamen (1959) ärztliche Tätigkeit; Promotion 1962. Ab 1963 wiss. Assistent im Institut für Geschichte der Medizin der FU Berlin. Habilitation für Geschichte der Medizin Berlin 1968. Ab 1969 am Senckenbergischen Institut für Geschichte der Medizin in Frankfurt. Professor 1971. – Veröffentlichungen zur Geschichte der ärztlichen Standespolitik, Krankenhausgeschichte, Geschichte einzelner Krankheitsbilder, der Diagnose und Therapie. – Anschrift: Senckenbergisches Universitäts-Institut für Geschichte der Medizin, Cronstettenstr. 36, W-6000 Frankfurt 1.

Namenregister

Sachregister

FSC
www.fsc.org
MIX
Papier | Fördert gute Waldnutzung
FSC® C083411

Kolibri 360 GmbH
Ferdinand-Jühlke-Straße 7
99095 Erfurt, Deutschland
produktsicherheit@kolibri360.de